艾灸·拔罐·刮痧

祛病养生全书

主编 于志远

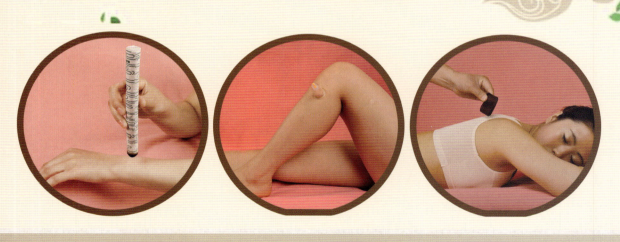

中医古籍出版社

图书在版编目（CIP）数据

艾灸·拔罐·刮痧祛病养生全书/于志远主编．—北京：中医古籍出版社，2015.4

ISBN 978-7-5152-0804-6

Ⅰ.①艾… Ⅱ.①于… Ⅲ.①艾灸②拔罐疗法③刮搓疗法 Ⅳ.①R245.81②R244

中国版本图书馆CIP数据核字（2015）第062845号

艾灸·拔罐·刮痧祛病养生全书

主　　编：	于志远
责任编辑：	朱定华
出版发行：	中医古籍出版社
社　　址：	北京市东直门内南小街16号（100700）
印　　刷：	北京通州皇家印刷厂
发　　行：	全国新华书店发行
开　　本：	889mm×1194mm　1/16
印　　张：	27
字　　数：	40千字
版　　次：	2015年6月第1版　2015年6月第1次印刷
书　　号：	ISBN 978-7-5152-0804-6
定　　价：	296.00元

《艾灸·拔罐·刮痧祛病养生全书》编委会

顾　　问　李青杰
主　　编　于志远
副 主 编　宋新柱　范　斌
编　　著　李云斌　于丽红　王　德　张　达
　　　　　　　杨俊峰　刘志勇　宋学周　陈建伟
　　　　　　　姜中汉　刘维忠　徐安龙　朱立国
　　　　　　　马振京　苏　晋

美术设计　博艺轩
摄　　影　宋全林
图文设计　敬德永业

前言

艾灸、拔罐、刮痧都是我国传统医学的瑰宝，承载着中国古代人民同疾病作斗争的经验和理论知识，是在古代朴素的唯物论和自发的辨证法思想指导下，通过长期医疗实践逐步形成的传统自然疗法，有着简便易行、疗效显著的特点。随着人们自我保健意识的不断增强，艾灸、拔罐、刮痧这些既可保健养生又可治疗疾病的绿色生态自然疗法越来越受到了人们的欢迎。

艾灸指使用艾绒或其他药物放置体表的腧穴或疼痛处烧灼、温熨。借灸火的温和热力及药物作用，通过经络的传导，以温通经脉、调和气血、协调阴阳、扶正祛邪，达到治疗疾病、防病保健、养生美容之功效。

拔罐是以罐为工具，利用燃火、抽气等方法产生负压，使之吸附于体表，造成局部瘀血，以达到通经活络、行气活血、消肿止痛、祛风散寒等作用的疗法。

刮痧是以中医经络腧穴理论为指导，通过特制的刮痧器具和相应的手法，蘸取一定的介质，在体表进行反复刮动、摩擦，使皮肤局部出现红色粟粒状，或暗红色出血点等"出痧"变化，从而达到活血透痧的作用。

本书以疾病为纲，精选了日常生活中常见的病症和亚健康状态，首先系统全面地介绍了艾灸、拔罐、刮痧自然疗法的功效作用、使用器具、操作技巧、动作示范以及注意事项等几个方面，然后对和自然疗法紧密相连的经络、腧穴进行清晰明了的图文解释，配以真人操作示范图，让读者一看就懂、一学就会。本书实用性、可操作性强，是现代家庭养生保健、防病治病的必备工具书。

目录

艾灸

绪：腧穴经络基本知识 1

第一章　艾灸：中华医学里的奇葩 9
艾灸疗法的渊源 1
艾草、艾绒和艾条 10
施灸工具 11

第二章　内科疾病的艾灸疗法 13
感冒 13
咳嗽 15
恶心、呕吐 17
呃逆 20
胃痛 20
腹痛 22
慢性腹泻 23
高血压 25
高血脂 29
糖尿病 32
心绞痛 33
中风偏瘫 35
低血压 39
冠心病 41
慢性支气管炎 44

第三章　外科疾病的艾灸疗法 45
落枕 45
颈椎病 46
肩周炎 48
腰肌劳损 50
足跟痛 52
坐骨神经痛 53
腕关节扭伤 55

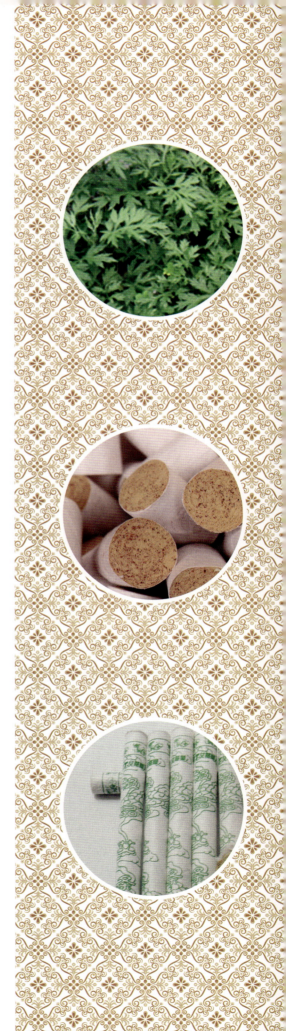

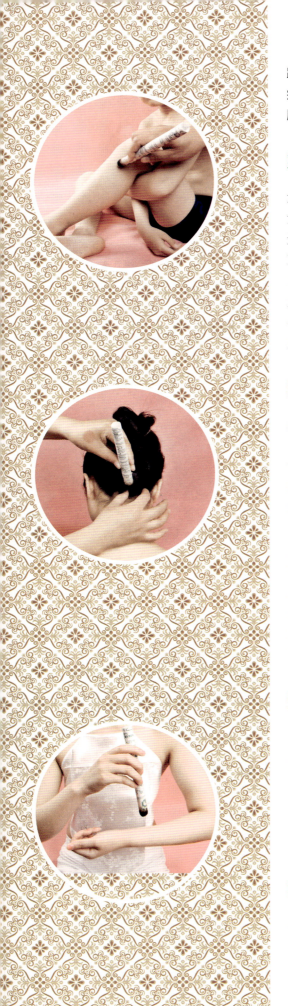

踝关节扭伤	56
痔疮	57
脱肛	59

第四章　五官、皮肤科疾病的艾灸疗法......61

急性结膜炎	61
角膜炎	63
过敏性鼻炎	65
牙痛	67
口腔溃疡	69
扁桃体炎	70
毛囊炎	73
皮肤瘙痒症	73

第五章　妇科疾病的艾灸疗法......75

痛经	75
月经不调	77
带下病	79
乳腺炎	81
乳腺增生	83
外阴白斑	85
外阴瘙痒	86
子宫脱垂	88
宫颈炎	91
卵巢肿瘤	93
盆腔炎	96
更年期综合征	98

第六章　儿科疾病的艾灸疗法......101

小儿腹泻	101
小儿百日咳	103
流行性腮腺炎	105
小儿夜啼症	108
小儿厌食症	110
小儿遗尿	112

第七章　亚健康的艾灸调理法......113

| 失眠 | 113 |
| 心悸 | 115 |

头痛	116
神经衰弱	117
记忆力减退	118
困倦易疲劳	119
便秘	121
精力不足	122
空调病	122
免疫力低	124

第八章　养颜瘦身的艾灸调理法 … 125

青春痘	125
眼袋	127
黑眼圈	128
面部皱纹	129
雀斑	130
黄褐斑	131

拔罐

第一章　拔罐：中华医学里的明珠 … 133

拔罐疗法的基础知识	133
拔罐的方法	138
拔罐操作方法	143
注意事项不可违	145
拔罐的正常反应和异常反应	146

第二章　内科疾病的拔罐疗法 … 147

感冒	147
咳嗽	148
支气管炎	149
肺炎	151
肺结核	152
低血压	153
腹胀	154
腹泻	155
消化不良	157
胃下垂	158
胃炎	159
胃痉挛	160

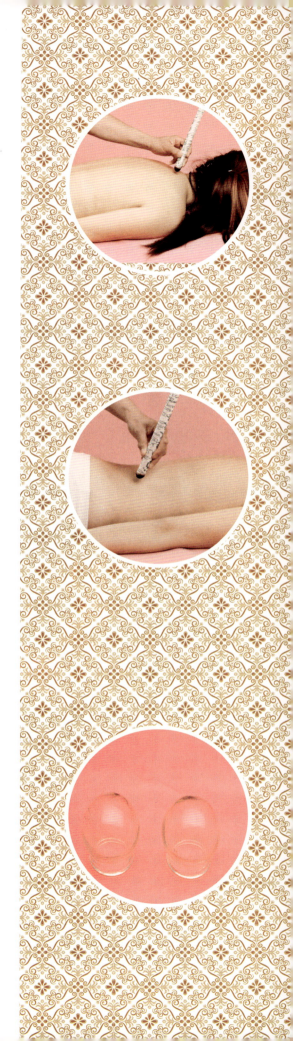

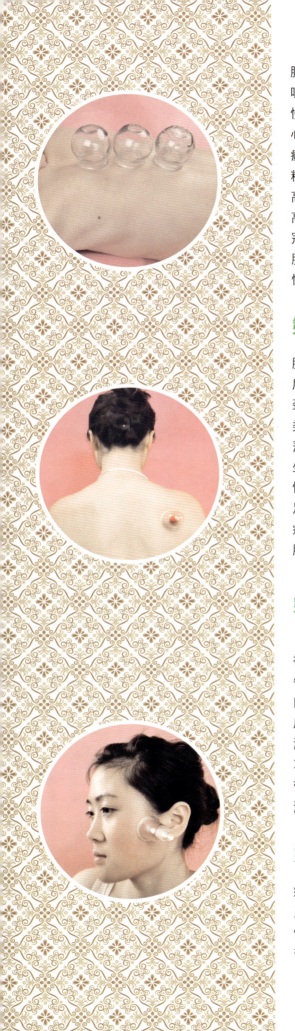

肠炎	162
呃逆	163
慢性肾炎	164
心绞痛	165
癫痫	166
糖尿病	167
高血压	169
高血脂	170
冠心病	172
脂肪肝	174
慢性胆囊炎	175

第三章 外科疾病的拔罐疗法 …… 177

腰椎间盘突出	177
肩周炎	178
颈椎病	179
类风湿性关节炎	181
落枕	182
坐骨神经痛	184
慢性腰肌劳损	185
足跟痛	187
痔疮	189
脱肛	190

第四章 皮肤科疾病的拔罐疗法 …… 193

神经性皮炎	193
牛皮癣	194
白癜风	195
皮肤瘙痒症	197
湿疹	198
荨麻疹	200
带状疱疹	201
酒渣鼻	203

第五章 妇科、男科疾病的拔罐疗法 …… 205

痛经	205
月经不调	207
慢性盆腔炎	209
带下病	210

闭经	211
乳腺炎	213
乳腺增生	214
妊娠呕吐	216
产后腹痛	218
产后缺乳	219
更年期综合征	220
遗精	222
阳痿	224
前列腺炎	225

第六章　儿科疾病的拔罐疗法 …………227

小儿肺炎	227
小儿腹泻	228
小儿疳积	230
小儿遗尿	231
百日咳	233
流行性腮腺炎	234

第七章　五官科疾病的拔罐疗法 …………237

近视	237
青光眼	239
白内障	240
面神经麻痹	242
慢性鼻炎	243
鼻出血	245
慢性咽炎	246
牙痛	248
复发性口腔溃疡	249
耳鸣	251
耳聋	253

第八章　亚健康的拔罐调理法 …………255

失眠	255
便秘	256
神经衰弱	258
偏头痛	260
空调病	262

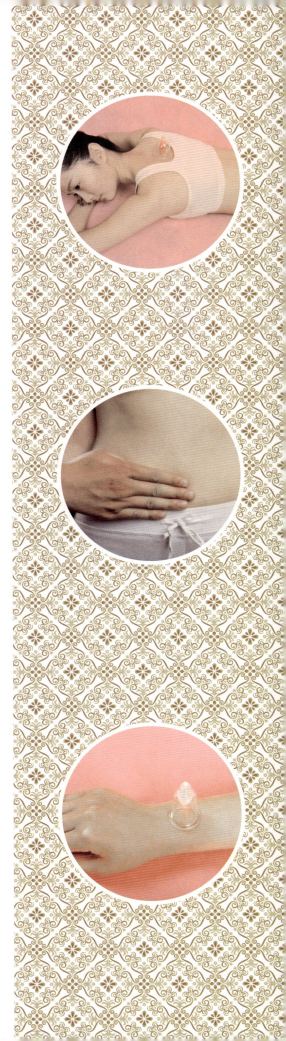

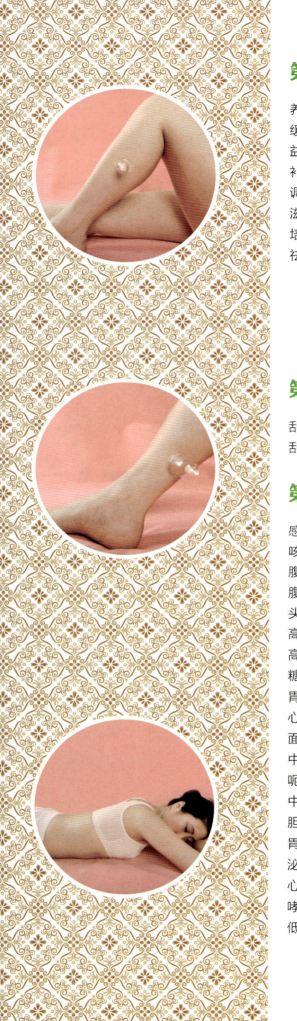

第九章　保健养生的拔罐调理法 265
养心安神 265
缓解疲劳 266
益智健脑 267
补肾壮阳 269
调理脾胃 269
滋肝明目 271
培补元气 272
祛除浊气 273

刮痧

第一章　刮痧：中华医学里的瑰宝 275
刮痧疗法的基础知识 275
刮痧工具介绍 280

第二章　内科疾病的刮痧疗法 293
感冒 293
咳嗽 294
腹泻 295
腹胀 297
头痛 299
高血压 300
高血脂症 302
糖尿病 304
胃炎 305
心绞痛 307
面部神经麻痹 308
中风后遗症 310
呃逆 311
中暑 312
胆囊炎 314
胃痉挛 315
泌尿系统感染 317
心悸 318
哮喘 319
低血压 321

第三章　外科疾病的刮痧疗法...... 323

落枕 323
颈椎病 325
肩周炎 327
慢性腰痛 329
腰椎间盘突出 330
坐骨神经痛 332
痔疮 334
类风湿性关节炎 335
膝关节痛 337
腓肠肌痉挛 339
足跟痛 340
老年性骨质疏松症 342

第四章　五官科疾病的刮痧疗法...... 345

牙痛 345
扁桃体炎 346
远视眼 348
近视眼 350
视力减退 353
老年性白内障 354
目赤肿痛 356
耳鸣 358
鼻窦炎 360
咽喉肿痛 362

第五章　妇科疾病的刮痧疗法...... 365

更年期综合征 365
月经不调 367
闭经 369
痛经 371
慢性盆腔炎 373
乳腺增生 375

第六章　男科疾病的刮痧疗法...... 377

阳萎 377
早泄 378
前列腺炎 379
遗精 381

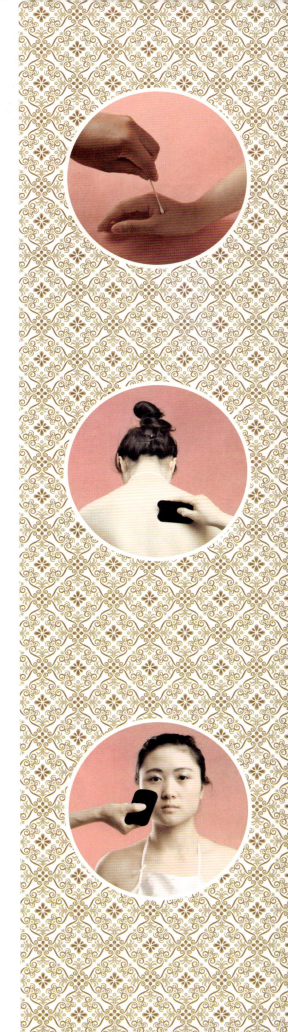

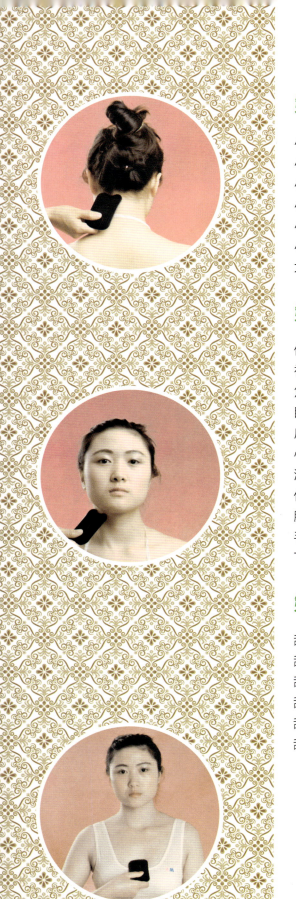

第七章　儿科疾病的刮痧疗法……383

小儿流涎……383
小儿腹泻……384
小儿厌食……385
小儿遗尿……386
小儿惊风……389
小儿夜啼……391
大脑疲劳……393

第八章　亚健康的刮痧调理方法……393

健忘……393
神经衰弱……395
焦虑烦躁……397
眼疲劳……398
肩颈酸痛、僵硬……399
心慌气短……400
消化不良……401
便秘……403
腰酸背痛……404
手足怕冷……406
下肢酸痛……407

第九章　刮痧保健养生……409

刮痧健脑益智……409
刮痧保护视力……410
刮痧畅通血脉……411
刮痧益气润肺……413
刮痧养胃健脾……414
刮痧疏肝利胆……415

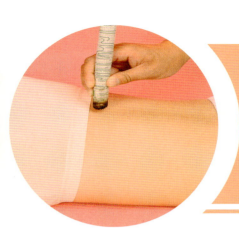

绪：腧穴经络基本知识

▶ 腧穴的概念

腧穴又称穴位、穴道。指人体经络线上特殊的点区部位，中医可以通过针灸或者推拿、点按、艾炙刺激相应的经络点治疗疾病。穴位是中国文化和中医学特有的名词。多为神经末梢和血管较少的地方。腧穴主要分布在经脉上，从属于经脉，通过经脉向内连属脏腑，人体生命运动最精华之气——"真气"在腧穴这一部位游行出入，既向外出，又向内入。因此腧穴就具备了抵御疾病（出）、反应病痛（出）、传入疾病（入）、感受刺激、传入信息（入）等功能。

当病邪侵袭人体时，人体的正气可以通过经脉、腧穴向外奋起以护卫机表；当人体内部发生病变时，内在的病理状态又可通过经脉腧穴反映于体表，因此腧穴部位的变化可以作为诊断疾病的依据。

当人体正气亏虚、肌凑空疏时，邪气也会通过体表腧穴由表入里；而在腧穴部位施以针刺、温灸、推拿、拔罐、刮痧等刺激时，腧穴又能将各种刺激传入体内，从而激发人体的正气以抗御疾病，协调平衡阴阳，达到治疗目的。这是腧穴之所以能够治疗疾病的基础。

▶ 腧穴的名称

在《内经》中，腧穴被称作"节"、"会"、"气穴"、"气府"、"空（孔）"、"骨空"、"原"、"络"、"俞"、"溪"、"谷"等，《针灸甲乙经》中称为"孔穴"，《太平圣惠方》则称作"穴道"，俗称"穴位"。

《灵枢·九针十二原》说："所言节者，神气之所游行出入也，非皮肉筋骨也。"《灵枢·小针解》说："节

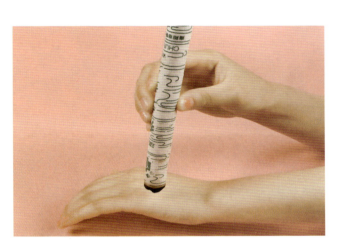

之交三百六十五会者，络脉之渗灌诸节者也。"意思是说，腧穴所在部位是人体精华之气（神气）集中输注、聚集、留止、游行、出入之处，是络脉气血渗灌的部位。络脉是经脉的分支，而经脉则联属脏腑，脏腑、经脉、腧穴之间密切相关，不能将腧穴部位仅仅看作皮、肉、筋、骨局部的形质。这里既有纵行循行的概念，又有横行出入的概念，而且还有"面"和"网"的概念。

从《内经》对腧穴的命名来看，也反映了对腧穴功能的概括。腧，本作"输"（形声，从车，俞声。本义转运，运送），输注之意，喻脉气如水注输转、灌注；穴，则有"洞"、"孔"、"隙"之意，喻脉气集注于洞穴。综合分析各腧穴名称的字义，其间至

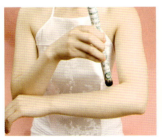 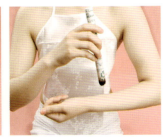

少包涵了五个方面的含义：①"本源"之义，如原，表明腧穴是人体脏腑精华之气的本源；②"聚集"之义，如穴、会、府、节等，表明腧穴所在是经气停留和聚集之处；③"转输"之义，如俞、溪等，反映腧穴有转输的作用；④"孔隙"，如空、孔、窍等，反映了腧穴经脉与外界的相通性联系；⑤"渗灌"，如络等，说明腧穴是络脉气血渗灌的部位，反映了腧穴与内脏的联系。

腧穴与阴阳五行

经脉分阴阳，其所统腧穴，亦各随其经而分阴阳二类。

腧穴又以其浅层属阳，深层属阴。《难经·七十难》有"春夏各致一阴，秋冬各致一阳"的刺法。

在治法上，《灵枢·根结》说："用针之要，在于知调阴与阳。"调和阴阳就是通过腧穴的阴阳分经和深浅，结合运用阴阳补泻手法来实现的。

腧穴中，五输穴的阴、阳五行属性最为明确。《难经》论述了阴经和阳经的井、荥、输、经、合不同的五行属性，阴经井穴自"木"始，阳经井穴自"金"始，依次排列，并依此确立五行的生克关系、区分"母穴"、"子穴"，遂创用子母补泻法。

经络—经穴—脏腑

经络—经穴—脏腑相关理论，《内经》中已有充分表述。经脉隶属于脏腑，而腧穴则从属于经络。如《灵枢·海论》说："夫十二经脉者，内属于府藏，外络于支节。"《素问·调经论》说："五藏之道，皆出于经隧。"而腧穴则是"脉气所发"。《灵枢·九针十二原》还指出："五藏有疾也，应出十二原，而十二原各有所出，明知其原，睹其应，而知五藏之害矣。""五藏有疾，当取之十二原"。

临床观察表明，脏腑疾患能使某些相应经穴出现异常反应。刺激这些异常反应点或相关腧穴，对相应脏腑的功能活动具有相对特异的调整作用，如《千金方》所说，使用针灸等方法刺激腧穴可以"引气远入"，治疗有关经络与脏腑的病证。又如《针灸问对》说："经络不可不知，孔穴不可不识。不知经络，无以知气血往来；不知孔穴，无以知邪之所在。知而用，用而的，病乃可安。"

腧穴的命名

腧穴各有一定的部位和名称。古人对腧穴的命名取义十分广泛，多以取象比类的方法，结合腧穴的位置特点及其功能特点来命名。

各个穴名都有一定的含义，例如"绝骨"在小腿的胫骨处，"曲骨"在耻骨联合上缘处，就包含了古代解剖位置的名称；"听会"能改善听力，"迎香"能改善嗅觉，就包含了穴位的主治功效；有的以山川溪谷命名，人体较大的肌肉相会处比作"谷"，较小的肌肉相会处叫作"溪"；而许多在骨骼、骨缝、骨孔处的穴位则称作"髎"。

自然类：以日月星辰命名，如日月、上星、天枢等；以地理名称命名，如承山、大陵、阳溪、少海、水道、关冲等。

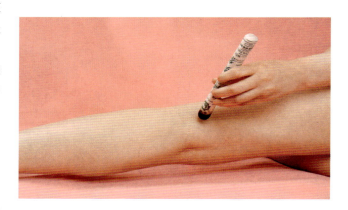

物象类 以动物名称比喻腧穴部位，如鱼际、伏兔、鹤顶等；以植物名称比喻腧穴部位，如攒竹、禾髎等；以建筑物形容腧穴部位，如天井、玉堂、巨阙、地仓等；以生活用具形容腧穴部位，如大杼、地机、颊车、天鼎、悬钟等。

人体类：以人体解剖部位命名，如腕骨、完骨、大椎、肺俞、肾俞等；以人体生理功能命名，如承泣、听会、劳宫、魂门等；以治疗作用命名，如光明、水分、归来、筋缩等；以人体部位和经脉分属阴阳命名，如阳陵泉、阴陵泉、三阴交、等。

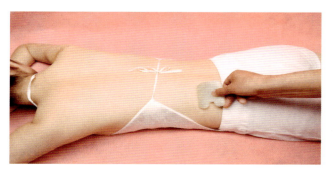

腧穴的分类

腧穴可分为十四经穴、奇穴、阿是穴三类。

十四经穴

十四经穴为位于十二经脉和任督二脉的腧穴，简称"经穴"。经穴因其分布在十四经脉的循行线上，所以与经脉关系密切，它不仅可以反映本经经脉及其所属脏腑的病证，也可以反映本经脉所联系的其它经脉、脏腑之病证，同时又是针灸施治的部位。因此，腧穴不仅有治疗本经脏腑病证的作用，也可以治疗与本经相关经络脏腑之病证。

十二经脉又名十二正经，是经络系统的主体。其命名是根据其阴阳属性，所属脏腑、循行部位综合而定的。它们分别隶属于十二脏腑，各经用其所属脏腑的名称，结合循行于手足、内外、前中后的不同部位，并依据阴阳学说，给予不同的名称。十二经脉的名称为：手太阴肺经、手厥阴心包经、手少阴心经、手阳明大肠经、手少阳三焦经、手太阳小肠经、足太阴脾经、足厥阴肝经、足少阴肾经、足阳明胃经、足少阳胆经、足太阳膀胱经。

十二经脉通过手足阴阳表里经的联接而逐经相传，构成了一个周而复始、如环无端的传注系统。气血通过经脉即可内至脏腑，外达肌表，营运全身。其流注次序是：从手太阴肺经开始，依次传至手阳明大肠经，足阳明胃经，足太阴脾经，手少阴心经，手太阳小肠经，足太阳膀胱经，足少阴肾经，手厥阴心包经，手少阳三焦经，足少阳胆经，足厥阴肝经，再回到手太阴肺经。其走向和交接规律（见下图）是：手之三阴经从胸走手，在手指末端交手三阳经；手之三阳经从手走头，在头面部交足三阳经；足之三阳经从头走足，在足趾末端交足三阴经；足之三阴经从足走腹，在胸腹腔交手三阴经。

十二经脉在体表的循行分布规律是：凡属六脏（心、肝、脾、肺、肾和心包）的阴经分布于四肢的内侧和胸腹部，其中分布于上肢内侧的为手三阴经，分布于下肢内侧的为足三阴经。凡属六腑（胆、胃、大肠、小肠、膀胱和三焦）的阳经，多循行于四肢外侧、头面和腰背部，其中分布于上肢外侧的为手三阳经，分布于下肢外侧的为足三阳经。手足三阳经的排列顺序是："阳明"在前，"少阳"居中，"太阳"在后；手足三阴经的排列顺序是："太阴"在前，"厥阴"在中，"少阴"在后（内踝上八寸以下为"厥阴"在前，"太阴"在中，"少阴"在后）。

十二经脉的表里关系是：手足三阴、三阳，通过经别和别络互相沟通，组成六对"表里相合"的关系。其中，足太阳与足少阴为表里，足少阳与足厥阴为表里，足阳明与足太阴为表里。手太阳与手少阴为表里，手少阳与手厥阴为表里，手阳明与手太阴为表里。

任脉，行于腹面正中线，其脉多次与手足三阴及阴维脉交会，能总任一身之阴经，故称："阴脉之海"。任脉起于胞中，与女子妊娠有关，故有"任主胞胎"之说。

督脉，行于背部正中，其脉多次与手足三阳经及阳维脉交会，能总督一身之阳经，故称为"阳脉之海"。督脉行于脊里，上行入脑，并从脊里分出属肾，它与脑、脊髓、肾又有密切联系。

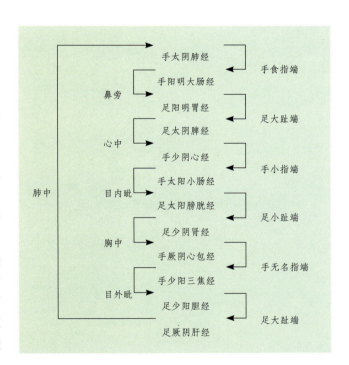

奇穴

奇穴是指未能归属于十四经脉的腧穴，它既有下定的穴名，又有明确的位置，又称"经外奇穴"。这些腧穴对某些病证具有特殊的治疗作用。奇穴因其所居人体部位的不同，其分布也不尽相同。有些位于经脉线外，如中泉、中魁；有些在经脉线内，如印堂、肘尖；有些有穴位组合之奇穴，如四神聪、四缝、四花等穴。

阿是穴

阿是穴又称压痛点、天应穴、不定穴等。这一类腧穴既无具体名称，又无固定位置，而是以压痛点或其他反应点作为艾灸、按摩部位。阿是穴多位于病变的附近，也可在与其距离较远的部位。

▶ 腧穴的定位方法

正确取穴对艾灸、拔罐、按摩、刮痧疗效的关系很大。因此，准确的选取腧穴，也就是腧穴的定位，一直为历代医家所重视。

骨度分寸法

骨度分寸法，始见于《灵枢·骨度》篇。是以骨节为主要标志测量周身各部的大小、长短，并依其比例折算尺寸作为定穴标准的方法。不论男女、老少、高矮、肥瘦都是一样。如腕横纹至肘横纹作十二寸，也就是反这段距离划成十二个等分，取穴就以它作为折算的标准。常用的骨度分寸见下表。

自然标志取穴法

根据人体表面所具的特征的部位作为标志，而定取穴位的方法称为自然标志定位法。人体自然标志有两种：

固定标志法：即是以人体表面固定不移，又有明显特征的部位作为取穴标志的方法。如人的五官、爪甲、乳头、肚脐等作为取穴的标志。

活动标志法：是依据人体某局部活动后出现的隆起、凹陷、孔隙、皱纹等作为取穴标志的方法。如曲池屈肘取之。

手指比量法

以患者手指为标准来定取穴位的方法。由于生长相关律的缘故，人类机体的各个局部间是相互关联的。由于选取的手指不同，节段亦不同，可分作以下几种。

中指同身寸法：是以患者的中指中节屈曲时内侧两端纹头之间作为一寸，可用于四肢部取穴的直寸和背部取穴的横寸。

拇指同身寸法：是以患者拇指指关节的横度作为一寸，亦适用于四肢部的直寸取穴。

横指同身寸法：以名"一夫法"，是令患者将食指、中指、无名指和小指并拢，以中指中节横纹处为准，四指横量作为：3寸。

简便取穴法

此法是临床上一种简便易行的方法。如垂手中指端取风市，两手虎口自然平直交叉，在食指端到达处取列缺穴等。

常用骨度分寸表

分部	起止点	常用骨度	度量法	说明
头部	前发际至后发际	12寸	直寸	如前后发际不明，从眉心量至大椎穴作18寸，眉心至前发际3寸，大椎穴至后发际3寸。
	耳后两完骨（乳突）之间	9寸	横寸	用于量头部的横寸
胸腹部	天突至歧骨（胸剑联合）	9寸	直寸	胸部与肋部取穴直寸，一般根据肋骨计算，每一肋骨折作1寸6分；"天突"指穴名的部位
	歧骨至脐中	8寸		
	脐中至横骨上廉（耻骨联合上缘）	5寸		
	两乳头之间	8寸	横寸	胸腹部取穴的横寸，可根据两乳头之间的距离折量。女性可用左右缺盆穴之间的宽度来代替两乳头之间的横寸。

分部	起止点	常用骨度	度量法	说明
背腰部	大椎以下至尾骶	21椎	直寸	背部腧穴根据脊椎定穴。一般临床取穴，肩胛骨下角相当第七（胸）椎，髂嵴相当第16椎（第4腰椎棘突）
	两肩胛骨脊柱缘之间	6寸	横寸	
上肢部	腋前纹头（腋前皱襞）至肘横纹	9寸	直寸	用于手三阴、手三阳经的骨度分寸
	肘横纹至腕横纹	12寸		
侧胸部	腋以下至季胁	12寸	直寸	"季胁"指第11肋端
侧腹部	季胁以下至髀枢	9寸	直寸	"髀枢"指股骨大转子
下肢部	横骨上廉至内辅骨上廉（股骨内髁上缘）	18寸	直寸	用于足三阴经的骨度分寸
	内辅骨下廉（胫骨内髁下缘）至内踝高点	13寸		
	髀枢至膝中	19寸	直寸	用于足三阴经的骨度分寸；前面相当犊鼻穴，后面相当委中穴；臀横纹至膝中，作14寸折量
	臀横纹至膝中	14寸		
	膝中至外踝高点	16寸		
	外踝高点至足底	3寸		

取穴要领

临床取穴常以骨度法为主，再结合其他取穴方法。同时还必须注意患者的体位、姿势，并且要上下左右互相参照。取穴的原则要领大致可以归纳为：

1. 按照分寸，做到心中有数。
2. 观察体表标志定穴。
3. 采取适当的姿势取穴。某些穴位应采取坐姿取穴，而某些穴位则以卧式取穴为宜；有些穴位应伸直肢体取之，而有些穴位则应屈曲肢体取之。临证时还须依具体情况而定。此外，还可结合一些简便的活动标志取穴。
4. 取五穴而用一穴，取三经而用一经

古人有"取五穴用一穴而必端，取三经用一经而必正"之说。意思是说，正确的取穴方法，是取某一个穴位时，必须要了解它上下左右的穴位；定某一经时，必须要参照其周围几条经脉的循行。这样全面参考才能正确地定位取穴。

全身的经穴，督脉和任脉位于正中线，它们的穴位较易确定，因此任督脉的穴位常可作为两旁经穴定位的参考依据。而头部和肩部的腧穴比较复杂，取穴时须仔细分别。取肢体外侧面的穴位时，主要观察筋骨的凹陷等骨性标志；而取肢体内侧面的穴位时，除

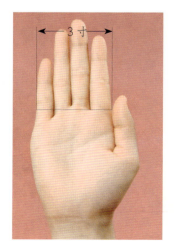
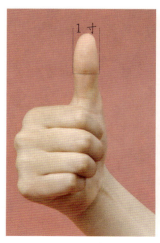
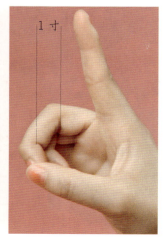

注意体表标志外，还应注意动脉的搏动等。

▶ 腧穴的作用

输注气血

腧穴从属于经脉，通过经脉向内连属脏腑，是脏腑经络气血渗灌、转输、出入的特殊部位。《灵枢·九针十二原》说："所言节者，神气之所游行出入也，非皮肉筋骨也。"说明腧穴是气血通行出入的部位，脏腑、经脉之气在腧穴这一部位游行、出入，因此腧穴就具备了抵御疾病（出）、反应病痛（出）、传入疾病（入）、感受刺激、传入信息（入）等功能。

反应病症

护卫肌表，当人体内部发生病变时，内在的病理状态又可通过经脉腧穴反映于体表，因此腧穴部位的变化可以作为诊断疾病的依据。

与经脉反应病症不同，腧穴所反应的病症主要限于腧穴范围的压痛、痠楚、结节、肿胀、瘀血、丘疹、虚陷等现象。腧穴反应病症的作用近年有不少新发现，如呼吸系统病症多在中府、肺俞、孔最处出现反应；肝胆系统的病症多在肝俞、胆俞、胆囊穴出现压痛等。

防治疾病

腧穴不仅是气血输注的部位，也是邪气所客的处所。当人体正气亏虚、肌腠空疏时，邪气就会通过体表腧穴由表入里。

腧穴输注气血向内传入的特性，又是腧穴之所以能够治疗疾病的基础。在腧穴部位施以针刺、温灸等时，各种刺激能过腧穴、经脉传入体内，从而激发人体的正气，协调平衡阴阳，达到预防和抗御疾病的目的。腧穴防治疾病的作用已被大量的临床和实验所证实。

▶ 腧穴的主治规律

腧穴所在，主治所能

腧穴都能治疗所在部位及邻近器官的病症，这是腧穴的近部主治作用。例如，鼻区的迎香、口禾以及邻近的上星、通天等均能治疗鼻病；分布在耳区的穴位多能治疗耳病，分布在肩部的穴位多能治疗肩部病症，分布在躯干部的穴位，由于邻近脏腑，就能治疗相应部位内脏的病症。大体来说：

胸部属上焦，位于胸部的穴位多能主治心、肺的病症；

上腹部属中焦，位于上腹部的穴位多能主治肝、胆、脾、胃的病症；

下腹部属下焦，位于下腹部的穴位多能主治肾、膀胱、肠的病症。

当然，在同一区域的腧穴除有相同作用外，每一个穴位又有其单独的作用，有其不同的特点，临床应用时，应该既掌握其共性，又掌握其个性，才能做到正确选穴。

经脉所过，主治所及

腧穴能主治所属经脉循行部位及其深部组织、器官的病症，这是腧穴的远部主治作用。在十二经脉四肢肘膝以下的腧穴中，腧穴的远治作用尤为显著。例如，列缺不仅能治疗上肢病症，还能治疗头顶部、胸、肺、咽喉以及外感病症等；阳陵泉不仅能治疗下肢病变，还能治疗胁肋、胆、肝、神志病以及痉挛、抽搐等筋的病症。

十二经脉中，手三阴经都联系胸部，分别主治胸部心、肺的病症；手三阳经都联系头身部，分别主治头面、头侧及头项部的病症；足三阳经联系头身部，分别主治头身的前、侧、后部的病症；足三阴经都联系腹部，分别主治腹部内脏的病症。

特定腧穴，特定主治

特定穴不仅具有一般腧穴的主治特性，还有独特的主治作用。如背俞穴、原穴主治五脏病症，募穴、下合穴主治六腑病症；郄穴主治急性、痛性病症，八会穴主治慢性、虚弱性病症等。

同一腧穴，双向主治

腧穴治病具有良性的双向调节作用。机体在不同状态下，同一腧穴会表现出两种相反的治疗作用。如足三里穴、天枢穴，在腹泻时起止泻作用，当便秘时又起通便作用；内关可使心动过缓者心率加快，而使心动过速者心率减慢；合谷穴在解表时可以发汗，在

分部主治规律表

分　部		主　治
头面颈项部	前头、侧头区 后头区 项区 眼区 鼻区 颈区	眼、鼻病 神志病 神志、喑哑、咽喉、眼、头项病 眼病 鼻病 舌、咽喉、喑哑、哮喘、食管、颈部病
胸膺胁腹部	胸膺部 腹部 少腹部	胸、肺、心病 肝、胆、脾、胃病 经带、前阴、肾、膀胱、肠病
肩背腰尻部	肩胛部 背部 背腰部	局部、头顶痛 肺、心病 肝、胆、脾、胃病
腋胁侧腹部	腋胁部 侧腹部	肝、胆病，局部病 脾、胃病，经带病
上肢内侧部	上臂内侧部 前臂内侧部 掌指内侧部	肘臂内侧病 胸、肺、心、咽喉、胃、神志病 神志病、发热病、昏迷、急救
上肢外侧部	上臂外侧部 前臂外侧部 掌指外侧部	肩、臂、肘外侧病 头、眼、鼻、口、齿、咽喉、胁肋、 肩胛、神志、发热病 咽喉、发热病、急救
下肢后侧部	大腿后侧 小腿后侧 跟后、足外侧	臀股部病 腰背、后阴病 头、顶、背腰、眼、神志、发热病
下肢前侧部	大腿前侧 小腿前侧 足跗前侧	腿膝部病 胃肠病 前头、口齿、咽喉、胃肠、神志、发热病
下肢内侧部	大腿内侧 小腿内侧 足内侧	经带、小溲、前阴病 经带、脾胃、前阴、小溲病 经带、脾胃、肝、前阴、肾、肺、咽喉病
下肢外侧部	大腿外侧 小腿外侧 足外侧	腰尻、膝股关节病 胸胁、颈项、眼、侧头部病 侧头、眼、耳、胁肋、发热病

固表时又能止汗等。

主治相同，疗效有别

某些腧穴在主治病症上具有相同性，但其临床疗效并不等同。例如，二间、三间、合谷、阳溪均可治疗牙痛，但以合谷疗效最好；艾灸隐白、太白、三阴交、少商、至阴均有转胎作用，但以至阴穴疗效最好。

主治要领

腧穴所在，主治所能；
经脉所过，主治所及；

本经腧穴主治本经病，表里经腧穴配合治疗表里两经病；
邻近经穴，治疗作用多相近；
四肢部穴，以分经主治为主；
头面躯干穴，以分部主治为主。

▶ 腧穴主治作用

近治作用

这是所有腧穴主治作用中具有的共同特点。凡是腧穴均能治疗该穴所在部位及邻近组织、器官的疾病。

远治作用

这是十四经腧穴主治作用的基本规律。在十四经腧穴中,尤其是十二经脉在四肢肘膝关节以下的腧穴,不仅能治疗局部病证,而且能治疗本经循行所涉及的远隔部位的组织、器官、脏腑的病证,甚至具有治疗全身疾患的作用。

特殊作用

大量的临床实践已经证明,针刺某些腧穴,对机体的不同状态,可起着双相的良性调整作用。例如泄泻时,针刺天枢能止泻;便秘时,针刺天枢又能通便。此外,腧穴的治疗作用还具有相对的特异性,如大椎退热,至阴矫正胎位等,均是其特殊的治疗作用。

现将头面、躯干部腧穴分部主治内容归纳列表如下:

分经主治规律表

经名		主治		
手三阴	手太阴 手厥阴 手少阴	肺、喉病 心、胃病 心病	神志	胸部病
手三阳	手阳明 手少阳 手太阳	头面、鼻、口、齿病 头颞、胁、肋病 头项、肩胛、神志病	耳病	眼病、咽喉、热病
足三阳	足阳明 足少阳 足太阳	前头、面、口齿、喉、胃肠病 侧头、耳、胁肋病 后头、背腰、脏腑病	眼病	神志病、热病
足三阴	足太阴 足厥阴 足少阴	脾胃病 肝病 肾、肺、咽喉病		前阴病、妇科病
任督脉	任脉 督脉	回阳、固脱、强壮 中风、昏迷、热病、头面病		神志病、脏腑病、妇科病

表　头面颈项部

分部	主治
前头、侧头区后头区项区眼区鼻区颈区	神志、眼、鼻病神志、局部病神志、咽喉、眼、头项病眼病鼻病舌、咽喉、喑哑、哮喘、食管、颈部病

表　胸膺胁腹部

分部	主治
胸膺部腹部少腹部	胸、肺、心病肝、胆、脾、胃病经带、前阴、肾、膀胱、肠病

表　肩背腰尻部

分部	主治
肩胛部背部背腰部腰尻部	局部、头项痛肺、心病肝、胆、脾、胃病肾、膀胱、肠、后腰、经带病

表　腋胁侧腹部

分部	主治
胸胁部侧腹部	肝、胆病、局部病脾、胃、病经带病

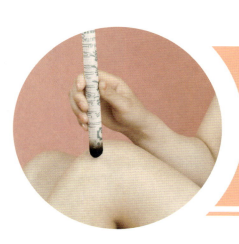

第一章

艾灸：
中华医学里的奇葩

艾灸疗法的渊源

艾灸是我国医学史上的奇葩，起源于我国原始年代，在那个时候，聪明的人类便发现通过火的炙热来刺激伤患处，可以减轻疼痛，并且还可加速伤口的愈合。后来，人们逐渐将火灸引用到医学上来，用以治疗更多的疾病。

艾草古时候又叫冰台，古人在占卦之前，制冰取火，以艾为引，就在这种引天火的仪式氛围中，巫者把龟甲兆纹与人体的血脉取得模拟想象，思索中医的火论与气论，进而产生了艾灸这种神奇的治疗手段。艾灸施于穴位，通过热和能量输入，引起人体"应激反应"，调动经脉使之更好地发挥行气血、和阴阳的整体作用。从而达到疏通脏腑，加速皮肤血液循环，提高人体免疫力、防治疾病的作用。

艾灸疗法能健身、防病、治病，在我国已有数千年历史。春秋时代的《诗经·采葛》载："彼采艾兮"，西汉毛亨和毛苌传释："艾所以疗疾"。战国时代孟子《离娄》曰："犹七年之病，求三年之艾也……艾之灸病陈久者益善……"可见在春秋战国时代即重视艾灸，艾灸疗法已颇为流行。《三国志·华佗传》载："病若当艾（艾灸），不过一两处，每处不过七八壮。"（按：医用艾灸，灸一次谓之一壮，一壮捻成艾绒如雀屎大，谓之艾炷，艾叶越陈越好。）至晋代葛洪的《肘后方》、唐代孙思邈的《千金要方》都很重视艾灸的保健防病作用，如《千金要方·灸例》中载："凡入吴地区游宦，身体上常须三两处灸之，忽令灸疮暂瘥，则瘴疫、温疟、毒气不能着人也。故吴蜀多行灸法。"说明当时人们已普遍采用灸法来预防传染病。宋代以后灸的保健防病作用日益受到重视，窦林的《扁鹊心书》就是以灸法防治疾病的专著。

说艾灸是一种神奇的疗法，因为它的确有很多不同凡响之处。首先，艾灸的疗效就十分神奇。艾灸疗法的适应范围十分广泛，在中国古代是主要治疗疾病的手段。用中医的话说，它有温阳补气、祛寒止痛、补虚固脱、温经通络、消瘀散结、补中益气的作用。可以广泛用于内科、外科、妇科、儿科、五官科疾病，尤其对乳腺炎、前列腺炎、肩周炎、盆腔炎、颈椎病、糖尿病等有特效。其次，艾灸具有奇特养生保健的作用。用灸法预防疾病，延年益寿，在我国已有数千年的历史。《黄帝内经》"大风汗出，灸意喜穴"，说的就是一种保健灸法。日本人须藤作等做过的灸法抗癌研究，还表明艾灸可以使皮肤组织中潜在的抗癌作用得到活化，起到治癌抗癌的作用。

近年来，随着人们对艾灸疗效独特性的认识，艾灸疗法重新得到了医学界重视，现代化研究的步伐也在加快。现代的温灸疗法，并不直接接触皮肤，采用艾条悬灸、艾灸器温灸和药物温灸的方式来治疗疾病和保健养生，其疗效也大大提升。并具有使用方便，操作简单，不会烧灼皮肤产生疤痕的特点。艾灸正逐渐进入人们的生活，踏入了现代健身保健的医学舞台，成为了现代防病、治病、养生保健的一颗闪耀的明星。

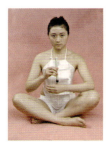
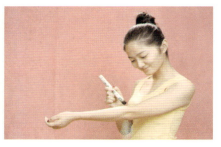

艾草、艾绒和艾条

▶ 百草之王：艾草

艾草，又称冰台、遏草、香艾、蕲艾、艾蒿、艾、灸草、医草、黄草等。多年生草本或略成半灌木状，植株有浓烈香气。茎单生或少数，褐色或灰黄褐色，基部稍木质化，上部草质，并有少数短的分枝，叶厚纸质，上面被灰白色短柔毛，基部通常无假托叶或极小的假托叶；上部叶与苞片叶羽状半裂、头状花序椭圆形，花冠管状或高脚杯状，外面有腺点，花药狭线形；花柱与花冠近等长或略长于花冠。瘦果长卵形或长圆形。花果期9～10月。全草入药，有温经、去湿、散寒、止血、消炎、平喘、止咳、安胎、抗过敏等作用。艾叶晒干捣碎得"艾绒"，制艾条供艾灸用。

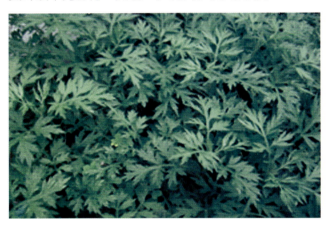

▶ 艾绒

在艾灸中，艾绒是最主要的材料，它是由艾叶经过加工制做成的。艾叶有一些粗梗和灰尘等杂质，不利于燃烧，所以需要进行加工。古代通常是将艾叶风干后，放在石臼、石磨等加工工具中，反复进行捣捶和碾轧，然后通过反复筛除，将其中的粗梗、灰尘等杂质去掉，只剩下纯粹的艾纤维，其色泽灰白，柔软如绒，易燃而不起火焰，气味芳香，适合灸用。它的功效主要有：通经活络、温经止血、散寒止痛、生肌安胎、回阳救逆、养生保健的作用。外用灸法则能灸治百病。

艾绒的质量对艾灸效果有较大影响。劣质的艾绒不细致，杂质多，燃烧时火力暴燥，容易产生灼烧的痛苦，不利于治疗。好的艾绒应当是火力温和持久，穿透力强，才能达到治疗效果。艾绒根据加工的精细程度可分为粗艾绒和细艾绒。初步的加工，用1斤艾叶加工后可以得到6两左右的艾绒，称为粗艾绒，用于一般普通的艾灸。粗艾绒再经过晒、捣捶、筛选，1斤中可以得到2两左右的艾绒，颜色变成土黄色，称为细艾绒，一般用于直接灸。艾绒是制作艾条的原材料，也是灸法所用的主要材料。

艾绒分为青艾绒、陈艾绒和金艾绒三种，一般来说，用新艾施灸，火烈且有灼痛感，而用陈艾施灸，灸火温和，灸感明显，疗效好，《本草纲目》里说："凡用艾叶，须用陈久者，治令软细，谓之熟艾；若生艾，灸火则易伤人肌脉。"所以，在选用艾绒时，应该用陈艾而不用新艾。老中医会根据病因选用青艾绒或陈艾绒，金艾绒为艾绒中的极品，用途广泛，但价格贵。在家庭使用艾绒时，最好选用陈艾绒，因为艾火温和，不会造成灼伤。

如何选择艾绒、识别艾绒呢？

一捏，好的艾绒中没有枝梗或其他杂质，用拇指、食指和中指捏起一撮，能成形。

二观，陈年艾绒的颜色应该是土黄或金黄，艾绒中杂有绿色的，说明是当年艾。

三闻，陈年艾绒闻起来有淡淡芳香，而当年艾闻起来有青草味。

四看，好的艾绒燃出的艾烟淡白，不浓烈，气味香，不刺鼻，用其制成的艾条在点燃后，燃出的艾烟向上。

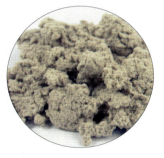

金艾绒

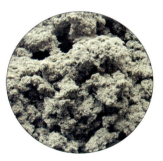

陈艾绒

青艾绒

艾条

艾条是用棉纸包裹艾绒制成的圆柱形长卷，直径一般在在4mm～50mm之间。最常见的直径为18mm的。长度一般在2mm～300mm之间。最常见的长度为200mm。长度小于80mm的艾条，可称艾柱、艾段。按艾绒陈放年份分为陈艾条、艾条（艾绒陈放几年叫做几年陈艾条。比如经常见到的3年陈艾条、5年陈艾条）；按艾条排出的烟分为有烟艾条、无烟艾条及微烟艾条；按艾条的成份分为纯艾绒艾条、药艾条；按艾条的长短分为长条、短条、艾炷、艾坨；按艾条制成的形状分为梅花艾条、菱形艾条、艾管。

劣质艾条会危害人们的身心健康，所以在挑选艾条时，一定要认真辨别。

一看成色：好艾条，一般采用陈艾绒精心制作，艾绒提取比例高（御道极品艾条艾绒提取比例是45:1，即45公斤艾叶提取1公斤艾绒），无杂质，艾绒细腻均匀，色如黄金；劣质艾绒，粉尘冲鼻，杂质枝杆更是占绝大部分，成分粗糙，色泽暗淡。

二捏实度：好艾条，用料十足，端口紧实细腻，密实度好，燃烧更全面，温灸更到位；劣质艾条，偷工减料，包装松散，燃烧不全面，药性不均匀。

三观艾火：好艾条是真正的纯阳之火，火力持久，渗透力强，疗效更好；劣质艾条杂质枝梗粉尘多，燃烧速度缓慢，火力不能直透经络，根本无法起到治疗作用。

四闻艾烟：好艾条，气味浓而不呛，艾烟淡白，还有一股清新。劣质艾条，艾的气味较淡，非常刺鼻，燃烧的杂质成分所产生的烟雾对人体健康有危害。

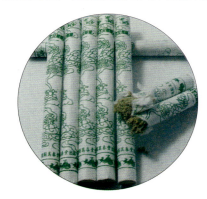

艾条

艾粒

将艾条剪切成长短不同的段，称为艾壮或者艾粒。艾粒可以用于不同的艾灸，一般成年人艾灸时使用较大的艾粒，而小孩子施灸时则用小艾粒即可，而艾粒燃烧之火温和，不会产生明火，所以不会灼伤人。

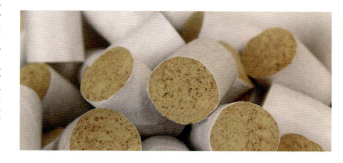

大艾粒

艾柱

艾柱，是由艾绒制成的圆锥形艾团，其大小可以根据自己的需求进行决定，小的如同米粒大小，可以用于直接灸，而大的艾柱犹如蚕豆，可以用于间接灸，通常说的一壮，就是燃烧完一个艾柱。

施灸工具

施灸工具即艾灸器，指用特制的灸器盛放点燃的艾绒在穴位或特定部位上进行熨灸或熏灸的一种方法。用艾灸器施灸在我国有着悠久的历史，早在晋代葛洪的《肘后备急方》就有记载，"取干艾叶一斜许，丸之，内瓦甑下，塞余孔，唯留一目，以痛处着甑目，下烧艾以熏之"。至唐代则出现了以细竹管和苇管作为灸器的温管灸，或称筒灸。如《备急千金要方》载有："截箭竿二寸，内（纳）耳中，以面拥四畔，勿令泄气。"当时，温管灸主要用治疗口眼歪斜和耳病。明代，龚信的《古今医鉴》中，提到以铜钱代替灸器。

到清代，出现了专用灸器灸的灸具，诸如灸板、灸罩及灸盏等。灸板、灸罩均见于高文晋的《外科图说》，前者为穿有数孔的长板，上可置艾绒，用以施灸；后者为圆锥形罩子，上有一孔，罩于施灸的艾炷之上。灸盏载于雷丰《灸法秘传》："四周银片稍厚，底宜薄，须空数孔，下用四足。将盏足钉有生姜片上，姜上亦穿数孔，与盏孔相当，俾药气可透入经络脏腑也。"除此之外，还出现核桃壳灸等法。

到了现代艾灸器具取得前所未有的进展。目前，临床上常用的就有温灸盒、艾灸罐、温架灸、温筒灸和温管灸等多种类型。更值得一提的是，借助现代科学技术，还研制出各种不以艾火作为刺激源的非艾灸器，为灸疗增添了新的篇章。

祛病养生全书　艾灸·拔罐·刮痧

艾灸盒

艾灸盒又叫温灸盒，是艾灸的首选器具，并由于其体积小，操作简单方便，集养生防病、治病和美容养颜于一身，一直来深受家庭养生者的青睐。温灸盒是通过艾火的热力渗透肌肤，可以温通经络，行气活血，祛湿逐寒，温经止痛，平衡阴阳，促进血液循环，调整脏腑功能，促进机体新陈代谢，增强抵抗力。近年来，随着科学技术的进步，温灸盒也有了众多升级换代产品，新科技温灸盒，无烟无痛，不怕灼伤人体，不怕污染环境，具有人体工学设计特性，佩戴便利，舒适随身，还能实现1~8小时任意时长灸疗，受到新生代艾灸养生人士的喜爱。

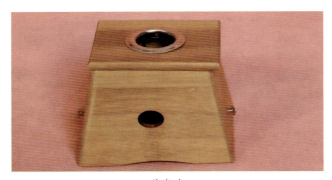

艾灸盒

艾灸罐

艾灸罐，是艾灸所用器具，是艾绒艾柱盛放的载体，把点燃的艾绒，艾柱放在艾灸罐，然后通过艾灸罐的便捷性对人体施灸，因此艾灸罐是人们在日常艾灸的重要器具。

艾灸罐材料多样，大致分为不锈钢，铜制，木制等。艾灸罐为圆柱体，直径7~9厘米不等，高7~10厘米不等。

冬病夏治用艾灸

冬病夏治是中国传统医学的一个重要特色疗法，是反向思维的运用，所谓"冬病夏治"，是指对一些因阳虚、外感六淫之邪而导致某些好发于冬季，或在冬季加重的疾病，在夏季阳气旺盛，病情有所缓解时，辨证施治，适当地内服和外用一些方药，增强抗病、祛邪能力，以预防和减少疾病在冬季来临时再发作，或减轻其症状。

一切中医所指的虚寒性疾病都可采用"冬病夏治"的方法进行治疗，如哮喘、慢性支气管炎、过敏性鼻炎、慢性咽喉炎、慢性扁桃体炎、反复感冒、慢性胃炎、慢性结肠炎、慢性腹泻与痢疾、风湿与类风湿性关节炎、肩周炎、颈椎病、腰腿痛、冻疮、手足发凉、男子阳痿、早泄和女子宫寒、老年畏寒症以及脾胃虚寒类疾病等。

那么，为什么在三伏天艾灸能够治病呢？根据中医理论，夏季万物生长繁茂，阳气盛，阳气在表，夏季养生宜以养阳为主，此时毛孔开泄，运用艾灸方法可使腠理宣通，驱使体内风、寒、湿邪外出，是内病外治、治病求本的方法。它主要是通过以下四个方面起作用：一是局部的刺激作用，局部的药物刺激通过神经反射，激发机体的调节作用，使机体某些抗体形成，从而提高机体的免疫机能，对一些过敏性疾病起防治作用；二是经络的调节作用，具有温经通络，行气活血，祛湿散寒的效果，而且通过经脉的调整，达到补虚泻实，促进阴阳平衡，防病保健的作用；三是药物本身的作用，药物通过皮肤渗透至皮下组织，在局部产生药物浓度的相对优势，发挥较强的药理作用，同时通过药物对局部穴位的刺激，以激发全身经气，通过微小血管的吸收输送，发挥最大的药理效应；四是利用"三伏天"这全年最热的时段，人体阳气最盛的时候，刺激人体穴位，并通过药物的作用，起一个良性的，有利于机体增强抵抗力的，扶正祛邪的作用。

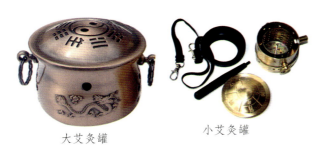

大艾灸罐　　　　　小艾灸罐

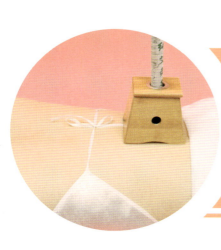

第二章 内科疾病的艾灸疗法

感冒

感冒是感受触冒风邪或时行病毒，引起肺卫功能失调，出现鼻塞，流涕，喷嚏，头痛，恶寒，发热，全身不适等主要临床表现的一种外感疾病。感冒又有伤风、冒风、伤寒、冒寒、重伤风等名称。中医认为，当人的体质虚弱，生活失调，卫气不固，外邪乘虚侵入时就会引起感冒，轻者出现乏力、流涕、咳嗽等症状，称为"伤风"；重者会发烧。中医把感冒归为外感（外邪）疾病，其中包括现代医学的上呼吸道感染和流行性感冒。艾灸疗法可逐寒祛湿，疏通经络，激发自身免疫功能，从而有效预防和治疗感冒。

▶ 一般施灸

灸 风池穴

【定位取穴】该穴位于项部，在枕骨之下，与风府穴相平，胸锁乳突肌与斜方肌上端之间的凹陷处。

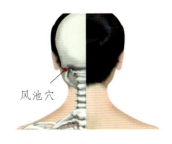
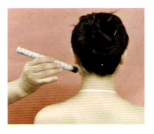

（或当后头骨下，两条大筋外缘陷窝中，相当于耳垂齐平。）

【功效】通经活络、止痛。

【施灸方法】宜采用温和灸。施灸时，被施灸者取坐位，施灸者手执艾条以点燃的一端，悬于施灸穴位上，距离皮肤1.5～3厘米进行熏烤。

【施灸时间】每日灸1次，每次灸10～20分钟。

灸 风府穴

【定位取穴】该穴位于项部，当后发际正中直上1寸，枕外隆凸直下，两侧斜方肌之间凹陷处。取此穴时通常采用俯伏、俯卧或正坐的取穴姿势，风府穴位于后颈部，两风池穴连线中点，颈顶窝处。

【功效】散热吸湿。

【施灸方法】宜采用温和灸。施灸时，被施灸者取坐位，施灸者手执艾条以点燃的一端，悬于施灸穴位上，距离皮肤1.5～3厘米进行熏烤，以感到施灸处温热、舒适为度。

【施灸时间】每日灸1次，每次灸10～20分钟。

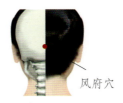
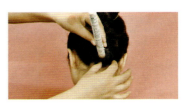

灸 肺俞穴

【定位取穴】该穴位于背部，当第3胸椎棘突下，旁开1.5寸。

【功效】散发肺热、清肺止咳。

【施灸方法】采用回旋灸。施灸时，被施灸者俯卧，施灸者站或坐于一旁，手执艾条以点燃的一端对准施灸部位，距离皮肤1.5～3厘米，左右方向平行往复或反复旋转施灸。

【施灸时间】每日灸1次，每次灸15分钟。

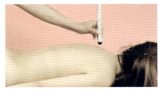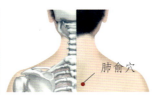

肺俞穴

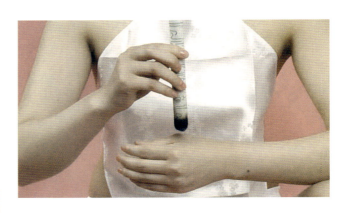

灸 列缺穴

【定位取穴】该穴位于前臂桡侧缘，桡骨茎突上方，腕横纹上1.5寸处。拇短伸肌腱与拇长展肌腱之间，拇长展肌腱沟的凹陷。

【功效】止咳平喘，通经活络，利水通淋。

【施灸方法】采用温和灸。取坐位，施灸时，手执艾条以点燃的一端对准施灸部位，距离皮肤1.5～3厘米，以感到施灸处温热、舒适为度。

【施灸时间】每日灸1次，每次灸10～20分钟。

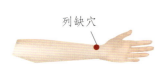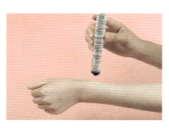

列缺穴

灸 合谷穴

【定位取穴】该穴位于第1、第2掌骨间，当第2掌骨桡侧的中点处。取穴时，以一手的拇指掌面指关节横纹，放在另一手的拇、食指的指蹼缘上，屈指当拇指尖尽处为取穴部位。

【功效】祛风散寒、清热镇痛。

【施灸方法】宜采用温和灸。施灸时，手执艾条以点燃的一端对准施灸部位，距离皮肤1.5～3厘米，以感到施灸处温热、舒适为度。

【施灸时间】每日灸1次，每次灸10～20分钟，灸至皮肤产生红晕为止。

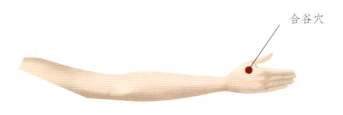

合谷穴

▶ 辨症施灸

症状1：气虚

加灸 足三里穴

【定位取穴】该穴位于外膝眼下3寸，距胫骨前嵴1横指，当胫骨前肌上。取穴时，由外膝眼向下量4横指，在腓骨与胫骨之间，由胫骨旁量1横指，该处即是。

【功效】补中益气、通经活络。

【施灸方法】采用温和灸法。取坐位，点燃艾条对准施灸部位，距离皮肤1.5～3厘米，以感到施灸处温热、舒适为度。

【施灸时间】隔日灸1次，每次灸10～20分钟。最好在每晚临睡前灸。

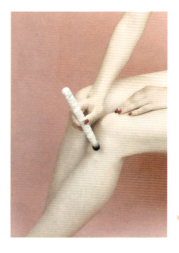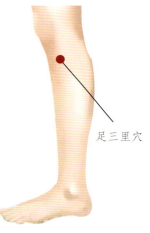

足三里穴

症状2：全身酸痛

加灸 大杼穴

【定位取穴】该穴位于背部，当第1胸椎棘突下，旁开1.5寸。取穴时低头，可见颈背部交界处椎骨有一高突，并能随颈部左右摆动而转动者即是第7颈椎，其下为大椎穴。由大椎穴再向下推1个椎骨，其下缘旁开2横指（食、中指）处为取穴部位。

【功效】散寒止痛。

【施灸方法】被施灸者俯卧，施灸者手执点燃的艾条对准施灸部位，距离皮肤1.5～3厘米，以感到施灸处温热、舒适为度。

【施灸时间】隔日灸1次，每次灸10～20分钟。

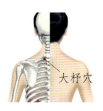
大杼穴

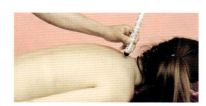

温馨小贴士

艾灸治疗感冒越早越好，若出现高热、咽痛、流黄涕，应该及时到医院就诊。同时应注意：

多喝水：平时就应该养成多喝水的习惯，每天至少喝8～10大杯的水（约2500cc～3000cc）的水量，若是遇到感冒的时候更要多喝水，不但可以促进新陈代谢，将感冒病毒快速带走，缩短发病的日数，并且对于喉咙痛，喉咙发炎，咳嗽等症状可有效的缓解。

多休息：对于已经有感冒症状的人来说，比较容易疲累，酸痛，不适合太操劳的工作或是这时再去做运动，都可能因为过度消耗，使抵抗力更衰弱而让感冒的症状迟迟不见好转。

吃维他命C：维他命C有抗氧化增强抵抗力的作用，平时可作为预防感冒的保健维他命，一旦感冒时服用也可以增强体内的抗体，加速赶走感冒病毒。

喝些鸡汤：根据研究发现鸡汤中的黏液，可以有效的将感冒病毒吸附并将它一并带走，所以过去民间对于鸡汤一直认为是可以增强体力的补品，对于已感冒症状的人也有很好的缓解效果。

咳嗽

咳嗽是机体对侵入气道的病邪的一种保护性反应。古人以有声无痰为之咳，有痰无声为之嗽。临床上二者常并见，通称为咳嗽。根据发作时特点及伴随症状的不同，一般可以分为风寒咳嗽、风热咳嗽及风燥咳嗽3型。中医认为咳嗽病症的病位在肺，由于肺失宣降，肺气上逆，肺气宣降功能失常所致。在相关穴位艾灸可以通其经脉，营其逆顺，调其气血，祛病健身。

▶ 一般施灸

灸 大椎穴

【定位取穴】该穴位于颈部下端，背部正中线上，第7颈椎棘突下凹陷中。取穴时正坐低头，可见颈背部交界处椎骨有一高突，并能随颈部左右摆动而转动者即是第7颈椎，其下为大椎穴。

【功效】提高机体免疫功能，改善肺功能，对血小板和白细胞有双向调节作用。

【施灸方法】宜采用回旋灸。施灸时，被施灸者俯卧，施灸者站或坐于一旁，手执艾条以点燃的一端对准施灸部位，距离皮肤1.5～3厘米，以感到施灸处温热、舒适为度。

【施灸时间】每日灸1～2次，每次灸20分钟左右，灸至皮肤产生红晕为止。

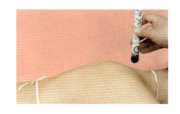
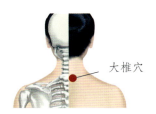
大椎穴

灸 膻中穴

【定位取穴】该穴位于胸部，前正中线上，两乳头连线的中点。

【功效】宽胸理气、活血通络、清肺止喘、舒畅心胸。

【施灸方法】宜采用回旋灸。施灸时，被施灸者俯卧，施灸者站或坐于一旁，手执艾条以点燃的一端对准施灸部位，距离皮肤1.5～3厘米，左右方向平行往复或反复旋转施灸，以感到施灸处温热、舒适为度。

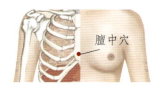
膻中穴
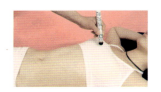

【施灸时间】每日灸1次，每次灸3～7分钟左右。

灸 足三里穴

【定位取穴】该穴位于外膝眼下3寸，距胫骨前嵴1横指，当胫骨前肌上。取穴时，由外膝眼向下量4横指，在腓骨与胫骨之间，由胫骨旁量1横指，该处即是。

【功效】调节机体免疫力、增强抗病能力、调理脾胃、补中益气、通经活络、疏风化湿、扶正祛邪。

【施灸方法】采用温和灸法，取坐位，点燃艾条对准施灸部位，距离皮肤1.5～3厘米，以感到施灸处温热、舒适为度，灸至皮肤产生红晕为止。

【施灸时间】每日灸1次，每次灸3～15分钟。最好在每晚临睡前灸。

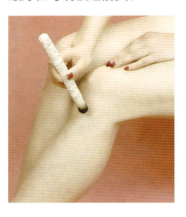
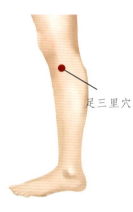

足三里穴

灸 膏肓穴

【定位取穴】该穴位于背部，当第4胸椎棘突下，旁开3寸。患者平坐床上，屈膝抵胸，前臂交叉，双手扶于膝上，低头，面额抵于手背，使两肩胛骨充分张开，在平第4胸椎棘突下，肩胛骨内侧缘骨缝处按压，觉胸肋间困痛，传至手臂，即是膏肓穴，掐痕做标记。

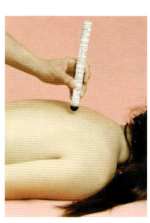
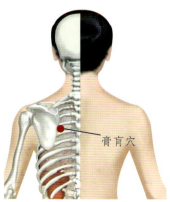

膏肓穴

【功效】温通经络，补火祛寒，散风逐湿，扶正达邪，标本两顾。

【施灸方法】宜采用回旋灸。施灸时，被施灸者俯卧，施灸者站或坐于一旁，手执艾条以点燃的一端对准施灸部位，距离皮肤1.5～3厘米，左右方向平行往复或反复旋转施灸。

【施灸时间】每日灸1～2次，每次灸7～15分钟左右。

灸 列缺穴

【定位取穴】该穴位于前臂桡侧缘，桡骨茎突上方，腕横纹上1.5寸处。拇短伸肌腱与拇长展肌腱之间，拇长展肌腱沟的凹陷。

【功效】止咳平喘，通经活络，利水通淋。

【施灸方法】采用温和灸，取坐位，施灸时，手执艾条以点燃的一端对准施灸部位，距离皮肤1.5～3厘米，以感到施灸处温热、舒适为度。

【施灸时间】每日灸1次，每次灸3～7分钟，灸至皮肤产生红晕为止。

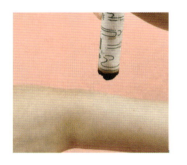
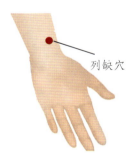

列缺穴

▶ 辨症施灸

症状：痰多。

加灸 脾俞穴

【定位取穴】该穴位于背部，当第11胸椎棘突下，旁开1.5寸。与肚脐中相对应处即为第2腰椎，由第2腰椎往上摸3个椎体，即为第11胸椎，其棘突下缘旁开约2横指(食、中指)处为取穴部位。

【功效】健脾补心。

【施灸方法】施灸时，被施灸者俯卧，施灸者手执艾条以点燃的一端对准施灸部位，距离皮肤1.5～3厘米，以感到施灸处温热、舒适为度。

【施灸时间】每日灸1次，每次灸3～15分钟，灸至皮肤产生红晕为止。

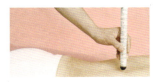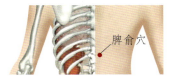

加灸 丰隆穴

【定位取穴】该穴位于小腿前外侧，外踝尖上8寸，条口穴外，距胫骨前缘二横指（中指）。

【功效】化痰湿，清神志。

【施灸方法】取坐位，手执艾条以点燃的一端对准施灸部位，距离皮肤1.5～3厘米。

【施灸时间】每日灸1次，每次灸15分钟，灸至皮肤产生红晕为止。

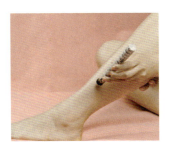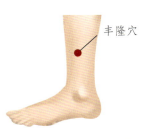

恶心、呕吐

恶心、呕吐是一种很复杂的反射活动，人体通过恶心呕吐可排除胃部不适及食物，而起到对自己身体一定的保护作用。恶心、呕吐是消化系统常见的症状。能够引起恶心呕吐的疾病通常有咽炎、扁桃体炎、胃炎、肝炎、胃溃疡、胆囊炎等消化道炎性疾病。另外恶心呕吐的原因还有中毒及药物不良反应、中枢神经系统疾病，以及非疾病性的，比如妊娠反应、晕车、空气流通不好造成的闷热、刷牙、吸入冷空气、食入不良气味的食物以及过饱、过饿等，这些都会令人产生恶心呕吐的症状。艾灸相关穴位能够调理胃肠和体质，从而消除恶心、呕吐的症状。

▶ 一般施灸

灸 合谷穴

【定位取穴】该穴位于第1、第2掌骨间，当第2掌骨桡侧的中点处。取穴时，以一手的拇指掌面指关节横纹，放在另一手的拇、食指的指蹼缘上，屈指当拇指尖尽处为取穴部位。

【功效】镇静止痛，通经活络，清热解表。

【施灸方法】宜采用温和灸。施灸时，手执艾条以点燃的一端对准施灸部位，距离皮肤1.5～3厘米，以感到施灸处温热、舒适为度。

【施灸时间】每日灸2～3次，每次灸10～20分钟。

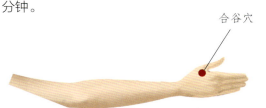

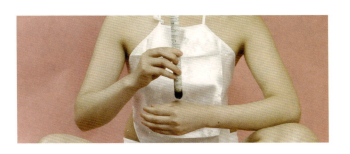

灸 巨阙穴

【定位取穴】位于上腹部，前正中线上，当脐中上6寸。取穴时通常让患者采用仰卧的姿势，左右肋骨相交之处，再向下2指宽即为此穴。

【功效】安神宁心，宽胸止痛。

【施灸方法】施灸时，被施灸者平躺，施灸者站或坐于一旁，手执艾条以点燃的一端对准施灸部位，距离皮肤1.5～3厘米处施灸。

【施灸时间】每日灸2～3次，每次灸10～20分钟，灸至皮肤产生红晕为止。

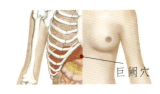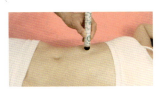

灸 内关穴

【定位取穴】该穴位于前臂掌侧，当曲泽与大陵的连线上，腕横纹上2寸，掌长肌肌腱与桡侧腕屈肌

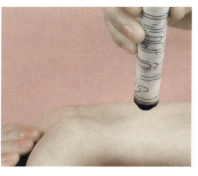
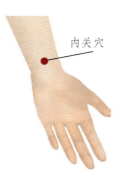

肌腱之间。取穴时，患者采用正坐或仰卧，仰掌的姿势，从近手腕之横皱纹的中央，往上约两指宽的中央。

【功效】宁心安神，和胃降逆。

【施灸方法】施灸时，手执艾条以点燃的一端对准施灸部位，距离皮肤1.5～3厘米，以感到施灸处温热、舒适为度。

【施灸时间】每日灸2～3次，每次灸10～20分钟。

灸 脾俞穴

【定位取穴】该穴位于背部，当第11胸椎棘突下，旁开1.5寸。与肚脐中相对应处即为第2腰椎，由第2腰椎往上摸3个椎体，即为第11胸椎，其棘突下缘旁开约2横指（食、中指）处为取穴部位。

【功效】健脾补心。

【施灸方法】施灸时，被施灸者俯卧，施灸者手执艾条以点燃的一端对准施灸部位，距离皮肤1.5～3厘米处施灸。

【施灸时间】每日灸2～3次，每次灸10～20分钟。

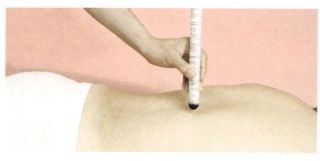
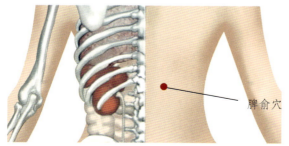

灸 中脘穴

【定位取穴】该穴位于上腹部，前正中线上，当脐中上4寸。取穴时，可采用仰卧位，脐中与胸剑联合部（心窝上边）的中点为取穴部位。

【功效】和胃健脾。

【施灸方法】宜采用回旋灸。施灸时，被施灸者仰卧，施灸者站或坐于一旁，手执艾条以点燃的一端对准施灸部位，距离皮肤1.5～3厘米处施灸。

【施灸时间】每日灸2～3次，每次灸10～20分钟。

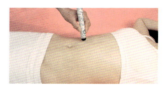
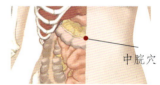

灸 胃俞穴

【定位取穴】该穴位于背部，当第12胸椎棘突下，旁开1.5寸。取穴时，可采用俯卧的取穴姿势，该穴位于背部，当第12胸椎棘突下，左右旁开2指宽处即是。

【功效】外散胃腑之热。

【施灸方法】施灸时，被施灸者俯卧，施灸者手执艾条以点燃的一端对准施灸部位，距离皮肤1.5～3厘米处施灸。

【施灸时间】每日灸2～3次，每次灸10～20分钟。

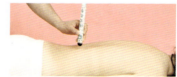
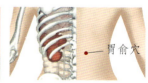

灸 足三里穴

【定位取穴】该穴位于外膝眼下3寸，距胫骨前嵴1横指，当胫骨前肌上。取穴时，由外膝眼向下量4横指，在腓骨与胫骨之间，由胫骨旁量1横指，该处即是。

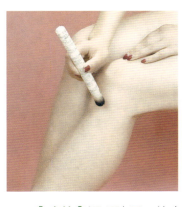
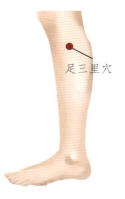

【功效】调理脾胃、补中益气、通经活络、疏风化湿、扶正祛邪。

【施灸方法】采用温和灸法，取坐位，点燃艾条对准施灸部位，距离皮肤1.5～3厘米处施灸。

【施灸时间】每日灸2～3次，每次灸10～20分钟。

▶ 辨症施灸

症状1：恶寒发热。

加灸 风池穴

【定位取穴】该穴位于项部，在枕骨之下，与风府穴相平，胸锁乳突肌与斜方肌上端之间的凹陷处。（或当后头骨下，两条大筋外缘陷窝中，相当于耳垂齐平。）

【功效】通经活络、止痛。

【施灸方法】宜采用温和灸。施灸时，被施灸者取坐位，施灸者手执艾条以点燃的一端，悬于施灸穴位上，距离皮肤1.5～3厘米进行熏烤，以感到施灸处温热、舒适为度。

【施灸时间】每日灸1次，每次灸3～15分钟。

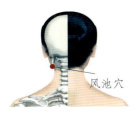
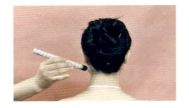

加灸 大椎穴

【定位取穴】该穴位于颈部下端，背部正中线上，第7颈椎棘突下凹陷中。取穴时正坐低头，可见颈背部交界处椎骨有一高突，并能随颈部左右摆动而转动者即是第7颈椎，其下为大椎穴。

【功效】祛除寒气。

【施灸方法】宜采用回旋灸。施灸时，被施灸者俯卧，施灸者站或坐于一旁，手执艾条以点燃的一端对准施灸部位，距离皮肤1.5～3厘米，以感到施灸处温热、舒适为度。

【施灸时间】每日灸1次，每次灸10～15分钟左右，灸至皮肤产生红晕为止。

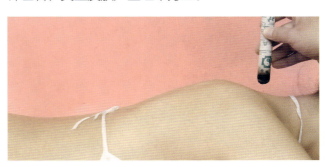
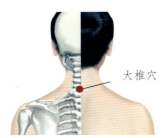

加灸 风门穴

【定位取穴】该穴位于背部，当第2胸椎棘突下，旁开1.5寸。大椎穴往下推2个椎骨，其下缘旁开约2横指(食、中指)处为取穴部位。

【功效】祛除寒气，清脑醒志。

【施灸方法】宜采用回旋灸。施灸时，被施灸者俯卧，施灸者站或坐于一旁，手执艾条以点燃的一端对准施灸部位，距离皮肤1.5～3厘米，以感到施灸

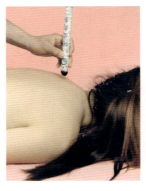
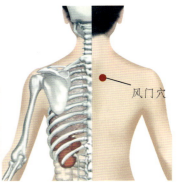

处温热、舒适为度。

【施灸时间】每日灸1次，每次灸10～15分钟左右。

呃逆

呃逆俗称"打嗝"，是指气逆上冲，喉间呃呃连声，声短而频繁，不能自制的一种病证，甚则妨碍谈话、咀嚼、呼吸、睡眠等。呃逆可单独发生，持续数分钟至数小时后不治而愈，但也有个别病例反复发生，虽经多方治疗仍迁延数月不愈。多在寒凉刺激，饮食过急、过饱，情绪激动，疲劳，呼吸过于深频等诱因下引发。中医认为呃逆主要由于饮食不节，正气亏虚，导致胃气上逆所致。在相关穴位艾灸可以和胃降逆，调气理膈，可轻松解除呃逆。

▶ 一般施灸

灸 中脘穴

【定位取穴】该穴位于上腹部，前正中线上，当脐中上4寸。取穴时，可采用仰卧位，脐中与胸剑联合部（心窝上边）的中点为取穴部位。

【功效】和胃健脾。

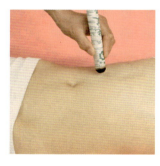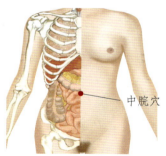

中脘穴

【施灸方法】宜采用回旋灸。施灸时，被施灸者仰卧，施灸者站或坐于一旁，手执艾条以点燃的一端对准施灸部位，距离皮肤1.5～3厘米，左右方向平行往复或反复旋转施灸。

【施灸时间】每日灸1～2次，每次灸10～15分钟左右。

灸 内关穴

【定位取穴】该穴位于前臂掌侧，当曲泽与大陵

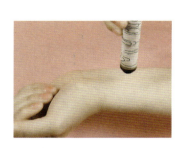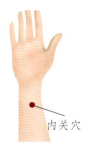

内关穴

的连线上，腕横纹上2寸，掌长肌肌腱与桡侧腕屈肌肌腱之间。取穴时，患者采用正坐或仰卧，仰掌的姿势，从近手腕之横皱纹的中央，往上约两指宽的中央。

【功效】宁心安神，和胃降逆。

【施灸方法】施灸时，手执艾条以点燃的一端对准施灸部位，距离皮肤1.5～3厘米，以感到施灸处温热、舒适为度。

【施灸时间】每日灸2～3次，每次灸10～15分钟左右。

胃痛

胃痛在中医学中又称胃脘痛，是指上腹胃脘部近心窝处发生疼痛的病证。胃痛发生的原因有两类：一是由于忧思恼怒，肝气失调，横逆犯胃所引起，故治法以疏肝、理气为主。二是由脾不健运，胃失和降而导致，宜用温通、补中等法，以恢复脾胃的功能。胃痛往往表现在食欲不振、胃部胀痛、恶心、泛酸等症状也时常出现，尤其是吃些生冷食物或者天气转凉时胃痛就会愈发明显。在相关穴位艾灸可有效缓解胃痛。

▶ 一般施灸

灸 中脘穴

【定位取穴】该穴位于上腹部，前正中线上，当脐中上4寸。取穴时，可采用仰卧位，脐中与胸剑联合部（心窝上边）的中点为取穴部位。

【功效】调理脾胃，化湿降逆。

【施灸方法】将艾条一端点燃，左手食指中指置于施灸穴位两侧，右手拿起艾条后靠近腹部的中脘穴（腹部正中线，脐上四寸处），距离皮肤约3cm，用悬起法灸，以局部皮肤温热红晕，而不感到灼烧疼痛

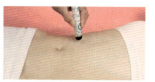
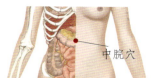

为度。施灸过程中还可以将艾条在穴位附近处做小幅度回旋动作,以缓解局部皮肤温度过高引起的不适。

【施灸时间】每日灸1次,每次灸10～20分钟左右。

灸 足三里穴

【定位取穴】该穴位于外膝眼下3寸,距胫骨前嵴1横指,当胫骨前肌上。取穴时,由外膝眼向下量4横指,在腓骨与胫骨之间,由胫骨旁量1横指,该处即是。

【功效】祛除寒气,调理脾胃。

【施灸方法】采用温和灸法。取坐位,点燃艾条对准施灸部位,距离皮肤1.5～3厘米,以感到施灸处温热、舒适为度,灸至皮肤产生红晕为止。

【施灸时间】隔日灸1次,每次灸3～15分钟。最好在每晚临睡前灸。

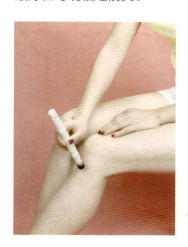
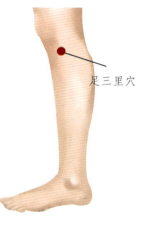

灸 胃俞穴

【定位取穴】该穴位于背部,当第12胸椎棘突下,旁开1.5寸。取穴时,可采用俯卧的取穴姿势,该穴位于背部,当第12胸椎棘突下,左右旁开2指宽处即是。

【功效】外散胃腑之热。

【施灸方法】施灸时,被施灸者俯卧,施灸者手执艾条以点燃的一端对准施灸部位,距离皮肤1.5～3厘米,以感到施灸处温热、舒适为度。

【施灸时间】每日灸1次,每次灸5～10分钟。

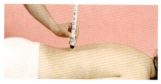
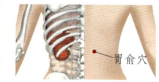

灸 公孙穴

【定位取穴】该穴位于足内侧缘,第1跖骨基底部的前下方,赤白肉际处。

【功效】健脾胃,疏肝理气。

【施灸方法】取坐位,手执艾条以点燃的一端对准施灸部位,距离皮肤1.5～3厘米,以感到施灸处温热、舒适为度。

【施灸时间】每日灸2～3次,每次灸10～20分钟左右。

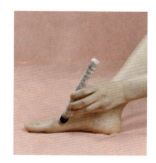
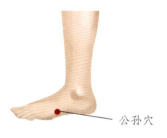

灸 脾俞穴

【定位取穴】该穴位于背部,当第11胸椎棘突下,旁开1.5寸。与肚脐中相对应处即为第2腰椎,由第2腰椎往上摸3个椎体,即为第11胸椎,其棘突下缘旁开约2横指(食、中指)处为取穴部位。

【功效】温经祛寒,调理肝脾。

【施灸方法】施灸时,被施灸者俯卧,施灸者手执艾条以点燃的一端对准施灸部位,距离皮肤1.5～3厘米,以感到施灸处温热、舒适为度。

【施灸时间】每日灸1次,每次灸3～15分钟,灸至皮肤产生红晕为止。

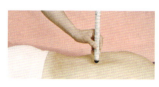
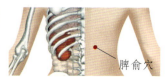

腹痛

腹痛是指由于各种原因引起的腹腔内外脏器的病变，而表现为腹部的疼痛。《症因脉治》卷四："痛在胃之下，脐之四旁，毛际之上，名曰腹痛。"腹痛可分为急性与慢性两类。病因极为复杂，包括炎症、肿瘤、出血、梗阻、穿孔、创伤及功能障碍等。《万病回春》卷五："腹痛有寒、热、食、血、湿、痰、虫、虚、实九般也。"腹痛绵绵，时痛时止，喜温喜按，神疲、怯冷、大便溏薄，多为寒邪内积，脾阳不振之症。病痛急躁，腹部拒按，嗳腐吞酸，痛而欲泄，泄而痛减，多为食积之症。根据其疼痛部位的不同，在相关穴位艾灸可有效缓解腹痛。

▶ 辨症施灸

症状1：上腹部疼痛。

灸 中脘穴

【定位取穴】该穴位于上腹部，前正中线上，当脐中上4寸。取穴时，可采用仰卧位，脐中与胸剑联合部（心窝上边）的中点为取穴部位。

【功效】和胃健脾。

【施灸方法】宜采用回旋灸。施灸时，被施灸者仰卧，施灸者站或坐于一旁，手执艾条以点燃的一端对准施灸部位，距离皮肤1.5～3厘米，左右方向平行往复或反复旋转施灸。

【施灸时间】每日灸1～2次，每次灸10～15分钟左右。

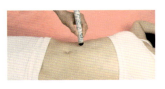 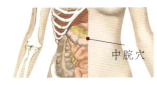

中脘穴

灸 天枢穴

【定位取穴】该穴位于腹中部，平脐中，距脐中2寸。取穴时，可采用仰卧的姿势，肚脐向左右3指宽处。

【功效】疏调肠腑、理气行滞、消食。

【施灸方法】施灸时，被施灸者仰卧，施灸者站或坐于一旁，手执艾条以点燃的一端对准施灸部位，距离皮肤1.5～3厘米，左右方向平行往复或反复旋转施灸，以感到施灸处温热、舒适为度。

【施灸时间】每日灸1次，每次灸10～20分钟，一般10天为1个疗程。

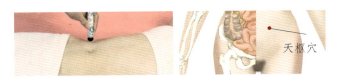

天枢穴

症状2：下腹部疼痛。

灸 足三里穴

【定位取穴】该穴位于外膝眼下3寸，距胫骨前嵴1横指，当胫骨前肌上。取穴时，由外膝眼向下量4横指，在腓骨与胫骨之间。由胫骨旁量1横指，该处即是。

【功效】祛除寒气，调理脾胃。

【施灸方法】采用温和灸。取坐位，点燃艾条对准施灸部位，距离皮肤1.5～3厘米，以感到施灸处温热、舒适为度，灸至皮肤产生红晕为止。

【施灸时间】隔日灸1次，每次灸3～15分钟。最好在每晚临睡前灸。

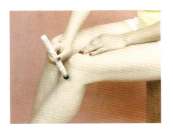 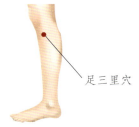

足三里穴

灸 天枢穴

【定位取穴】该穴位于腹中部，平脐中，距脐中2寸。取穴时，可采用仰卧的姿势，肚脐向左右3指宽处。

【功效】疏调肠腑、理气行滞、消食。

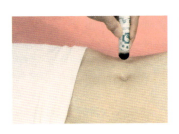 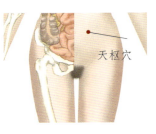

天枢穴

【施灸方法】施灸时，被施灸者仰卧，施灸者站或坐于一旁，手执艾条以点燃的一端对准施灸部位，距离皮肤1.5～3厘米，左右方向平行往复或反复旋转施灸，以感到施灸处温热、舒适为度。

【施灸时间】每日灸1次，每次灸10～20分钟，一般10天为1个疗程。

慢性腹泻

慢性腹泻属于功能性腹泻，指的是肠功能紊乱引起的腹泻、包括结肠过敏、情绪性、消化不良引起的腹泻。症状表现有腹痛胀气，排气排便后疼痛或消失，稀便与硬便交替出现。中医将伴有腹部觉冷，四肢不热，不耐寒冷刺激以及天亮时即腹痛而泻的称作脾肾虚寒腹泻；将伴有胃口不好，消化不良，腹胀并有下垂感，四肢沉重无力的称作脾胃气虚腹泻；将精神郁怒即痛泻，泻后疼痛减轻的称作肝旺克脾腹泻。慢性腹泻病程迁延，反复发作，可达数月、数年不愈。中医认为胃为水谷之海、主降，脾主运化、主升，脾胃健旺、脾健胃和，则水谷腐熟吸收功能正常气血以行营卫；一旦由于饮食失节，寒温不调等致脾胃受伤水反为湿、谷反为滞，精华之气不能运化乃致合污下降而泄泻作矣。在相关穴位艾灸可以治疗此病。

▶ 一般施灸

灸 中脘穴

【定位取穴】该穴位于上腹部，前正中线上，当脐中上4寸。取穴时，可采用仰卧位，脐中与胸剑联合部（心窝上边）的中点为取穴部位。

【功效】调理脾胃，化湿降逆。

【施灸方法】将艾条一端点燃，左手食指中指置于施灸穴位两侧，右手拿起艾条后靠近腹部的中脘穴（腹部正中线，脐上四寸处），距离皮肤约3cm，用

悬起法灸，以局部皮肤温热红晕，而不感到灼烧疼痛为度。施灸过程中还可以将艾条在穴位附近处做小幅度回旋动作，以缓解局部皮肤温度过高引起的不适。

【施灸时间】每日灸1～2次，每次灸10～15分钟左右。

灸 神阙穴

【定位取穴】该穴位于腹中部，脐中央。

【功效】调理脾胃、补益气血、温脾。

【施灸方法】施灸时，被施灸者平躺，施灸者手执艾条以点燃的一端对准施灸部位，距离皮肤1.5～3厘米，以感到施灸处温热、舒适为度。

【施灸时间】每日灸1～2次，每次灸10～20分钟左右，灸至皮肤产生红晕为止。

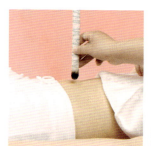
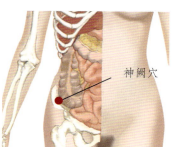
神阙穴

灸 天枢穴

【定位取穴】该穴位于腹中部，平脐中，距脐中2寸。取穴时，可采用仰卧的姿势，肚脐向左右3指宽处。

【功效】疏调肠腑、理气行滞、消食。

【施灸方法】施灸时，被施灸者仰卧，施灸者站或坐于一旁，手执艾条以点燃的一端对准施灸部位，距离皮肤1.5～3厘米，左右方向平行往复或反复旋转施灸，以感到施灸处温热、舒适为度。

【施灸时间】每日灸1次，每次灸10～20分钟，一般10天为1个疗程。

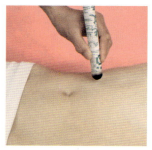
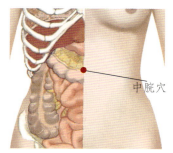
中脘穴

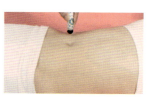
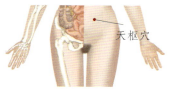
天枢穴

灸 足三里穴

【定位取穴】该穴位于外膝眼下3寸，距胫骨前嵴1横指，当胫骨前肌上。取穴时，由外膝眼向下量4横指，在腓骨与胫骨之间，由胫骨旁量1横指，该处即是。

【功效】祛除寒气，调理脾胃。

【施灸方法】采用温和灸。取坐位，点燃艾条对准施灸部位，距离皮肤1.5～3厘米，以感到施灸处温热、舒适为度，灸至皮肤产生红晕为止。

【施灸时间】隔日灸1次，每次灸3～15分钟。最好在每晚临睡前灸。

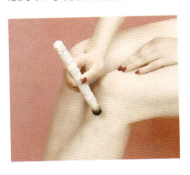
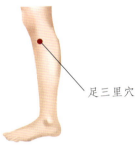
足三里穴

灸 合谷穴

【定位取穴】该穴位于第1、第2掌骨间，当第2掌骨桡侧的中点处。取穴时，以一手的拇指掌面指关节横纹，放在另一手的拇、食指的指蹼缘上，屈指当拇指尖尽处为取穴部位。

【功效】祛风散寒、清热镇痛。

【施灸方法】宜采用温和灸。施灸时，手执艾条以点燃的一端对准施灸部位，距离皮肤1.5～3厘米，以感到施灸处温热、舒适为度。

【施灸时间】每日灸1次，每次灸10～20分钟，灸至皮肤产生红晕为止。

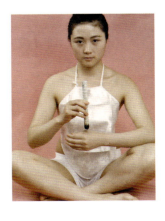
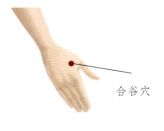
合谷穴

▶ 辨症施灸

症状1：黎明前脐腹部疼痛、肠鸣，排便后疼痛减轻。

加灸 脾俞穴

【定位取穴】该穴位于背部，当第11胸椎棘突下，旁开1.5寸。与肚脐中相对应处即为第2腰椎，由第2腰椎往上摸3个椎体，即为第11胸椎，其棘突下缘旁开约2横指（食、中指）处为取穴部位。

【功效】健脾补心。

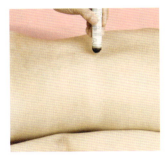
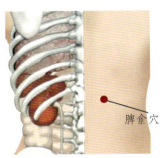
脾俞穴

【施灸方法】施灸时，被施灸者俯卧，施灸者手执艾条以点燃的一端对准施灸部位，距离皮肤1.5～3厘米，以感到施灸处温热、舒适为度。

【施灸时间】每日灸1次，每次灸3～15分钟，灸至皮肤产生红晕为止。

加灸 肾俞穴

【定位取穴】该穴位于腰部，当第2腰椎棘突下，旁开1.5寸。与肚脐中相对应处即为第2腰椎，其棘突下缘旁开约2横指（食、中指）处为取穴部位。

【功效】滋阴补肾。

【施灸方法】被施灸者俯卧，施灸者站或坐于一

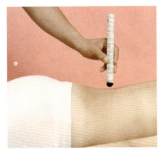
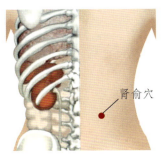
肾俞穴

旁，手执艾条以点燃的一端对准施灸部位，距离皮肤1.5～3厘米，左右方向平行往复或反复旋转施灸，以感到施灸处温热、舒适为度。

【施灸时间】每日灸1次，每次灸3～15分钟，灸至皮肤产生红晕为止。

加灸 关元穴

【定位取穴】该穴位于脐中下3寸，腹中线上，仰卧取穴。

【功效】调理气机、理气和胃。

【施灸方法】施灸时，被施灸者平卧，施灸者站或坐于一旁，手执艾条以点燃的一端对准施灸部位，距离皮肤1.5～3厘米，左右方向平行往复或反复旋转施灸，以感到施灸处温热、舒适为度。

【施灸时间】每日灸1～2次，每次灸20分钟，灸至皮肤产生红晕为止。

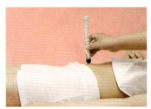
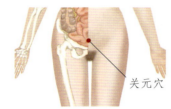
关元穴

加灸 大肠俞穴

【定位取穴】该穴位于腰部，当第4腰椎棘突下，旁开1.5寸。两侧髂前上棘之连线与脊柱之交点即为第4腰椎棘突下，其旁开约2横指（食、中指）处为取穴部位。

【功效】外散大肠腑之热。

【施灸方法】采用温和灸。施灸时，手执点燃的艾条对准施灸部位，距离皮肤1.5～3厘米，以感到施灸处温热、舒适为度，灸至皮肤产生红晕为止。

【施灸时间】每日灸1次，每次灸10～15分钟。

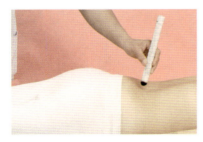
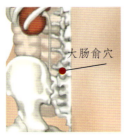
大肠俞穴

高血压

高血压病，是以体循环动脉血压增高为主要临床特征，并伴有血管、心、脑、肾等器官病理性改变的全身性疾病。成年人收缩压在140mmHg以上，并（或）伴有舒张压在90mmHg以上，排除继发性高血压，并伴有头痛、头晕、耳鸣、健忘、失眠、心跳加快等症状，即可确诊为高血压病。中医认为高血压病因主要为风火、痰内虚所致。其病机为气血阴阳失调，使脑髓空虚，脉络失养，或清阳不升，或火扰清窍引起高血压症。而肝阳上亢、痰浊中阻、气血亏虚或血瘀、肾阳不足则又是产生气血阴阳失调的病理转输。在相关穴位艾灸可以通畅气血，疏导经络，拔除病气，调整人体阴阳平衡，增强人体抗病能力，最后达到扶正祛邪，治疗高血压的目的。

▶ 一般施灸

灸 足三里穴

【定位取穴】该穴位于外膝眼下3寸，距胫骨前嵴1横指，当胫骨前肌上。取穴时，由外膝眼向下量4横指，在腓骨与胫骨之间，由胫骨旁量1横指，该处即是。

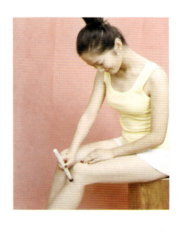
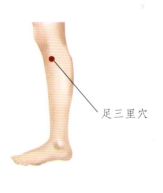
足三里穴

【功效】祛除寒气，调理脾胃。

【施灸方法】采用温和灸法。取坐位，点燃艾条对准施灸部位，距离皮肤1.5～3厘米，以感到施灸处温热、舒适为度，灸至皮肤产生红晕为止。

【施灸时间】隔日灸1次，每次灸3～15分钟。最好在每晚临睡前灸。

灸 内关穴

【定位取穴】该穴位于前臂掌侧,当曲泽与大陵的连线上,腕横纹上2寸,掌长肌肌腱与桡侧腕屈肌肌腱之间。取穴时,患者采用正坐或仰卧,仰掌的姿势,从近手腕之横皱纹的中央,往上约两指宽的中央。

【功效】宁心安神,和胃降逆。

【施灸方法】施灸时,手执艾条以点燃的一端对准施灸部位,距离皮肤1.5~3厘米,以感到施灸处温热、舒适为度。

【施灸时间】每日灸2~3次,每次灸10~15分钟左右。

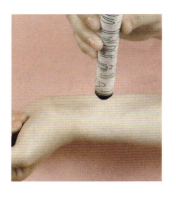
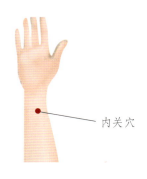

内关穴

灸 悬钟穴

【定位取穴】该穴位于小腿外侧,当外踝尖上3寸,腓骨前缘。或定于腓骨后缘与腓骨长、短肌之间凹陷处。

【功效】泄胆火、清髓热、舒筋脉、平肝熄风、舒肝益肾。

【施灸方法】宜采用温和灸。施灸时,手执艾条以点燃的一端对准施灸部位,距离皮肤1.5~3厘米处施灸,以感到施灸处温热、舒适为度。

【施灸时间】每日灸1次,每次灸3~5分钟,灸至皮肤产生红晕为止。

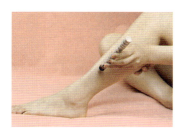
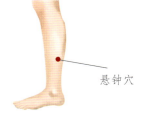

悬钟穴

灸 曲池穴

【定位取穴】该穴位于肘横纹外侧端,屈肘时当尺泽与肱骨外上髁连线中点。取穴时,仰掌屈肘成45°,肘关节桡侧,肘横纹头为取穴部位。

【功效】清热去火。

【施灸方法】宜采用温和灸。施灸时,手执艾条以点燃的一端对准施灸部位,距离皮肤1.5~3厘米处施灸,以感到施灸处温热、舒适为度。

【施灸时间】每日灸1次,每次灸3~7分钟,灸至皮肤产生红晕为止。

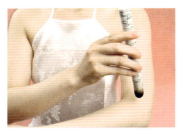
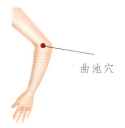

曲池穴

▶ 辨症施灸

症状1:面红耳赤、烦躁易怒。

加灸 太冲穴

【定位取穴】该穴位于足背侧,第1、2趾跖骨连接部位中。取穴时,可采用正坐或仰卧的姿势,以手指沿拇趾、次趾夹缝向上移压,压至能感觉到动脉映手,即是太冲穴。

【功效】燥湿生风。

【施灸方法】手执艾条,以点燃的一端对准施灸部位,距离皮肤1.5~3厘米施灸,以感到施灸处温热、舒适为度。

【施灸时间】每日灸1次,每次灸3~5分钟。

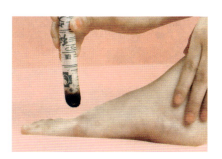
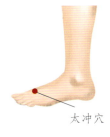

太冲穴

加灸 行间穴

【定位取穴】行间穴位于足背侧，当第1、2趾间，趾蹼缘的后方赤白肉际处。

【功效】行气疏肝。

【施灸方法】手执艾条，以点燃的一端对准施灸部位，距离皮肤1.5～3厘米施灸，以感到施灸处温热、舒适为度。

【施灸时间】每日灸1次，每次灸3～5分钟。

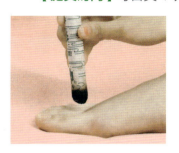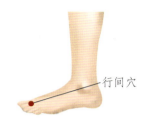

加灸 肝俞穴

【定位取穴】该穴位于背部，当第9胸椎棘突下，旁开1.5寸。由平双肩胛骨下角之椎骨（第7胸椎），往下推2个椎骨，即第9胸椎棘突下缘，旁开约2横指（食、中指）处为取穴部位。

【功效】散发脏腑之热。

【施灸方法】施灸时，被施灸者俯卧，施灸者手执艾条以点燃的一端对准施灸部位，距离皮肤1.5～3厘米，以感到施灸处温热、舒适为度。

【施灸时间】每日灸1次，每次灸3～5分钟，灸至皮肤产生红晕为止。

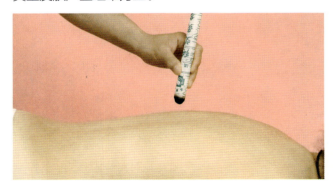
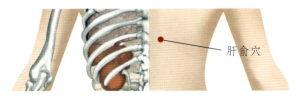

症状2：耳鸣、腰膝酸软、五心烦热。

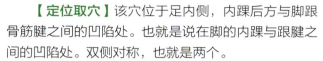

加灸 太溪穴

【定位取穴】该穴位于足内侧，内踝后方与脚跟骨筋腱之间的凹陷处。也就是说在脚的内踝与跟腱之间的凹陷处。双侧对称，也就是两个。

【功效】滋阴补肾。

【施灸方法】取坐位，施灸时，手执艾条以点燃的一端对准施灸部位，距离皮肤1.5～3厘米，以感到施灸处温热、舒适为度。

【施灸时间】每日灸1次，每次灸3～5分钟，灸至皮肤产生红晕为止。

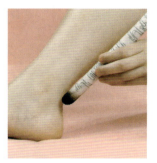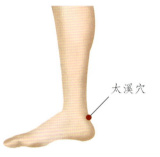

加灸 三阴交穴

【定位取穴】该穴位于小腿内侧，当足内踝尖上3寸，胫骨内侧缘后方。取穴时正坐屈膝成直角，以手4指并拢，小指下边缘紧靠内踝尖上，食指上缘所在水平线在胫骨后缘的交点，为取穴部位。

【功效】滋阴降火，活血通经。

【施灸方法】施灸时，取坐位，手执艾条以点燃的一端对准施灸部位，距离皮肤1.5～3厘米，以感到施灸处温热、舒适为度。

【施灸时间】每日灸1次，每次灸3～5分钟，灸至皮肤产生红晕为止。

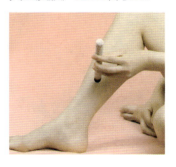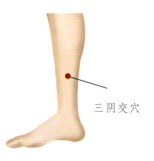

症状3：头痛、头沉、胸胃发闷，不思饮食。

加灸 内关穴

【定位取穴】该穴位于前臂掌侧，当曲泽与大陵的连线上，腕横纹上2寸，掌长肌肌腱与桡侧腕屈肌肌腱之间。取穴时，患者采用正坐或仰卧、仰掌的姿势，从近手腕之横皱纹的中央，往上约两指宽的中央。

【功效】宁心安神。

【施灸方法】温和灸。施灸时，手执艾条以点燃的一端对准施灸部位，距离皮肤1.5～3厘米，以感到施灸处温热、舒适为度。

【施灸时间】每日灸1次，每次灸3～5分钟。

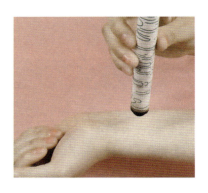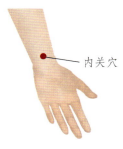

加灸 丰隆穴

【定位取穴】该穴位于小腿前外侧，外踝尖上8寸，条口穴外，距胫骨前缘二横指（中指）。

【功效】和胃降逆。

【施灸方法】温和灸。取坐位，手执艾条以点燃的一端对准施灸部位，距离皮肤1.5～3厘米，以感到施灸处温热、舒适为度。

【施灸时间】每日灸1次，每次灸3～5分钟。

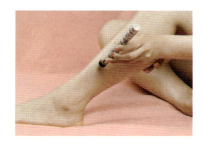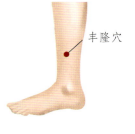

症状4：头晕，头痛。

加灸 行间穴

【定位取穴】行间穴位于足背侧，当第1、2趾间，趾蹼缘的后方赤白肉际处。

【功效】行气去火。

【施灸方法】温和灸。施灸时，取坐位，手执艾条，以点燃的一端对准施灸部位，距离皮肤1.5～3厘米施灸，以感到施灸处温热、舒适为度。

【施灸时间】每日灸1次，每次灸3～5分钟。

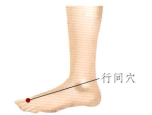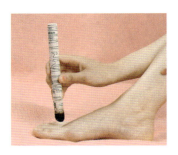

加灸 太阳穴

【定位取穴】该穴位于耳廓前面，前额两侧，外眼角延长线的上方，由眉梢到耳朵之间大约1/3的地方，用手触摸最凹陷处就是太阳穴。

【功效】止痛醒脑、振奋精神。

【施灸方法】宜采用温和灸。施灸时，被施灸者取坐位，施灸者手执艾条以点燃的一端对准施灸穴位上，距离皮肤1.5～3厘米，以感到施灸处温热、舒适为度。

【施灸时间】每日灸1次，每次灸3～5分钟，灸至皮肤产生红晕为止。

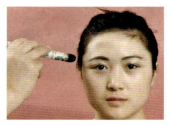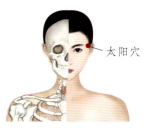

加灸 阳陵泉穴

【定位取穴】该穴位于小腿外侧，当腓骨头前下方凹陷处。取穴时，坐位，屈膝成90°，膝关节外下方，腓骨小头前缘与下缘交叉处的凹陷，为取穴部位。

【功效】升清降浊。

【施灸方法】施灸时，取坐位，手执艾条，以点燃的一端对准施灸部位，距离皮肤1.5～3厘米施灸，以感到施灸处温热、舒适为度。

【施灸时间】每日灸1次，每次灸3～5分钟。

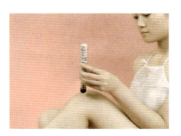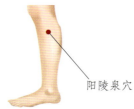
阳陵泉穴

因素年龄、性别、季节、饮酒、吸烟、饮食、体力活动、精神紧张、情绪活动等有关。艾灸可疏泄体内湿热，促进体内血液、水液的代谢和循环，促进脂类代谢，从而降低血脂。

▶ 一般施灸

灸 神阙穴

【定位取穴】该穴位于腹中部，脐中央。

【功效】益气补阳，温肾健脾，祛风除湿，温阳救逆，温通经络，调和气血。

【施灸方法】施灸时，被施灸者平躺，施灸者手执艾条以点燃的一端对准施灸部位，距离皮肤1.5～3厘米，以感到施灸处温热、舒适为度。

【施灸时间】每日灸1次，每次灸10～20分钟左右，灸至皮肤产生红晕为止。

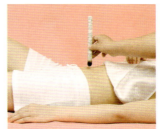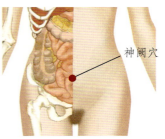
神阙穴

灸 足三里穴

【定位取穴】该穴位于外膝眼下3寸，距胫骨前嵴1横指，当胫骨前肌上。取穴时，由外膝眼向下量4横指，在腓骨与胫骨之间，由胫骨旁量1横指，该处即是。

【功效】能使纤维蛋白降解产物下降，可以改善血液出黏滞度，并有扩张血管，降低血液凝聚的作用。

【施灸方法】采用温和灸。施灸时，取坐位，点燃艾条对准施灸部位，距离皮肤1.5～3厘米，以感到施灸处温热、舒适为度。

【施灸时间】隔日灸1次，每次灸3～5分钟，灸至皮肤产生红晕为止。最好在每晚临睡前灸。

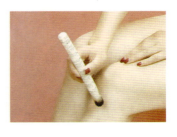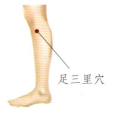
足三里穴

温馨小贴士

艾灸疗法对本症有较好的疗效。在预防和护理方面要注意以下几点：

1. 生活规律。应强调合适的生活安排与充足的睡眠，调节日常活动的内容，生活既安定又饶有兴趣，这样就可以减少或防止老年人高血压的发生。

2. 戒烟、酒。戒烟、戒酒在防止高血压的发生中也是很重要的措施之一。

3. 适当锻炼。锻炼身体对血压及呼吸的调整具有一定的作用，但要根据自己的具体情况，进行恰如其分的活动锻炼，以免活动后反而促使血压升高和更不稳定。

4. 注意血压。平时应定时测量血压，如有头晕、头痛或心悸不适时，更应立即测血压以免发生心脑血管意外。

高血脂

高脂血症是指血脂水平过高，可直接引起一些严重危害人体健康的疾病，如动脉粥样硬化、冠心病、胰腺炎等。高脂血症可分为原发性和继发性两类。原发性与先天性和遗传有关，是由于单基因缺陷或多基因缺陷，使参与脂蛋白转运和代谢的受体、酶或载脂蛋白异常所致，或由于环境因素（饮食、营养、药物）和通过未知的机制而致。继发性多发生于代谢性紊乱疾病（糖尿病、高血压、黏液性水肿、甲状腺功能低下、肥胖、肝肾疾病、肾上腺皮质功能亢进），或与其他

灸 脾俞穴

【定位取穴】该穴位于背部,当第11胸椎棘突下,旁开1.5寸。与肚脐中相对应处即为第2腰椎,由第2腰椎往上摸3个椎体,即为第11胸椎,其棘突下缘旁开约2横指(食、中指)处为取穴部位。

【功效】益气补肾。

【施灸方法】施灸时,被施灸者俯卧,施灸者手执艾条以点燃的一端对准施灸部位,距离皮肤1.5～3厘米,以感到施灸处温热、舒适为度。

【施灸时间】每日灸1～2次,每次灸10～15分钟。

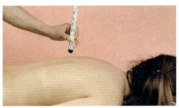 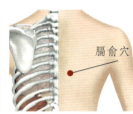
膈俞穴

灸 肝俞穴

【定位取穴】该穴位于背部,当第9胸椎棘突下,旁开1.5寸。由平双肩胛骨下角之椎骨(第7胸椎),往下推2个椎骨,即第9胸椎棘突下缘,旁开约2横指(食、中指)处为取穴部位。

【功效】调理肝脾。

【施灸方法】施灸时,被施灸者俯卧,施灸者手执艾条以点燃的一端对准施灸部位,距离皮肤1.5～3厘米,以感到施灸处温热、舒适为度。

【施灸时间】每日灸1次,每次灸3～15分钟,灸至皮肤产生红晕为止。

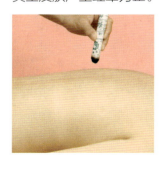 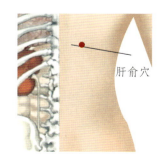
肝俞穴

灸 悬钟穴

【定位取穴】该穴位于小腿外侧,当外踝尖上3寸,腓骨前缘。或定于腓骨后缘与腓骨长、短肌之间凹陷处。

【功效】调和气血,舒肝益肾。

【施灸方法】宜采用温和灸。施灸时,手执艾条以点燃的一端对准施灸部位,距离皮肤1.5～3厘米处施灸,以感到施灸处温热、舒适为度。

【施灸时间】每日灸1次,每次灸5～10分钟。

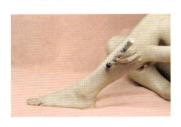 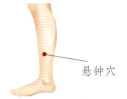
悬钟穴

灸 丰隆穴

【定位取穴】该穴位于小腿前外侧,外踝尖上8寸,条口穴外,距胫骨前缘二横指(中指)。

【功效】健脾化痰,和胃降逆,化湿通络,通便,清神志。

【施灸方法】温和灸。取坐位,手执艾条以点燃的一端对准施灸部位,距离皮肤1.5～3厘米,以感到施灸处温热、舒适为度。

【施灸时间】每日灸1次,每次灸3～5分钟。

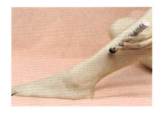 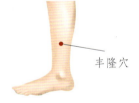
丰隆穴

灸 三阴交穴

【定位取穴】该穴位于小腿内侧,当足内踝尖上3寸,胫骨内侧缘后方。取穴时正坐屈膝成直角,以手4指并拢,小指下边缘紧靠内踝尖上,食指上缘所

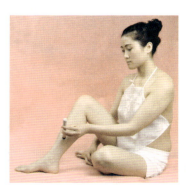 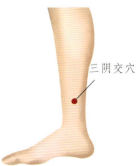
三阴交穴

在水平线在胫骨后缘的交点,为取穴部位。

【功效】健脾胃,益肝肾。

【施灸方法】施灸时,取坐位,手执艾条以点燃的一端对准施灸部位,距离皮肤1.5～3厘米,以感到施灸处温热、舒适为度。

【施灸时间】每日灸1次,每次灸5～10分钟。

灸 内关穴

【定位取穴】该穴位于前臂掌侧,当曲泽与大陵的连线上,腕横纹上2寸,掌长肌肌腱与桡侧腕屈肌肌腱之间。取穴时,患者采用正坐或仰卧,仰掌的姿势,从近手腕之横皱纹的中央,往上约两指宽的中央。

【功效】宁心安神。

【施灸方法】温和灸。施灸时,手执艾条以点燃的一端对准施灸部位,距离皮肤1.5～3厘米,以感到施灸处温热、舒适为度。

【施灸时间】每日灸1次,每次灸5～15分钟。

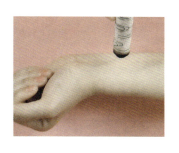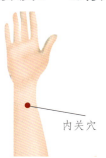
内关穴

灸 中脘穴

【定位取穴】该穴位于上腹部,前正中线上,当脐中上4寸。取穴时,可采用仰卧位,脐中与胸剑联合部(心窝上边)的中点为取穴部位。

【功效】和胃健脾。

【施灸方法】宜采用回旋灸。施灸时,被施灸者仰卧,施灸者站或坐于一旁,手执艾条以点燃的一端对准施灸部位,距离皮肤1.5～3厘米,以感到施灸处温热、舒适为度。

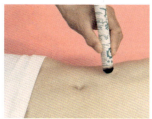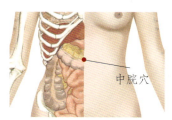
中脘穴

【施灸时间】每日灸2～3次,每次灸10～20分钟左右,灸至皮肤产生红晕为止。

灸 命门穴

【定位取穴】该穴位于腰部,当后正中线上,第2腰椎棘突下凹陷处。取穴时采用俯卧的姿势,指压时,有强烈的压痛感。

【功效】滋阴降火,接续督脉气血。

【施灸方法】施灸时,被施灸者俯卧,施灸者站或坐于一旁,手执艾条以点燃的一端对准施灸部位,距离皮肤1.5～3厘米,以感到施灸处温热、舒适为度。

【施灸时间】每周灸1～2次。

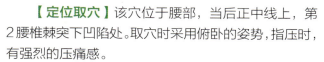
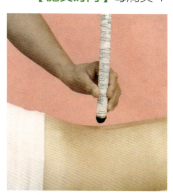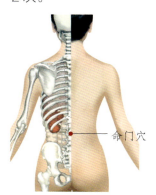
命门穴

灸 地机穴

【定位取穴】该穴位于小腿内侧,当内踝尖与阴陵泉的连线上,阴陵泉下3寸,胫骨内侧缘。

【功效】调气血,疏通经络。

【施灸方法】温和灸。施灸时,手执艾条以点燃的一端对准施灸部位,距离皮肤1.5～3厘米,以感到施灸处温热、舒适为度。

【施灸时间】每日灸1次,每次灸5～15分钟。

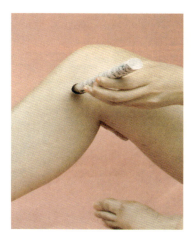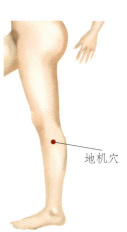
地机穴

糖尿病

糖尿病是一组以高血糖为特征的代谢性疾病。高血糖则是由于胰岛素分泌缺陷或其生物作用受损，或两者兼有引起。临床上早期无症状，至症状期才有多食、多饮、多尿、烦渴、善饥、消瘦或肥胖、疲乏无力等症群，久病者常伴发心脑血管、肾、眼及神经等病变。从中医角度分析，糖尿病属于消渴症，分上消、中消、下消，乃五脏皆虚。中医认为，糖尿病是气血，阴阳失调，五脏六腑，胰腺功能紊乱，微量元素失衡等多种原因引起的一种慢性疾病。艾灸可以双向调节血糖，艾灸使病人的营养能得到有效的吸收和利用，从而提高人体的自身免疫功能和抗病防病能力，防止了系列并发症的发生，真正做到综合治疗，标本兼治。

▶ 一般施灸

灸 肺俞穴

【定位取穴】该穴位于背部，当第3胸椎棘突下，旁开1.5寸。

【功效】调理肺部功能。

【施灸方法】采用回旋灸。施灸时，被施灸者俯卧，施灸者站或坐于一旁，手执艾条以点燃的一端对准施灸部位，距离皮肤1.5～3厘米，左右方向平行往复或反复旋转施灸。

【施灸时间】每日灸1～2次，每次灸30分钟，10天为1个疗程，中间休息几天再灸。

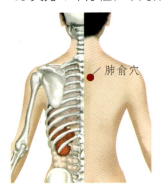
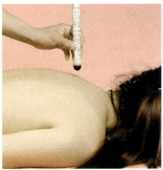

灸 脾俞穴

【定位取穴】该穴位于背部，当第11胸椎棘突下，旁开1.5寸。与肚脐中相对应处即为第2腰椎，由第2腰椎往上摸3个椎体，即为第11胸椎，其棘突下缘旁开约2横指（食、中指）处为取穴部位。

【功效】调理脾脏功能。

【施灸方法】施灸时，被施灸者俯卧，施灸者手执艾条以点燃的一端对准施灸部位，距离皮肤1.5～3厘米，以感到施灸处温热、舒适为度。

【施灸时间】每日灸1～2次，每次灸30分钟，10天为1个疗程，中间休息几天再灸。

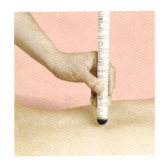
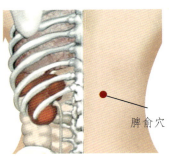

灸 关元穴

【定位取穴】该穴位于脐中下3寸，腹中线上，仰卧取穴。

【功效】培根固元、培肾壮阳。

【施灸方法】施灸时，被施灸者平卧，施灸者站或坐于一旁，手执艾条以点燃的一端对准施灸部位，距离皮肤1.5～3厘米，左右方向平行往复或反复旋转施灸，以感到施灸处温热、舒适为度。

【施灸时间】每日灸1～2次，每次灸30分钟，10天为1个疗程，中间休息几天再灸。

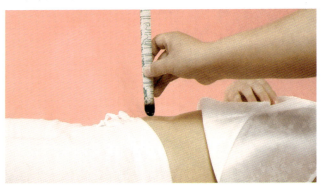
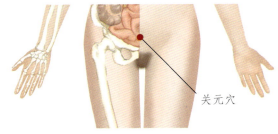

灸 大椎穴

【定位取穴】该穴位于颈部下端，背部正中线上，第 7 颈椎棘突下凹陷中。取穴时正坐低头，可见颈背部交界处椎骨有一高突，并能随颈部左右摆动而转动者即是第 7 颈椎，其下为大椎穴。

【功效】提高机体细胞免疫力。

【施灸方法】宜采用回旋灸。施灸时，被施灸者俯卧，施灸者站或坐于一旁，手执艾条以点燃的一端对准施灸部位，距离皮肤 1.5～3 厘米，以感到施灸处温热、舒适为度。

【施灸时间】每日灸 1～2 次，每次灸 30 分钟，10 天为 1 个疗程，中间休息几天再灸。

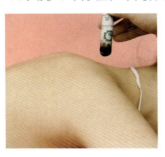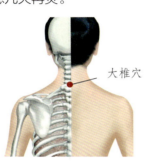

灸 神阙穴

【定位取穴】该穴位于腹中部，脐中央。

【功效】补益气血、温经祛寒、平和阴阳。

【施灸方法】施灸时，被施灸者平躺，施灸者手执艾条以点燃的一端对准施灸部位，距离皮肤 1.5～3 厘米，以感到施灸处温热、舒适为度。

【施灸时间】每日灸 1～2 次，每次灸 30 分钟，10 天为 1 个疗程，中间休息几天再灸。

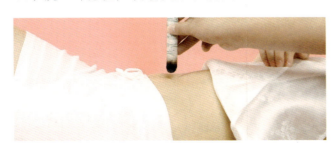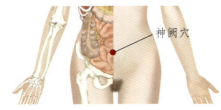

温馨小贴士

常用穴亦可用黄豆大艾炷作无疤痕着肤灸，但须注意避免烫伤造成的感染。因感染之后，重者可在以灸痕为中心直径 3～5 厘米范围内出现溃烂，很难治疗，应严加注意。

心绞痛

心绞痛是指由于冠状动脉粥样硬化狭窄导致冠状动脉供血不足，心肌暂时缺血与缺氧所引起的以心前区疼痛为主要临床表现的一组综合征。其特点为阵发性的前胸压榨性疼痛感觉，可伴有其他症状，疼痛主要位于胸骨后部，可放射至心前区与左上肢，常发生于劳动或情绪激动时，每次发作 3～5 分钟，可数日一次，也可一日数次，休息或用硝酸酯制剂后消失。本病多见于男性，多数病人在 40 岁以上，劳累、情绪激动、饱食、受寒、阴雨天气、急性循环衰竭等为常见的诱因。中医认为"人年四十，阴气自半"，肾气已虚，鼓动血脉运行之力不足，机体内已有血行迟缓，聚湿生痰，瘀而不通之势，这是本病发生的前提和基础。在相关穴位艾灸可以健脾化痰，活血化瘀，舒肝理气，改善相关功能状态。

▶ 一般施灸

灸 心俞穴

【定位取穴】该穴位于背部，当第 5 胸椎棘突下，旁开 1.5 寸。由平双肩胛骨下角之椎骨（第 7 胸椎），往上推 2 个椎骨，即第 5 胸椎棘突下缘，旁开约 2 横指（食、中指）处为取穴部位。

【功效】温肾活血。

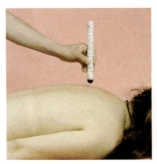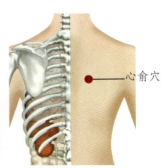

【施灸方法】施灸时，被施灸者俯卧，施灸者站或坐于一旁，手执艾条以点燃的一端对准施灸部位，距离皮肤1.5～3厘米，以感到施灸处温热、舒适为度。

【施灸时间】每日灸1次，每次灸10～20分钟。

灸 至阳穴

【定位取穴】该穴位于背部，当后正中线上，第7胸椎棘突下凹陷中。取穴时低头，颈后隆起的骨突即为第7颈椎，由此往下数到第7个骨突即第7胸椎，其下方凹陷处就是至阳穴。

【功效】理气宽胸，疏肝和胃。

【施灸方法】施灸时，被施灸者俯卧，施灸者站或坐于一旁，手执艾条以点燃的一端对准施灸部位，距离皮肤1.5～3厘米，以感到施灸处温热、舒适为度。

【施灸时间】每日灸1次，每次灸10～20分钟。

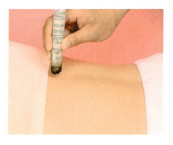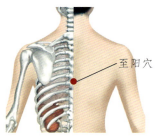
至阳穴

灸 内关穴

【定位取穴】该穴位于前臂掌侧，当曲泽与大陵的连线上，腕横纹上2寸，掌长肌肌腱与桡侧腕屈肌肌腱之间。取穴时，患者采用正坐或仰卧，仰掌的姿势，从近手腕之横皱纹的中央，往上约两指宽的中央。

【功效】宁心安神，理气止痛。

【施灸方法】施灸时，手执艾条以点燃的一端对准施灸部位，距离皮肤1.5～3厘米，以感到施灸处温热、舒适为度。

【施灸时间】每日灸1次，每次灸3～15分钟。

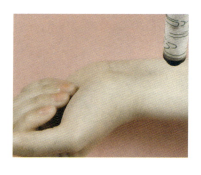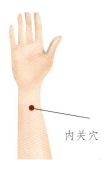
内关穴

灸 厥阴俞穴

【定位取穴】该穴位于背部，当第4胸椎棘突下，旁开1.5寸。取定穴位时，俯卧位，在第4胸椎棘突下，旁开1.5寸处取穴。

【功效】调气止痛。

【施灸方法】施灸时，被施灸者俯卧，施灸者站或坐于一旁，手执艾条以点燃的一端对准施灸部位，距离皮肤1.5～3厘米，以感到施灸处温热、舒适为度。

【施灸时间】每日灸1次，每次灸10～20分钟。

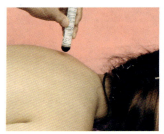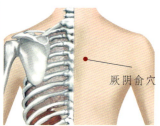
厥阴俞穴

灸 膻中穴

【定位取穴】该穴位于胸部，前正中线上，两乳头连线的中点。

【功效】宽胸理气、活血通络、清肺止喘、舒畅心胸。

【施灸方法】宜采用回旋灸。施灸时，被施灸者俯卧，施灸者站或坐于一旁，手执艾条以点燃的一端对准施灸部位，距离皮肤1.5～3厘米，左右方向平行往复或反复旋转施灸，以感到施灸处温热、舒适为度。

【施灸时间】每日灸1次，每次灸10～20分钟。

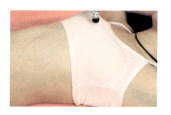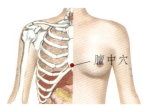
膻中穴

灸 少海穴

【定位取穴】该穴位于肘横纹内侧端与肱骨内上髁连线的中点处。取穴时，曲肘，在肘横纹尺侧纹头凹陷处取穴。

【功效】理气通络，益心安神，降浊升清。

【施灸方法】施灸时，被施灸者俯卧，施灸者站或坐于一旁，手执艾条以点燃的一端对准施灸部位，距离皮肤1.5～3厘米，以感到施灸处温热、舒适为度。

【施灸时间】每日灸1次，每次灸10～20分钟，灸至皮肤产生红晕为止。

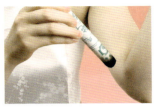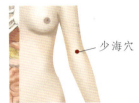

少海穴

【施灸方法】施灸时，被施灸者俯卧，施灸者站或坐于一旁，手执艾条以点燃的一端对准施灸部位，距离皮肤1.5～3厘米，以感到施灸处温热、舒适为度。

【施灸时间】每日灸1次，每次灸10～20分钟左右。

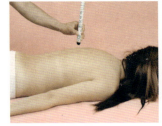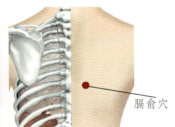

膈俞穴

▶ 辨症施灸

症状1：心胸疼痛突然发作，时快时慢，伴有胸闷、恶心。

加灸 丰隆穴

【定位取穴】该穴位于小腿前外侧，外踝尖上8寸，条口穴外，距胫骨前缘二横指（中指）。

【功效】化痰湿，清神志。

【施灸方法】取坐位，手执艾条以点燃的一端对准施灸部位，距离皮肤1.5～3厘米，以感到施灸处温热、舒适为度。

【施灸时间】每日灸1次，每次灸10～20分钟。

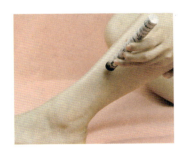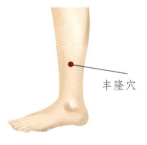

丰隆穴

症状2：痛疼如同刀绞，疼痛到达背部，四肢寒冷。

加灸 膈俞穴

【定位取穴】该穴位于背部，当第7胸椎棘突下，旁开1.5寸。由平双肩胛骨下角之椎骨（第7胸椎），其棘突下缘旁开约2横指（食、中指）处为取穴部位。

【功效】散热化瘀。

中风偏瘫

中风是指突然昏倒，失去知觉，不省人事，口眼歪斜，语言不利，肢体麻木为主的疾病。本病起病急，变换多，症状表现为突然口眼歪斜，舌强语塞，半身不遂，肢体麻木，或兼有头疼，头晕，腰膝酸重。中医认为年老体衰，或劳累过度，至经血不足，肾水不能滋养肝火，刚阳上亢，肝风内动发为中风；或饮食不节，嗜酒过度，损伤脾胃，脾失健运，聚湿生痰，痰浊内扰，蒙蔽心窍，流窜经络，发为中风；或情志所伤，如暴喜、盛怒，致心火偏亢，肝风暴张，风火相煽，气血逆乱于上，发为中风。在相关穴位艾灸能够通经活络、调和气血，从而减轻症状。

▶ 一般施灸

灸 足三里穴

【定位取穴】该穴位于外膝眼下3寸，距胫骨前

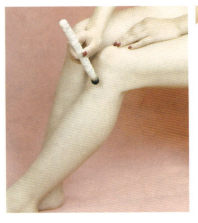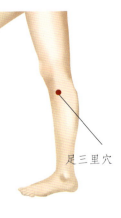

足三里穴

䯒 1 横指，当胫骨前肌上。取穴时，由外膝眼向下量 4 横指，在腓骨与胫骨之间，由胫骨旁量 1 横指，该处即是。

【功效】通经活络、疏风化湿、扶正祛邪。

【施灸方法】采用温和灸法，取坐位，点燃艾条对准施灸部位，距离皮肤 1.5 ～ 3 厘米，以感到施灸处温热、舒适为度。

【施灸时间】隔日灸 1 次，每次灸 10 ～ 15 分钟，灸至皮肤产生红晕为止。

灸 悬钟穴

【定位取穴】该穴位于小腿外侧，当外踝尖上 3 寸，腓骨前缘。或定于腓骨后缘与腓骨长、短肌之间凹陷处。

【功效】调和气血。

【施灸方法】宜采用温和灸。施灸时，手执艾条以点燃的一端对准施灸部位，距离皮肤 1.5 ～ 3 厘米处施灸，以感到施灸处温热、舒适为度。

【施灸时间】每日灸 1 次，每次灸 5 ～ 10 分钟。

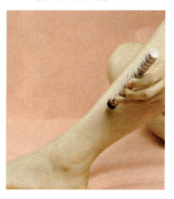
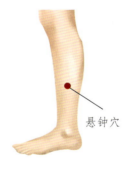
悬钟穴

灸 涌泉穴

【定位取穴】该穴位于足前部凹陷处第 2、3 趾趾缝纹头端与足跟连线的前 1/3 处。取穴时，可采用正坐或仰卧、跷足的姿势。

【功效】补肾醒脑。

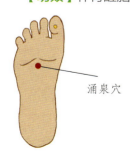
涌泉穴
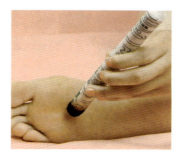

【施灸方法】采用温和灸法。手执艾条以点燃的一端对准施灸部位，距离皮肤 1.5 ～ 3 厘米，以感到施灸处温热、舒适为度。

【施灸时间】每日灸 1 次，每次 5 ～ 15 分钟，灸至皮肤产生红晕为止。最好在每晚临睡前灸。

▶ 辨症施灸

症状 1：上肢瘫痪。

加灸 肩井穴

【定位取穴】该穴位于大椎穴与肩峰连线中点，肩部最高处。取穴时一般采用正坐、俯伏或者俯卧的姿势，此穴位于肩上，前直乳中，当大椎与肩峰端连线的中点，即乳头正上方与肩线交接处。

【功效】疏导水液。

【施灸方法】采用温和灸法。被施灸者俯卧，施灸者手执艾条以点燃的一端对准施灸部位，距离皮肤 1.5 ～ 3 厘米，以感到施灸处温热、舒适为度。

【施灸时间】每日灸 1 次，每次 10 ～ 20 分钟，15 次为 1 个疗程。初病时每日 1 灸，恢复期或后遗症期隔日灸 1 次。

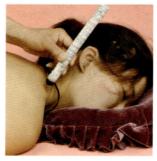
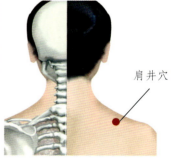
肩井穴

加灸 肩髎穴

【定位取穴】该穴位于肩部，肩髃后方，当肩关节外展时于肩峰后下方呈现凹陷处。上臂外展平举，肩关节部即可出现两个凹陷窝，后面一个凹陷窝即是本穴。

【功效】升清降浊。

【施灸方法】采用温和灸法。被施灸者俯卧，施灸者手执艾条以点燃的一端对准施灸部位，距离皮肤 1.5 ～ 3 厘米，以感到施灸处温热、舒适为度。

【施灸时间】每日灸 1 次，每次 10 ～ 20 分钟，

15次为1个疗程。初病时每日1灸,恢复期或后遗症期隔日灸1次。

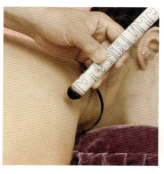
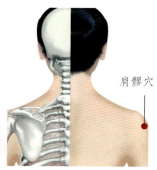

肩髎穴

【施灸时间】每日灸1次,每次10～20分钟,灸至皮肤产生红晕为止,15次为1个疗程。初病时每日1灸,恢复期或后遗症期隔日灸1次。

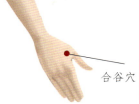
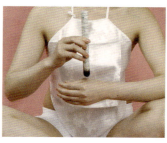

合谷穴

加灸 曲池穴

【定位取穴】该穴位于肘横纹外侧端,屈肘时当尺泽与肱骨外上髁连线中点。取穴时,仰掌屈肘成45°,肘关节桡侧,肘横纹头为取穴部位。

【功效】清热去火。

【施灸方法】宜采用温和灸。施灸时,手执艾条以点燃的一端对准施灸部位,距离皮肤1.5～3厘米处施灸。

【施灸时间】每日灸1次,每次10～20分钟,灸至皮肤产生红晕为止,15次为1个疗程。初病时每日1灸,恢复期或后遗症期隔日灸1次。

加灸 手三里穴

【定位取穴】该穴位于前臂背面桡侧,当阳溪与曲池连线上,肘横纹下2寸。

【功效】通经活络,清热明目,调理肠胃。

【施灸方法】宜采用温和灸。施灸时,手执艾条以点燃的一端对准施灸部位,距离皮肤1.5～3厘米,以感到施灸处温热、舒适为度。

【施灸时间】每日灸1次,每次10～20分钟,灸至皮肤产生红晕为止,15次为1个疗程。初病时每日1灸,恢复期或后遗症期隔日灸1次。

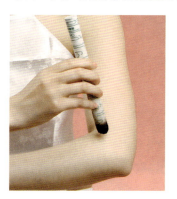
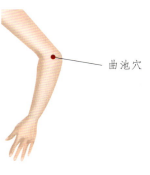

曲池穴

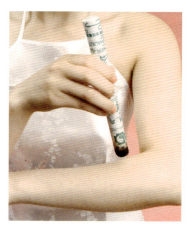
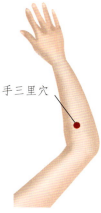

手三里穴

加灸 合谷穴

【定位取穴】该穴位于第1、第2掌骨间,当第2掌骨桡侧的中点处。取穴时,以一手的拇指掌面指关节横纹,放在另一手的拇、食指的指蹼缘上,屈指当拇指尖尽处为取穴部位。

【功效】祛风散寒。

【施灸方法】宜采用温和灸。施灸时,手执艾条以点燃的一端对准施灸部位,距离皮肤1.5～3厘米,以感到施灸处温热、舒适为度。

加灸 外关穴

【定位取穴】该穴位于前臂背侧,当阳池与肘尖的连线上,腕背横纹上2寸,尺骨与桡骨之间。

【功效】通络活血,补阳益气。

【施灸方法】宜采用温和灸。施灸时,手执艾条以点燃的一端对准施灸部位,距离皮肤1.5～3厘米处施灸,以感到施灸处温热、舒适为度。

【施灸时间】每日灸1次,每次10～20分钟,灸至皮肤产生红晕为止，15次为1个疗程。初病时每日1灸，恢复期或后遗症期隔日灸1次。

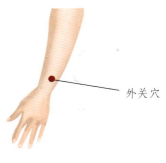
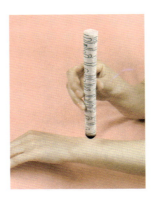

外关穴

症状2：下肢瘫痪。

加灸 伏兔穴

【定位取穴】该穴位于大腿前面，当髂前上棘与髌底外侧外侧端的连线上，髌底上6寸。

【功效】排渗脾土中水湿，固化脾土微粒。

【施灸方法】宜采用温和灸。施灸时，手执艾条以点燃的一端对准施灸部位，距离皮肤1.5～3厘米处施灸，以感到施灸处温热、舒适为度。

【施灸时间】每日灸1次，每次10～20分钟，15次为1个疗程。初病时每日1灸，恢复期或后遗症期隔日灸1次。

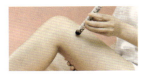
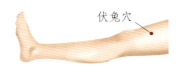

伏兔穴

加灸 阳陵泉穴

【定位取穴】该穴位于小腿外侧，当腓骨头前下方凹陷处。取穴时，坐位，屈膝成90°，膝关节外下方，腓骨小头前缘与下缘交叉处的凹陷，为取穴部位。

【功效】降浊除湿。

【施灸方法】宜采用温和灸。施灸时，手执艾条以点燃的一端对准施灸部位，距离皮肤1.5～3厘米处施灸，以感到施灸处温热、舒适为度。

【施灸时间】每日灸1次，每次10～20分钟，15次为1个疗程。初病时每日1灸，恢复期或后遗症期隔日灸1次。

加灸 三阴交穴

【定位取穴】该穴位于小腿内侧，当足内踝尖上3寸，胫骨内侧缘后方。取穴时正坐屈膝成直角，以手4指并拢，小指下边缘紧靠内踝尖上，食指上缘所在水平线在胫骨后缘的交点，为取穴部位。

【功效】健脾胃，调肝肾。

【施灸方法】施灸时，取坐位，手执艾条以点燃的一端对准施灸部位，距离皮肤1.5～3厘米，以感到施灸处温热、舒适为度。

【施灸时间】每日灸1次，每次10～20分钟，15次为1个疗程。初病时每日1灸，恢复期或后遗症期隔日灸1次。

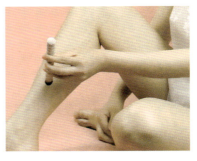
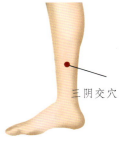

三阴交穴

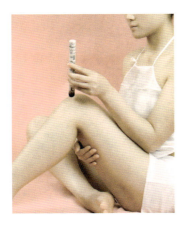
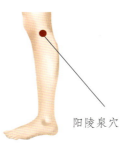

阳陵泉穴

症状3：口眼歪斜。

加灸 下关穴

【定位取穴】该穴位于面部耳前方，当颧弓与下颌切迹所形成的凹陷中。取穴时，闭口，由耳屏向前摸有一高骨，其下方有一凹陷，若张口则该凹陷闭合和突起，此凹陷为取穴部位。

【功效】祛邪通络。

【施灸方法】宜采用温和灸。施灸时，被施灸者取坐位，施灸者手执艾条以点燃的一端对准施灸穴位上，距离皮肤1.5～3厘米，以感到施灸处温热、舒

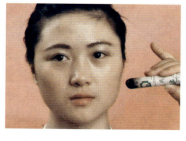
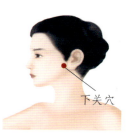

下关穴

适为度。

【施灸时间】每日灸1次，每次10～20分钟，15次为1个疗程。初病时每日1灸，恢复期或后遗症期隔日灸1次。

加灸 地仓穴

【定位取穴】该穴位于面部，口角外侧，上直对瞳孔。

【功效】祛邪通络。

【施灸方法】宜采用温和灸。施灸时，被施灸者取坐位，施灸者手执艾条以点燃的一端对准施灸穴位上，距离皮肤1.5～3厘米，以感到施灸处温热、舒适为度。

【施灸时间】每日灸1次，每次10～20分钟，15次为1个疗程。初病时每日1灸，恢复期或后遗症期隔日灸1次。

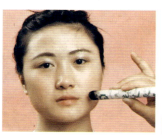
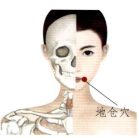

地仓穴

温馨小贴士

艾灸对偏瘫有很好的效果。中风（脑卒中）时需送医院及时抢救。防重于治，平时要保持心情愉快，不要过喜过惊，尽量做到恬淡虚无，泰然处之。饮食起居要有规律，避免或少食肥甘厚味及刺激性食物，宜戒烟酒，在气候急剧变化要注意调节，顺应自然，避免劳倦过度，严防跌仆，要定期体格检查。做到及时治疗，以减少本病的发生。若不幸中风，瘫痪肢体不能自主运动，必须做到勤翻身，经常保持衣服被罩干燥平整，受压皮肤发红时，要及时按摩，扑擦滑石粉及红花油，有言语障碍者，应耐心对病人进行发音训练。

低血压

低血压是指收缩压低于12千帕，舒张压低于6.7千帕，常常表现为头晕、倦怠乏力、精神不振、胃寒、四肢不温、抵抗力和免疫力下降，易感冒等等。中医认为低血压多见于脾胃虚弱者；脑力劳动者；或脆弱的老年心脏病人。多由于气虚阳虚，阴血亏虚或气阴两虚所致。在相关穴位艾灸能促进血液循环，益气补阴，健脾补肾，改善脏腑功能。

▶ 一般施灸

灸 肾俞穴

【定位取穴】该穴位于腰部，当第2腰椎棘突下，旁开1.5寸。与肚脐中相对应处即为第2腰椎，其棘突下缘旁开约2横指（食、中指）处为取穴部位。

【功效】温阳培阳，滋阴补肾。

【施灸方法】被施灸者俯卧，施灸者站或坐于一旁，手执艾条以点燃的一端对准施灸部位，距离皮肤1.5～3厘米，以感到施灸处温热、舒适为度。

【施灸时间】每日灸1次，每次灸10～15分钟。

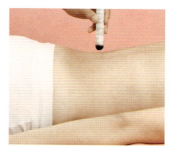
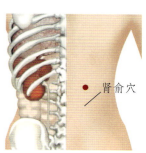

肾俞穴

灸 涌泉穴

【定位取穴】该穴位于足前部凹陷处第2、3趾趾缝纹头端与足跟连线的前1/3处。取穴时，可采用正坐或仰卧、跷足的姿势。

【功效】补肾醒脑。

【施灸方法】采用温和灸法。手执艾条以点燃的一端对准施灸部位，距离皮肤1.5～3厘米，以感到施灸处温热、舒适为度。

【施灸时间】每日灸1次，每次3～15分钟，灸至皮肤产生红晕为止。最好在每晚临睡前灸。

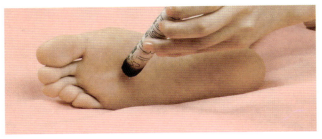

【功效】补中益气、通经活络。

【施灸方法】采用温和灸法，取坐位，点燃艾条对准施灸部位，距离皮肤1.5~3厘米，以感到施灸处温热、舒适为度。

【施灸时间】每日或隔日灸1次，每次灸10~15分钟，灸至皮肤产生红晕为止。最好在每晚临睡前灸。

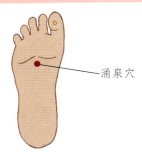

涌泉穴

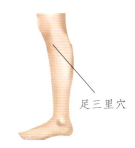

足三里穴

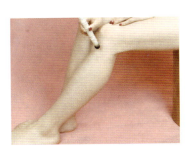

灸 脾俞穴

【定位取穴】该穴位于背部，当第11胸椎棘突下，旁开1.5寸。与肚脐中相对应处即为第2腰椎，由第2腰椎往上摸3个椎体，即为第11胸椎，其棘突下缘旁开约2横指（食、中指）处为取穴部位。

【功效】温阳培阳。

【施灸方法】施灸时，被施灸者俯卧，施灸者手执艾条以点燃的一端对准施灸部位，距离皮肤1.5~3厘米，以感到施灸处温热、舒适为度。

【施灸时间】每日灸1~2次，每次灸10~15分钟。

灸 百会穴

【定位取穴】该穴位于头部，头顶正中心。让患者采用正坐的姿势，可以通过两耳角直上连线中点，来简易取此穴。

【功效】益气补阳，提升血压。

【施灸方法】被施灸者取坐位，施灸时，施灸者手执艾条以点燃的一端对准施灸部位，距离皮肤1.5~3厘米，以感到施灸处温热、舒适为度。

【施灸时间】每日灸1~2次，每次灸10~15分钟。

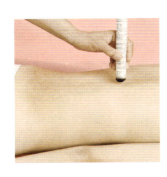

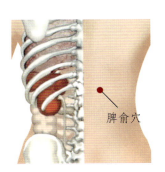

脾俞穴

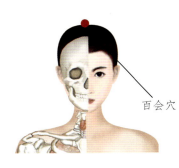

百会穴

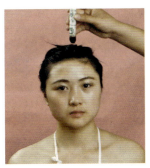

灸 足三里穴

【定位取穴】该穴位于外膝眼下3寸，距胫骨前嵴1横指，当胫骨前肌上。取穴时，由外膝眼向下量4横指，在腓骨与胫骨之间，由胫骨旁量1横指，该处即是。

灸 神阙穴

【定位取穴】该穴位于腹中部，脐中央。

【功效】平和阴阳，调理气血。

【施灸方法】施灸时，被施灸者仰卧，施灸者手执艾条以点燃的一端对准施灸部位，距离皮肤1.5~3厘米，左右方向平行往复或反复旋转施灸。

【施灸时间】每日灸1~2次，每次灸10~15

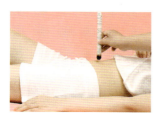
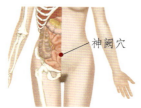

分钟。

灸 关元穴

【定位取穴】该穴位于脐中下3寸，腹中线上，仰卧取穴。

【功效】培根固元、培肾壮阳。

【施灸方法】施灸时，被施灸者平卧，施灸者站或坐于一旁，手执艾条以点燃的一端对准施灸部位，距离皮肤1.5～3厘米，左右方向平行往复或反复旋转施灸。

【施灸时间】每日灸1～2次，每次灸10～15分钟。

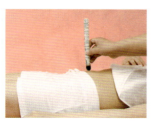
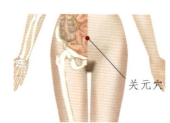

温馨小贴士

中医认为，低血压多与先天不足、后天失养、劳倦伤正、失血耗气等有关。平时可多吃山药、苡仁、桂圆、荔枝、枸杞子、栗子、核桃、红枣、人参、黄芪等。在肉食中，要多吃瘦猪肉、羊肉及鸡肉、鸽子肉；蔬菜和水果含维生素、微量元素丰富，平时也应多吃一点，尤其是黄豆、黑豆、红豆等豆类食品，对控制血压有很大的好处。

冠心病

冠状动脉性心脏病简称冠心病。指由于脂质代谢不正常，血液中的脂质沉着在原本光滑的动脉内膜上，在动脉内膜一些类似粥样的脂类物质堆积而成白色斑块，称为动脉粥样硬化病变。这些斑块渐渐增多造成动脉腔狭窄，使血流受阻，导致心脏缺血，产生心绞痛。冠心病的发作常常与季节变化、情绪激动、体力活动增加、饱食、大量吸烟和饮酒等有关。突感心前区疼痛，多为发作性绞痛或压榨痛，也可为憋闷感。疼痛从胸骨后或心前区开始，向上放射至左肩、臂，甚至小指和无名指，休息或含服硝酸甘油可缓解。胸痛放散的部位也可涉及颈部、下颌、牙齿、腹部等。胸痛也可出现在安静状态下或夜间，由冠脉痉挛所致，也称变异型心绞痛。使用艾灸，可以对人体的经络穴位产生温热刺激，使气血运行，从而预防和缓解冠心病，尤其对于慢性心绞痛的患者，艾灸的保健治疗作用尤其好。

▶ 一般施灸

灸 心俞穴

【定位取穴】该穴位于背部，当第5胸椎棘突下，旁开1.5寸。由平双肩胛骨下角之椎骨（第7胸椎），往上推2个椎骨，即第5胸椎棘突下缘，旁开约2横指（食、中指）处为取穴部位。

【功效】理气宁心。

【施灸方法】采用温和灸法。施灸时，被施灸者俯卧，施灸者站或坐于一旁，手执艾条以点燃的一端对准施灸部位，距离皮肤1.5～3厘米，以感到施灸处温热、舒适为度。

【施灸时间】每日灸1次，每次灸10～15分钟。

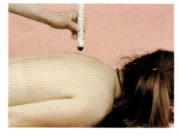
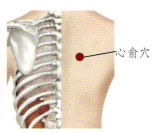

灸 内关穴

【定位取穴】该穴位于前臂掌侧，当曲泽与大陵的连线上，腕横纹上2寸，掌长肌肌腱与桡侧腕屈肌肌腱之间。取穴时，患者采用正坐或仰卧，仰掌的姿势，从近手腕之横皱纹的中央，往上约两指宽的中央。

【功效】宁心安神，理气止痛。

【施灸方法】施灸时，手执艾条以点燃的一端对准施灸部位，距离皮肤 1.5～3 厘米，以感到施灸处温热、舒适为度。

【施灸时间】每日灸 2～3 次，每次灸 10～20 分钟。

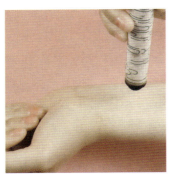

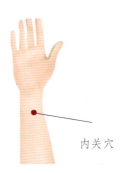

内关穴

灸 膻中穴

【定位取穴】该穴位于胸部，前正中线上，两乳头连线的中点。

【功效】宽胸理气、活血通络、清肺止喘、舒畅心胸。

【施灸方法】宜采用回旋灸。施灸时，被施灸者俯卧，施灸者站或坐于一旁，手执艾条以点燃的一端对准施灸部位，距离皮肤 1.5～3 厘米，左右方向平行往复或反复旋转施灸，以感到施灸处温热、舒适为度。

【施灸时间】每日灸 1 次，每次灸 3～7 分钟左右，灸至皮肤产生红晕为止。

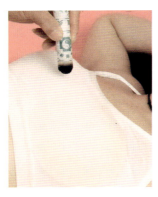

膻中穴

灸 中脘穴

【定位取穴】该穴位于上腹部，前正中线上，当脐中上 4 寸。取穴时，可采用仰卧位，脐中与胸剑联合部（心窝上边）的中点为取穴部位。

【功效】和胃健脾。

【施灸方法】宜采用回旋灸。施灸时，被施灸者仰卧，施灸者站或坐于一旁，手执艾条以点燃的一端对准施灸部位，距离皮肤 1.5～3 厘米，以感到施灸处温热、舒适为度。

【施灸时间】每日灸 2～3 次，每次灸 10～20 分钟左右。

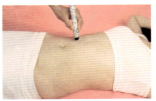

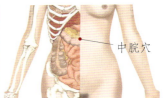

中脘穴

灸 厥阴俞穴

【定位取穴】该穴位于背部，当第 4 胸椎棘突下，旁开 1.5 寸。取定穴位时，俯卧位，在第 4 胸椎棘突下，旁开 1.5 寸处取穴。

【功效】调气止痛。

【施灸方法】施灸时，被施灸者俯卧，施灸者站或坐于一旁，手执艾条以点燃的一端对准施灸部位，距离皮肤 1.5～3 厘米，以感到施灸处温热、舒适为度。

【施灸时间】每日灸 1 次，每次灸 10～20 分钟。

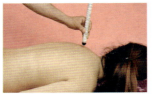

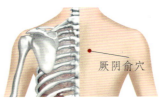

厥阴俞穴

▶ 辨症施灸

症状 1：体虚，气喘，乏力，浑身无力，四肢酸软。

加灸 关元穴

【定位取穴】该穴位于脐中下 3 寸，腹中线上，仰卧取穴。

【功效】培根固元、培肾壮阳。

【施灸方法】施灸时，被施灸者平卧，施灸者站或坐于一旁，手执艾条以点燃的一端对准施灸部位，距离皮肤 1.5～3 厘米，左右方向平行往复或反复旋转施灸，以感到施灸处温热、舒适为度。

【施灸时间】每日灸1次，每次灸10～15分钟。

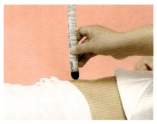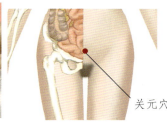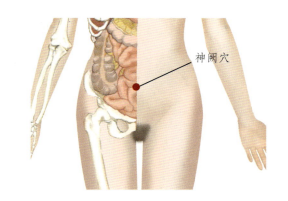

加灸 足三里穴

【定位取穴】该穴位于外膝眼下3寸，距胫骨前嵴1横指，当胫骨前肌上。取穴时，由外膝眼向下量4横指，在腓骨与胫骨之间，由胫骨旁量1横指，该处即是。

【功效】滋养气血。

【施灸方法】取坐位，点燃艾条对准施灸部位，距离皮肤1.5～3厘米，左右方向平行往复或反复旋转施灸。

【施灸时间】每日灸1次，每次灸10～15分钟。

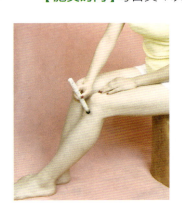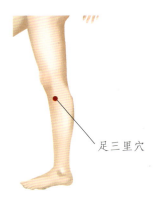

症状3：口唇青紫，手指尖青紫。

灸 巨阙穴

【定位取穴】位于上腹部，前正中线上，当脐中上6寸。取穴时通常让患者采用仰卧的姿势，左右肋骨相交之处，再向下2指宽即为此穴。

【功效】通经活络。

【施灸方法】施灸时，被施灸者平躺，施灸者站或坐于一旁，手执艾条以点燃的一端对准施灸部位，距离皮肤3厘米左右施灸。

【施灸时间】每日灸1次，每次灸10～20分钟。

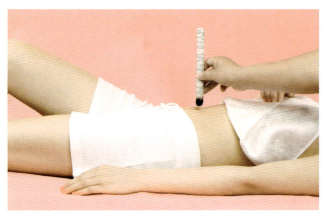

症状2：体寒，怕冷。

加灸 神阙穴

【定位取穴】该穴位于腹中部，脐中央。

【功效】温经祛寒，平和阴阳，调理气血。

【施灸方法】施灸时，被施灸者平躺，施灸者手执艾条以点燃的一端对准施灸部位，距离皮肤1.5～3厘米，左右方向平行往复或反复旋转施灸。

【施灸时间】每日灸2～3次，每次灸20～30分钟，灸10天后休息3～5天，然后再进行下一个疗程。

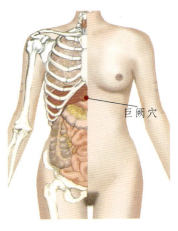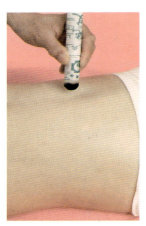

慢性支气管炎

慢性支气管炎是由于感染或非感染因素引起气管、支气管黏膜及其周围组织的慢性非特异性炎症。其病理特点是支气管腺体增生、黏液分泌增多。临床出现有连续 2 年以上，每持续 3 个月以上的咳嗽、咳痰或气喘等症状。早期症状轻微，多在冬季发作，春暖后缓解；晚期炎症加重，症状长年存在，不分季节。疾病进展又可并发阻塞性肺气肿、肺源性心脏病，严重影响人体健康。中医认为，本病为素体虚弱，外感六淫邪气，肺失宣降，痰饮内伏，气机不利所致。在相关穴位艾灸能宣肺止咳，化痰平喘。

▶ 一般施灸

灸 肺俞穴

【定位取穴】该穴位于背部，当第 3 胸椎棘突下，旁开 1.5 寸。

【功效】理气宁心、散发肺热、清肺止咳。

【施灸方法】采用回旋灸。施灸时，被施灸者俯卧，施灸者站或坐于一旁，手执艾条以点燃的一端对准施灸部位，距离皮肤 1.5～3 厘米，左右方向平行往复或反复旋转施灸。

【施灸时间】每日灸 1 次，每次灸 10～15 分钟，灸至皮肤产生红晕为止。

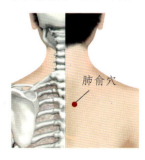
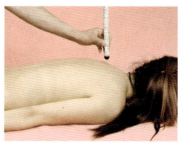

灸 定喘穴

【定位取穴】该穴位于背部，第 7 颈椎棘突下，旁开 0.5 寸。患者俯卧位或正坐低头，穴位于后正中线上，第 7 颈椎棘突下定大椎穴，旁开 0.5 寸处。

【功效】止咳平喘、通宣理肺。

【施灸方法】采用回旋灸。施灸时，被施灸者俯卧，施灸者站或坐于一旁，手执艾条以点燃的一端对准施灸部位，距离皮肤 1.5～3 厘米，左右方向平行往复或反复旋转施灸。

【施灸时间】每日灸 1 次，每次灸 10～15 分钟，灸至皮肤产生红晕为止。

灸 合谷穴

【定位取穴】该穴位于第 1、第 2 掌骨间，当第 2 掌骨桡侧的中点处。取穴时，以一手的拇指掌面指关节横纹，放在另一手的拇、食指的指蹼缘上，屈指当拇指尖尽处为取穴部位。

【功效】祛风散寒、清热镇痛。

【施灸方法】宜采用温和灸。施灸时，手执艾条以点燃的一端对准施灸部位，距离皮肤 1.5～3 厘米，以感到施灸处温热、舒适为度。

【施灸时间】每日灸 1 次，每次灸 10～20 分钟，一般每周灸 3～4 次。

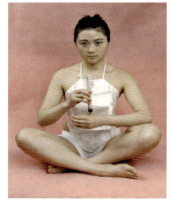
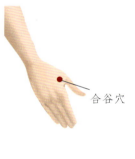

灸 足三里穴

【定位取穴】该穴位于外膝眼下 3 寸，距胫骨前嵴 1 横指，当胫骨前肌上。取穴时，由外膝眼向下量 4 横指，在腓骨与胫骨之间，由胫骨旁量 1 横指，该处即是。

【功效】调理肠胃，宽肠通便。

【施灸方法】宜采用温和灸。取坐位，点燃艾条对准施灸部位，距离皮肤 1.5～3 厘米，以感到施灸处温热、舒适为度，灸至皮肤产生红晕为止。

【施灸时间】隔日灸 1 次，每次灸 3～15 分钟。最好在每晚临睡前灸。

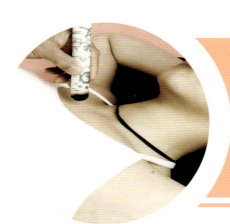

第三章 外科疾病的艾灸疗法

落枕

落枕或称"失枕",是一种常见病,好发于青壮年,以冬春季多见。落枕的常见发病经过是入睡前并无任何症状,晨起后却感到项背部明显酸痛,颈部活动受限。可因劳累过度、睡眠时头颈部位置不当、枕头高低软硬不适,使颈部肌肉长时间处于过度伸展或紧张状态,引起颈部肌肉静力性损伤或痉挛;也可因风寒湿邪侵袭,或因外力袭击,或因肩扛重物等导致。中医认为落枕常因颈筋受挫,气滞血瘀,不通则痛,或素体肝肾亏虚,筋骨萎弱,气血运行不畅,加之夜间沉睡,颈肩外露,感受风寒,气血痹阻,经络不通,遂致本病。在相关穴位艾灸可以活血化瘀通络,祛风散寒,活血止痛,从而达到治疗的目的。

▶ 一般施灸

灸 列缺穴

【定位取穴】该穴位于前臂桡侧缘,桡骨茎突上方,腕横纹上1.5寸处。拇短伸肌腱与拇长展肌腱之间,拇长展肌腱沟的凹陷。

【功效】通络止痛。

【施灸方法】采用温和灸。取坐位,施灸时,手执艾条以点燃的一端对准施灸部位,距离皮肤1.5~3厘米,以感到施灸处温热、舒适为度。

【施灸时间】每日灸1次,每次灸20~30分钟。

灸 天柱穴

【定位取穴】该穴位于项部,当枕骨之下,与风府穴相平,胸锁乳突肌与斜方肌上端之间的凹陷处。

【功效】缓解不适感。

【施灸方法】宜采用温和灸。施灸时,被施灸者取坐位,施灸者站或坐于一旁,手执艾条以点燃的一端对准施灸部位,距离皮肤1.5~3厘米,以感到施灸处温热、舒适为度。

【施灸时间】每日灸1次,每次灸20~30分钟,灸至皮肤产生红晕为止。

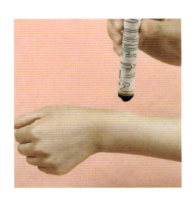 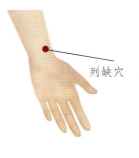

列缺穴

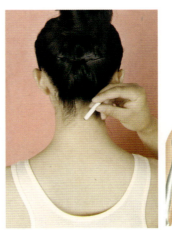 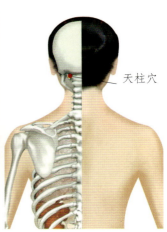

天柱穴

灸 后溪穴

【定位取穴】该穴位于第5指掌关节后尺侧的远侧掌横纹头赤白肉际处。具体在小指尺侧，第5掌骨小头后方，当小指展肌起点外缘。

【功效】疏经，通窍，宁神。

【施灸方法】宜采用温和灸。施灸时，手执艾条以点燃的一端对准施灸部位，距离皮肤1.5～3厘米，以感到施灸处温热、舒适为度。

【施灸时间】每日灸1次，每次灸20～30分钟，灸至皮肤产生红晕为止。

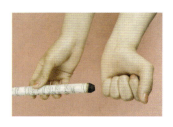
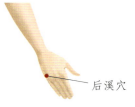

后溪穴

灸 落枕穴

【定位取穴】该穴位于手背上。在手背上食指和中指的骨之间，用手指朝手腕方向触摸，从骨和骨变狭的手指尽头之处起，大约1指宽的距离上，一压，有强烈压痛之处，就是落枕穴。

【功效】清脑明目，舒经活络。

【施灸方法】宜采用温和灸。施灸时，手执艾条以点燃的一端对准施灸部位，距离皮肤1.5～3厘米，以感到施灸处温热、舒适为度。

【施灸时间】每日灸1次，每次灸20～30分钟，灸至皮肤产生红晕为止。

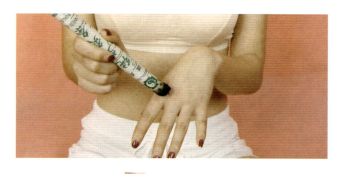
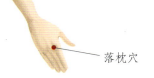

落枕穴

温馨小贴士

落枕症状缓解后可行颈部功能锻炼，以增强颈部力量，减少复发机会。

方法如下：两脚开立，与肩同宽，双手叉腰。分别作抬头望月、低头看地、头颈向右后转，眼看右方、头颈向左后转，眼看左后方、头颈向左侧弯、头颈向左后转，眼看左后方、头颈向左侧弯、头颈向右侧弯、头颈前伸并侧转向左前下方、头颈前伸并侧转向左前下方、头颈转向右后方上方、头颈转向左后上方、头颈各左右各环绕1周。以上动作宜缓慢，并尽力作到所能达到的范围。

落枕起病较快，病程也很短，1周以内多能痊愈。及时治疗可缩短病程，不治疗者也可自愈，但复发机会较多。落枕症状反复发作或长时间不愈的应考虑颈椎病的存在，应找专科医生检查，以便及早发现、治疗。

颈椎病

颈椎病又称颈椎综合征，是由于颈部长期劳损，颈椎及其周围软组织发生病理改变或骨质增生等，导致颈神经根、颈部脊髓、椎动脉及交感神经受到压迫或刺激而引起的一组复杂的症候群。一般出现颈僵，活动受限，一侧或两侧颈、肩、臂出现放射性疼痛，头痛头晕，肩、臂、指麻木，胸闷心悸等症状。多由外感风寒湿邪，致督脉受损，气血滞涩，经络闭阴，或气血不足所致，另外各种慢性损伤也会造成颈椎及其周围不同程度损伤。通过艾灸温经散寒，疏通经络的功效达到治疗的目的。对于缓解症状效果很好，坚持施灸可以治愈。

▶ 一般施灸

灸 天柱穴

【定位取穴】该穴位于项部，当枕骨之下，与风府穴相平，胸锁乳突肌与斜方肌上端之间的凹陷处。

【功效】明目醒神。

【施灸方法】宜采用温和灸。施灸时，被施灸者取坐位，施灸者站或坐于一旁，手执艾条以点燃的一端对准施灸部位，距离皮肤1.5～3厘米，以感到施灸处温热、舒适为度。

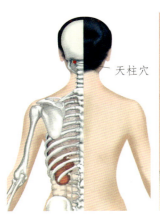 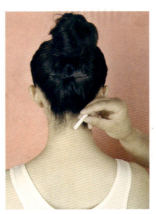

【施灸时间】每日灸1次，每次灸3～15分钟，灸至皮肤产生红晕为止。

灸 肩井穴

【定位取穴】该穴位于大椎穴与肩峰连线中点，肩部最高处。取穴时一般采用正坐、俯伏或者俯卧的姿势，此穴位于肩上，前直乳中，当大椎与肩峰端连线的中点，即乳头正上方与肩线交接处。

【功效】祛风清热，活络消肿。

【施灸方法】采用温和灸法。被施灸者俯卧，施灸者手执艾条以点燃的一端对准施灸部位，距离皮肤1.5～3厘米，以感到施灸处温热、舒适为度。

【施灸时间】每日灸1次，每次灸3～15分钟。

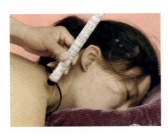 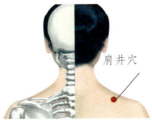

灸 大椎穴

【定位取穴】该穴位于颈部下端，背部正中线上，第7颈椎棘突下凹陷中。取穴时正坐低头，可见颈背部交界处椎骨有一高突，并能随颈部左右摆动而转动者即是第7颈椎，其下为大椎穴。

【功效】祛除寒气，预防颈椎病。

【施灸方法】宜采用回旋灸。施灸时，被施灸者俯卧，施灸者站或坐于一旁，手执艾条以点燃的一端对准施灸部位，距离皮肤1.5～3厘米，以感到施灸处温热、舒适为度。

【施灸时间】每日灸1～2次，每次灸30分钟左右，灸至皮肤产生红晕为止。

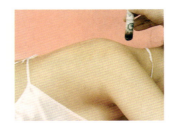 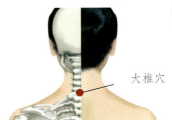

灸 后溪穴

【定位取穴】该穴位于第5指掌关节后尺侧的远侧掌横纹头赤白肉际。具体在小指尺侧，第5掌骨小头后方，当小指展肌起点外缘。

【功效】缓解局部疼痛和不适。

【施灸方法】宜采用温和灸。施灸时，手执艾条以点燃的一端对准施灸部位，距离皮肤1.5～3厘米，以感到施灸处温热、舒适为度。

【施灸时间】每日灸1次，每次灸20～30分钟，灸至皮肤产生红晕为止。

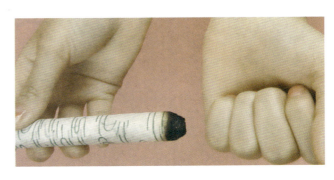

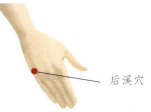

灸 合谷穴

【定位取穴】该穴位于第1、第2掌骨间，当第2掌骨桡侧的中点处。取穴时，以一手的拇指掌面指关节横纹，放在另一手的拇、食指的指蹼缘上，屈指当拇指尖尽处为取穴部位。

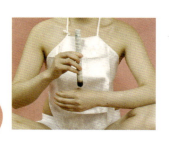
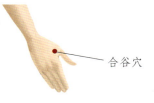

合谷穴

【功效】通络活血，清热镇痛。

【施灸方法】宜采用温和灸。施灸时，手执艾条以点燃的一端对准施灸部位，距离皮肤1.5～3厘米，以感到施灸处温热、舒适为度。

【施灸时间】每日灸1～2次，每次灸10～20分钟。

灸外关穴

【定位取穴】该穴位于前臂背侧，当阳池与肘尖的连线上，腕背横纹上2寸，尺骨与桡骨之间。

【功效】通络活血，补阳益气。

【施灸方法】宜采用温和灸。施灸时，手执艾条以点燃的一端对准施灸部位，距离皮肤1.5～3厘米，以感到施灸处温热、舒适为度。

【施灸时间】每日灸1～2次，每次灸3～15分钟，灸至皮肤产生红晕为止。

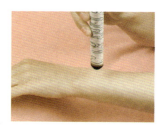
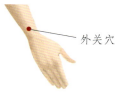

外关穴

温馨小贴士

艾灸疗法对本症有较好的疗效，但要坚持多疗程治疗，以巩固疗效。在预防和护理方面要注意以下几点：

1. 树立正确的心态，掌握用科学的手段防治疾病，配合医生治疗，减少复发。

2. 加强颈肩部肌肉的锻炼，在工作空闲时，做头及双上肢的前屈、后伸及旋转运动，既可缓解疲劳，又能使肌肉发达，韧度增强，从而有利于颈段脊柱的稳定性，增强颈肩顺应颈部突然变化的能力。

3. 纠正不良姿势和习惯，避免高枕睡眠，不要偏头耸肩、谈话、看书时要正面注视。要保持脊柱的正直。

4. 注意颈肩部保暖，避免头颈负重物，避免过度疲劳，坐车时不要打瞌睡。

5. 及早彻底治疗颈肩、背软组织劳损，防止其发展为颈椎病。

6. 劳动或走路时要避免挫伤，避免急刹车时头颈受伤，避免跌倒。

肩周炎

肩周炎又称漏肩风、五十肩、冻结肩，简称肩周炎，是以肩关节疼痛和活动不便为主要症状的常见病症。早期肩关节呈阵发性疼痛，常因天气变化及劳累而诱发，以后逐渐发展为持续性疼痛，并逐渐加重，昼轻夜重，夜不能寐，不能向患侧侧卧，肩关节向各个方向的主动和被动活动均受限。肩部受到牵拉时，可引起剧烈疼痛。肩关节可有广泛压痛，并向颈部及肘部放射，还可出现不同程度的三角肌的萎缩。中医认为肩周炎之发病与气血不足，外感风寒湿及闪挫劳伤有关，伤及肩周筋脉，致使气血不通而痛，遂生骨痹。艾灸相关穴位可疏通气血、祛除湿邪，减少疼痛，从而治疗该病。

▶ 一般施灸

灸肩髃穴

【定位取穴】该穴位于肩峰端下缘，当肩峰与肱骨大结节之间，三角肌上部中央。臂外展或平举时，肩部出现两个凹陷，前面一个凹窝中即为本穴。

【功效】通经活络，疏散风热。

【施灸方法】宜采用温和灸。施灸时，手执艾条以点燃的一端对准施灸部位，距离皮肤1.5～3厘米，

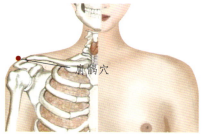
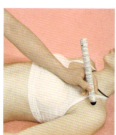

肩髃穴

以感到施灸处温热、舒适为度。

【施灸时间】每日灸1~2次，每次灸10~15分钟。

▶ 辨症施灸

症状1：上臂痛。

加灸 臂臑穴

【定位取穴】该穴位于臂外侧，三角肌止点处，当曲池穴与肩髃穴连线上，曲池穴上7寸。

【功效】疏导阳气上行，通经活络。

【施灸方法】宜采用温和灸。施灸时，手执艾条以点燃的一端对准施灸部位，距离皮肤1.5~3厘米，以感到施灸处温热、舒适为度。

【施灸时间】每日灸1~2次，每次灸10~20分钟。

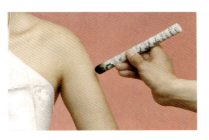
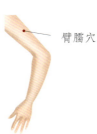
臂臑穴

加灸 曲池穴

【定位取穴】该穴位于肘横纹外侧端，屈肘时当尺泽与肱骨外上髁连线中点。取穴时，仰掌屈肘成45°，肘关节桡侧，肘横纹头为取穴部位。

【功效】清热去火。

【施灸方法】宜采用温和灸。施灸时，手执艾条以点燃的一端对准施灸部位，距离皮肤1.5~3厘米处施灸。

【施灸时间】每日灸1~2次，每次灸10~20分钟。

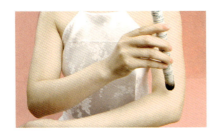
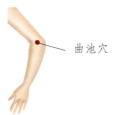
曲池穴

症状2：肩胛痛。

加灸 天宗穴

【定位取穴】该穴位于肩胛部，当冈下窝中央凹陷处，与第4胸椎相平。取穴时，垂臂，由肩胛冈下缘中点至肩胛下角做连线，上1/3与下2/3交点处为取穴部位，用力按压有明显酸痛感。

【功效】生发阳气。

【施灸方法】宜采用温和灸。施灸时，被施灸者俯卧，施灸者站或坐于一旁，手执艾条以点燃的一端对准施灸部位，距离皮肤1.5~3厘米，以感到施灸处温热、舒适为度。

【施灸时间】每日灸1~2次，每次灸10~20分钟左右，灸至皮肤产生红晕为止。

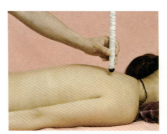
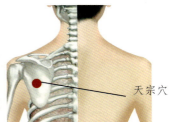
天宗穴

加灸 肩贞穴

【定位取穴】该穴位于肩关节后下方，臂内收时，腋后纹头上1寸（指寸）。取穴时，正坐垂肩位，在肩关节后下方，当上臂内收时，当腋后纹头直上1寸处取穴。

【功效】散热，通经络。

【施灸方法】宜采用温和灸。施灸时，被施灸者俯卧，施灸者站或坐于一旁，手执艾条以点燃的一端对准施灸部位，距离皮肤1.5~3厘米，以感到施灸处温热、舒适为度。

【施灸时间】每日灸1~2次，每次灸10~20分钟左右，灸至皮肤产生红晕为止。

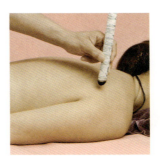
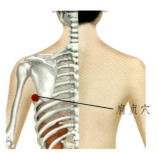
肩贞穴

温馨小贴士

艾灸疗法对本症有较好的疗效。在预防和护理方面要注意以下几点：

1. 注意防寒保暖。在日常生活中注意防寒保暖，特别是避免肩部受凉，对于预防肩周炎十分重要。

2. 加强功能锻炼。对肩周炎来说，特别要注重关节的运动，可经常打太极拳、太极剑、门球，或在家里进行双臂悬吊，使用拉力器、哑铃以及双手摆动等运动，但要注意运动量，以免造成肩关节及其周围软组织的损伤。

3. 纠正不良姿势。对于经常伏案、双肩经常处于外展工作的人，应注意调整姿势，避免长期的不良姿势造成慢性劳损和积累性损伤。

4. 注意相关疾病。注意容易引起继发性肩周炎的相关疾病，如糖尿病、颈椎病、肩部和上肢损伤、胸部外科手术以及神经系统疾病，患有上述疾病的人要密切观察是否产生肩部疼痛症状，肩关节活动范围是否减小，并应开展肩关节的主动运动和被动运动，以保持肩关节的活动度。

5. 对健侧肩积极预防。对已发生肩周炎的患者，除积极治疗患侧外，还应对健侧进行预防。有研究表明，有40%的肩周炎患者患病5～7年后，对侧也会发生肩周炎；约12%的患者，会发生双侧肩周炎。所以，对健侧也应采取有针对性的预防措施。

一般施灸

灸 肾俞穴

【定位取穴】该穴位于腰部，当第2腰椎棘突下，旁开1.5寸。与肚脐中相对应处即为第2腰椎，其棘突下缘旁开约2横指（食、中指）处为取穴部位。

【功效】益肾助阳，强腰利水。

【施灸方法】被施灸者俯卧，施灸者站或坐于一旁，手执艾条以点燃的一端对准施灸部位，距离皮肤3厘米左右，左右方向平行往复或反复旋转施灸。

【施灸时间】每日灸1次，每次灸10～20分钟，灸至皮肤产生红晕为止。

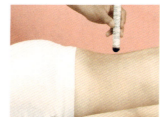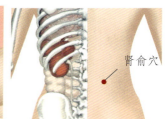

灸 委中穴

【定位取穴】该穴位于腘横纹中点，股二头肌腱与半腱肌腱中间，即膝盖里侧中央。

【功效】通经活络，止痛。

【施灸方法】宜采用温和灸。被施灸者俯卧或侧卧，施灸者站或坐于一旁，手执艾条以点燃的一端对准施灸部位，距离皮肤1～3厘米施灸。

【施灸时间】每日灸1次，每次灸10～20分钟，灸至皮肤产生红晕为止。

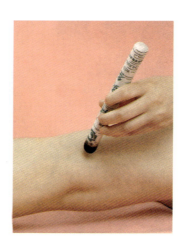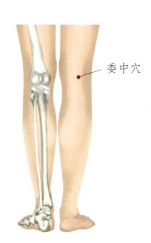

腰肌劳损

腰肌劳损又称慢性腰痛、慢性下腰损伤、腰臀肌筋膜炎等，实为腰部肌肉及其附着点筋膜或骨膜的慢性损伤性炎症，是腰痛的常见原因之一，主要是指腰骶部肌肉、筋膜、韧带等软组织的慢性损伤而引起的慢性疼痛。临床表现为长期、反复发作的腰背疼痛，时轻时重；劳累负重后加剧，卧床休息后减轻；阴雨天加重，晴天减轻；腰腿活动无明显障碍，但部分患者伴有脊柱侧弯、腰肌痉挛、下肢牵涉痛等症状。本病属于中医"腰痛"、痹症范畴，中医认为多与寒湿劳损、肾虚等有关，风寒湿之邪客于经络，弯腰负重时经络受阻，气血运行不畅而致，或久病、肾虚、劳欲过度，精血不足、筋脉失养而作痛。在相关穴位艾灸可以活筋通络，软坚散结，畅通气血对慢性腰肌劳损有很好的防治效果。

灸 夹脊穴

【定位取穴】该穴位于背腰部，当第1胸椎至第5腰椎棘突下两侧，后正中线旁开0.5寸，一侧17个穴位，左右共34穴。

【功效】调剂脏腑机能。

【施灸方法】回旋灸。被施灸者俯卧，施灸者站或坐于一旁，手执艾条以点燃的一端对准施灸部位，距离皮肤大约3厘米左右，左右方向平行往复或反复旋转施灸。

【施灸时间】每日灸1次，每次灸5～10分钟，灸至皮肤产生红晕为止。

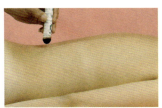
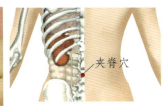
夹脊穴

▶ 辨症施灸

症状：腰痛而冷，遇到寒冷潮湿及气候变化疼痛发做或症状加重。

加灸 阴陵泉穴

【定位取穴】该穴位于小腿内侧，当胫骨内侧髁后下方凹陷处。取穴时，坐位，用拇指沿小腿内侧骨内缘（胫骨内侧）由下往上推，至拇指抵膝关节下时，胫骨向内上弯曲之凹陷为取穴部位。

【功效】滋阴调火，通经活络。

【施灸方法】施灸时，手执艾条以点燃的一端对准施灸部位，距离皮肤1.5～3厘米，以感到施灸处温热、舒适为度。

【施灸时间】每日灸1次，每次灸3～15分钟，灸至皮肤产生红晕为止。

加灸 三阴交穴

【定位取穴】该穴位于小腿内侧，当足内踝尖上3寸，胫骨内侧缘后方。取穴时正坐屈膝成直角，以手4指并拢，小指下边缘紧靠内踝尖上，食指上缘所在水平线在胫骨后缘的交点，为取穴部位。

【功效】健脾养血，调肝补肾。

【施灸方法】施灸时，取坐位，手执艾条以点燃的一端对准施灸部位，距离皮肤1.5～3厘米，以感到施灸处温热、舒适为度。

【施灸时间】每日灸1次，每次灸3～15分钟，灸至皮肤产生红晕为止。

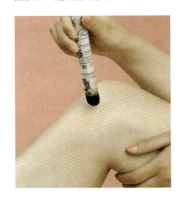
阴陵泉穴

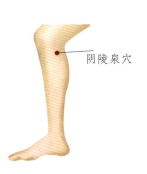

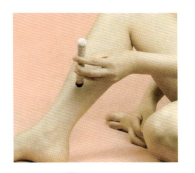
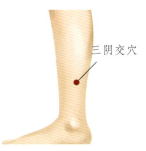
三阴交穴

温馨小贴士

艾灸疗法对本症有较好的疗效。在预防和护理方面要注意以下几点：

1. 防止潮湿，寒冷受凉。不要随意睡在潮湿的地方。根据气候的变化，随时增添衣服，出汗及雨淋之后，要及时更换湿衣或擦干身体。

2. 急性腰扭伤。应积极治疗，安心休息，防止转成慢性。

3. 体育运动或剧烈活动时要做好准备活动。

4. 纠正不良的工作姿势。如弯腰过久，或伏案过低等。在僵坐1小时后要换一个姿势。同时，可以使用腰部有突起的靠垫为腰部缓解压力，有助于避免出现腰肌劳损。背重物时，胸腰稍向前弯，髋膝稍屈，迈步要稳，步子不要大。

5. 防止过劳。腰部作为人体运动的中心，过度劳累，必然造成损伤而出现腰痛，因此，在各项工作或劳动中注意有劳有逸。

6. 使用硬板软垫床。过软的床垫不能保持脊柱的正常生理曲度，所以最好在木板上加一张10厘米厚的软垫。

7. 注意减肥。控制体重，身体过于肥胖，必然给腰部带来额外负担，特别是中年人和妇女产后，为易于发胖的时期，节制饮食，加强锻炼。

足跟痛

足跟痛又称脚跟痛。足跟一侧或两侧疼痛，不红不肿，行走不便。是由于足跟的骨质、关节、滑囊、筋膜等处病变引起的疾病。足跟痛症多见于中、老年人，轻者走路、久站才出现疼痛，重者足跟肿胀，不能站立和行走，平卧时亦有持续酸胀或刺样、灼热样疼痛，疼痛甚至牵涉及小腿后侧。病因与骨质增生、跗骨窦内软组织劳损、跟骨静脉压增高等因素有关。对骨质增生者，治疗虽不能消除骨刺，但通过消除骨刺周围软组织的无菌性炎症，疼痛同样可以消除。中医认为，足跟痛多属肝肾阴虚、痰湿、血热等因所致。肝主筋、肾主骨，肝肾亏虚，筋骨失养，复感风寒湿邪或慢性劳损便导致经络瘀滞，气血运行受阻，使筋骨肌肉失养而发病。在相关穴位艾灸可以舒筋活血，滋养筋骨，消除足部的痛疼和酸痛。

▶ 一般施灸

灸 大钟穴

【定位取穴】该穴位于足内侧，内踝后下方，当跟腱附着部的内侧前方凹陷处。取穴时，正坐或仰卧位，平太溪下0.5寸，当跟腱附着部的内侧凹陷处取穴。

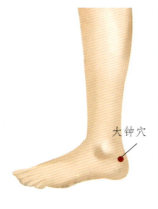
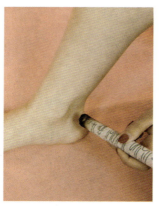

【功效】疏通经络，排毒御寒。

【施灸方法】宜采用温和灸。施灸时，手执艾条以点燃的一端对准施灸部位，距离皮肤1.5~3厘米，以感到施灸处温热、舒适为度。

【施灸时间】每日灸1次，每次灸3~7分钟左右，灸至皮肤产生红晕为止。

灸 然谷穴

【定位取穴】该穴位于内踝前下方，足舟骨粗隆下方凹陷中，赤白肉际处。

【功效】升清降浊。

【施灸方法】宜采用温和灸。施灸时，手执艾条以点燃的一端对准施灸部位，距离皮肤1.5~3厘米，以感到施灸处温热、舒适为度。

【施灸时间】每日灸1次，每次灸3~7分钟左右，灸至皮肤产生红晕为止。

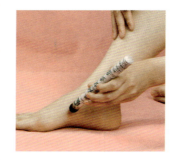
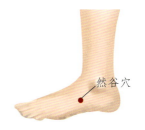

灸 关元穴

【定位取穴】该穴位于脐中下3寸，腹中线上，仰卧取穴。

【功效】培根固元、培肾壮阳。

【施灸方法】施灸时，被施灸者平卧，施灸者站或坐于一旁，手执艾条以点燃的一端对准施灸部位，距离皮肤1.5~3厘米，左右方向平行往复或反复旋转施灸，以感到施灸处温热、舒适为度。

【施灸时间】每日灸1次，每次灸5~15分钟，灸至皮肤产生红晕为止。

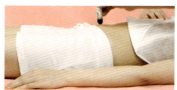
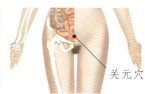

灸 仆参穴

【定位取穴】该穴位于足外侧部，外踝后下方，昆仑穴直下，跟骨外侧，赤白肉际处。

【功效】散热化气。

【施灸方法】宜采用温和灸。施灸时，手执艾条以点燃的一端对准施灸部位，距离皮肤1.5～3厘米，以感到施灸处温热、舒适为度。

【施灸时间】每日灸1～2次，每次灸3～5分钟左右，灸至皮肤产生红晕为止。

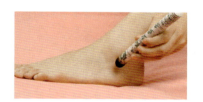

仆参穴

温馨小贴士

足跟为肾所主，肝肾亏虚则筋骨不健，跟骨疼痛，所以食疗当以补益肝肾、强健筋骨为本，从根本上消除足跟痛。

以肾气不足为主要病机的足跟痛，主要表现为局部疼痛固定不移、行走不利、行走则疼痛加剧，或伴有头目眩晕、腰膝酸软、肢软乏力等症状。当以补肾气，强筋壮骨为主进行医治。可选用韭菜100克、羊肝100克，调味品适量。将韭菜洗净，切段；羊肝洗净，切片，加水淀粉适量拌匀，锅中放植物油适量，烧热后下羊肝翻炒，待熟时，下韭菜，翻炒至熟，调味服食。每周2次。

以肝肾阴虚为病机的足跟痛主要表现除上述症状外，还有五心烦热、眼目干涩等。治疗当以补益肝肾，滋阴清热为主。可服用山药莲子芡实粥：芡实30克、山药30克、莲子15克、粳米50克，熬粥食用，每日1次。

坐骨神经痛

坐骨神经痛以疼痛放射至一侧或双侧臀部、大腿后侧为特征，是由于坐骨神经根受压所致。疼痛可以是锐痛，也可以是钝痛，有刺痛，也有灼痛，可以是间断的，也可以是持续的。通常只发生在身体一侧，可因咳嗽、喷嚏、弯腰、举重物而加重。中医认为坐骨神经痛与肝肾亏虚有关。如果病人血气虚弱，肝肾亏虚，加上劳累过度或有外感寒湿之邪导致寒湿闭阻经脉，血气瘀滞而形成坐骨神经痛。在相关穴位艾灸可以清热利湿，舒筋活络，散风止痛，有效缓解症状。

▶ 一般施灸

灸 夹脊穴

【定位取穴】该穴位于背腰部，当第1胸椎至第5腰椎棘突下两侧，后正中线旁开0.5寸，一侧17个穴位，左右共34穴。

【功效】调剂脏腑机能。

【施灸方法】回旋灸。被施灸者俯卧，施灸者站或坐于一旁，手执艾条以点燃的一端对准施灸部位，距离皮肤1～3厘米，左右方向平行往复或反复旋转施灸。

【施灸时间】每日灸1次，每次灸5～10分钟，灸至皮肤产生红晕为止。

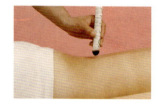
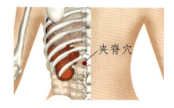
夹脊穴

灸 秩边穴

【定位取穴】该穴位于臀部，平第4骶后孔，骶正中嵴旁开3寸。取穴时，俯卧位，胞肓直下，在骶管裂孔旁开3寸处取穴。

【功效】强腰脊，理下焦，清湿热。

【施灸方法】施灸时，被施灸者俯卧，施灸者站或坐于一旁，手执点燃的艾条对准施灸部位，距离皮肤1.5～3厘米，以感到施灸处温热、舒适为度。

【施灸时间】每日灸1次，每次灸5～10分钟，灸至皮肤产生红晕为止。

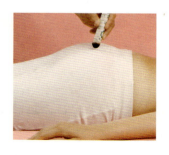
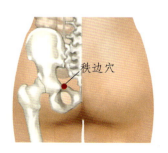
秩边穴

灸 环跳穴

【定位取穴】该穴位于股外侧部，侧卧屈股，当股骨大转子最凸点与骶骨裂孔连线的外1/3与中1/3交点处。取穴时，侧卧位，下面的腿伸直，以拇指指关节横纹按在大转子头上，拇指指向尾骨尖端，当拇指尖所指处为取穴部位。

【功效】健脾益气。

【施灸方法】回旋灸。被施灸者俯卧，施灸者站或坐于一旁，手执艾条以点燃的一端对准施灸部位，距离皮肤1～3厘米，左右方向平行往复或反复旋转施灸。

【施灸时间】每日灸1次，每次灸5～10分钟，灸至皮肤产生红晕为止。

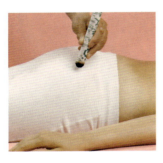 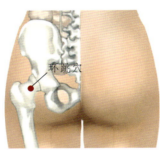

▶ 辨症施灸

症状1：腰痛。

加灸 肾俞穴

【定位取穴】该穴位于腰部，当第2腰椎棘突下，旁开1.5寸。与肚脐中相对应处即为第2腰椎，其棘突下缘旁开约2横指(食、中指)处为取穴部位。

【功效】滋阴补肾。

【施灸方法】被施灸者俯卧，施灸者站或坐于一旁，手执艾条以点燃的一端对准施灸部位，距离皮肤1.5～3厘米施灸。

【施灸时间】每日灸1次，每次灸3～15分钟，灸至皮肤产生红晕为止。

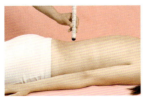 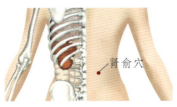

加灸 关元穴

【定位取穴】该穴位于脐中下3寸，腹中线上，仰卧取穴。

【功效】培根固元、补益下焦。

【施灸方法】回旋灸。施灸时，被施灸者平卧，施灸者站或坐于一旁，手执艾条以点燃的一端对准施灸部位，距离皮肤1.5～3厘米，左右方向平行往复或反复旋转施灸。

【施灸时间】每日灸1次，每次灸3～15分钟。

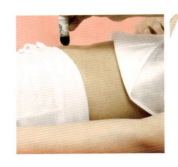 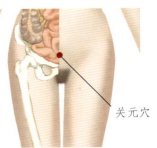

症状2：大腿后侧痛。

灸 承扶穴

【定位取穴】该穴位于大腿后面，臀下横纹的中点。

【功效】祛除水肿。

【施灸方法】回旋灸。被施灸者俯卧，施灸者站或坐于一旁，手执艾条以点燃的一端对准施灸部位，距离皮肤1～3厘米，左右方向平行往复或反复旋转施灸。

【施灸时间】每日灸1次，每次灸3～15分钟，灸至皮肤产生红晕为止。

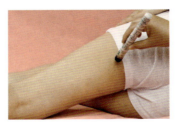 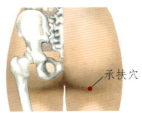

灸 殷门穴

【定位取穴】该穴位于大腿后面，当承扶与委中的连线上，承扶下6寸。

【功效】燥湿生气。

【施灸方法】回旋灸。被施灸者俯卧，施灸者站或坐于一旁，手执艾条以点燃的一端对准施灸部位，距离皮肤1～3厘米，左右方向平行往复或反复旋转施灸。

【施灸时间】每日灸1次，每次灸3～15分钟，灸至皮肤产生红晕为止。

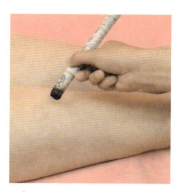
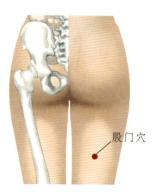

殷门穴

腕关节扭伤

腕关节由桡腕关节、腕骨间关节和下尺桡关节及腕掌关节组成。主要作用使腕背伸、屈腕及前臂旋转。病因为扭拧伤最为常见，如不慎跌倒，手掌或手背着地支撑，迫使腕部过度背伸、掌屈；或拧螺丝等用力过猛，腕部过度旋转。此外，也有腕部劳损过度，职业性劳损等引起。临床表现腕部肿胀疼痛、酸痛无力、腕关节活动疼痛加剧。艾灸相关穴位能够舒筋活络，活血散瘀，清热镇痛，从而治疗该症。

▶ 一般施灸

灸 合谷穴

【定位取穴】该穴位于第1、第2掌骨间，当第2掌骨桡侧的中点处。取穴时，以一手的拇指掌面指关节横纹，放在另一手的拇、食指的指蹼缘上，屈指当拇指尖尽处为取穴部位。

【功效】镇静安神，通络活血，调气镇痛。

【施灸方法】宜采用温和灸。施灸时，手执艾条以点燃的一端对准施灸部位，距离皮肤1.5～3厘米，以感到施灸处温热、舒适为度。

【施灸时间】每日灸1次，每次灸10～20分钟。

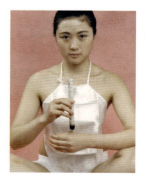
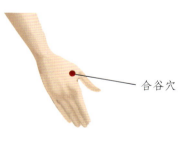

合谷穴

灸 三阴交穴

【定位取穴】该穴位于小腿内侧，当足内踝尖上3寸，胫骨内侧缘后方。取穴时正坐屈膝成直角，以手4指并拢，小指下边缘紧靠内踝尖上，食指上缘所在水平线在胫骨后缘的交点，为取穴部位。

【功效】滋阴降火。

【施灸方法】宜采用温和灸。施灸时，取坐位，手执艾条以点燃的一端对准施灸部位，距离皮肤

预防在任何疾病的医疗措施中都占有举足轻重的地位，坐骨神经痛的预防也尤为重要。日常生活中有些习惯动作或者不健康的饮食习惯不被人们注意，稍有疏忽就可能引起坐骨神经痛。因此，养成良好的生活习惯，健康合理的睡姿、坐姿，都能够有效预防坐骨神经痛的发生。

1. 保持良好的睡姿、坐姿习惯

日常生活中不科学的坐、立、行、卧等活动，使脊柱处于一种不正常的生理状态。不良的姿势，日积月累产生的坏作用比外力导致的伤害有过之而无不及。要避免长时间在阴暗潮湿的环境下久坐，站立时间过长要做适当的调整和休息。因此，注意日常生活中的坐、立、行、卧姿势是预防坐骨神经痛发生的最好方法。

2. 养成良好的劳动习惯

幸福生活要靠劳动来创造，勤劳的人们每天都在为创造幸福生活而努力拼搏。但是，大家在争取幸福生活的同时，也不要忘了科学合理的支配身体。日常生活中，家务劳动很多，如起床叠被子，洗衣服、做饭，拖地等。进行劳动时一定要注意身体切勿过度前屈，否则，腰背肌、下肢肌群过度紧张，稍有扭转就容易造成损伤。所以在日常生活中，注意保持科学合理的劳动姿势也非常重要。

1.5～3厘米，以感到施灸处温热、舒适为度。

【施灸时间】每日灸1次，每次灸5～10分钟，灸至皮肤产生红晕为止。

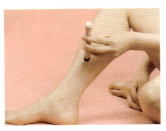
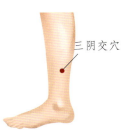

三阴交穴

灸 足三里穴

【定位取穴】该穴位于外膝眼下3寸，距胫骨前嵴1横指，当胫骨前肌上。取穴时，由外膝眼向下量4横指，在腓骨与胫骨之间，由胫骨旁量1横指，该处即是。

【功效】调节机体免疫力、通经活络、扶正祛邪。

【施灸方法】采用温和灸。取坐位，点燃艾条对准施灸部位，距离皮肤1.5～3厘米，以感到施灸处温热、舒适为度。

【施灸时间】隔日灸1次，每次灸3～15分钟，灸至皮肤产生红晕为止。最好在每晚临睡前灸。

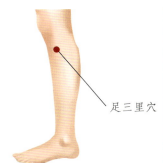
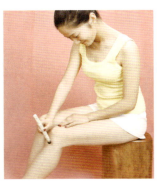

足三里穴

温馨小贴士

艾灸疗法对本症有较好的疗效。在预防和护理方面要注意以下几点：

1. 扭伤要及时治疗，若损伤严重，治疗失误，可引起创伤性关节炎、腕骨无菌性坏死及腕关节粘连，影响腕关节功能的恢复。

2. 急性损伤后局部肿胀明显，皮下出血严重者，应及时给予冷敷或加压包扎为宜，一般在损伤后的24小时内是施灸的最佳时间。

3. 局部保暖，避免寒冷刺激及腕部过度用力。

4. 治疗期间可戴护腕保护。

5. 患者应进行功能锻炼，在疼痛减轻后练习。

踝关节扭伤

踝关节是人体在运动中首先与地面接触的主要负重关节，也是日常生活和体育运动中较易受损伤的关节之一。踝关节周围韧带（包括内侧韧带、外侧韧带、下胫腓韧带等）在保持踝关节的稳定性中发挥了重要的作用，因而也较易受到损伤。在外力作用下，关节骤然向一侧活动而超过其正常活动度时，引起关节周围软组织如关节囊、韧带、肌腱等发生撕裂伤，称为关节扭伤。轻者仅有部分韧带纤维撕裂、重者可使韧带完全断裂或韧带及关节囊附着处的骨质撕脱，甚至发生关节脱位。扭伤后，筋肉受损，络脉随之受伤，气血互阻，血肿形成，气滞血瘀，引起疼痛和功能障碍。若治疗不当或不及时，以致伤处气血滞涩，血不荣筋，风寒湿邪乘虚侵袭，故伤处肿胀难消，筋肉挛缩、疼痛。舒筋活络，活血散瘀，清热镇痛，从而治疗该症。

▶ 一般施灸

灸 合谷穴

【定位取穴】该穴位于第1、第2掌骨间，当第2掌骨桡侧的中点处。取穴时，以一手的拇指掌面指关节横纹，放在另一手的拇、食指的指蹼缘上，屈指当拇指尖尽处为取穴部位。

【功效】镇静安神，通络活血，调气镇痛。

【施灸方法】宜采用温和灸。施灸时，手执艾条以点燃的一端对准施灸部位，距离皮肤1.5～3厘米，以感到施灸处温热、舒适为度。

【施灸时间】每日灸1次，每次灸10～20分钟。

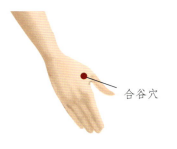
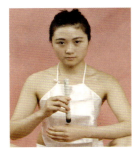

合谷穴

灸 足三里穴

【定位取穴】该穴位于外膝眼下3寸，距胫骨前嵴1横指，当胫骨前肌上。取穴时，由外膝眼向下量4横指，在腓骨与胫骨之间，由胫骨旁量1横指，该处即是。

【功效】调节机体免疫力、通经活络、扶正祛邪。

【施灸方法】采用温和灸法。取坐位，点燃艾条对准施灸部位，距离皮肤1.5～3厘米，以感到施灸处温热、舒适为度。

【施灸时间】隔日灸1次，每次灸3～15分钟，灸至皮肤产生红晕为止。最好在每晚临睡前灸。

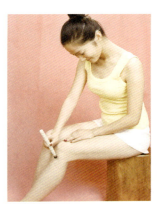
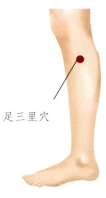
足三里穴

灸 三阴交穴

【定位取穴】该穴位于小腿内侧，当足内踝尖上3寸，胫骨内侧缘后方。取穴时正坐屈膝成直角，以手4指并拢，小指下边缘紧靠内踝尖上，食指上缘所在水平线在胫骨后缘的交点，为取穴部位。

【功效】滋阴降火。

【施灸方法】宜采用温和灸。施灸时，取坐位，手执艾条以点燃的一端对准施灸部位，距离皮肤1.5～3厘米，以感到施灸处温热、舒适为度。

【施灸时间】每日灸1次，每次灸5～10分钟，灸至皮肤产生红晕为止。

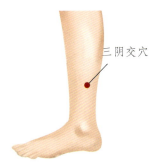
三阴交穴
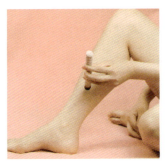

痔疮

痔疮是指直肠下端黏膜和肛管远侧段皮下的静脉曲张团块呈半球状隆起的肉球。如发生在肛门内的叫内痔。在肛门外的叫外痔，内外均有的为混合痔。外痔在肛门边常有增生的皮瓣，发炎时疼痛；内痔便后可见出血，颜色鲜红，附在粪便外部；痔核可出现肿胀、疼痛、瘙痒、流水、出血等，大便时会脱出肛门。中医认为痔疮是由于热迫血下行，淤结不散所致。在相关穴位艾灸可以疏散风邪、培元补气，对病症的治疗有很好的疗效。

▶ 一般施灸

灸 长强穴

【定位取穴】该穴位于尾骨尖端下，尾骨尖端与肛门连线的中点处。

【功效】清热利湿，升阳举陷。

【施灸方法】施灸时，被施灸者俯卧，施灸者站或坐于一旁，手执艾条以点燃的一端对准施灸部位，距离皮肤1.5～3厘米施灸，以感到施灸处温热、舒适为度。

【施灸时间】每日灸1～3次，每次灸30分钟左右，灸至皮肤产生红晕为止。

灸 次髎穴

【定位取穴】该穴位于骶部，当髂后上棘内下方，适对第2骶后孔处。取穴时俯卧，骨盆后面，从髂嵴最高点向内下方骶角两侧循摸一高骨突起，即是髂后上棘，与之平齐，髂骨正中突起处是第1骶椎棘突，髂后上棘与第2骶椎棘突之间即第2骶后孔，此为取穴部位。

【功效】疏导水液，健脾除湿。

【施灸方法】施灸时，被施灸者俯卧，施灸者站或坐于一旁，手执艾条以点燃的一端对准施灸部位，距离皮肤1.5～3厘米施灸，以感到施灸处温热、舒适为度。

【施灸时间】每日灸1～3次，每次灸30分钟左右，灸至皮肤产生红晕为止。

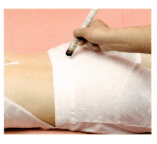
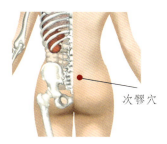

次髎穴

灸 上巨虚穴

【定位取穴】该穴位于小腿前外侧,当犊鼻下6寸,距胫骨前缘一横指(中指),当犊鼻穴向下,直量两次4横指处,当胫、腓骨之间为取穴部位。

【功效】排除寒气。

【施灸方法】取坐位,施灸者手执艾条以点燃的一端对准施灸部位,距离皮肤1.5～3厘米,以感到施灸处温热、舒适为度。

【施灸时间】每日灸1次,每次灸3～15分钟,灸至皮肤产生红晕为止。

一端对准施灸部位,距离皮肤1.5～3厘米,以感到施灸处温热、舒适为度。

【施灸时间】每日灸1次,每次灸3～15分钟,灸至皮肤产生红晕为止。

灸 承山穴

【定位取穴】该穴位于小腿后面正中,委中与昆仑之间,当伸直小腿或足跟上提时腓肠肌肌腹下出现尖角凹陷处。腘横纹中点至外踝尖平齐处连线的中点为取穴部位。

【功效】缓解疲劳,祛除湿气。

【施灸方法】施灸时,被施灸者侧卧,施灸者站或坐于一旁,手执艾条以点燃的一端对准施灸部位,距离皮肤1.5～3厘米施灸,以感到施灸处温热、舒适为度。

【施灸时间】每日灸1～2次,每次灸30分钟左右,灸至皮肤产生红晕为止。

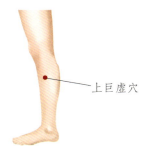
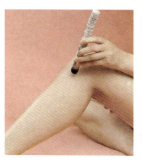

上巨虚穴

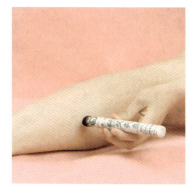
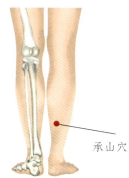

承山穴

灸 二白穴

【定位取穴】该穴位于前臂掌侧,腕横纹上4寸,桡侧腕屈肌腱的两侧,一侧二穴。取穴时患者伸臂仰掌,于曲泽与大陵穴连线中1/3与下1/3交界处,桡侧腕屈肌腱左右两侧各1穴。

【功效】清肠利湿,理气止痛。

【施灸方法】取坐位,施灸者手执艾条以点燃的

灸 血海穴

【定位取穴】该穴位于大腿内侧,髌底内侧端上2寸,当股四头肌内侧头的隆起处。取穴时,坐位,屈膝成90°,医者立于患者对面,用左手掌心对准右髌骨中央,手掌伏于其膝盖上,拇指尖所指处为取穴部位。

【功效】养血润燥,祛风止痒。

【施灸方法】温和灸。取坐位,施灸者站或坐于一旁,手执艾条以点燃的一端对准施灸部位,距离皮肤1.5～3厘米施灸,以感到施灸处温热、舒适为度。

【施灸时间】每日灸1～2次,每次灸20分钟左右,灸至皮肤产生红晕为止。

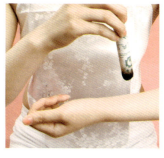
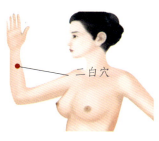

二白穴

脱肛

脱肛或称直肠脱垂，指肛管直肠外翻而脱垂于肛门外。常见于体虚的小儿及老年人，或新产妇，或有长期泻痢、咳嗽等病史，或有内痔环切手术史。脱出为本症的主要症状。轻者排便时直肠粘膜脱出，便后可自行还纳；日久逐步发展为直肠全层脱出，除大便时脱出外，甚至咳嗽、行走、下蹲也脱出，须用手推回或卧床休息后方能回纳。如脱出未即时还纳，直肠粘膜充血水肿，出血或糜烂。可伴有肛周皮肤潮湿瘙痒、腰骶及腹部坠胀酸痛。脱出时间稍长，没有及时复位，可造成嵌顿，粘膜由粉红色变为暗紫色，甚至糜烂坏死，肿胀疼痛，体温升高，排尿不畅，里急后重，肛门坠胀疼痛。中医认为脱肛是由于气虚下陷，不能收摄，以致肛管直肠向外脱出。在相关穴位艾灸能够补益中气，升提下陷，调控肌体的免疫力，从而达到恢复正常机能的目的。

▶ 一般施灸

灸 百会穴

【定位取穴】该穴位于头部，头顶正中心。让患者采用正坐的姿势，可以通过两耳角直上连线中点，来简易取此穴。

【功效】升阳举陷。

【施灸方法】宜采用温和灸。被施灸者取坐位，施灸时，施灸者手执艾条以点燃的一端对准施灸部位，距离皮肤1.5～3厘米，以感到施灸处温热、舒适为度。

【施灸时间】每日灸1次，每次灸3～15分钟，早晨施灸效果更佳。

灸 长强穴

【定位取穴】该穴位于尾骨尖端下，尾骨尖端与肛门连线的中点处。

【功效】清热利湿，升阳举陷。

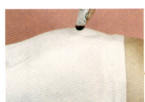
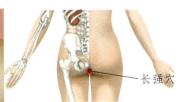

【施灸方法】宜采用温和灸。施灸时，被施灸者俯卧，施灸者站或坐于一旁，手执艾条以点燃的一端对准施灸部位，距离皮肤1.5～3厘米施灸，以感到施灸处温热、舒适为度。

【施灸时间】每日灸1～2次，每次灸30分钟左右。

灸 承山穴

【定位取穴】该穴位于小腿后面正中，委中与昆仑之间，当伸直小腿或足跟上提时腓肠肌肌腹下出现尖角凹陷处。腘横纹中点至外踝尖平齐处连线的中点为取穴部位。

【功效】缓解疲劳，祛除湿气。

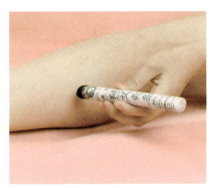
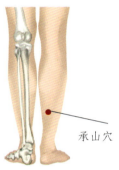

【施灸方法】宜采用温和灸。施灸时，被施灸者侧卧，施灸者站或坐于一旁，手执艾条以点燃的一端对准施灸部位，距离皮肤1.5～3厘米施灸，以感到施灸处温热、舒适为度。

【施灸时间】每日灸1～2次，每次灸30分钟左右。

灸 大肠俞穴

【定位取穴】该穴位于腰部，当第4腰椎棘突下，

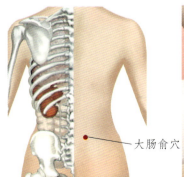
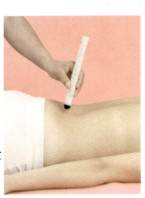

旁开1.5寸。两侧髂前上棘之连线与脊柱之交点即为第4腰椎棘突下，其旁开约2横指（食、中指）处为取穴部位。

【功效】传导津液，补气，梳理腹中气机。

【施灸方法】宜采用温和灸。施灸时，被施灸者俯卧，施灸者站或坐于一旁，手执艾条以点燃的一端对准施灸部位，距离皮肤1.5～3厘米施灸，以感到施灸处温热、舒适为度。

【施灸时间】每日灸1次，每次灸10～15分钟，一般10天为1个疗程。

灸 气海穴

【定位取穴】该穴位于下腹部，前正中线上，当脐中下1.5寸。取穴时，可采用仰卧的姿势，直线连结肚脐与耻骨上方，将其分为十等分，从肚脐3/10的位置，即为此穴。

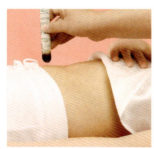 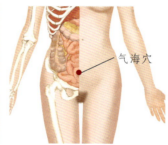

气海穴

【功效】温阳益气、扶正固本。

【施灸方法】宜采用回旋灸。施灸时，被施灸者平卧，施灸者站或坐于一旁，手执艾条以点燃的一端对准施灸部位，距离皮肤1.5～3厘米，以感到施灸处温热、舒适为度。

【施灸时间】每日灸1～2次，每次灸10分钟左右。

灸 足三里穴

【定位取穴】该穴位于外膝眼下3寸，距胫骨前嵴1横指，当胫骨前肌上。取穴时，由外膝眼向下量4横指，在腓骨与胫骨之间，由胫骨旁量1横指，该处即是。

【功效】祛除下肢寒气，调理脾胃。

【施灸方法】采用温和灸法。施灸时取坐位，点燃艾条对准施灸部位，距离皮肤1.5～3厘米，以感到施灸处温热、舒适为度。

【施灸时间】隔日灸1次，每次灸3～15分钟，灸至皮肤产生红晕为止。最好在每晚临睡前灸。

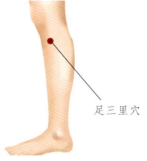 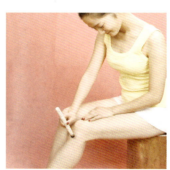

足三里穴

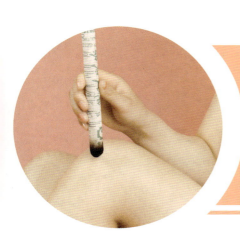

第四章 五官、皮肤科疾病的艾灸疗法

急性结膜炎

急性结膜炎是以结膜充血，有分泌物，且有较强传染性的一种急性眼病。我国传统中医称为"赤眼"，俗称"红眼病"。好发于春夏季节，其时气温较高，病菌容易繁殖。患了红眼病，患眼会出现红赤涩痒，有异物感和烧灼感，怕热畏光，眼睑肿胀，黏液性或脓性分泌物黏着睑缘及睫毛，使睑裂封闭。本病可见一只眼睛先发病也可以是两只眼睛同时发病，可伴有发烧、咽痛、流鼻涕等全身症状。中医认为外感风热邪毒，客于肺经，上攻于目即可发为此病。艾灸相关穴位能疏风、清热、泻火，从而治疗此病。

▶ 一般施灸

灸 合谷穴

【定位取穴】该穴位于第1、第2掌骨间，当第2掌骨桡侧的中点处。取穴时，以一手的拇指掌面指关节横纹，放在另一手的拇、食指的指蹼缘上，屈指当拇指尖尽处为取穴部位。

【功效】通经活血、清热镇痛。

【施灸方法】宜采用温和灸。施灸时，手执艾条以点燃的一端对准施灸部位，距离皮肤1.5～3厘米，以感到施灸处温热、舒适为度。

【施灸时间】每日灸1次，每次灸5～15分钟。

灸 风池穴

【定位取穴】该穴位于项部，在枕骨之下，与风府穴相平，胸锁乳突肌与斜方肌上端之间的凹陷处。（或当后头骨下，两条大筋外缘陷窝中，相当于耳垂齐平。）

【功效】通经活络、止痛。

【施灸方法】宜采用温和灸。施灸时，被施灸者取坐位，施灸者手执艾条以点燃的一端对准施灸穴位上，距离皮肤1.5～3厘米，以感到施灸处温热、舒适为度。

【施灸时间】每日灸1次，每次灸5～15分钟。

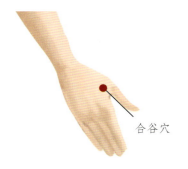
合谷穴

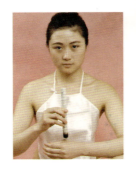

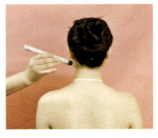

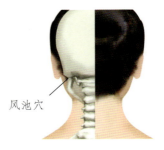
风池穴

灸 太阳穴

【定位取穴】该穴位于耳廓前面，前额两侧，外眼角延长线的上方，由眉梢到耳朵之间大约1/3的地方，用手触摸最凹陷处就是太阳穴。

【功效】止痛醒脑、振奋精神。

【施灸方法】宜采用温和灸。施灸时，被施灸者取坐位，施灸者手执艾条以点燃的一端对准施灸穴位上，距离皮肤1.5～3厘米，以感到施灸处温热、舒适为度。

【施灸时间】每日灸1次，每次灸5～15分钟。

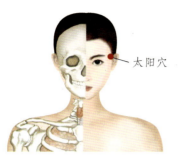
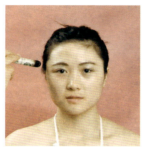
太阳穴

▶ 辨症施灸

症状1：头和眼睛痛。

加灸 太冲穴

【定位取穴】该穴位于足背侧，第1、2趾跖骨连接部位中。取穴时，可采用正坐或仰卧的姿势，以手指沿拇趾、次趾夹缝向上移压，压至能感觉到动脉映手，即是太冲穴。

【功效】行气解郁。

【施灸方法】手执艾条，以点燃的一端对准施灸部位，距离皮肤1.5～3厘米施灸。

【施灸时间】每日灸1次，每次灸20分钟，灸至皮肤产生红晕为止。

症状2：眼睛发红、头痛。

加灸 液门穴

【定位取穴】该穴位于手背部，第4、5指间赤白肉际处。微握拳，掌心向下，于第4、5指间缝纹端，即赤白肉际处取穴。

【功效】清头目，利三焦，通络止痛。

【施灸方法】手执艾条，以点燃的一端对准施灸部位，距离皮肤1.5～3厘米施灸，以感到施灸处温热、舒适为度。

【施灸时间】每日灸1次，每次灸20分钟，灸至皮肤产生红晕为止。

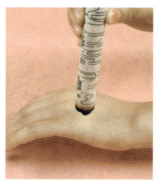
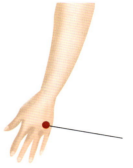
液门穴

加灸 支沟穴

【定位取穴】该穴位于前臂背侧，当阳池与肘尖的连线上，腕背横纹上3寸，尺骨与桡骨之间。

【功效】清热通便。

【施灸方法】采用温和灸法。施灸时，取坐位，手执点燃的艾条对准施灸部位，距离皮肤1.5～3厘米，以感到施灸处温热、舒适为度。

【施灸时间】每日灸1次，每次灸10～20分钟。

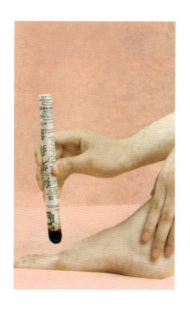
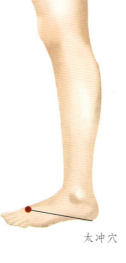
太冲穴

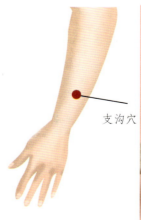
支沟穴
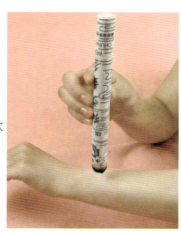

角膜炎

角膜炎是指因角膜外伤，细菌及病毒侵入角膜引起的炎症，分溃疡性角膜炎（又名角膜溃疡）、非溃疡性角膜炎（即深层角膜炎）两类。溃疡性角膜炎绝大部分为外来因素所致，即感染性致病因子由外侵入角膜上皮细胞层而发生的炎症。非溃疡性角膜炎是指角膜实质内的弥漫性炎症。它多半是一种抗原抗体反应的表现，如先天性梅毒性角膜实质炎，但也可见于结核、病毒和某些霉菌的感染。

▶ 一般施灸

灸 丝竹空穴

【定位取穴】该穴位于面部，眉梢凹陷处。正坐或侧伏位，于额骨颧突外缘，眉梢外侧凹陷处取穴。

【功效】降浊除湿、疏风清热、养目安神。

【施灸方法】采用温和灸法。施灸时，取坐位，施灸者手执点燃的艾条对准施灸部位，距离皮肤1.5～3厘米，以感到施灸处温热、舒适为度。

【施灸时间】每日灸1次，每次灸5～15分钟，一般10天为一疗程。

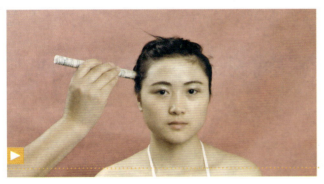

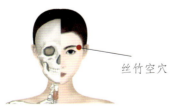

丝竹空穴

灸 印堂穴

【定位取穴】该穴位于前额部，当两眉头连线的中点处。取穴位时，患者可以采用正坐或仰靠、仰卧姿势，两眉头连线中点即是。

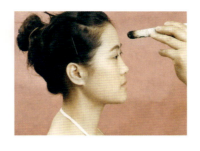

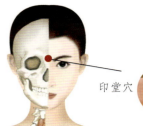

印堂穴

【功效】清头明目，通鼻开窍。

【施灸方法】采用温和灸法。施灸时，取坐位，施灸者手执点燃的艾条对准施灸部位，距离皮肤1.5～3厘米，以感到施灸处温热、舒适为度。

【施灸时间】每日灸1次，每次灸5～15分钟，一般10天为一疗程。

灸 风池穴

【定位取穴】该穴位于项部，在枕骨之下，与风府穴相平，胸锁乳突肌与斜方肌上端之间的凹陷处。（或当后头骨下，两条大筋外缘陷窝中，相当于耳垂齐平。）

【功效】通经活络、止痛。

【施灸方法】宜采用温和灸。施灸时，被施灸者取坐位，施灸者手执艾条以点燃的一端对准施灸穴位上，距离皮肤1.5～3厘米，以感到施灸处温热、舒适为度。

【施灸时间】每日灸1次，每次灸5～15分钟。

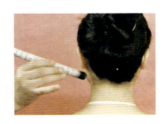

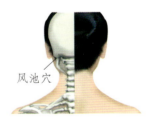

风池穴

灸 太阳穴

【定位取穴】该穴位于耳廓前面，前额两侧，外眼角延长线的上方，由眉梢到耳朵之间大约1/3的地方，用手触摸最凹陷处就是太阳穴。

【功效】止痛醒脑、振奋精神。

【施灸方法】宜采用温和灸。施灸时，被施灸者取坐位，施灸者手执艾条以点燃的一端对准施灸穴位上，距离皮肤1.5～3厘米，以感到施灸处温热、舒适为度。

【施灸时间】每日灸1次，每次灸20分钟，每周3～4次。

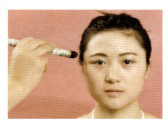
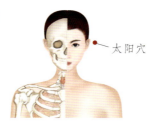

灸 阳白穴

【定位取穴】该穴位于前额部，当瞳孔直上，眉上1寸处。取穴时患者一般采用正坐或仰靠、仰卧的姿势，阳白穴位于面部，瞳孔直上方，离眉毛上缘约2厘米处。

【功效】生气壮阳。

【施灸方法】宜采用温和灸。施灸时，被施灸者取坐位，施灸者手执艾条以点燃的一端对准施灸穴位上，距离皮肤1.5～3厘米，以感到施灸处温热、舒适为度。

【施灸时间】每日灸1次，每次灸20分钟，每周3～4次。

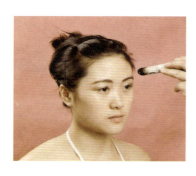
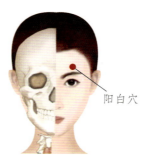

灸 合谷穴

【定位取穴】该穴位于第1、第2掌骨间，当第2掌骨桡侧的中点处。取穴时，以一手的拇指掌面指关节横纹，放在另一手的拇、食指的指蹼缘上，屈指当拇指尖尽处为取穴部位。

【功效】镇静止痛，通经活络，清热解表。

【施灸方法】宜采用温和灸。施灸时，手执艾条以点燃的一端对准施灸部位，距离皮肤1.5～3厘米，

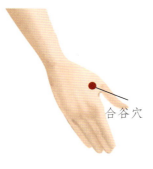
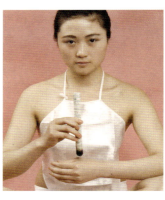

以感到施灸处温热、舒适为度。

【施灸时间】每日灸1次，每次灸10～20分钟，每周3～4次。

▶ 辨症施灸

症状：气虚。

加灸 太冲穴

【定位取穴】该穴位于足背侧，第1、2趾跖骨连接部位中。取穴时，可采用正坐或仰卧的姿势，以手指沿拇趾、次趾夹缝向上移压，压至能感觉到动脉映手，即是太冲穴。

【功效】行气解郁。

【施灸方法】手执艾条，以点燃的一端对准施灸部位，距离皮肤1.5～3厘米施灸。

【施灸时间】每日灸1次，每次灸20分钟，灸至皮肤产生红晕为止。

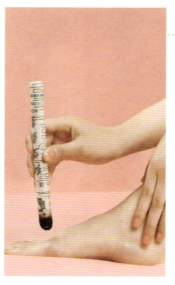
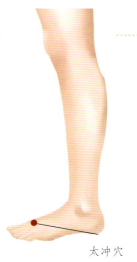

过敏性鼻炎

鼻炎指的是鼻腔粘膜和粘膜下组织的炎症。表现为充血或水肿，患者经常会出现鼻塞，流清水涕，鼻痒，喉部不适，咳嗽等症状。鼻腔分泌的稀薄液体样物质称为鼻涕或者鼻腔分泌物，其作用是帮助清除灰尘、细菌以保持肺部的健康。通常情况下，混合细菌和灰尘后的鼻涕吸至咽喉并最终进入胃内，因其分泌量很少，一般不会引起人们的注意。当鼻内出现炎症时，鼻腔内可以分泌大量的鼻涕，并可以因感染而变成黄色，流经咽喉时可以引起咳嗽，鼻涕量十分多时还可以经前鼻孔流出。中医认为，引起过敏性鼻炎的原因有内外之分。内因主要是病人的脏腑功能失调，肺、脾、肾等脏器出现虚损。在此基础上，如果再加上感受风寒、邪气侵袭等外在因素就会发病。可采用艾灸疗法，通过悬灸鼻部、面部，以及耳部等有关穴位，促使改善鼻、面部、鼻甲部的血液循环，恢复鼻腔组织的生理功能。

▶ 一般施灸

灸 迎香穴

【定位取穴】该穴位于面部，鼻翼外缘中点旁，当鼻唇沟中。取穴时一般采用正坐或仰卧姿势，眼睛正视，在鼻孔两旁五分的笑纹（微笑时鼻旁八字形的纹线）中取穴。

【功效】祛风通窍，理气止痛。

【施灸方法】采用温和灸法。施灸时，被施灸者取坐位，施灸者手执点燃的艾条对准施灸部位，距离皮肤1.5～3厘米，以感到施灸处温热、舒适为度。

【施灸时间】每日灸1次，每次灸10～20分钟，灸至皮肤产生红晕为止。

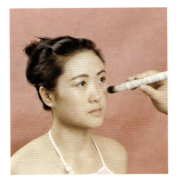
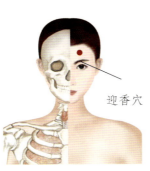
迎香穴

灸 印堂穴

【定位取穴】该穴位于前额部，当两眉头连线的中点处。取穴位时，患者可以采用正坐或仰靠、仰卧姿势，两眉头连线中点即是。

【功效】清头明目，通鼻开窍。

【施灸方法】采用温和灸法。施灸时，取坐位，施灸者手执点燃的艾条对准施灸部位，距离皮肤1.5～3厘米，以感到施灸处温热、舒适为度。

【施灸时间】每日灸1次，每次灸5～15分钟，灸至皮肤产生红晕为止。

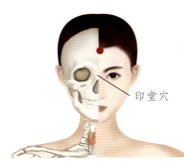
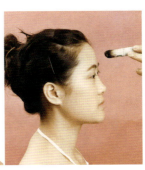
印堂穴

灸 风池穴

【定位取穴】该穴位于项部，在枕骨之下，与风府穴相平，胸锁乳突肌与斜方肌上端之间的凹陷处。（或当后头骨下，两条大筋外缘陷窝中，相当于耳垂齐平。）

【功效】通经止痛。

【施灸方法】宜采用温和灸。施灸时，被施灸者取坐位，施灸者手执艾条以点燃的一端对准施灸穴位上，距离皮肤1.5～3厘米，以感到施灸处温热、舒适为度。

【施灸时间】每日灸1次，每次灸5～15分钟，灸至皮肤产生红晕为止。

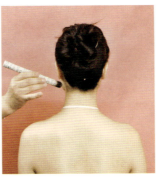
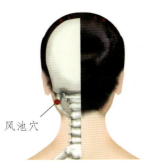
风池穴

灸 足三里穴

【定位取穴】该穴位于外膝眼下3寸,距胫骨前嵴1横指,当胫骨前肌上。取穴时,由外膝眼向下量4横指,在腓骨与胫骨之间,由胫骨旁量1横指,该处即是。

【功效】调节机体免疫力、增强抗病能力、扶正祛邪。

【施灸方法】采用温和灸法。取坐位,点燃艾条对准施灸部位,距离皮肤1.5~3厘米,以感到施灸处温热、舒适为度,灸至皮肤产生红晕为止。

【施灸时间】日灸1次,每次灸20分钟。最好在每晚临睡前灸。

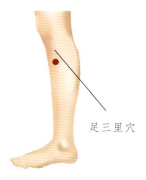
足三里穴

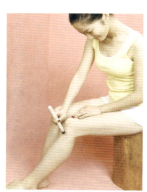

灸 合谷穴

【定位取穴】该穴位于第1、第2掌骨间,当第2掌骨桡侧的中点处。取穴时,以一手的拇指掌面指关节横纹,放在另一手的拇、食指的指蹼缘上,屈指当拇指尖尽处为取穴部位。

【功效】镇静止痛,通经活络,清热解表。

【施灸方法】宜采用温和灸。施灸时,手执艾条以点燃的一端对准施灸部位,距离皮肤1.5~3厘米,以感到施灸处温热、舒适为度。

【施灸时间】每日灸1~2次,每次灸10~20分钟,6次为1个疗程。

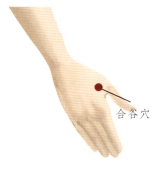
合谷穴

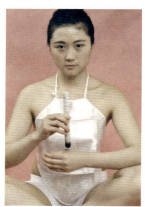

灸 口禾髎穴

【定位取穴】该穴位于上唇部,鼻孔外缘直下,平水沟穴。

【功效】祛风清热,开窍。

【施灸方法】采用温和灸法,施灸时,被施灸者取坐位,施灸者手执点燃的艾条对准施灸部位,距离皮肤1.5~3厘米,以感到施灸处温热、舒适为度。

【施灸时间】每日灸1次,每次灸10~20分钟,灸至皮肤产生红晕为止。

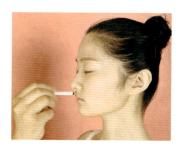
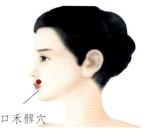
口禾髎穴

灸 肺俞穴

【定位取穴】该穴位于背部,当第3胸椎棘突下,旁开1.5寸。

【功效】散发肺热。

【施灸方法】采用温和灸。施灸时,被施灸者俯卧,施灸者站或坐于一旁,手执艾条以点燃的一端对准施灸部位,距离皮肤1.5~3厘米。

【施灸时间】每日灸1次,每次灸10~15分钟。

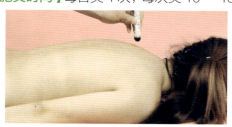
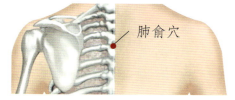
肺俞穴

牙痛

俗话说"牙痛不是病，痛起来要人命"。牙痛，是口腔科牙齿疾病最常见的症状之一，其表现为牙龈红肿、遇冷热刺激痛、面颊部肿胀等。牙痛大多由牙龈炎、牙周炎、蛀牙或折裂牙而导致牙髓（牙神经）感染所引起的。中医认为牙痛是由于外感风邪、胃火炽盛、肾虚火旺、虫蚀牙齿等原因所致。在相应穴位艾灸能够祛风泻火，通络止痛，从而改善症状。

▶ 一般施灸

灸 合谷穴

【定位取穴】该穴位于第1、第2掌骨间，当第2掌骨桡侧的中点处。取穴时，以一手的拇指掌面指关节横纹，放在另一手的拇、食指的指蹼缘上，屈指当拇指尖尽处为取穴部位。

【功效】镇静止痛，通经活络，清热解表。

【施灸方法】宜采用温和灸。施灸时，手执艾条以点燃的一端对准施灸部位，距离皮肤1.5~3厘米，以感到施灸处温热、舒适为度。

【施灸时间】牙痛时灸，每次灸10~20分钟。

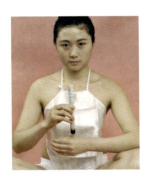
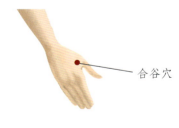

合谷穴

灸 风池穴

【定位取穴】该穴位于项部，在枕骨之下，与风府穴相平，胸锁乳突肌与斜方肌上端之间的凹陷处。（或当后头骨下，两条大筋外缘陷窝中，相当于耳垂齐平。）

【功效】通经止痛。

【施灸方法】宜采用温和灸。施灸时，被施灸者取坐位，施灸者手执艾条以点燃的一端对准施灸穴位上，距离皮肤1.5~3厘米，以感到施灸处温热、舒适为度。

【施灸时间】牙痛时灸，每次灸5~15分钟，灸至皮肤产生红晕为止。

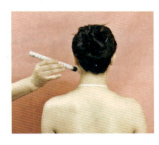
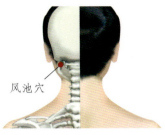

风池穴

灸 颊车穴

【定位取穴】该穴位于头部侧面下颌骨边角上，向鼻子斜方向约1厘米处的凹陷中。取该穴道时一般让患者采用正坐或仰卧仰靠姿势，以方便实施者准确的找寻穴道。

【功效】通经止痛。

【施灸方法】宜采用温和灸。施灸时，被施灸者取坐位，施灸者手执艾条以点燃的一端对准施灸穴位上，距离皮肤1.5~3厘米，以感到施灸处温热、舒适为度。

【施灸时间】牙痛时灸，每次灸10~20分钟。

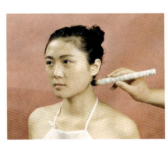
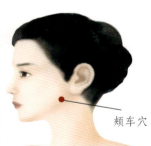

颊车穴

灸 下关穴

【定位取穴】该穴位于面部耳前方，当颧弓与下颌切迹所形成的凹陷中。取穴时，闭口，由耳屏向前摸有一高骨，其下方有一凹陷，若张口则该凹陷闭合和突起，此凹陷为取穴部位。

【功效】活络止痛。

【施灸方法】宜采用温和灸。施灸时，被施灸者取坐位，施灸者手执艾条以点燃的一端对准施灸穴位上，距离皮肤1.5~3厘米，以感到施灸处温热、舒适为度。

【施灸时间】牙痛时灸，每次灸10~20分钟。

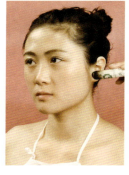
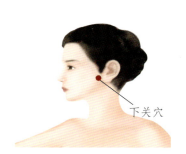
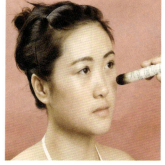
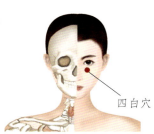

灸 内庭穴

【定位取穴】该穴位于足背，当第2、第3趾间，趾蹼缘后方赤白肉际处。取穴时，可采用正坐或仰卧、跷足的姿势，在第2趾根部，脚趾弯曲时趾尖碰到处，约第2趾趾根下约3厘米处。

【功效】镇静安神。

【施灸方法】手执艾条以点燃的一端对准施灸穴位上，距离皮肤1.5～3厘米，以感到施灸处温热、舒适为度。

【施灸时间】牙痛时灸，每次灸10～20分钟。

加灸 颧髎穴

【定位取穴】该穴位于面部，当目外眦直下，颧骨下缘凹陷处。正坐或仰卧位，在目外眦直下，颧骨下缘凹陷处取穴。

【功效】散发脾热。

【施灸方法】宜采用温和灸。施灸时，被施灸者取坐位，施灸者手执艾条以点燃的一端对准施灸穴位上，距离皮肤1.5～3厘米，以感到施灸处温热、舒适为度。

【施灸时间】牙痛时灸，每次灸10～20分钟。

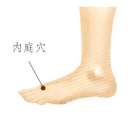
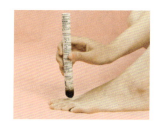
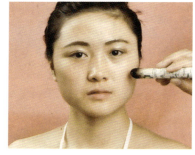
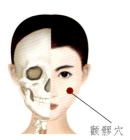

▶ 辨症施灸

症状1：上前牙痛。

加灸 四白穴

【定位取穴】该穴位于面部，双眼平视时，瞳孔正中央下约2厘米处（或瞳孔直下，当眶下孔凹陷处），取穴时通常采用正坐或仰靠、仰卧姿势。

【功效】吸热生气。

【施灸方法】宜采用温和灸。施灸时，被施灸者取坐位，施灸者手执艾条以点燃的一端对准施灸穴位上，距离皮肤1.5～3厘米，以感到施灸处温热、舒适为度。

【施灸时间】牙痛时灸，每次灸10～20分钟。

症状2：头痛。

加灸 太阳穴

【定位取穴】该穴位于耳廓前面，前额两侧，外眼角延长线的上方，由眉梢到耳朵之间大约1/3的地方，用手触摸最凹陷处就是太阳穴。

【功效】止痛醒脑、振奋精神。

【施灸方法】宜采用温和灸。施灸时，被施灸者取坐位，施灸者手执艾条以点燃的一端对准施灸穴位上，距离皮肤1.5～3厘米，以感到施灸处温热、舒适为度。

【施灸时间】牙痛时灸，每次灸10～20分钟，灸至皮肤产生红晕为止。

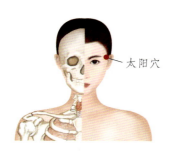
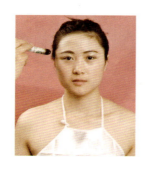

加灸 头维穴

【定位取穴】取头维穴时一般采用正坐或仰靠、仰卧姿势，此穴在头侧部发际里，位于发际点向上一指宽，嘴动时肌肉也会动之处（当额角发际上0.5寸，头正中线旁开4.5寸）。

【功效】止痛醒脑、振奋精神、清头明目、活血通络。

【施灸方法】宜采用温和灸。施灸时，被施灸者取坐位，施灸者手执艾条以点燃的一端对准施灸穴位上，距离皮肤1.5~3厘米，以感到施灸处温热、舒适为度。

【施灸时间】牙痛时灸，每次灸10~20分钟。

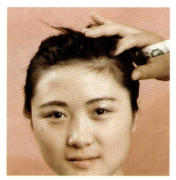
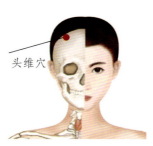

口腔溃疡

口腔溃疡，民间一般称之为"口腔上火"或"口疮"，是一种以周期性反复发作为特点的口腔粘膜局限性溃疡损伤，可自愈，可发生在口腔粘膜的任何部位。以口腔的唇、颊、软腭或齿龈等处的粘膜多见，发生单个或者多个大小不等的圆形或椭圆形溃疡，表面覆盖灰白或黄色假膜，中央凹陷，边界清楚，周围粘膜红而微肿，溃疡局部灼痛明显，具有周期性、复发性、自限性的特征，严重者还会影响食欲，对日常饮食造成极大不便。中医认为，口腔溃疡多由心脾积热、阴虚火旺引起。现代医学认为，复发性口腔溃疡首先与免疫有着密切关系。此外，贫血、偏食、消化不良、腹泻、发热、睡眠不足、过度疲劳、精神紧张、工作压力大、月经周期改变等现象频繁出现，也会造成机体免疫力下降，导致复发性口腔溃疡的频繁发作。在相关穴位艾灸可清热解毒、消肿止痛，从而治疗该病。

▶ 一般施灸

灸 合谷穴

【定位取穴】该穴位于第1、第2掌骨间，当第2掌骨桡侧的中点处。取穴时，以一手的拇指掌面指关节横纹，放在另一手的拇、食指的指蹼缘上，屈指当拇指尖尽处为取穴部位。

【功效】镇静止痛，通经活络，清热解表。

【施灸方法】宜采用温和灸。施灸时，手执艾条以点燃的一端对准施灸部位，距离皮肤1.5~3厘米，以感到施灸处温热、舒适为度。

【施灸时间】每日灸1次，每次灸5~10分钟。一般6次为1疗程。

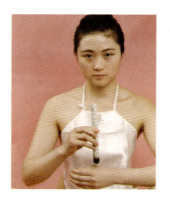
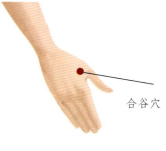

灸 三阴交穴

【定位取穴】该穴位于小腿内侧，当足内踝尖上3寸，胫骨内侧缘后方。取穴时正坐屈膝成直角，以手4指并拢，小指下边缘紧靠内踝尖上，食指上缘所在水平线在胫骨后缘的交点，为取穴部位。

【功效】滋阴降火。

【施灸方法】施灸时，取坐位，手执艾条以点燃的一端对准施灸部位，距离皮肤1.5~3厘米，以感到施灸处温热、舒适为度。

【施灸时间】每日灸1次，每次灸5~10分钟，灸至皮肤产生红晕为止。

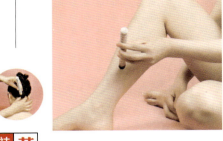
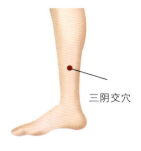

三阴交穴

趾缝纹头端与足跟连线的前1/3处。取穴时，可采用正坐或仰卧、跷足的姿势。

【功效】养心安神、补肾壮阳、调理脾胃。

【施灸方法】采用温和灸法。手执艾条以点燃的一端对准施灸部位，距离皮肤1.5～3厘米，灸至皮肤产生红晕为止。

【施灸时间】每日灸1次，每次10分钟。最好在每晚临睡前灸。

灸 足三里穴

【定位取穴】该穴位于外膝眼下3寸，距胫骨前嵴1横指，当胫骨前肌上。取穴时，由外膝眼向下量4横指，在腓骨与胫骨之间，由胫骨旁量1横指，该处即是。

【功效】调节机体免疫力、增强抗病能力、调理脾胃、补中益气、通经活络、疏风化湿、扶正祛邪。

【施灸方法】采用温和灸法。取坐位，点燃艾条对准施灸部位，距离皮肤1.5～3厘米，以感到施灸处温热、舒适为度。

【施灸时间】隔日灸1次，每次灸3～15分钟，灸至皮肤产生红晕为止。最好在每晚临睡前灸。

扁桃体炎

扁桃体炎是扁桃体的炎症。症状轻重不一。由病毒引起者，局部及全身症状皆较轻，扁桃体充血，表面无渗出物。由细菌所致者症状较重，起病较急，可有恶寒及高热，体温可达39～40℃。幼儿可因高热而抽搐。咽痛明显，吞咽时尤重，甚至可放射到耳部。病程约7天左右。中医称扁桃体为"乳蛾"，认为急乳蛾发病原因有风寒、湿邪、风瘟、风火、热毒、肺胃郁热等，总的来说，一是湿邪外感，直犯肺胃；二是内有伏火，上犯咽喉。而慢乳蛾主要是因为先天不足、痰气阻塞、热火上扰、饮食所伤、肝火痰结、痰淤内结等，儿童的主要发病原因是禀赋不足、气血双亏，致痰浊凝滞难解而僵肿。在相关穴位艾灸可以益气健脾、和胃利咽，从而治疗此病。

▶ 一般施灸

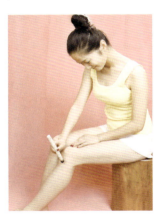
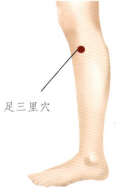

足三里穴

灸 合谷穴

【定位取穴】该穴位于第1、第2掌骨间，当第2掌骨桡侧的中点处。取穴时，以一手的拇指掌面指关节横纹，放在另一手的拇、食指的指蹼缘上，屈指当拇指尖尽处为取穴部位。

【功效】镇静止痛，通经活络，清热解表。

【施灸方法】宜采用温和灸。施灸时，手执艾条以点燃的一端对准施灸部位，距离皮肤1.5～3厘米，以感到施灸处温热、舒适为度。

【施灸时间】每日灸1次，每次灸5～10分钟。一般6次为1疗程。

灸 涌泉穴

【定位取穴】该穴位于足前部凹陷处第2、3趾

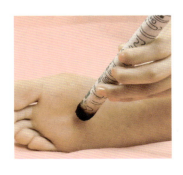
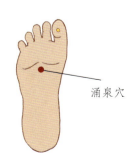

涌泉穴

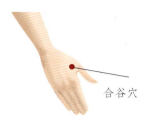
合谷穴

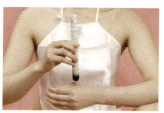

在每晚临睡前灸。

灸 足三里穴

【定位取穴】该穴位于外膝眼下3寸，距胫骨前嵴1横指，当胫骨前肌上。取穴时，由外膝眼向下量4横指，在腓骨与胫骨之间，由胫骨旁量1横指，该处即是。

【功效】祛除寒气，调理脾胃。

【施灸方法】采用温和灸。取坐位，点燃艾条对准施灸部位，距离皮肤1.5～3厘米，以感到施灸处温热、舒适为度，灸至皮肤产生红晕为止。

【施灸时间】每日灸1次，每次灸5～10分钟。最好在每晚临睡前灸。

灸 曲池穴

【定位取穴】该穴位于肘横纹外侧端，屈肘时当尺泽与肱骨外上髁连线中点。取穴时，仰掌屈肘成45°，肘关节桡侧，肘横纹头为取穴部位。

【功效】清热去火。

【施灸方法】宜采用温和灸。施灸时，手执艾条以点燃的一端对准施灸部位，距离皮肤1.5～3厘米处施灸。

【施灸时间】每日灸1～2次，每次灸30分钟，灸至皮肤产生红晕为止。

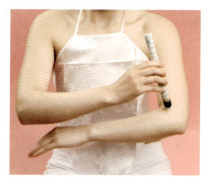
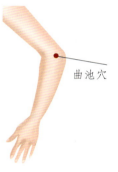
曲池穴

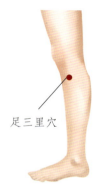
足三里穴

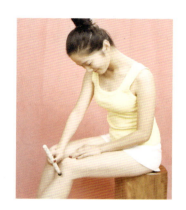

灸 大椎穴

【定位取穴】该穴位于颈部下端，背部正中线上，第7颈椎棘突下凹陷中。取穴时正坐低头，可见颈背部交界处椎骨有一高突，并能随颈部左右摆动而转动者即是第7颈椎，其下为大椎穴。

【功效】祛除寒气，预防颈椎病。

【施灸方法】宜采用回旋灸。施灸时，被施灸者俯卧，施灸者站或坐于一旁，手执艾条以点燃的一端对准施灸部位，距离皮肤1.5～3厘米，以感到施灸处温热、舒适为度。

【施灸时间】每日灸1～2次，每次灸30分钟，灸至皮肤产生红晕为止。

灸 涌泉穴

【定位取穴】该穴位于足前部凹陷处第2、3趾趾缝纹头端与足跟连线的前1/3处。取穴时，可采用正坐或仰卧、跷足的姿势。

【功效】养心安神、补肾壮阳、调理脾胃。

【施灸方法】采用温和灸。手执艾条以点燃的一端对准施灸部位，距离皮肤1.5～3厘米，灸至皮肤产生红晕为止。

【施灸时间】每日灸1次，每次10分钟。最好

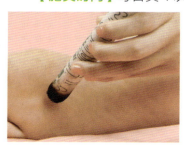
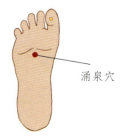
涌泉穴

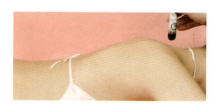
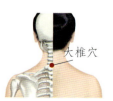
大椎穴

▶ 辨症施灸

症状1：急性扁桃体炎。

加灸 少泽穴

【定位取穴】该穴位于手小指末节尺侧，距指甲角0.1寸。沿手小指指甲底部与尺侧缘引线的交点为取穴部位。

【功效】宁气宁神，调气止痛。

【施灸方法】采用温和灸法，取坐位，点燃艾条对准施灸部位，距离皮肤1.5～3厘米，以感到施灸处温热、舒适为度。

【施灸时间】每日灸1～2次，每次灸10～20分钟，灸至皮肤产生红晕为止。

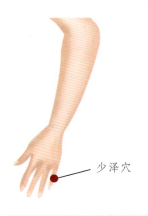 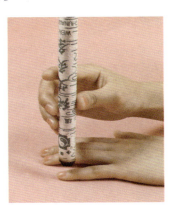

少泽穴

灸 鱼际穴

【定位取穴】该穴位于手外侧，第1掌骨中点，赤白肉际处。

【功效】清热利咽。

【施灸方法】采用温和灸。取坐位，点燃艾条对准施灸部位，距离皮肤1.5～3厘米，以感到施灸处温热、舒适为度。

【施灸时间】每日灸1～2次，每次灸10～20分钟，灸至皮肤产生红晕为止。

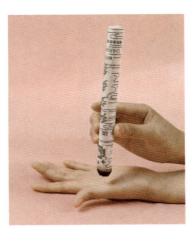 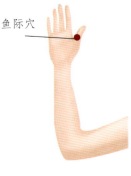

鱼际穴

加灸 内庭穴

【定位取穴】该穴位于足背，当第2、第3趾间，趾蹼缘后方赤白肉际处。取穴时，可采用正坐或仰卧，跷足的姿势，在第2趾根部，脚趾弯曲时趾尖碰到处，约第2趾趾根下约3厘米处。

【功效】镇静安神。

【施灸方法】手执艾条以点燃的一端对准施灸穴位上，距离皮肤1.5～3厘米，以感到施灸处温热、舒适为度。

【施灸时间】每日灸1～2次，每次灸10～20分钟，灸至皮肤产生红晕为止。

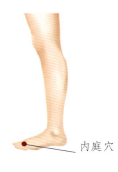 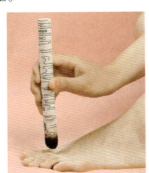

内庭穴

加灸 天突穴

【定位取穴】该穴位于颈部，当前正中线上。取穴时，可采用仰靠坐位的姿势，在两锁骨中间，胸骨上窝中央。

【功效】宣通肺气，利咽止咳。

【施灸方法】被施灸者取坐位，施灸者手执艾条以点燃的一端对准施灸穴位上，距离皮肤1.5～3厘米，以感到施灸处温热、舒适为度。

【施灸时间】每日灸1～2次，每次灸10～20分钟。

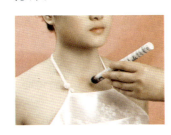 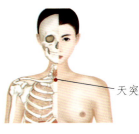

天突穴

毛囊炎

毛囊炎是指葡萄球菌侵入毛囊部位所发生的化脓性炎症。中医学根据其发病部位及形状有不同的命名，如大珠疮、发际疮、羊胡子疮、蝼蛄疖、蝼蛄患、蟮拱头等。本病好发于头部、项部、臀部、肛周或身体其他部位，且有复发倾向，常多处发生，性质顽固，迁延难愈。中医认为，毛囊炎多由湿热内蕴，外受热邪，熏蒸肺系，蕴结肌肤，郁久化热，热盛肉腐成脓，脓毒流窜，相互贯通，发为本病。或素体虚弱，卫外不固，外感热毒；或因皮肤不洁，复遭风毒侵袭，风外搏结所致。在相关穴位艾灸能够补益气血，托毒消肿，滋肾养阴，调控肌体的免疫力，从而达到治疗的目的。

▶ 一般施灸

灸 大椎穴

【定位取穴】该穴位于颈部下端，背部正中线上，第7颈椎棘突下凹陷中。取穴时正坐低头，可见颈背部交界处椎骨有一高突，并能随颈部左右摆动而转动者即是第7颈椎，其下为大椎穴。

【功效】清热泻火。

【施灸方法】宜采用回旋灸。施灸时，被施灸者俯卧，施灸者站或坐于一旁，手执艾条以点燃的一端对准施灸部位，距离皮肤1.5～3厘米，以感到施灸处温热、舒适为度。

【施灸时间】隔日灸1次，每次灸10～15分钟左右，灸至皮肤产生红晕为止。

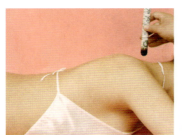
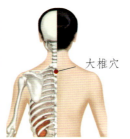

大椎穴

灸 手三里穴

【定位取穴】该穴位于前臂背面桡侧，当阳溪与曲池连线上，肘横纹下2寸。

【功效】通经活络，消肿止痛。

【施灸方法】宜采用温和灸。施灸时，手执艾条以点燃的一端对准施灸部位，距离皮肤1.5～3厘米，以感到施灸处温热、舒适为度。

【施灸时间】隔日灸1次，每次10～15分钟，灸至皮肤产生红晕为止。

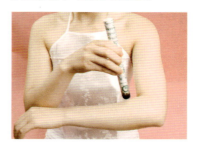
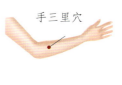

手三里穴

灸 养老穴

【定位取穴】该穴位于前臂背面尺侧，当尺骨小头近端桡侧凹陷中。取穴时，屈肘，掌心向胸，在尺骨小头的桡侧缘上，与尺骨小头最高点平齐的骨缝中。

【功效】清除胃肠湿热，荡涤毒火。

【施灸方法】宜采用温和灸。施灸时，手执艾条以点燃的一端对准施灸部位，距离皮肤1.5～3厘米，以感到施灸处温热、舒适为度。

【施灸时间】隔日灸1次，每次10～15分钟，灸至皮肤产生红晕为止。

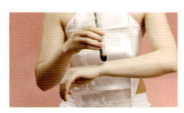
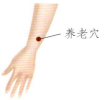

养老穴

皮肤瘙痒症

皮肤瘙痒症是指无原发皮疹，但有瘙痒的一种皮肤病，中医称之为风瘙痒。皮肤瘙痒症属于神经精神性皮肤病，是一种皮肤神经官能症疾患。临床上将只有皮肤瘙痒而无原发性皮肤损害者称之为瘙痒症。属中医"痒风"的范畴。其瘙痒发生于全身或局部，常为阵发性，尤以夜间为重。中医认为，风邪、湿邪、热邪、血虚、虫淫等为致病的主要原因，在相关穴位艾灸能够疏风祛湿、清热解毒、凉血润燥、活血化瘀，从而达到驱邪扶正止痒之功效。

▶ 一般施灸

灸 曲池穴

【定位取穴】该穴位于肘横纹外侧端，屈肘时当尺泽与肱骨外上髁连线中点。取穴时，仰掌屈肘成45°，肘关节桡侧，肘横纹头为取穴部位。

【功效】清热去火。

【施灸方法】宜采用温和灸。施灸时，手执艾条以点燃的一端对准施灸部位，距离皮肤1.5～3厘米处施灸。也可以用艾灸罐旋灸。

【施灸时间】每日灸1～2次，每次灸20分钟，灸至皮肤产生红晕为止。

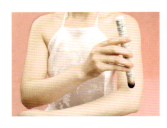
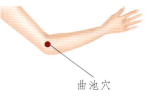
曲池穴

灸 膈俞穴

【定位取穴】该穴位于背部，当第7胸椎棘突下，旁开1.5寸。由平双肩胛骨下角之椎骨（第7胸椎），其棘突下缘旁开约2横指（食、中指）处为取穴部位。

【功效】和血止痒。

【施灸方法】宜采用回旋灸。施灸时，被施灸者仰卧，施灸者站或坐于一旁，手执艾条以点燃的一端对准施灸部位，距离皮肤1.5～3厘米，左右方向平行往复或反复旋转施灸，以感到施灸处温热、舒适为度。

【施灸时间】每日灸1～2次，每次灸15～20分钟左右，灸至皮肤产生红晕为止。

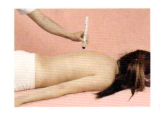
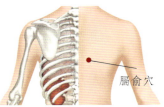
膈俞穴

灸 血海穴

【定位取穴】该穴位于大腿内侧，髌底内侧端上2寸，当股四头肌内侧头的隆起处。取穴时，坐位，屈膝成90°，医者立于患者对面，用左手掌心对准右髌骨中央，手掌伏于其膝盖上，拇指尖所指处为取穴部位。

【功效】养血润燥，祛风止痒。

【施灸方法】温和灸。取坐位，施灸者站或坐于一旁，手执艾条以点燃的一端对准施灸部位，距离皮肤1.5～3厘米施灸，以感到施灸处温热、舒适为度。

【施灸时间】每日灸1～2次，每次灸20分钟左右，灸至皮肤产生红晕为止。

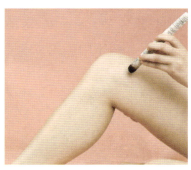
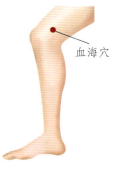
血海穴

灸 足三里穴

【定位取穴】该穴位于外膝眼下3寸，距胫骨前嵴1横指，当胫骨前肌上。取穴时，由外膝眼向下量4横指，在腓骨与胫骨之间，由胫骨旁量1横指，该处即是。

【功效】镇静安神，通络活血，调理皮肤。

【施灸方法】采用温和灸法，取坐位，点燃艾条对准施灸部位，距离皮肤1.5～3厘米，以感到施灸处温热、舒适为度。

【施灸时间】每日灸1次，每次灸3～15分钟，灸至皮肤产生红晕为止。

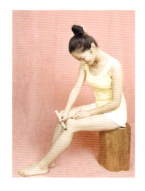
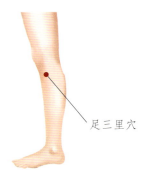
足三里穴

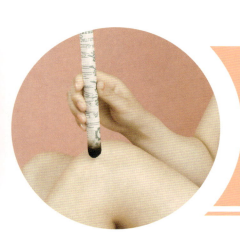

第五章

妇科疾病的艾灸疗法

痛经

痛经也称行经腹痛，是指妇女在行经前后或正值行经期间，小腹及腰部疼痛，甚至剧痛难忍，常伴有面色苍白，头面冷汗淋漓，手足厥冷，泛恶呕吐，并随着月经周期而发作。现代医学研究表明，长期痛经和月经不调的女性，容易引起色斑、暗疮，诱发妇科炎症，导致头疼失眠，情绪抑郁焦躁，导致不孕不育等数十种疾病的发生，是女人不能忽视的健康隐患。中医认为，痛经主要病机在于邪气内伏，经血亏虚，导致胞宫的气血运行不畅，"不通则痛"；或胞宫失于濡养，"不荣则痛"，因此导致痛经。在相关穴位艾灸可以调节气血、滋养肝脏，从而预防或调经止痛。

▶ 一般施灸

灸 合谷穴

【定位取穴】该穴位于第1、第2掌骨间，当第2掌骨桡侧的中点处。取穴时，以一手的拇指掌面指关节横纹，放在另一手的拇、食指的指蹼缘上，屈指当拇指尖尽处为取穴部位。

【功效】镇静安神，通络活血，调气镇痛。

【施灸方法】宜采用温和灸。施灸时，手执艾条以点燃的一端对准施灸部位，距离皮肤1.5～3厘米，以感到施灸处温热、舒适为度。

【施灸时间】每日或隔日灸1次，每次灸10～20分钟，灸至皮肤产生红晕为止。

灸 三阴交穴

【定位取穴】该穴位于小腿内侧，当足内踝尖上3寸，胫骨内侧缘后方。取穴时正坐屈膝成直角，以手4指并拢，小指下边缘紧靠内踝尖上，食指上缘所在水平线在胫骨后缘的交点，为取穴部位。

【功效】调理气血。

【施灸方法】宜采用温和灸。施灸时，取坐位，手执艾条以点燃的一端对准施灸部位，距离皮肤1.5～3厘米，以感到施灸处温热、舒适为度。

【施灸时间】每日灸1次，每次灸10分钟左右，灸至皮肤产生红晕为止。

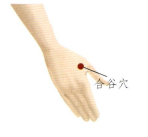

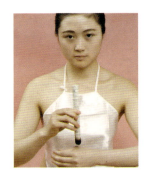

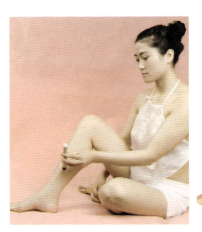

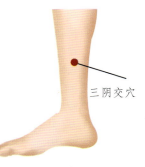

灸 关元穴

【定位取穴】该穴位于脐中下3寸，腹中线上，仰卧取穴。

【功效】培肾固本，调气回阳。

【施灸方法】宜采用温和灸。施灸时，被施灸者平卧，施灸者站或坐于一旁，手执艾条以点燃的一端对准施灸部位，距离皮肤1.5～3厘米，左右方向平行往复或反复旋转施灸，以感到施灸处温热、舒适为度。

【施灸时间】每日灸1次，每次灸30分钟，灸至皮肤产生红晕为止。

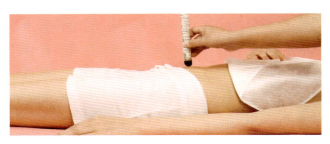
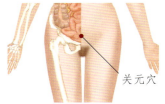
关元穴

灸 中极穴

【定位取穴】该穴位于下腹部，前正中线上，当脐中下4寸。

【功效】益肾兴阳，通经止带。

【施灸方法】宜采用温和灸。施灸时，被施灸者平卧，施灸者站或坐于一旁，手执艾条以点燃的一端对准施灸部位，距离皮肤1.5～3厘米，左右方向平行往复或反复旋转施灸，以感到施灸处温热、舒适为度。

【施灸时间】每日灸1次，每次灸30分钟，灸至皮肤产生红晕为止。

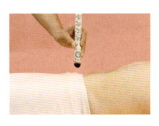
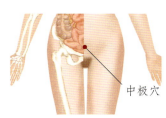
中极穴

▶ 辨症施灸

症状1：经行不畅，经血紫暗，经静疼痛消失。

加灸 膻中穴

【定位取穴】该穴位于胸部，前正中线上，两乳头连线的中点。

【功效】活血通络，行气解郁。

【施灸方法】宜采用回旋灸。施灸时，被施灸者俯卧，施灸者站或坐于一旁，手执艾条以点燃的一端对准施灸部位，距离皮肤1.5～3厘米，左右方向平行往复或反复旋转施灸，以感到施灸处温热、舒适为度。

【施灸时间】每日或隔日灸1次，每次灸10分钟左右。

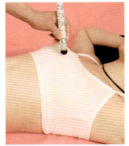
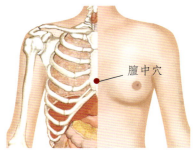
膻中穴

加灸 太冲穴

【定位取穴】该穴位于足背侧，第1、2趾跖骨连接部位中。取穴时，可采用正坐或仰卧的姿势，以手指沿拇趾、次趾夹缝向上移压，压至能感觉到动脉映手，即是太冲穴。

【功效】活血通络，行气解郁。

【施灸方法】手执艾条，以点燃的一端对准施灸部位，距离皮肤1.5～3厘米施灸，以感到施灸处温热、舒适为度。

【施灸时间】每日灸1次，每次灸10分钟。

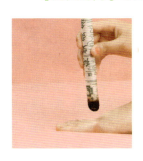
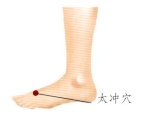
太冲穴

症状2：隐隐作痛，喜揉按，经色淡，量薄，经期神色疲乏无力，腰部有酸涨感。

加灸 太溪穴

【定位取穴】该穴位于足内侧，内踝后方与脚跟骨筋腱之间的凹陷处。也就是说在脚的内踝与跟腱之间的凹陷处。双侧对称，也就是两个。

【功效】调和气色，滋阴补肾。

【施灸方法】采用温和灸。取坐位，施灸时，手执艾条以点燃的一端对准施灸部位，距离皮肤1.5～3厘米，以感到施灸处温热、舒适为度。

【施灸时间】每日灸1次，每次灸3～15分钟，灸至皮肤产生红晕为止。

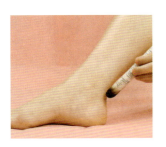

太溪穴

加灸 足三里穴

【定位取穴】该穴位于外膝眼下3寸，距胫骨前嵴1横指，当胫骨前肌上。取穴时，由外膝眼向下量4横指，在腓骨与胫骨之间，由胫骨旁量1横指，该处即是。

【功效】滋阴补肾。

【施灸方法】采用温和灸，施灸时取坐位，点燃艾条对准施灸部位，距离皮肤1.5～3厘米，以感到施灸处温热、舒适为度。

【施灸时间】隔日灸1次，每次灸10分钟。最好在每晚临睡前灸。

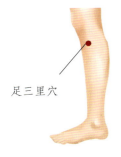

足三里穴

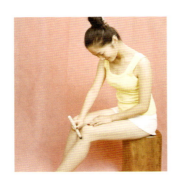

加灸 肾俞穴

【定位取穴】该穴位于腰部，当第2腰椎棘突下，旁开1.5寸。与肚脐中相对应处即为第2腰椎，其棘突下缘旁开约2横指（食、中指）处为取穴部位。

【功效】调和气色，滋阴补肾。

【施灸方法】采用温和灸，被施灸者俯卧，施灸者站或坐于一旁，手执艾条以点燃的一端对准施灸部位，距离皮肤1.5～3厘米，以感到施灸处温热、舒适为度。

【施灸时间】每日灸1次，每次灸15～30分钟。

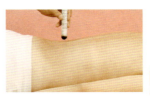 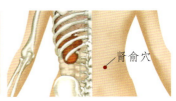

肾俞穴

温馨小贴士

艾灸疗法对本症有较好的疗效。在预防和护理方面要注意以下几点：

1. 注意并讲究经期卫生，经前期及经期少吃生冷和辛辣等刺激性强的食物。

2. 平时要加强体育锻炼，尤其是体质虚弱者。还应注意改善营养状态，并要积极治疗慢性疾病。

3. 消除对月经的紧张、恐惧心理，解除思想顾虑，心情要愉快。可以适当参加劳动和运动，但要注意休息。

4. 疼痛发作时可对症处理，可服用阿托品片及安定片，都可缓解疼痛。长期不能缓解的，可作适当的中医辨证调理。另外，喝一些热的红糖姜水也会收到良好效果。

月经不调

月经不调是指月经的周期、时间长短、颜色、经量、质地等发生异常改变的一种妇科常见疾病。临床表现为月经时间的提前或延后、量或多或少、颜色或鲜红或淡红、经质或清稀或赤稠，并伴有头晕、心跳快、心胸烦闷，容易发怒、夜晚睡眠不好、小腹胀满、腰酸腰痛、精神疲倦等症状。中医认为月经不调是由于血热、肾气气亏、气血虚弱等原因。大多患者都由于体质虚弱、内分泌失调所致，在相关穴位艾灸可以调节气血,滋养肝肾,对治疗有积极的作用。

▶ 一般施灸

灸 三阴交穴

【定位取穴】该穴位于小腿内侧,当足内踝尖上3寸,胫骨内侧缘后方。取穴时正坐屈膝成直角,以手4指并拢,小指下边缘紧靠内踝尖上,食指上缘所在水平线在胫骨后缘的交点,为取穴部位。

【功效】滋阴降火。

【施灸方法】施灸时,取坐位,手执艾条以点燃的一端对准施灸部位,距离皮肤1.5~3厘米,以感到施灸处温热、舒适为度。

【施灸时间】每日灸1次,每次灸3~15分钟,灸至皮肤产生红晕为止。经期或经期后施灸。

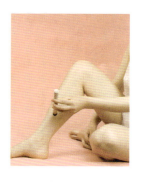
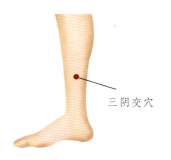
三阴交穴

灸 血海穴

【定位取穴】该穴位于大腿内侧,髌底内侧端上2寸,当股四头肌内侧头的隆起处。取穴时,坐位,屈膝成90°,医者立于患者对面,用左手掌心对准右髌骨中央,手掌伏于其膝盖上,拇指尖所指处为取穴部位。

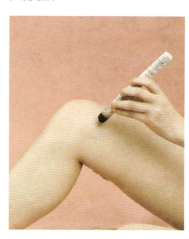
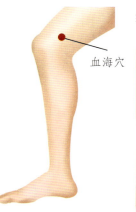
血海穴

【功效】养血润燥,祛风止痒。

【施灸方法】温和灸。取坐位,施灸者站或坐于一旁,手执艾条以点燃的一端对准施灸部位,距离皮肤1.5~3厘米施灸,以感到施灸处温热、舒适为度。

【施灸时间】每日灸1~2次,每次灸20分钟左右,灸至皮肤产生红晕为止。经期或经期后施灸。

灸 关元穴

【定位取穴】该穴位于脐中下3寸,腹中线上,仰卧取穴。

【功效】培肾固本,调气回阳。

【施灸方法】施灸时,被施灸者仰卧,施灸者站或坐于一旁,手执艾条以点燃的一端对准施灸部位,距离皮肤1.5~3厘米,以感到施灸处温热、舒适为度。

【施灸时间】每日灸1次,每次灸30分钟。

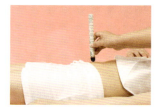
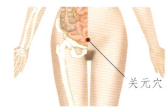
关元穴

灸 肾俞穴

【定位取穴】该穴位于腰部,当第2腰椎棘突下,旁开1.5寸。与肚脐中相对应处即为第2腰椎,其棘突下缘旁开约2横指(食、中指)处为取穴部位。

【功效】调活气血。

【施灸方法】被施灸者俯卧,施灸者站或坐于一旁,手执艾条以点燃的一端对准施灸部位,距离皮肤1.5~3厘米,以感到施灸处温热、舒适为度。

【施灸时间】每日或隔日灸1次,每次灸15分钟,经期或经期后施灸。

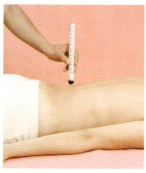
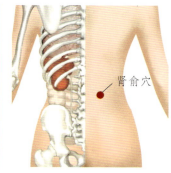
肾俞穴

▶ 辨症施灸

症状：月经提前。

加灸 涌泉穴

【定位取穴】该穴位于足前部凹陷处第2、3趾趾缝纹头端与足跟连线的前1/3处。取穴时，可采用正坐或仰卧、跷足的姿势。

【功效】益阳益气，通经活血，祛除下肢寒气，调理脾胃。

【施灸方法】采用温和灸法。手执艾条以点燃的一端对准施灸部位，距离皮肤1.5～3厘米，以感到施灸处温热、舒适为度。

【施灸时间】每日灸1次，每次灸3～15分钟，经期或经期后施灸。

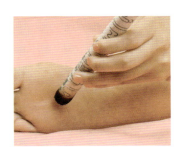
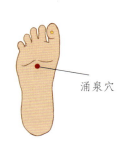

涌泉穴

加灸 足三里穴

【定位取穴】该穴位于外膝眼下3寸，距胫骨前嵴1横指，当胫骨前肌上。取穴时，由外膝眼向下量4横指，在腓骨与胫骨之间，由胫骨旁量1横指，该处即是。

【功效】温阳益气，通络活血。

【施灸方法】施灸取坐位，点燃艾条对准施灸部位，距离皮肤1.5～3厘米，以感到施灸处温热、舒适为度。

【施灸时间】每日灸1次，每次灸3～15分钟，经期或经期后施灸。

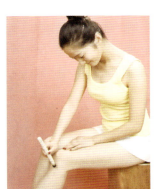
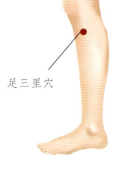

足三里穴

灸 血海穴

【定位取穴】该穴位于下腹部，前正中线上，当脐中下1.5寸。取穴时，可采用仰卧的姿势，直线连结肚脐与耻骨上方，将其分为十等分，从肚脐3/10的位置，即为此穴。

【功效】祛除下肢寒气，调理脾胃。

【施灸方法】宜采用温和灸。施灸时，被施灸者平卧，施灸者站或坐于一旁，手执艾条以点燃的一端对准施灸部位，距离皮肤1.5～3厘米，以感到施灸处温热、舒适为度。

【施灸时间】每日灸1次，每次灸3～15分钟，灸至皮肤产生红晕为止。经期或经期后施灸。

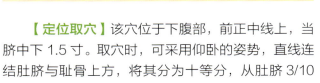
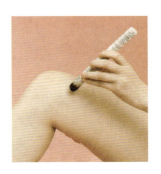
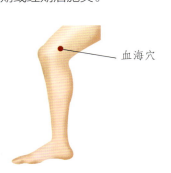

血海穴

带下病

白带是指正常妇女阴道内流出的少量白色无味的分泌物。若在经期、排卵期或妊娠期白带增多，是妇女正常的生理现象。如果妇女阴道分泌物增多，且连绵不断，色黄、色红、带血，或黏稠如脓，或清稀如水，气味腥臭，就是带下病证。带下病患者常伴有心烦、口干、头晕、腰酸痛、小腹有下坠、肿痛感、阴部瘙痒、小便少，颜色黄，全身乏力等症状。中医经典著作《傅青主女科》认为，带下病主要是带脉受伤害，原因是脾气虚弱，肝气郁积，湿气侵入及热气急逼所引起，因而认为带下病大多是湿证，是湿热侵入胞宫、阴器，累及任脉和带脉，使任脉失固，带脉失约而导致妇女发病。在相关穴位艾灸可以达到健脾利湿，补肾止带的目的。

▶ 一般施灸

灸 三阴交穴

【定位取穴】该穴位于小腿内侧,当足内踝尖上3寸,胫骨内侧缘后方。取穴时正坐屈膝成直角,以手4指并拢,小指下边缘紧靠内踝尖上,食指上缘所在水平线在胫骨后缘的交点,为取穴部位。

【功效】滋阴降火。

【施灸方法】施灸时,取坐位,手执艾条以点燃的一端对准施灸部位,距离皮肤1.5～3厘米,以感到施灸处温热、舒适为度。

【施灸时间】每日灸1次,每次灸10分钟,灸至皮肤产生红晕为止,5次为1个疗程。

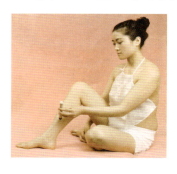
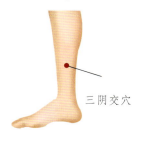
三阴交穴

灸 白环俞穴

【定位取穴】该穴位于骶部,当骶正中嵴旁1.5寸,平第四骶后孔。取穴时俯卧位,平第4骶后孔,督脉旁开1.5寸处取穴。

【功效】益肾固精,调理经带。

【施灸方法】采用回旋灸。施灸时,被施灸者俯卧,施灸者站或坐于一旁,手执艾条以点燃的一端对准施灸部位,距离皮肤1.5～3厘米,左右方向平行往复或反复旋转施灸,以感到施灸处温热、舒适为度。

【施灸时间】每日灸1～2次,每次灸10分钟,灸至皮肤产生红晕为止,5次为1个疗程。

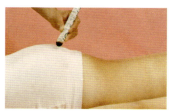
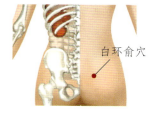
白环俞穴

灸 气海穴

【定位取穴】该穴位于下腹部,前正中线上,当脐中下1.5寸。取穴时,可采用仰卧的姿势,直线连结肚脐与耻骨上方,将其分为十等分,从肚脐3/10的位置,即为此穴。

【功效】温阳益气,扶正固本,培元补虚。

【施灸方法】宜采用回旋灸。施灸时,被施灸者平卧,施灸者站或坐于一旁,手执艾条以点燃的一端对准施灸部位,距离皮肤1.5～3厘米,以感到施灸处温热、舒适为度。

【施灸时间】每日灸1～2次,每次灸10分钟,灸至皮肤产生红晕为止,5次为1个疗程。

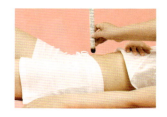
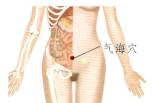
气海穴

灸 带脉穴

【定位取穴】该穴位于侧腹部,章门下1.8寸,当第11肋骨游离端下方垂线与脐水平线的交点上。

【功效】健脾利湿,调经止带。

【施灸方法】被施灸者俯卧,施灸者站或坐于一旁,手执艾条以点燃的一端对准施灸部位,距离皮肤1.5～3厘米,以感到施灸处温热、舒适为度。

【施灸时间】每日灸1～2次,每次灸10分钟,灸至皮肤产生红晕为止,5次为1个疗程。

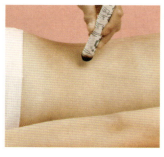
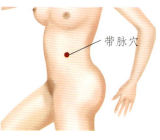
带脉穴

▶ 辨症施灸

症状1:带下色白、黏稠、无臭味,大便稀薄。

加灸 中脘穴

【定位取穴】该穴位于上腹部,前正中线上,当脐中上4寸。取穴时,可采用仰卧位,脐中与胸剑联合部(心窝上边)的中点为取穴部位。

【功效】祛除寒气。

【施灸方法】宜采用回旋灸。施灸时,被施灸者仰卧,施灸者站或坐于一旁,手执艾条以点燃的一端对准施灸部位,距离皮肤1.5~3厘米,以感到施灸处温热、舒适为度。

【施灸时间】每日灸1次,每次灸10分钟,5次为1个疗程。

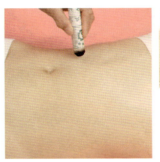
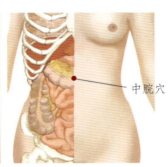
中脘穴

加灸 足三里穴

【定位取穴】该穴位于外膝眼下3寸,距胫骨前嵴1横指,当胫骨前肌上。取穴时,由外膝眼向下量4横指,在腓骨与胫骨之间,由胫骨旁量1横指,该处即是。

【功效】调理脾胃、补中益气。

【施灸方法】采用温和灸法。取坐位,点燃艾条对准施灸部位,距离皮肤1.5~3厘米,以感到施灸处温热、舒适为度。

【施灸时间】每日灸1次,每次灸10分钟,5次为1个疗程。

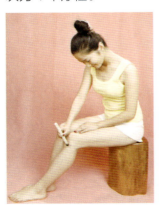
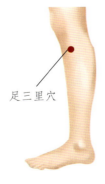
足三里穴

症状2:带下色白,或清冷如水,腰脊酸楚,怕冷;或带下量不多,但颜色呈淡红、黏稠,阴道干涩灼热。

加灸 太溪穴

【定位取穴】该穴位于足内侧,内踝后方与脚跟骨筋腱之间的凹陷处。也就是说在脚的内踝与跟腱之间的凹陷处。双侧对称,也就是两个。

【功效】滋阴补肾。

【施灸方法】采用温和灸法。取坐位,施灸时,手执艾条以点燃的一端对准施灸部位,距离皮肤1.5~3厘米,以感到施灸处温热、舒适为度。

【施灸时间】每日灸1次,每次灸10分钟,灸至皮肤产生红晕为止,5次为1个疗程。

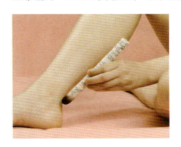
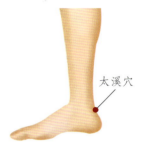
太溪穴

乳腺炎

乳腺炎是指乳腺的急性化脓性感染,是产褥期的常见病,是引起产后发热的原因之一,最常见于哺乳妇女,尤其是初产妇。哺乳期的任何时间均可发生,而哺乳的开始最为常见。本病初起乳房肿胀、疼痛,肿块压痛,表面红肿,发热;如继续发展,则症状加重,乳房搏动性疼痛。严重者伴有高烧,寒战,乳房肿痛明显,局部皮肤红肿,有硬结、压痛,患侧腋下淋巴结肿大,压痛。炎症在数天内软化,形成乳房肿,有波动感,脓肿深的皮肤发红及波动感不明显。发病前常有乳头皲裂,乳头隐畸形,乳房受挤压,乳汁淤积等诱因。是初产妇常见的一种病症,轻者不能给婴儿正常喂奶,重者则要手术治疗。但能及早预防或发现后及时治疗,可避免或减轻病症。本病的临床特点为发病急,可伴有发热、畏寒,病侧乳房红肿热痛,出现硬块,最后形成脓肿等。中医认为,乳房为肝胃二经所循,多因情志不舒或胃经蕴热,使乳汁瘀滞所致。在相应部位艾灸能够疏肝理气、行气通乳,缓解症状。

▶ 一般施灸

灸 肩井穴

【定位取穴】该穴位于大椎穴与肩峰连线中点，肩部最高处。取穴时一般采用正坐、俯伏或者俯卧的姿势，此穴位于肩上，前直乳中，当大椎与肩峰端连线的中点，即乳头正上方与肩线交接处。

【功效】祛风清热，活络消肿。

【施灸方法】采用温和灸法。被施灸者俯卧，施灸者手执艾条以点燃的一端对准施灸部位，距离皮肤1.5～3厘米，以感到施灸处温热、舒适为度。

【施灸时间】每日灸1～2次，每次10～15分钟。

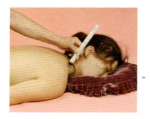 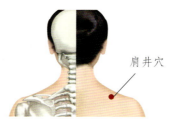

肩井穴

灸 乳根穴

【定位取穴】该穴位于胸部，当乳头直下，乳房根部，第5肋间隙，距前正中线4寸。

【功效】燥化脾湿。

【施灸方法】采用温和灸法。被施灸者俯卧，施灸者手执艾条以点燃的一端对准施灸部位，距离皮肤1.5～3厘米，以感到施灸处温热、舒适为度。

【施灸时间】每日灸1～2次，每次10～15分钟。

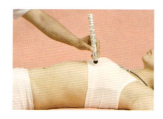 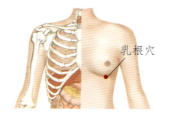

乳根穴

灸 曲池穴

【定位取穴】该穴位于肘横纹外侧端，屈肘时当尺泽与肱骨外上髁连线中点。取穴时，仰掌屈肘成45°，肘关节桡侧，肘横纹头为取穴部位。

【功效】清热去火。

【施灸方法】宜采用温和灸。施灸时，手执艾条以点燃的一端对准施灸部位，距离皮肤1.5～3厘米处施灸，以感到施灸处温热、舒适为度。

【施灸时间】每日灸1～2次，每次灸10～15分钟。

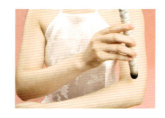 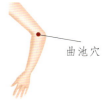

曲池穴

灸 足三里穴

【定位取穴】该穴位于外膝眼下3寸，距胫骨前嵴1横指，当胫骨前肌上。取穴时，由外膝眼向下量4横指，在腓骨与胫骨之间，由胫骨旁量1横指，该处即是。

【功效】调理脾胃、补中益气。

【施灸方法】采用温和灸法。取坐位，点燃艾条对准施灸部位，距离皮肤1.5～3厘米，以感到施灸处温热、舒适为度。

【施灸时间】每日灸1～2次，每次灸10～15分钟。

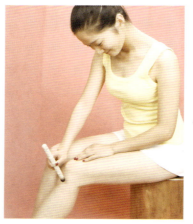 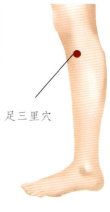

足三里穴

▶ 辨症施灸

症状1：发高烧，乳房红肿，皮肤发红有灼热感，肿块变软。

加灸 外关穴

【定位取穴】该穴位于前臂背侧，当阳池与肘尖的连线上，腕背横纹上 2 寸，尺骨与桡骨之间。

【功效】调气镇痛。

【施灸方法】宜采用温和灸。施灸时，手执艾条以点燃的一端对准施灸部位，距离皮肤 1.5～3 厘米处施灸，以感到施灸处温热、舒适为度。

【施灸时间】每日灸 1～2 次，每次灸 10～15 分钟。

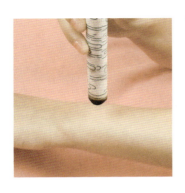
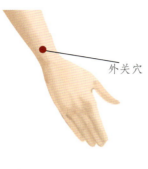
外关穴

加灸 合谷穴

【定位取穴】该穴位于第 1、第 2 掌骨间，当第 2 掌骨桡侧的中点处。取穴时，以一手的拇指掌面指关节横纹，放在另一手的拇、食指的指蹼缘上，屈指当拇指尖尽处为取穴部位。

【功效】镇静安神，通络活血。

【施灸方法】宜采用温和灸。施灸时，手执艾条以点燃的一端对准施灸部位，距离皮肤 1.5～3 厘米处，以感到施灸处温热、舒适为度。

【施灸时间】每日灸 1～2 次，每次灸 10～15 分钟。

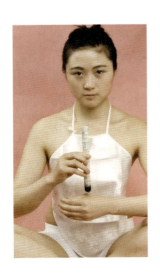
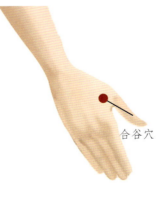
合谷穴

症状 2：乳房非常胀痛。

加灸 足临泣穴

【定位取穴】该穴位于足背外侧，当足 4 趾本节（第 4 趾关节）的后方，小趾伸肌腱的外侧凹陷处。取穴时，可采用仰卧的姿势，足临泣穴位于足背外侧，第 4 趾、小趾跖骨夹缝中。

【功效】祛风，泻火。

【施灸方法】宜采用温和灸。施灸时，手执艾条以点燃的一端对准施灸部位，距离皮肤 1.5～3 厘米，以感到施灸处温热、舒适为度。

【施灸时间】每日灸 1～2 次，每次灸 10～15 分钟，灸至皮肤产生红晕为止。

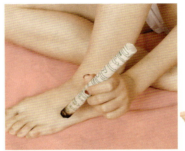
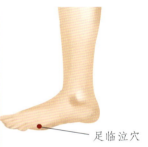
足临泣穴

乳腺增生

乳腺增生是指乳腺上皮和纤维组织增生，乳腺组织导管和乳小叶在结构上的退行性病变及进行性结缔组织的生长，其发病原因主要是由于内分泌激素失调。乳腺增生是女性最常见的乳房疾病，多发于 30～50 岁女性，发病高峰为 35～40 岁。近些年来该病发病率呈逐年上升的趋势，年龄也越来越低龄化。主要症状以乳房疼痛及乳房肿块为主，且多与月经周期情志变化、劳累过度等因素有关，或伴乳头痛、乳头溢液等。中医认为乳腺小叶增生系肝气郁结，与情绪不快、情志抑郁等因素有关。在相应穴位艾灸能够疏肝理气、活血祛瘀，从而缓解症状。

▶ 一般施灸

灸 阳陵泉穴

【定位取穴】该穴位于小腿外侧，当腓骨头前下方凹陷处。取穴时，坐位，屈膝成90°，膝关节外下方，腓骨小头前缘与下缘交叉处的凹陷，为取穴部位。

【功效】行气解郁。

【施灸方法】施灸时，手执艾条，以点燃的一端对准施灸部位，距离皮肤1.5～3厘米施灸，以感到施灸处温热、舒适为度。

【施灸时间】每日灸1次，每次灸10分钟。

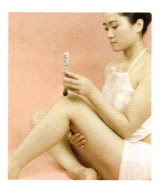
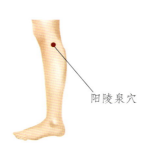
阳陵泉穴

灸 膺窗穴

【定位取穴】该穴位于胸部，当第3肋间隙，距前正中线4寸。位于第3和第4肋骨之间，在乳头中心线上距离乳头2指处取穴。

【功效】减卸胸腔内部高压，释放胸腔内部能量。

【施灸方法】采用温和灸法。被施灸者俯卧，施灸者手执艾条以点燃的一端对准施灸部位，距离皮肤1.5～3厘米，以感到施灸处温热、舒适为度。

【施灸时间】每日或隔日灸1次，每次10～15分钟，10次为1个疗程，休息1周后再灸。

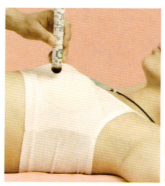
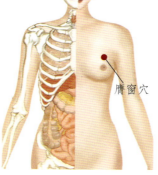
膺窗穴

灸 乳根穴

【定位取穴】该穴位于胸部，当乳头直下，乳房根部，第5肋间隙，距前正中线4寸。

【功效】燥化脾湿。

【施灸方法】采用温和灸法。被施灸者仰卧，施灸者手执艾条以点燃的一端对准施灸部位，距离皮肤1.5～3厘米，以感到施灸处温热、舒适为度。

【施灸时间】每日灸1次，每次10分钟。

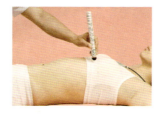
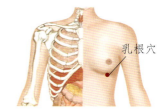
乳根穴

灸 膻中穴

【定位取穴】该穴位于胸部，前正中线上，两乳头连线的中点。

【功效】行气解郁。

【施灸方法】被施灸者俯卧，施灸者站或坐于一旁，手执艾条以点燃的一端对准施灸部位，距离皮肤1.5～3厘米，以感到施灸处温热、舒适为度。

【施灸时间】每日灸1次，每次10分钟。

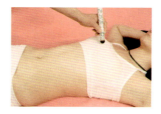
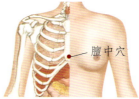
膻中穴

▶ **辨症施灸**

症状1：月经前后或情绪有波动时，乳房内的肿块随之发生变化，或大或小。

加灸 太冲穴

【定位取穴】该穴位于足背侧，第1、2趾跖骨连接部位中。取穴时，可采用正坐或仰卧的姿势，以手指沿拇趾、次趾夹缝向上移压，压至能感觉到动脉映手，即是太冲穴。

【功效】行气解郁。

【施灸方法】手执艾条，以点燃的一端对准施灸

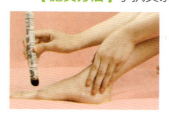
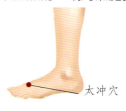
太冲穴

部位，距离皮肤1.5～3厘米施灸，以感到施灸处温热、舒适为度。

【施灸时间】每日灸1次，每次灸20分钟，灸至皮肤产生红晕为止。

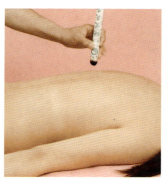
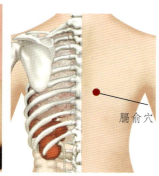

膈俞穴

加灸 膈俞穴

【定位取穴】该穴位于背部，当第7胸椎棘突下，旁开1.5寸。由平双肩胛骨下角之椎骨（第7胸椎），其棘突下缘旁开约2横指（食、中指）处为取穴部位。

【功效】行气解郁，散热活血。

【施灸方法】施灸时，被施灸者俯卧，施灸者站或坐于一旁，手执艾条以点燃的一端对准施灸部位，距离皮肤1.5～3厘米，以感到施灸处温热、舒适为度。

【施灸时间】每日灸1次，每次灸10～20分钟左右。

症状2：乳房内肿块如同一个鸡蛋，摸上去坚实光滑，没有明显肿胀感，头晕，胸闷，痰多。

加灸 丰隆穴

【定位取穴】该穴位于小腿前外侧，外踝尖上8寸，条口穴外，距胫骨前缘二横指（中指）。

【功效】化痰湿，增强抗病能力。

【施灸方法】取坐位，手执艾条以点燃的一端对

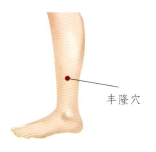
丰隆穴
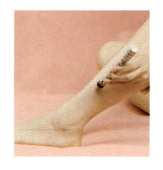

准施灸部位，距离皮肤1.5～3厘米，以感到施灸处温热、舒适为度。

【施灸时间】每日灸1次，每次灸10分钟，灸至皮肤产生红晕为止。

加灸 足三里穴

【定位取穴】该穴位于外膝眼下3寸，距胫骨前嵴1横指，当胫骨前肌上。取穴时，由外膝眼向下量4横指，在腓骨与胫骨之间，由胫骨旁量1横指，该处即是。

【功效】滋养气血。

【施灸方法】采用温和灸法。取坐位，点燃艾条对准施灸部位，距离皮肤1.5～3厘米，以感到施灸处温热、舒适为度。

【施灸时间】隔日灸1次，每次灸3～15分钟，灸至皮肤产生红晕为止。

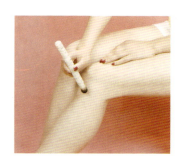
足三里穴
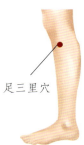

外阴白斑

外阴白斑又名女阴白斑，指出现在妇女阴部皮肤的局限性或弥漫性白色斑块，可向两下肢内侧、会阴及肛门蔓延，但很少侵犯尿道口及前庭。症见阴部瘙痒，皮肤干燥，肥厚变白，甚至萎缩破溃，有疼痛及烧灼感。中医认为此病多因肝经湿热下注侵渍外阴，或血虚肝旺、肝肾阴虚、肾阳虚衰等精血不能润养外阴所致。在相关穴位艾灸能够达到疏肝理气，清热泻火，止痒，补气养血，养外阴的目的，从而治疗此病。

▶ 一般施灸

灸 足三里穴

【定位取穴】该穴位于外膝眼下3寸，距胫骨前嵴1横指，当胫骨前肌上。取穴时，由外膝眼向下量

4横指，在腓骨与胫骨之间，由胫骨旁量1横指，该处即是。

【功效】滋养气血。

【施灸方法】采用温和灸法。取坐位，点燃艾条对准施灸部位，距离皮肤1.5～3厘米，以感到施灸处温热、舒适为度。

【施灸时间】每日或隔日灸1次，每次灸10～15分钟，灸至皮肤产生红晕为止。

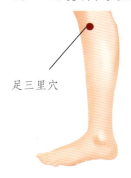
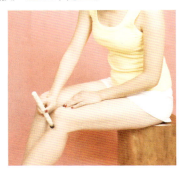

灸 三阴交穴

【定位取穴】该穴位于小腿内侧，当足内踝尖上3寸，胫骨内侧缘后方。取穴时正坐屈膝成直角，以手4指并拢，小指下边缘紧靠内踝尖上，食指上缘所在水平线在胫骨后缘的交点，为取穴部位。

【功效】补益气血。

【施灸方法】施灸时，取坐位，手执艾条以点燃的一端对准施灸部位，距离皮肤1.5～3厘米，以感到施灸处温热、舒适为度。

【施灸时间】每日灸1次，每次灸3～15分钟，灸至皮肤产生红晕为止。

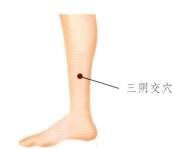
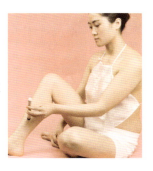

外阴瘙痒

外阴瘙痒是妇科疾病中很常见的一种症状，外阴是特别敏感的部位，妇科多种病变及外来刺激均可引起瘙痒，使人寝食难安、坐卧不宁。外阴瘙痒多发生于阴蒂、小阴唇，也可波及大阴唇、会阴和肛周。长期搔抓可出现抓痕、血痂或继发毛囊炎。导致外阴痒的病原很多，如蛲虫、滴虫、疥虫、真菌和细菌等。若病因明确，此病不难治愈。但是，目前更多的外阴痒与这些微生物无关，而是因物理、化学等因素长期刺激形成的慢性皮炎或湿疹。中医认为，多为脾虚湿盛，郁久化热，湿热蕴结，注于下焦；或忧思郁怒，肝郁生热，挟湿下注；或因外阴不洁，久坐湿地，病虫乘虚侵袭所致；或年老体弱，肝肾阴虚，精血亏耗，血虚生风化燥，而致外阴干涩作痒。在相关穴位艾灸可以达到清热祛湿，杀虫止痒，健脾利湿的目的，从而治疗此病。

▶ 一般施灸

灸 蠡沟穴

【定位取穴】该穴位于小腿内侧，当足内踝尖上5寸，胫骨内侧面的中央。取穴时，正坐或仰卧位，先在内踝尖上5寸的胫骨内侧面上作一水平线，当胫骨内侧面的后中1/3交点处取穴。

【功效】舒肝理气，调经止带。

【施灸方法】宜采用温和灸。施灸时，取坐位，手执艾条以点燃的一端对准施灸部位，距离皮肤1.5～3厘米，以感到施灸处温热、舒适为度。

【施灸时间】每日灸1次，每次灸3～15分钟，灸至皮肤产生红晕为止，10次为1个疗程。

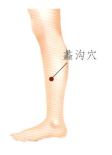
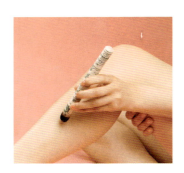

灸 中极穴

【定位取穴】该穴位于下腹部，前正中线上，当脐中下4寸。

【功效】清湿热，改善血气运行，消痛止痒。

【施灸方法】施灸时，取坐位，手执艾条以点燃的一端对准施灸部位，距离皮肤 1.5～3 厘米，以感到施灸处温热、舒适为度。

【施灸时间】每日灸 1 次，每次灸 3～15 分钟，灸至皮肤产生红晕为止，10 次为 1 个疗程。

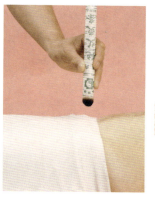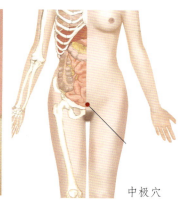

中极穴

灸 阴陵泉穴

【定位取穴】该穴位于小腿内侧，当胫骨内侧髁后下方凹陷处。取穴时，坐位，用拇指沿小腿内侧骨内缘（胫骨内侧）由下往上推，至拇指抵膝关节下时，胫骨向内上弯曲之凹陷为取穴部位。

【功效】清利湿热，健脾理气，益肾调经，通经活络。

【施灸方法】宜采用温和灸。施灸时，手执艾条以点燃的一端对准施灸部位，距离皮肤 1.5～3 厘米，以感到施灸处温热、舒适为度。

【施灸时间】每日灸 1 次，每次灸 3～15 分钟，灸至皮肤产生红晕为止，10 次为 1 个疗程。

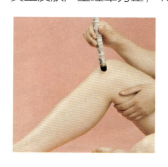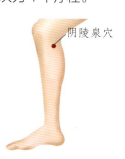

阴陵泉穴

灸 三阴交穴

【定位取穴】该穴位于小腿内侧，当足内踝尖上 3 寸，胫骨内侧缘后方。取穴时正坐屈膝成直角，以手 4 指并拢，小指下边缘紧靠内踝尖上，食指上缘所在水平线在胫骨后缘的交点，为取穴部位。

【功效】滋阴降火。

【施灸方法】施灸时，取坐位，手执艾条以点燃

的一端对准施灸部位，距离皮肤 1.5～3 厘米，以感到施灸处温热、舒适为度。

【施灸时间】每日灸 1 次，每次灸 3～15 分钟，灸至皮肤产生红晕为止，10 次为 1 个疗程。

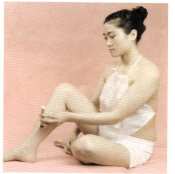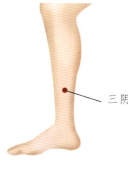

三阴交穴

▶ 辨症施灸

症状 1：阴部瘙痒，甚至外阴红肿，带下量多且呈红色，口干口苦，心烦易怒。

加灸 曲泉穴

【定位取穴】该穴位于膝内侧，当膝关节内侧面横纹内侧端，股骨内侧髁的后缘，半腱肌、半膜肌止端的前缘凹陷处。取穴时，屈膝端坐，当膝内侧高骨（股骨内上髁）后缘，位于两筋前方，腘横纹头上方处为取穴部位。

【功效】除湿止痒。

【施灸方法】施灸时，取坐位，手执艾条以点燃的一端对准施灸部位，距离皮肤 1.5～3 厘米，以感到施灸处温热、舒适为度。

【施灸时间】每日灸 1 次，每次灸 15～20 分钟，灸至皮肤产生红晕为止，10 次为 1 个疗程。

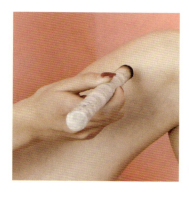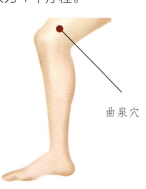

曲泉穴

症状2：胸闷，消化不良，食欲不振。

加灸 脾俞穴

【定位取穴】该穴位于背部，当第11胸椎棘突下，旁开1.5寸。与肚脐中相对应处即为第2腰椎，由第2腰椎往上摸3个椎体，即为第11胸椎，其棘突下缘旁开约2横指（食、中指）处为取穴部位。

【功效】清湿热，濡养气血。

【施灸方法】施灸时，被施灸者俯卧，施灸者手执艾条以点燃的一端对准施灸部位，距离皮肤1.5～3厘米，以感到施灸处温热、舒适为度。

【施灸时间】每日灸1次，每次灸15～20分钟，灸至皮肤产生红晕为止，10次为1个疗程。

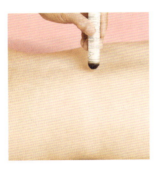 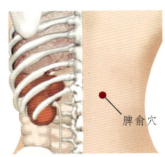
脾俞穴

灸 足三里穴

【定位取穴】该穴位于外膝眼下3寸，距胫骨前嵴1横指，当胫骨前肌上。取穴时，由外膝眼向下量4横指，在腓骨与胫骨之间，由胫骨旁量1横指，该处即是。

【功效】清湿热，濡养气血。

【施灸方法】取坐位，点燃艾条对准施灸部位，距离皮肤1.5～3厘米，左右方向平行往复或反复旋转施灸。

【施灸时间】每日灸1次，每次灸15～20分钟，灸至皮肤产生红晕为止，10次为1个疗程。

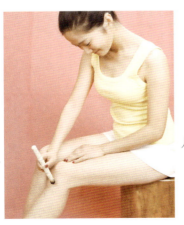 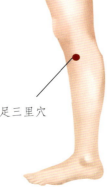
足三里穴

子宫脱垂

子宫脱垂又名子宫脱出、阴脱，是指子宫从正常位置沿阴道下降，宫颈外口达坐骨棘水平以下，甚至子宫全部脱出于阴道口以外。中医认为多由气虚下陷，带脉失约，冲任虚损，或多产、难产、产时用力过度，产后过早参加重体力劳动等，损伤胞络及肾气，而使子宫失于维系所致。在相关穴位艾灸能够达到益气提升，补肾固脱的目的，从而治疗此病。

▶ 一般施灸

灸 子宫穴

【定位取穴】该穴位于下腹部，当脐中下4寸，中极旁开3寸。取穴时，患者卧位，在脐下4寸，旁开3寸处取穴。

【功效】调经理气，升提下陷。

【施灸方法】宜采用温和灸。施灸时被施灸者平卧，施灸者手执艾条以点燃的一端对准施灸部位，距离皮肤1.5～3厘米，以感到施灸处温热、舒适为度。

【施灸时间】每日灸1次，每次灸20～30分钟。

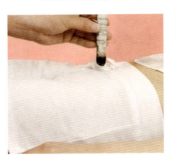 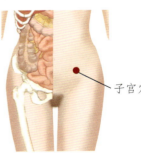
子宫穴

灸 足三里穴

【定位取穴】该穴位于外膝眼下3寸，距胫骨前嵴1横指，当胫骨前肌上。取穴时，由外膝眼向下量4横指，在腓骨与胫骨之间，由胫骨旁量1横指，该处即是。

【功效】能使血气畅通。

【施灸方法】采用回旋灸法。取坐位，点燃艾条对准施灸部位，距离皮肤1.5～3厘米，以感到施灸处温热、舒适为度。

【施灸时间】每日灸1次，每次灸20～30分钟，灸至皮肤产生红晕为止。

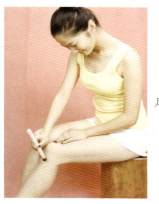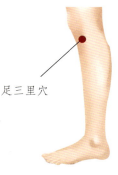

灸 气海穴

【定位取穴】该穴位于下腹部，前正中线上，当脐中下1.5寸。取穴时，可采用仰卧的姿势，直线连结肚脐与耻骨上方，将其分为十等分，从肚脐3/10的位置，即为此穴。

【功效】补中益气、扶正固本，培元补虚。

【施灸方法】宜采用回旋灸。施灸时，被施灸者平卧，施灸者站或坐于一旁，手执艾条以点燃的一端对准施灸部位，距离皮肤1.5～3厘米，左右方向平行往复或反复旋转施灸，以感到施灸处温热、舒适为度。

【施灸时间】每日灸1次，每次灸20～30分钟。

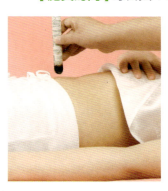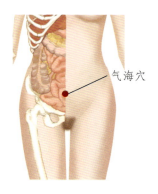

灸 三阴交穴

【定位取穴】该穴位于小腿内侧，当足内踝尖上3寸，胫骨内侧 缘后方。取穴时正坐屈膝成直角，以手4指并拢，小指下边缘紧靠内踝尖上，食指上缘所在水平线在胫骨后缘的交点，为取穴部位。

【功效】益气活血，通经。

【施灸方法】宜采用温和灸。施灸时，取坐位，手执艾条以点燃的一端对准施灸部位，距离皮肤1.5～3厘米，以感到施灸处温热、舒适为度。

【施灸时间】每日灸1次，每次灸20～30分钟。

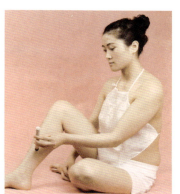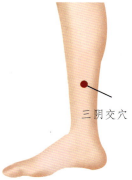

灸 关元穴

【定位取穴】该穴位于脐中下3寸，腹中线上，仰卧取穴。

【功效】固本温中。

【施灸方法】施灸时，被施灸者平卧，施灸者站或坐于一旁，手执艾条以点燃的一端对准施灸部位，距离皮肤1.5～3厘米，左右方向平行往复或反复旋转施灸，以感到施灸处温热、舒适为度。

【施灸时间】每日灸1～2次，每次灸10～15分钟。

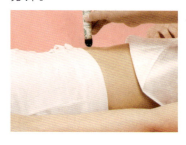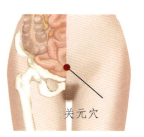

▶ 辨症施灸

症状1：子宫脱出阴道口，劳动时加剧；小腹有下坠感，四肢无力，气不够用，小便次数频繁，带下量多，且颜色发白。

加灸 百会穴

【定位取穴】该穴位于侧腹部，章门下1.8寸，

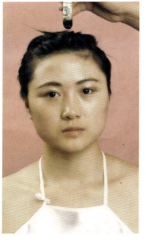
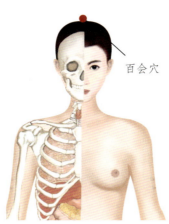

百会穴

当第11肋骨游离端下方垂线与脐水平线的交点上。

【功效】益气，生血，温中。

【施灸方法】被施灸者俯卧，施灸者站或坐于一旁，手执艾条以点燃的一端对准施灸部位，距离皮肤1.5～3厘米，以感到施灸处温热、舒适为度。

【施灸时间】每日灸1次，每次灸10～15分钟左右。

加灸 中脘穴

【定位取穴】该穴位于上腹部，前正中线上，当脐中上4寸。取穴时，可采用仰卧位，脐中与胸剑联合部(心窝上边)的中点为取穴部位。

【功效】使阳气旺盛，有升提收摄之功。

【施灸方法】施灸时，被施灸者仰卧，施灸者站或坐于一旁，手执艾条以点燃的一端对准施灸部位，距离皮肤1.5～3厘米，以感到施灸处温热、舒适为度。

【施灸时间】每日灸1次，每次灸10～15分钟左右。

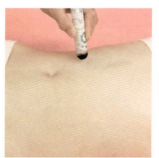
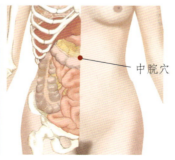

中脘穴

加灸 带脉穴

【定位取穴】该穴位于侧腹部，章门下1.8寸，

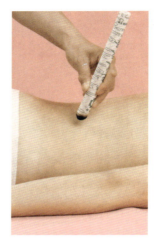
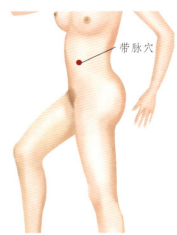

带脉穴

症状2：子宫下垂，腰酸腿软，小腹下坠，小便次数频繁，头晕耳鸣。

加灸 肾俞穴

【定位取穴】该穴位于腰部，当第2腰椎棘突下，旁开1.5寸。与肚脐中相对应处即为第2腰椎，其棘突下缘旁开约2横指(食、中指)处为取穴部位。

【功效】疏调气血，增强肛门的约束功能。

【施灸方法】被施灸者俯卧，施灸者站或坐于一旁，手执艾条以点燃的一端对准施灸部位，距离皮肤

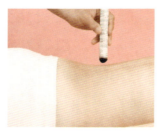
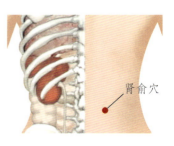

肾俞穴

1.5～3厘米，左右方向平行往复或反复旋转施灸，以感到施灸处温热、舒适为度。

【施灸时间】每日灸1次，每次灸10～20分钟。

加灸 长强穴

【定位取穴】该穴位于尾骨尖端下，尾骨尖端与肛门连线的中点处。

【功效】调理气血。

【施灸方法】施灸时，被施灸者俯卧，施灸者站或坐于一旁，手执艾条以点燃的一端对准施灸部位，距离皮肤1.5～3厘米施灸，以感到施灸处温热、舒适为度。

【施灸时间】每日灸1～3次，每次灸30分钟左右。

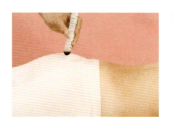 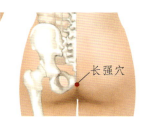

加灸 神阙穴

【定位取穴】该穴位于腹中部，脐中央。

【功效】调和阴阳，疏调气血，增强肛门的约束功能。

【施灸方法】施灸时，被施灸者平躺，施灸者手执艾条以点燃的一端对准施灸部位，距离皮肤1.5～3厘米，以感到施灸处温热、舒适为度。

【施灸时间】每日灸1次，每次灸10～20分钟左右，灸至皮肤产生红晕为止。

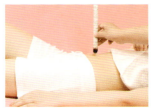 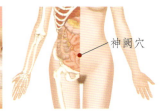

宫颈炎

宫颈炎是育龄妇女的常见病，有急性和慢性两种。主要表现为白带增多，呈黏稠的黏液或脓性黏液，有时可伴有血丝或夹有血丝。造成此病的原因是多种多样的，有的是性生活过频或习惯性流产，分娩及人工流产术等可损伤宫颈，导致细菌侵袭而形成炎症，或是由于化脓菌直接感染，或是高浓度的酸性或碱性溶液冲洗阴道，或是阴道内放置或遗留异物感染所致。无论何种原因，宫颈炎对妇女的健康威胁甚大，艾灸相关穴位能够调理机体内的阴阳平衡，使气血畅通，从而达到治疗此病的目的。

▶ **一般施灸**

灸 带脉穴

【定位取穴】该穴位于侧腹部，章门下1.8寸，当第11肋骨游离端下方垂线与脐水平线的交点上。

【功效】排毒，调制内分泌的不平衡。

【施灸方法】被施灸者俯卧，施灸者站或坐于一旁，手执艾条以点燃的一端对准施灸部位，距离皮肤1.5～3厘米，以感到施灸处温热、舒适为度。

【施灸时间】每日灸1次，每次灸10～15分钟左右。

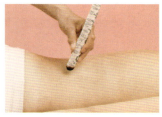 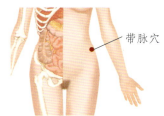

灸 三阴交穴

【定位取穴】该穴位于小腿内侧，当足内踝尖上3寸，胫骨内侧缘后方。取穴时正坐屈膝成直角，以手4指并拢，小指下边缘紧靠内踝尖上，食指上缘所在水平线在胫骨后缘的交点，为取穴部位。

【功效】调整机体的阴阳平衡。

【施灸方法】宜采用温和灸。施灸时，取坐位，手执艾条以点燃的一端对准施灸部位，距离皮肤1.5～3厘米，以感到施灸处温热、舒适为度。

【施灸时间】每日灸1次，每次灸5～15分钟。

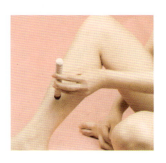 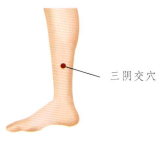

灸 归来穴

【定位取穴】该穴位于下腹部，当脐中下4寸，距前正中线2寸（前正中线上，耻骨联合上缘上1横指处，再旁开2横指处为取穴部位）。

【功效】调和气色。

【施灸方法】采用温和灸。施灸时，被施灸者平卧，施灸者手执艾条以点燃的一端对准施灸部位，距离皮肤1.5～3厘米，以感到施灸处温热、舒适为度。

【施灸时间】每日灸1次，每次灸5～15分钟。

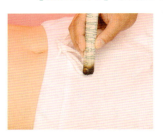
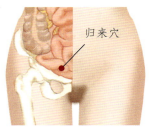

灸 足三里穴

【定位取穴】该穴位于外膝眼下3寸，距胫骨前嵴1横指，当胫骨前肌上。取穴时，由外膝眼向下量4横指，在腓骨与胫骨之间，由胫骨旁量1横指，该处即是。

【功效】强壮和保健机体，改善机体对营养成分的吸收，增强免疫能力。

【施灸方法】采用回旋灸法，取坐位，点燃艾条对准施灸部位，距离皮肤1.5～3厘米，以感到施灸处温热、舒适为度。

【施灸时间】每日灸1次，每次灸5～15分钟。

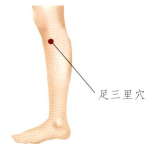
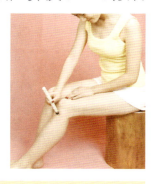

灸 子宫穴

【定位取穴】该穴位于下腹部，当脐中下4寸，中极旁开3寸。患者卧位，在脐下4寸，旁开3寸处取穴。

【功效】活血化瘀，升提下陷。

【施灸方法】宜采用温和灸。施灸时，被施灸者平卧，施灸者手执艾条以点燃的一端对准施灸部位，距离皮肤1.5～3厘米，以感到施灸处温热、舒适为度。

【施灸时间】每日灸1次，每次灸5～15分钟。

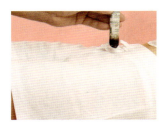
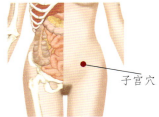

▶ 辨症施灸

症状1：尿急且频，小便赤黄，身体沉重有疲乏感，舌苔发黄。

加灸 太冲穴

【定位取穴】该穴位于足背侧，第1、2趾跖骨连接部位中。取穴时，可采用正坐或仰卧的姿势，以手指沿拇趾、次趾夹缝向上移压，压至能感觉到动脉映手，即是太冲穴。

【功效】行气解郁。

【施灸方法】采用温和灸。手执艾条，以点燃的一端对准施灸部位，距离皮肤1.5～3厘米施灸。

【施灸时间】每日灸1次，每次灸10～15分钟。

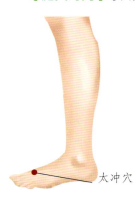
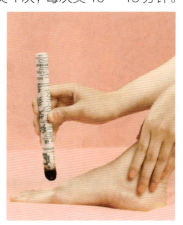

加灸 丰隆穴

【定位取穴】该穴位于小腿前外侧，外踝尖上8寸，条口穴外，距胫骨前缘二横指（中指）。

【功效】化痰湿，清神志。

【施灸方法】取坐位,手执艾条以点燃的一端对准施灸部位,距离皮肤1.5～3厘米。

【施灸时间】每日灸1次,每次灸15分钟,灸至皮肤产生红晕为止。

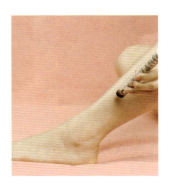
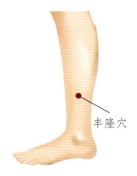
丰隆穴

症状2:腰膝酸软酸痛,头昏目眩耳鸣,失眠多梦,健忘,经量减少,形体消瘦。

加灸 肾俞穴

【定位取穴】该穴位于腰部,当第2腰椎棘突下,旁开1.5寸。与肚脐中相对应处即为第2腰椎,其棘突下缘旁开约2横指(食、中指)处为取穴部位。

【功效】外散肾脏之热,培元固本,调气回阳。

【施灸方法】被施灸者俯卧,施灸者站或坐于一旁,手执艾条以点燃的一端对准施灸部位,距离皮肤1.5～3厘米,以感到施灸处温热、舒适为度。

【施灸时间】每日灸1次,每次灸10～20分钟。

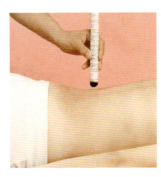
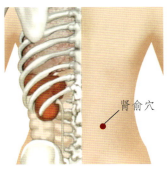
肾俞穴

加灸 关元穴

【定位取穴】该穴位于脐中下3寸,腹中线上,仰卧取穴。

【功效】强壮和保健机体,改善机体对营养成分的吸收,使机体的新陈代谢功能旺盛。

【施灸方法】施灸时,被施灸者平卧,施灸者站或坐于一旁,手执艾条以点燃的一端对准施灸部位,距离皮肤1.5～3厘米,左右方向平行往复或反复旋转施灸,以感到施灸处温热、舒适为度。

【施灸时间】每日灸1次,每次灸10～20分钟。

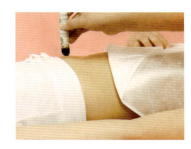
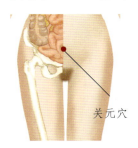
关元穴

加灸 脾俞穴

【定位取穴】该穴位于背部,当第11胸椎棘突下,旁开1.5寸。与肚脐中相对应处即为第2腰椎,由第2腰椎往上摸3个椎体,即为第11胸椎,其棘突下缘旁开约2横指(食、中指)处为取穴部位。

【功效】增强机体对营养成分的吸收能力,使机体的新陈代谢加快。

【施灸方法】施灸时,被施灸者俯卧,施灸者手执艾条以点燃的一端对准施灸部位,距离皮肤1.5～3厘米,以感到施灸处温热、舒适为度,灸至皮肤产生红晕为止。

【施灸时间】每日灸1次,每次灸10～20分钟。

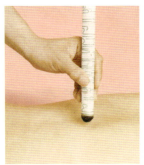
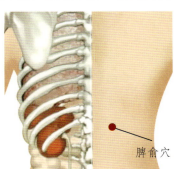
脾俞穴

卵巢肿瘤

卵巢肿瘤是女性生殖器常见肿瘤,有各种不同的性质和形态,即:单一型或混合型、一侧性或双侧性、囊性或实质性、良性或恶性,其中以囊性多见,恶性变的程度很高,是威胁女性生命的因素之一。卵巢肿瘤初期没有明显症状,但通常有下腹不适感,表现为下腹或骼窝部充胀、下坠感。按腹部而发现腹内有肿物,感觉腹痛,月经出现紊乱,囊肿而发生扭转,则有严重腹痛腹胀、呼吸困难、食欲降低、恶心及发热等。中医认为卵巢囊肿的发病与七情所伤密切相关：如经期或产后外感风寒，或内伤生冷或郁怒伤肝造成正气内损、脏腑失和，日久而成"癥瘕"。经确诊为良性肿瘤后，在相关穴位艾灸能够调和体质，强壮身体，调经利水，从而达到治疗的目的。

▶ 一般施灸

灸 气海穴

【定位取穴】该穴位于下腹部，前正中线上，当脐中下1.5寸。取穴时，可采用仰卧的姿势，直线连结肚脐与耻骨上方，将其分为十等分，从肚脐3/10的位置，即为此穴。

【功效】温阳益气，扶正固本，培元补虚。

【施灸方法】宜采用温和灸。施灸时，被施灸者平卧，施灸者站或坐于一旁，手执艾条以点燃的一端对准施灸部位，距离皮肤1.5～3厘米，以感到施灸处温热、舒适为度。

【施灸时间】每日灸1次，每次灸5～15分钟左右。

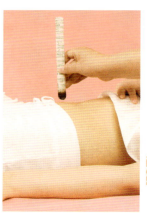

气海穴

灸 关元穴

【定位取穴】该穴位于脐中下3寸，腹中线上，仰卧取穴。

【功效】培肾固本，调气回阳。

【施灸方法】宜采用温和灸。施灸时，被施灸者平卧，施灸者站或坐于一旁，手执艾条以点燃的一端对准施灸部位，距离皮肤1.5～3厘米，左右方向平行往复或反复旋转施灸，以感到施灸处温热、舒适为度。

【施灸时间】每日灸1次，每次灸5～15分钟。

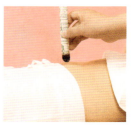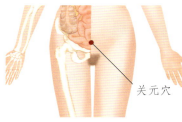

关元穴

灸 足三里穴

【定位取穴】该穴位于外膝眼下3寸，距胫骨前嵴1横指，当胫骨前肌上。取穴时，由外膝眼向下量4横指，在腓骨与胫骨之间，由胫骨旁量1横指，该处即是。

【功效】调节机体免疫力、增强抗病能力。

【施灸方法】采用温和灸法。取坐位，点燃艾条对准施灸部位，距离皮肤1.5～3厘米，以感到施灸处温热、舒适为度。

【施灸时间】每日灸1次，每次灸5～15分钟。

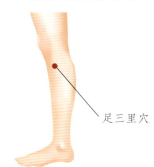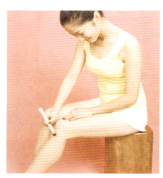

足三里穴

灸 带脉穴

【定位取穴】该穴位于侧腹部，章门下1.8寸，当第11肋骨游离端下方垂线与脐水平线的交点上。

【功效】排毒，调制内分泌的不平衡。

【施灸方法】宜采用温和灸。被施灸者俯卧，施

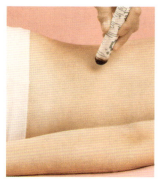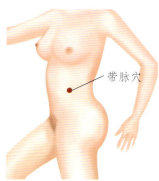

带脉穴

灸者站或坐于一旁，手执艾条以点燃的一端对准施灸部位，距离皮肤 1.5～3 厘米，以感到施灸处温热、舒适为度。

【施灸时间】每日灸 1 次，每次灸 5～15 分钟。

灸 曲骨穴

【定位取穴】该穴位于腹下部耻骨联合上缘上方凹陷处。取穴时仰卧，于腹部中线，耻骨联合上缘凹陷处取穴。

【功效】调气壮肾。

【施灸方法】宜采用温和灸。施灸时被施灸者平卧，施灸者手执艾条以点燃的一端对准施灸部位，距离皮肤 1.5～3 厘米，以感到施灸处温热、舒适为度。

【施灸时间】每日灸 1 次，每次灸 5～15 分钟。

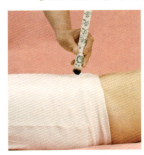
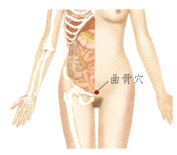
曲骨穴

灸 三阴交穴

【定位取穴】该穴位于小腿内侧，当足内踝尖上 3 寸，胫骨内侧缘后方。取穴时正坐屈膝成直角，以手 4 指并拢，小指下边缘紧靠内踝尖上，食指上缘所在水平线在胫骨后缘的交点，为取穴部位。

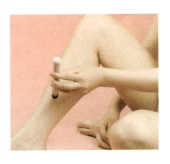
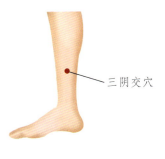
三阴交穴

【功效】调整机体的阴阳平衡。

【施灸方法】宜采用温和灸。施灸时，取坐位，手执艾条以点燃的一端对准施灸部位，距离皮肤 1.5～3 厘米，以感到施灸处温热、舒适为度。

【施灸时间】每日灸 1 次，每次灸 5～15 分钟。

灸 中极穴

【定位取穴】该穴位于下腹部，前正中线上，当脐中下 4 寸。

【功效】培肾固本，调气回阳。

【施灸方法】宜采用温和灸。施灸时，被施灸者平卧，施灸者站或坐于一旁，手执艾条以点燃的一端对准施灸部位，距离皮肤 1.5～3 厘米，左右方向平行往复或反复旋转施灸，以感到施灸处温热、舒适为度。

【施灸时间】每日灸 1 次，每次灸 5～15 分钟。

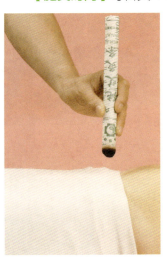
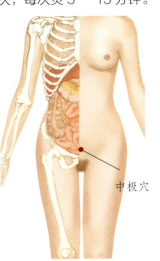
中极穴

灸 归来穴

【定位取穴】该穴位于下腹部，当脐中下 4 寸，距前正中线 2 寸（前正中线上，耻骨联合上缘上 1 横指处，再旁开 2 横指处为取穴部位）。

【功效】调和气色。

【施灸方法】采用温和灸。施灸时，被施灸者平卧，施灸者手执艾条以点燃的一端对准施灸部位，距离皮肤 1.5～3 厘米，以感到施灸处温热、舒适为度。

【施灸时间】每日灸 1 次，每次灸 5～15 分钟。

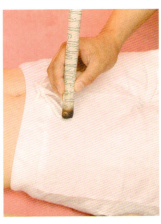
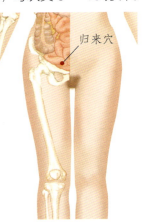
归来穴

盆腔炎

盆腔炎是妇女常见病之一，是指女性盆腔生殖器官、子宫周围的结缔组织及盆腔腹膜的炎症。包括急性盆腔炎、慢性盆腔炎、盆腔腹膜炎、附件炎、子宫炎、盆腔结缔组织炎等。急性盆腔炎表现为下腹疼痛、发烧、寒战、头痛、食欲不振、体温高、心率快，下腹部有肌紧张、压痛及反跳痛，或一侧附件增厚。慢性盆腔炎全身症状多不明显，可有低热，易感疲乏，伴下腹坠腰痛等，子宫常呈后位，活动受限，或粘连固定，常在劳累、性交、月经前后加剧。中医认为盆腔炎伤于风、寒、湿之邪，或饮食七情之变，致脾肾功能失调，气机阻滞，淤血、痰饮、湿浊之邪相续而生，积聚胞宫而发病。在相关穴位艾灸能够清热利湿、活血化瘀、软坚散结，从而达到治疗此病的目的。

▶ 一般施灸

灸 足三里穴

【定位取穴】该穴位于外膝眼下3寸，距胫骨前嵴1横指，当胫骨前肌上。取穴时，由外膝眼向下量4横指，在腓骨与胫骨之间，由胫骨旁量1横指，该处即是。

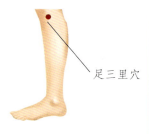
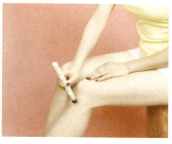

【功效】强壮和保健机体，改善机体对营养成分的吸收。

【施灸方法】采用回旋灸法，取坐位，点燃艾条对准施灸部位，距离皮肤1.5～3厘米，以感到施灸处温热、舒适为度。

【施灸时间】每日灸1次，每次灸5～15分钟。

灸 子宫穴

【定位取穴】下腹部，当脐中下4寸，中极旁开3寸。患者卧位，在脐下4寸，旁开3寸处取穴。

【功效】活血化瘀，升提下陷。

【施灸方法】宜采用温和灸。施灸时，被施灸者平卧，施灸者手执艾条以点燃的一端对准施灸部位，距离皮肤1.5～3厘米，以感到施灸处温热、舒适为度。

【施灸时间】每日灸1次，每次灸5～15分钟。

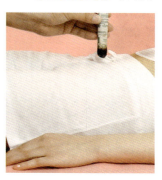
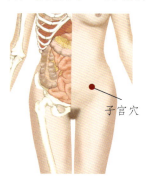

灸 三阴交穴

【定位取穴】该穴位于小腿内侧，当足内踝尖上3寸，胫骨内侧缘后方。取穴时正坐屈膝成直角，以手4指并拢，小指下边缘紧靠内踝尖上，食指上缘所在水平线在胫骨后缘的交点，为取穴部位。

【功效】调整机体的阴阳平衡。

【施灸方法】宜采用温和灸。施灸时，取坐位，手执艾条以点燃的一端对准施灸部位，距离皮肤1.5～3厘米，以感到施灸处温热、舒适为度。

【施灸时间】每日灸1次，每次灸5～15分钟。

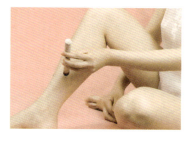
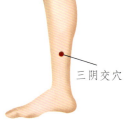

灸 归来穴

【定位取穴】该穴位于下腹部，当脐中下4寸，距前正中线2寸（前正中线上，耻骨联合上缘上1横指处，再旁开2横指处为取穴部位）。

【功效】调和气色，滋阴补肾。

【施灸方法】采用温和灸。施灸时，被施灸者平卧，施灸者手执艾条以点燃的一端对准施灸部位，距离皮肤1.5～3厘米，以感到施灸处温热、舒适为度。

【施灸时间】每日灸1次，每次灸5～15分钟。

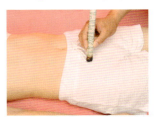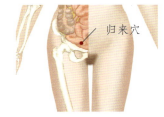

灸 关元穴

【定位取穴】该穴位于脐中下3寸，腹中线上，仰卧取穴。

【功效】培肾固本，调气回阳。

【施灸方法】宜采用温和灸。施灸时，被施灸者平卧，施灸者站或坐于一旁，手执艾条以点燃的一端对准施灸部位，距离皮肤1.5～3厘米，左右方向平行往复或反复旋转施灸，以感到施灸处温热、舒适为度。

【施灸时间】每日灸1次，每次灸5～15分钟。

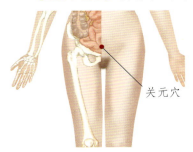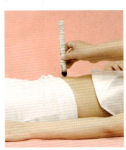

灸 肾俞穴

【定位取穴】该穴位于腰部，当第2腰椎棘突下，旁开1.5寸。与肚脐中相对应处即为第2腰椎，其棘突下缘旁开约2横指（食、中指）处为取穴部位。

【功效】外散肾脏之热。

【施灸方法】被施灸者俯卧，施灸者站或坐于一旁，手执艾条以点燃的一端对准施灸部位，距离皮肤1.5～3厘米，以感到施灸处温热、舒适为度。

【施灸时间】每日灸1次，每次灸5～15分钟。

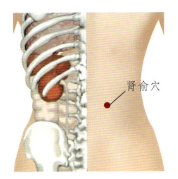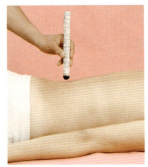

灸 关元俞穴

【定位取穴】该穴位于身体骶部，当第5腰椎棘突下，左右旁开2指宽处。

【功效】外散小腹内部之热。

【施灸方法】被施灸者俯卧，施灸者站或坐于一旁，手执艾条以点燃的一端对准施灸部位，距离皮肤1.5～3厘米，以感到施灸处温热、舒适为度。

【施灸时间】每日灸1次，每次灸5～15分钟。

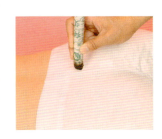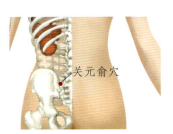

▶ 辨症施灸

症状1：低热不退，带下黏腻且有臭味。

加灸 阴陵泉穴

【定位取穴】该穴位于小腿内侧，当胫骨内侧髁后下方凹陷处。取穴时，坐位，用拇指沿小腿内侧骨内缘（胫骨内侧）由下往上推，至拇指抵膝关节下时，胫骨向内上弯曲之凹陷为取穴部位。

【功效】清利湿热，健脾理气，益肾调经，通经活络。

【施灸方法】宜采用温和灸。施灸时，手执艾条以点燃的一端对准施灸部位，距离皮肤1.5～3厘米，以感到施灸处温热、舒适为度。

【施灸时间】每日灸1次，每次灸5～15分钟，灸至皮肤产生红晕为止。

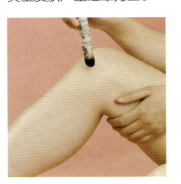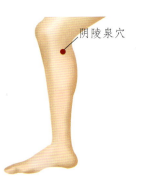

更年期综合征

更年期综合征在中医学亦称"经绝前后诸证"。中医认为妇女停经前后肾气渐衰，脏腑功能逐渐衰退，使人体阴阳失去平衡，因而有面红潮热、眩晕头胀、烦躁易怒、抑郁忧愁、心悸失眠、阴道干涩灼热、腰酸背痛、骨质疏松等症状。中医认为病机分为虚实两种，虚者多由肾气不足，冲任未充；或肝肾亏虚，精血亏虚；或脾胃虚弱，气血乏源；或久病失血，冲任不能满盈，血海亏虚，无血可下。实者多由气滞血瘀，或痰湿壅滞，经闭阻塞，冲任不通而成。病位在肾与胞宫，与肝脾等脏器功能有关。在相关穴位艾灸可以调补肾气、活血通络，有助于气血的生化和运行。从而推迟更年期的到来，缓解相应症状。

▶ 一般施灸

灸 足三里穴

【定位取穴】该穴位于外膝眼下3寸，距胫骨前嵴1横指，当胫骨前肌上。取穴时，由外膝眼向下量4横指，在腓骨与胫骨之间，由胫骨旁量1横指，该处即是。

【功效】能使血源源不断生长。

【施灸方法】采用回旋灸法。取坐位，点燃艾条对准施灸部位，距离皮肤1.5～3厘米，以感到施灸处温热、舒适为度。

【施灸时间】每日灸1次，每次灸5～15分钟。

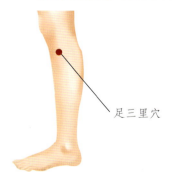

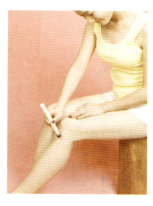

灸 三阴交穴

【定位取穴】该穴位于小腿内侧，当足内踝尖上3寸，胫骨内侧缘后方。取穴时正坐屈膝成直角，以手4指并拢，小指下边缘紧靠内踝尖上，食指上缘所在水平线在胫骨后缘的交点，为取穴部位。

【功效】益气，活血，通经。

【施灸方法】宜采用温和灸。施灸时，取坐位，手执艾条以点燃的一端对准施灸部位，距离皮肤1.5～3厘米，以感到施灸处温热、舒适为度。

【施灸时间】每日灸1次，每次灸5～15分钟。

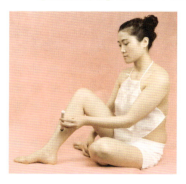

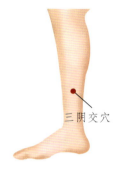

灸 中极穴

【定位取穴】该穴位于下腹部，前正中线上，当脐中下4寸。

【功效】益肾兴阳，通经止带。

【施灸方法】宜采用温和灸。施灸时，被施灸者平卧，施灸者站或坐于一旁，手执艾条以点燃的一端对准施灸部位，距离皮肤1.5～3厘米，左右方向平行往复或反复旋转施灸，以感到施灸处温热、舒适为度。

【施灸时间】每日灸1次，每次灸5～15分钟。

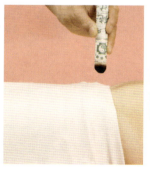

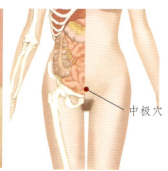

灸 肾俞穴

【定位取穴】该穴位于腰部，当第2腰椎棘突下，旁开1.5寸。与肚脐中相对应处即为第2腰椎，其棘突下缘旁开约2横指（食、中指）处为取穴部位。

【功效】外散肾脏之热。

【施灸方法】被施灸者俯卧，施灸者站或坐于一旁，手执艾条以点燃的一端对准施灸部位，距离皮肤1.5～3厘米，以感到施灸处温热、舒适为度。

【施灸时间】每日灸1次，每次灸10～15分钟。

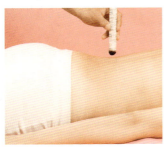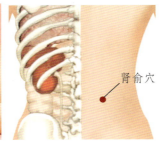

肾俞穴

【施灸时间】每日灸1次，每次灸10～15分钟，灸至皮肤产生红晕为止。

▶ 辨症施灸

症状1：经期推迟，经量少，平时带下多，阴道干涩，失眠多梦，皮肤瘙痒，情绪易激动。

灸 子宫穴

【定位取穴】该穴位于下腹部，当脐中下4寸，中极旁开3寸。取穴时，患者卧位，在脐下4寸，旁开3寸处取穴。

【功效】活血化瘀，升提下陷。

【施灸方法】宜采用温和灸。施灸时，被施灸者平卧，施灸者手执艾条以点燃的一端对准施灸部位，距离皮肤1.5～3厘米，以感到施灸处温热、舒适为度。

【施灸时间】每日灸1次，每次灸5～15分钟。

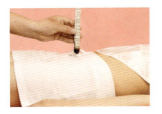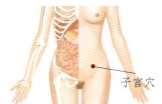

子宫穴

加灸 太溪穴

【定位取穴】该穴位于足内侧，内踝后方与脚跟骨筋腱之间的凹陷处。也就是说在脚的内踝与跟腱之间的凹陷处。双侧对称，也就是两个。

【功效】滋阴补肾。

【施灸方法】取坐位，施灸时，手执艾条以点燃的一端对准施灸部位，距离皮肤1.5～3厘米，以感到施灸处温热、舒适为度。

【施灸时间】每日灸1次，每次灸3～15分钟，灸至皮肤产生红晕为止。

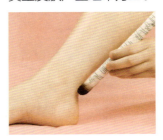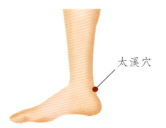

太溪穴

灸 悬钟穴

【定位取穴】该穴位于小腿外侧，当外踝尖上3寸，腓骨前缘。或定于腓骨后缘与腓骨长、短肌之间凹陷处。

【功效】调和气血。

【施灸方法】宜采用温和灸。施灸时，手执艾条以点燃的一端对准施灸部位，距离皮肤1.5～3厘米处施灸，以感到施灸处温热、舒适为度。

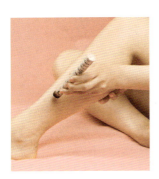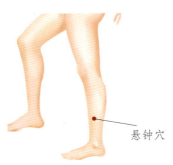

悬钟穴

加灸 太冲穴

【定位取穴】该穴位于足背侧，第1、2趾跖骨连接部位中。取穴时，可采用正坐或仰卧的姿势，以手指沿拇趾、次趾夹缝向上移压，压至能感觉到动脉映手，即是太冲穴。

【功效】强壮腰膝，行气解郁。

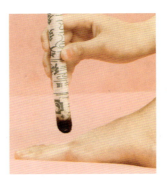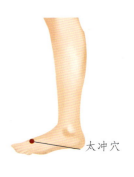

太冲穴

【施灸方法】手执艾条，以点燃的一端对准施灸部位，距离皮肤1.5～3厘米施灸。

【施灸时间】每日灸1次，每次灸3～15分钟。

加灸 志室穴

【定位取穴】该穴位于腰部，当第2腰椎棘突下，旁开3寸（与肚脐中相对应处即为第2腰椎，其棘突下缘旁开4横指处为取穴部位）。

【功效】清热，利湿，解郁。

【施灸方法】取坐位，施灸时，被施灸者平卧，施灸者手执艾条以点燃的一端对准施灸部位，距离皮肤1.5～3厘米，以感到施灸处温热、舒适为度。

【施灸时间】每日灸1次，每次灸3～15分钟，灸至皮肤产生红晕为止。

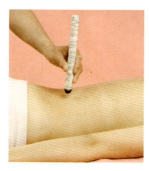
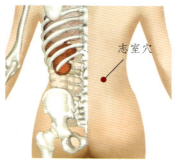

志室穴

加灸 肝俞穴

【定位取穴】该穴位于背部，当第9胸椎棘突下，旁开1.5寸。由平双肩胛骨下角之椎骨（第7胸椎），往下推2个椎骨，即第9胸椎棘突下缘，旁开约2横指（食、中指）处为取穴部位。

【功效】行气解郁，促进血液循环。

【施灸方法】施灸时，被施灸者俯卧，施灸者手执艾条以点燃的一端对准施灸部位，距离皮肤1.5～3厘米，以感到施灸处温热、舒适为度。

【施灸时间】每日灸1次，每次灸3～15分钟。

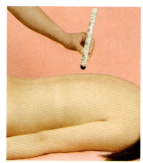
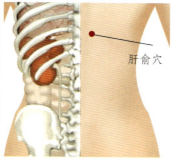

肝俞穴

症状2：失眠、心悸、心烦，腰酸头晕。

加灸 太溪、劳宫穴

【定位取穴】太溪穴位于足内侧，内踝后方与脚跟骨筋腱之间的凹陷处。也就是说在脚的内踝与跟腱之间的凹陷处。双侧对称，也就是两个。劳宫穴位于手掌心，当第2、3掌骨之间偏于第3掌骨，握拳屈指时中指尖处。

【功效】滋阴补肾，温肾活血。

【施灸方法】取坐位，施灸时，手执艾条以点燃的一端对准施灸部位，距离皮肤1.5～3厘米，以感到施灸处温热、舒适为度。

【施灸时间】每日灸1次，每次灸3～15分钟。

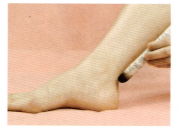
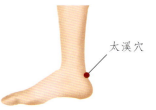

太溪穴

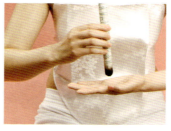
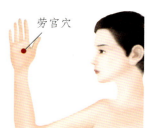

劳宫穴

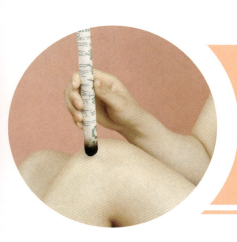

第六章 儿科疾病的艾灸疗法

小儿腹泻

婴幼儿腹泻，又名婴幼儿消化不良，是婴幼儿期的一种急性胃肠道功能紊乱，以腹泻、呕吐为主的综合征，以夏秋季节发病率最高。本病致病因素分为三方面：体质、感染及消化功能紊乱。临床主要表现为大便次数增多、排稀便和水电解质紊乱。中医认为腹泻主要是由感受外邪、内伤乳食、脾胃虚弱和脾肾阳虚而引起的，在相应穴位艾灸能够祛除风邪、健脾和胃，调和阴阳与脏腑功能，从而达到止泻的目的。

▶ 一般施灸

灸 足三里穴

【定位取穴】该穴位于外膝眼下3寸，距胫骨前嵴1横指，当胫骨前肌上。取穴时，由外膝眼向下量4横指，在腓骨与胫骨之间，由胫骨旁量1横指，该处即是。

【功效】强壮和保健机体，改善机体对营养成分的吸收，增强机体免疫功能。

【施灸方法】采用温和灸。取坐位，施灸者将点燃的艾条对准儿童的施灸部位，距离皮肤1.5～3厘米，以使患儿感到施灸处温热、舒适为度。

【施灸时间】每日灸1次，每次灸5～10分钟。

灸 中脘穴

【定位取穴】该穴位于上腹部，前正中线上，当脐中上4寸。取穴时，可采用仰卧位，脐中与胸剑联合部（心窝上边）的中点为取穴部位。

【功效】和胃健脾。

【施灸方法】宜采用温和灸。施灸时，儿童平卧，施灸者站或坐于一旁，将点燃的艾条对准儿童的施灸部位，距离皮肤1.5～3厘米，以使患儿感到施灸处温热、舒适为度。

【施灸时间】每日灸1～2次，每次灸10～15分钟。

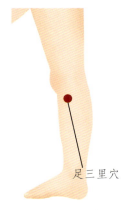
足三里穴

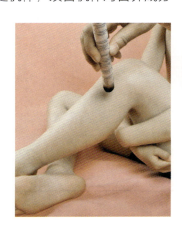

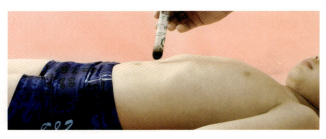

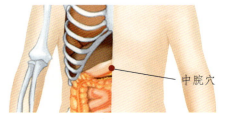
中脘穴

灸 天枢穴

【定位取穴】该穴位于腹中部，平脐中，距脐中2寸。取穴时，可采用仰卧的姿势，肚脐向左右3指宽处。

【功效】疏通大肠腑气，津生而便道。

【施灸方法】宜采用温和灸。施灸时，儿童平卧，施灸者站或坐于一旁，将点燃的艾条对准儿童的施灸部位，距离皮肤1.5~3厘米，以使患儿感到施灸处温热、舒适为度。

【施灸时间】每日灸1~2次，每次灸10~15分钟。

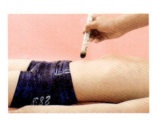
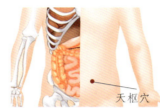

灸 神阙穴

【定位取穴】该穴位于腹中部，脐中央。

【功效】温经祛寒，平和阴阳，调理气血。

【施灸方法】宜采用温和灸。施灸时，儿童平卧，施灸者站或坐于一旁，将点燃的艾条对准儿童的施灸部位，距离皮肤1.5~3厘米，以使患儿感到施灸处温热、舒适为度。

【施灸时间】每日灸1~2次，每次灸10~15分钟。

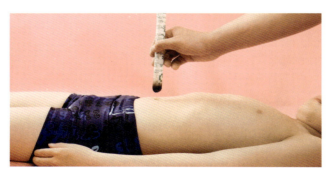
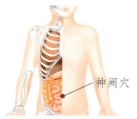

▶ 辨症施灸

症状1：粪便清稀，多泡沫，不臭，肠鸣，腹痛，伴有发冷或发热，舌苔白腻。

加灸 大椎、风门穴

【定位取穴】大椎穴位于颈部下端，背部正中线上，第7颈椎棘突下凹陷中。取穴时正坐低头，可见颈背部交界处椎骨有一高突，并能随颈部左右摆动而转动者即是第7颈椎，其下为大椎穴。

风门穴位于背部，当第2胸椎棘突下，旁开1.5寸。大椎穴往下推2个椎骨，其下缘旁开约2横指（食、中指）处为取穴部位。

【功效】祛寒。

【施灸方法】宜采用温和灸。施灸时，儿童平卧，施灸者站或坐于一旁，将点燃的艾条对准儿童的施灸部位，距离皮肤1.5~3厘米，以使患儿感到施灸处温热、舒适为度。

【施灸时间】每日灸1次，每次灸5~10分钟，灸至皮肤产生红晕为止。

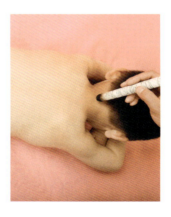
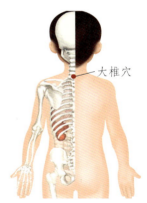
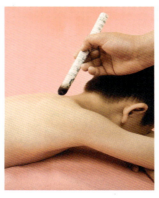
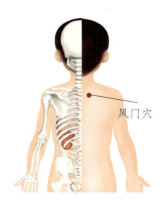

症状 2：粪便稀薄，水分多，粪便颜色发黄且臭，食欲不振，口渴不想喝水，舌头红，舌苔黄腻。

加灸 阴陵泉穴

【定位取穴】该穴位于小腿内侧，当胫骨内侧髁后下方凹陷处。取穴时，坐位，用拇指沿小腿内侧骨内缘（胫骨内侧）由下往上推，至拇指抵膝关节下时，胫骨向内上弯曲之凹陷为取穴部位。

【功效】调肠腑，理气滞，调理肠胃。

【施灸方法】宜采用温和灸。施灸时，儿童取坐位，施灸者站或坐于一旁，将点燃的艾条对准儿童的施灸部位，距离皮肤 1.5～3 厘米，以使患儿感到施灸处温热、舒适为度。

【施灸时间】每日灸 1 次，每次灸 5～10 分钟，灸至皮肤产生红晕为止。

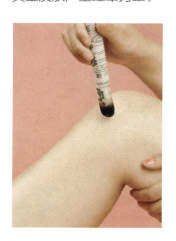
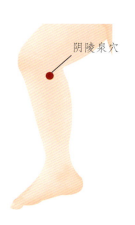
阴陵泉穴

加灸 上巨虚、下巨虚穴

【定位取穴】上巨虚穴位于小腿前外侧，当犊鼻下 6 寸，距胫骨前缘一横指（中指）。

下巨虚穴位于小腿前外侧，当犊鼻下 9 寸，距胫骨前缘一横指（中指）。

【功效】清热利湿，健脾理气，益肾调经，通经活络。

【施灸方法】宜采用温和灸。施灸时，儿童取坐位，施灸者站或坐于一旁，将点燃的艾条对准儿童的施灸部位，距离皮肤 1.5～3 厘米，以使患儿感到施灸处温热、舒适为度。

【施灸时间】每日灸 1 次，每次灸 5～10 分钟，灸至皮肤产生红晕为止。

小儿百日咳

百日咳是儿童常见的急性呼吸道传染病，百日咳杆菌是本病的致病菌。其特征为阵发性痉挛性咳嗽，咳嗽末伴有特殊的吸气吼声，病程较长，可达数周甚至 3 个月左右，故有百日咳之称。中医认为，百日咳的原因主要为感染时邪病毒，肺失清肃，痰浊阻滞气道，肺气不能宣通，以致咳嗽频频。不仅如此，其病机尚与肝经郁热，气火上逆，影响肺系有关。在相应穴位艾灸能够补脾益肺、祛痰除湿，平喘止咳，从而改善症状。

▶ 一般施灸

灸 合谷穴

【定位取穴】该穴位于第 1、第 2 掌骨间，当第 2 掌骨桡侧的中点处。取穴时，以一手的拇指掌面指关节横纹，放在另一手的拇、食指的指蹼缘上，屈指当拇指尖尽处为取穴部位。

【功效】镇静安神，通络活血，调气镇痛。

【施灸方法】宜采用温和灸。施灸时，儿童取坐位，施灸者站或坐于一旁，将点燃的艾条对准儿童的施灸部位，距离皮肤 1.5～3 厘米，以使患儿感到施灸处温热、舒适为度。

【施灸时间】每日灸 1 次，每次灸 5～10 分钟，灸至皮肤产生红晕为止。

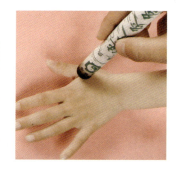
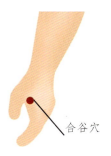
合谷穴

灸 列缺穴

【定位取穴】该穴位于前臂桡侧缘，桡骨茎突上方，腕横纹上 1.5 寸处。拇短伸肌腱与拇长展肌腱之间，拇长展肌腱沟的凹陷。

【功效】通经活络。

【施灸方法】宜采用温和灸。施灸时，儿童取俯卧，施灸者站或坐于一旁，将点燃的艾条对准儿童的施灸部位，距离皮肤1.5~3厘米熏烤，以使患儿感到施灸处温热、舒适为度。

【施灸时间】每日灸1次，每次灸5~10分钟，灸至皮肤产生红晕为止。

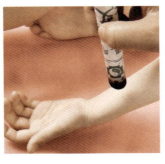
列缺穴

灸 肺俞穴

【定位取穴】该穴位于背部，当第5胸椎棘突下，旁开1.5寸。由平双肩胛骨下角之椎骨（第7胸椎），往上推2个椎骨，即第5胸椎棘突下缘，旁开约2横指（食、中指）处为取穴部位。

【功效】调理肺部功能。

【施灸方法】宜采用温和灸。施灸时，儿童取俯卧，施灸者站或坐于一旁，将点燃的艾条对准儿童的施灸部位，距离皮肤1.5~3厘米熏烤，以使患儿感到施灸处温热、舒适为度。

【施灸时间】每日灸1次，每次灸5~10分钟。

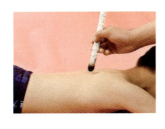
肺俞穴

灸 丰隆穴

【定位取穴】该穴位于小腿前外侧，外踝尖上8寸，条口穴外，距胫骨前缘二横指（中指）。

【功效】和胃气，化痰湿，清神志。

【施灸方法】宜采用温和灸。施灸时，儿童取俯卧，施灸者站或坐于一旁，将点燃的艾条对准儿童的施灸部位，距离皮肤1.5~3厘米熏烤，以使患儿感到施灸处温热、舒适为度。

【施灸时间】每日灸1次，每次灸5~10分钟，灸至皮肤产生红晕为止。

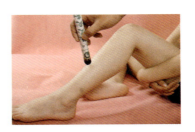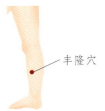
丰隆穴

▶ 辨症施灸

症状1：呕吐。

加灸 中脘穴

【定位取穴】该穴位于上腹部，前正中线上，当脐中上4寸。取穴时，可采用仰卧位，脐中与胸剑联合部（心窝上边）的中点为取穴部位。

【功效】和胃降逆。

【施灸方法】宜采用温和灸。施灸时，儿童取平卧，施灸者站或坐于一旁，将点燃的艾条对准儿童的施灸部位，距离皮肤1.5~3厘米，左右方向平行往复或反复旋转施灸。

【施灸时间】每日灸1~2次，每次灸10~15分钟。

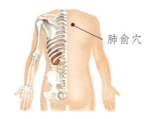
中脘穴

加灸 内关穴

【定位取穴】该穴位于前臂掌侧，当曲泽与大陵的连线上，腕横纹上2寸，掌长肌肌腱与桡侧腕屈肌肌腱之间。取穴时，患者采用正坐或仰卧，仰掌的姿势，从近手腕之横皱纹的中央，往上约两指宽的中央。

【功效】宁心安神。

【施灸方法】宜采用温和灸。施灸时，儿童取坐位，施灸者站或坐于一旁，将点燃的艾条对准儿童的施灸部位，距离皮肤1.5~3厘米熏烤。

【施灸时间】每日灸1~2次，每次灸10~15分钟。

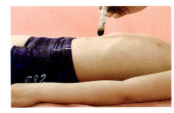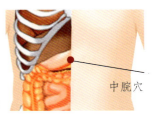

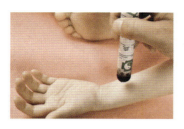
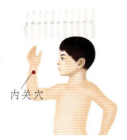
内关穴

症状2：痰中带血。

加灸 尺泽穴

【定位取穴】该穴位于肘横纹中，肱二头肌桡侧凹陷处。取穴时先将手臂上举，在手臂内侧中央处有粗腱，腱的外侧外即是此穴（或在肘横纹中，肱二头肌桡侧凹陷处）。该穴上方3～4寸处用手强压会感到疼痛处，就是"上尺泽"。

【功效】降肺气而补肾。

【施灸方法】宜采用温和灸。施灸时，儿童取坐位，施灸者站或坐于一旁，将点燃的艾条对准儿童的施灸部位，距离皮肤1.5～3厘米，以使患儿感到施灸处温热、舒适为度。

【施灸时间】每日灸1次，每次灸10～15分钟左右，灸至皮肤产生红晕为止。

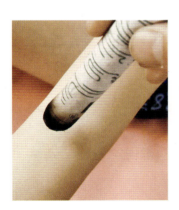
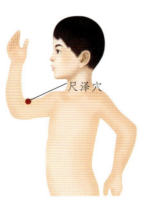
尺泽穴

流行性腮腺炎

流行性腮腺炎，简称腮腺炎或流腮，俗称"猪头皮""痄腮"，是指一个或两个腮腺（人类脸颊两旁的主要唾腺）发炎的疾病。多发于春季，是儿童和青少年中常见的呼吸道传染病，成人中也有发病，由腮腺炎病病毒所引起。腮腺炎一般发病比较急，开始有畏寒、发热、头痛、咽喉痛，不想吃东西、恶心、呕吐和全身疼痛等症状。一两天后，常生在一侧耳垂下

方，肿大、疼痛，说话或咀嚼食物时加重，有时还会出现张口困难、流口水等。中医认为，流行性腮腺炎是由感受风湿邪毒所致，其发病机理为：风热上攻，阻遏少阳；胆热犯胃，气血亏滞和亏损，痰瘀阻留；邪退正虚，气阴亏耗等。因足少阳之脉起于内眦，上底头角下耳后，绕耳而行，故见耳下腮部漫肿，坚硬作痛。在相应穴位艾灸能够散风解表、清热解毒，从而改善症状，达到治疗此病的目。

一般施灸

灸 翳风穴

【定位取穴】该穴位于头部侧面，耳朵下方耳垂后遮住之处。当耳后乳突与下颌角之间的凹陷处。

【功效】活血，祛风，通窍醒神。

【施灸方法】宜采用温和灸。施灸时，施灸者站或坐于一旁，将点燃的艾条对准儿童的施灸部位，距离皮肤1.5～3厘米熏烤，以使患儿感到施灸处温热、舒适为度。

【施灸时间】每日灸1次，每次灸5～10分钟，灸至皮肤产生红晕为止。

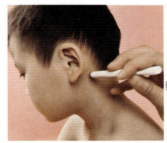
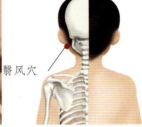
翳风穴

灸 颊车穴

【定位取穴】该穴位于头部侧面下颌骨边角上，向鼻子斜方向约1厘米处的凹陷中。取该穴道时一般让患者采用正坐或仰卧仰靠姿势，以方便实施者准确的找寻穴道。

【功效】止痛。

【施灸方法】宜采用温和灸。施灸时，施灸者站或坐于一旁，将点燃的艾条对准儿童的施灸部位，距离皮肤1.5～3厘米施灸，以使患儿感到施灸处温热、舒适为度。

【施灸时间】每日灸1次，每次灸5～10分钟，灸至皮肤产生红晕为止。

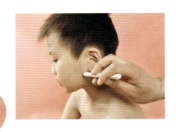
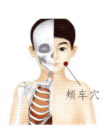
颊车穴

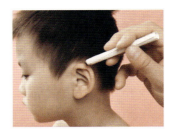
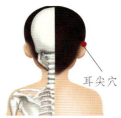
耳尖穴

灸 角孙穴

【定位取穴】该穴位于头部,折耳廓向前,当耳尖直上入发际处。耳朵全部折向前方,将耳洞遮盖时,相当于耳朵最上方之处。以发际凹陷处为基准寻找。另外,可以通过开口闭口加以找出。由于开口闭口,促使肌肉活动而形成凹陷后又恢复之处为角孙所在位置。

【功效】清利头目,通利耳窍。

【施灸方法】宜采用温和灸。施灸时,施灸者站或坐于一旁,将点燃的艾条对准儿童的施灸部位,距离皮肤1.5~3厘米熏烤,以使患儿感到施灸处温热、舒适为度。

【施灸时间】每日灸1次,每次灸5~10分钟,灸至皮肤产生红晕为止。

▶ 辨症施灸

症状1:面颊红肿,发寒发热。

加灸 大椎穴

【定位取穴】该穴位于颈部下端,背部正中线上,第7颈椎棘突下凹陷中。取穴时正坐低头,可见颈背部交界处椎骨有一高突,并能随颈部左右摆动而转动者即是第7颈椎,其下为大椎穴。

【功效】散寒解表,温阳疏风。

【施灸方法】宜采用温和灸。施灸时,施灸者站或坐于一旁,将点燃的艾条对准儿童的施灸部位,距离皮肤1.5~3厘米熏烤,以使患儿感到施灸处温热、舒适为度。

【施灸时间】每日灸1次,每次灸5~10分钟,灸至皮肤产生红晕为止。

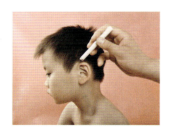
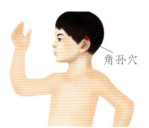
角孙穴

灸 耳尖穴

【定位取穴】该穴位于耳廓的上方,当折耳向前,耳廓上方的尖端处。正坐位或侧伏坐位,在耳郭的上方,当折耳向前,耳郭上方的尖端处。

【功效】退热,消炎,化瘀,止痛。

【施灸方法】宜采用温和灸。施灸时,施灸者站或坐于一旁,将点燃的艾条对准儿童的施灸部位,距离皮肤1.5~3厘米熏烤,以使患儿感到施灸处温热、舒适为度。

【施灸时间】每日灸1次,每次灸5~10分钟,灸至皮肤产生红晕为止。

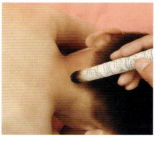
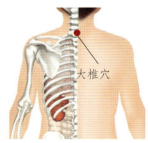
大椎穴

加灸 曲池穴

【定位取穴】该穴位于肘横纹外侧端,屈肘时当尺泽与肱骨外上髁连线中点。取穴时,仰掌屈肘成45°,肘关节桡侧,肘横纹头为取穴部位。

【功效】清热去火。

【施灸方法】宜采用温和灸。施灸时,施灸者站或坐于一旁,将点燃的艾条对准儿童的施灸部位,距离皮肤1.5~3厘米熏烤,以使患儿感到施灸处温热、舒适为度。

【施灸时间】每日灸1次,每次灸5~10分钟,灸至皮肤产生红晕为止。

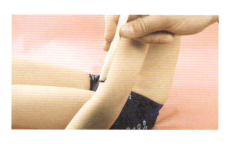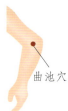

加灸 外关穴

【定位取穴】该穴位于前臂背侧，当阳池与肘尖的连线上，腕背横纹上2寸，尺骨与桡骨之间。

【功效】通络活血，补阳益气。

【施灸方法】宜采用温和灸。施灸时，施灸者站或坐于一旁，将点燃的艾条对准儿童的施灸部位，距离皮肤1.5～3厘米熏烤，以使患儿感到施灸处温热、舒适为度。

【施灸时间】每日灸1次，每次灸5～10分钟，灸至皮肤产生红晕为止。

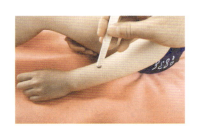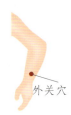

症状2：脸部全肿，口干，咽喉痛，发热，张不开嘴。

加灸 下关穴

【定位取穴】该穴位于面部耳前方，当颧弓与下颌切迹所形成的凹陷中。取穴时，闭口，由耳屏向前摸有一高骨，其下方有一凹陷，若张口则该凹陷闭合和突起，此凹陷为取穴部位。

【功效】通络镇痛，镇静安神，活血调气，解表清热，通利咽喉。

【施灸方法】宜采用温和灸。施灸时，施灸者站或坐于一旁，将点燃的艾条对准儿童的施灸部位，距离皮肤1.5～3厘米熏烤，以使患儿感到施灸处温热、舒适为度。

【施灸时间】每日灸1次，每次灸5～10分钟，灸至皮肤产生红晕为止。

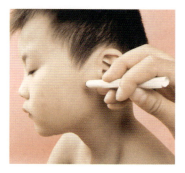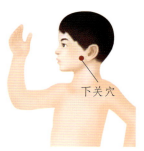

加灸 合谷穴

【定位取穴】该穴位于第1、第2掌骨间，当第2掌骨桡侧的中点处。取穴时，以一手的拇指掌面指关节横纹，放在另一手的拇、食指的指蹼缘上，屈指当拇指尖尽处为取穴部位。

【功效】镇静安神。

【施灸方法】宜采用温和灸。施灸时，儿童取坐位，施灸者站或坐于一旁，将点燃的艾条对准儿童的施灸部位，距离皮肤1.5～3厘米，以使患儿感到施灸处温热、舒适为度。

【施灸时间】每日灸1次，每次灸5～10分钟，灸至皮肤产生红晕为止。

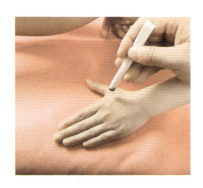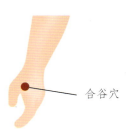

加灸 商阳穴

【定位取穴】该穴位于手食指末节桡侧，距指甲角0.1寸。

【功效】通络镇痛，镇静安神，活血调气，解表清热，通利咽喉。

【施灸方法】宜采用温和灸。施灸时，施灸者站或坐于一旁，将点燃的艾条对准儿童的施灸部位，距离皮肤1.5～3厘米熏烤，以使患儿感到施灸处温热、舒适为度。

【施灸时间】每日灸1次，每次灸5～10分钟，灸至皮肤产生红晕为止。

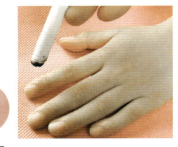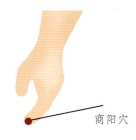

商阳穴

【功效】发散内热。

【施灸方法】宜采用雀啄灸。施灸时，将点燃的艾条对准儿童的施灸部位，距离皮肤 1.5～3 厘米处施灸，以使患儿感到施灸处温热、舒适为度。

【施灸时间】每日灸 1 次，每次灸 5～10 分钟，灸至皮肤产生红晕为止。

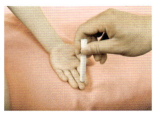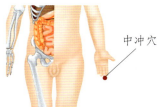

中冲穴

温馨小贴士

在流腮发病期间，患者需要多饮水、适度户外晒晒太阳、居室要定时通风换气、保持空气流通。其生活用品、玩具、文具等采取煮沸或曝晒等方式进行消毒，病情轻者或退热后可适当活动；要科学合理安排患儿的饮食，多吃些富含营养、易于消化的半流食或软食。在急性期不要吃酸、辣、甜味及干硬食品，以免刺激唾液腺使之分泌增多，加重肿痛。症状明显好转后可以吃一些促进唾液分泌的食物，以促进腮腺功能的恢复。

灸 劳宫穴

【定位取穴】该穴位于手掌心，当第 2、3 掌骨之间偏于第 3 掌骨，握拳屈指时中指尖处。

【功效】清热泻火，开窍醒神。

【施灸方法】宜采用雀啄灸。施灸时，将点燃的艾条对准儿童的施灸部位，距离皮肤 1.5～3 厘米处施灸，以使患儿感到施灸处温热、舒适为度。

【施灸时间】每日灸 1 次，每次灸 5～10 分钟，灸至皮肤产生红晕为止。

小儿夜啼症

小儿夜啼症多见于 3～6 月以内的婴幼儿。多在夜间啼哭不止，白天正常。或阵阵啼哭，或通宵达旦，哭后仍能入睡；或伴面赤唇红，或阵发腹痛，或腹胀呕吐，或时惊恐，声音嘶哑等。一般持续时间，少则数日，多则经月，过则自止。啼哭是婴儿一种本能性反应，因为在婴儿时期尚没有语言表达能力，"哭"就是表达要求或痛苦的一种方式。如饥饿、口渴、衣着过冷或过热、尿布潮湿、臀部腋下皮肤糜烂、湿疹作痒，或虫咬等原因，或养成爱抱的习惯，均可引起患儿哭闹。这种哭闹是正常的本能性反映。有些疾病，如佝偻病、虫病、外科疾病等也可引起婴儿啼哭，基本上治愈病症后夜啼就会随之停止。中医认为小儿夜啼常因脾寒、心热、惊骇、食积而发病。在相关穴位艾灸能够达到清心、镇惊安神、补益脾肾的目的，从而治疗该病。

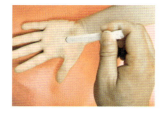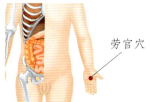

劳宫穴

▶ 一般施灸

灸 中冲穴

【定位取穴】该穴位于手中指末节尖端中央。

灸 涌泉穴

【定位取穴】该穴位于足前部凹陷处第 2、3 趾趾缝纹头端与足跟连线的前 1/3 处。取穴时，可采用正坐或仰卧、跷足的姿势。

【功效】补肾醒脑。

【施灸方法】宜采用雀啄灸。施灸时，将点燃的艾条对准儿童的施灸部位，距离皮肤 1.5～3 厘米处施灸，以使患儿感到施灸处温热、舒适为度。

【施灸时间】每日灸 1 次，每次灸 5～10 分钟，灸至皮肤产生红晕为止。

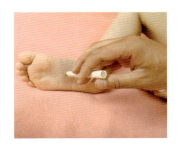
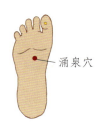

辨症施灸

症状1：面色青白，四肢欠温，喜伏卧，腹部发凉，弯腰蜷腿哭闹，不思饮食，大便溏薄。

灸 神阙穴

【定位取穴】该穴位于腹中部，脐中央。

【功效】温经祛寒，平和阴阳，调和气血。

【施灸方法】宜采用雀啄灸。施灸时，将点燃的艾条对准儿童的施灸部位，距离皮肤1.5～3厘米处施灸，以使患儿感到施灸处温热、舒适为度。

【施灸时间】每日灸1次，每次灸5～10分钟，灸至皮肤产生红晕为止。

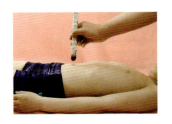
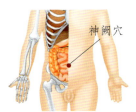

加灸 脾俞穴

【定位取穴】该穴位于背部，当第11胸椎棘突下，旁开1.5寸。与肚脐中相对应处即为第2腰椎，由第2腰椎往上摸3个椎体，即为第11胸椎，其棘突下缘旁开约2横指（食、中指）处为取穴部位。

【功效】增强机体的新陈代谢能力。

【施灸方法】宜采用雀啄灸。施灸时，将点燃的艾条对准儿童的施灸部位，距离皮肤1.5～3厘米处施灸，以使患儿感到施灸处温热、舒适为度。

【施灸时间】每日灸1次，每次灸5～10分钟。

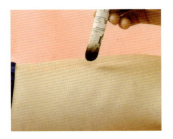
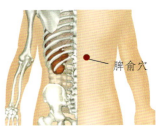

灸 百会穴

【定位取穴】该穴位于头部，头顶正中心。让患者采用正坐的姿势，可以通过两耳角直上连线中点，来简易取此穴。

【功效】通畅脑气，宁静安神。

【施灸方法】宜采用雀啄灸。施灸时，将点燃的艾条对准儿童的施灸部位，距离皮肤1.5～3厘米处施灸，以使患儿感到施灸处温热、舒适为度。

【施灸时间】每日灸1次，每次灸5～10分钟。

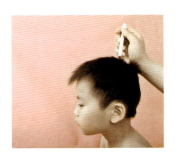
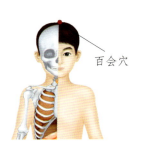

加灸 肾俞穴

【定位取穴】该穴位于腰部，当第2腰椎棘突下，旁开1.5寸。与肚脐中相对应处即为第2腰椎，其棘突下缘旁开约2横指（食、中指）处为取穴部位。

【功效】益肾助阳，强腰利尿。

【施灸方法】宜采用雀啄灸。施灸时，将点燃的艾条对准儿童的施灸部位，距离皮肤1.5～3厘米处施灸，以使患儿感到施灸处温热、舒适为度。

【施灸时间】每日灸1次，每次灸5～10分钟。

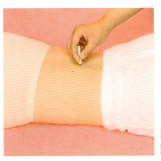
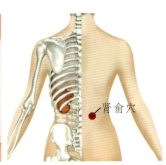

症状2： 面赤唇红，烦躁不安，口鼻出气热，夜寐不安，哭声大，眼屎多。

加灸 少府穴

【定位取穴】该穴位于手掌面，第4、5掌骨之间，握拳时，当小指尖处。取穴时仰掌，手指屈向掌心横纹，当小指指尖下凹陷处。

【功效】散火强心。

【施灸方法】宜采用雀啄灸。施灸时，将点燃的艾条对准儿童的施灸部位，距离皮肤1.5～3厘米处施灸，以使患儿感到施灸处温热、舒适为度。

【施灸时间】每日灸1次，每次灸5～10分钟，灸至皮肤产生红晕为止。

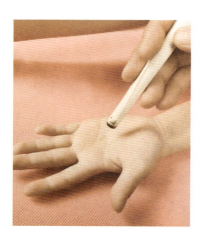

少府穴

温馨小贴士

一般来说"生理性"哭闹的婴儿一般情况良好，饮食正常，哭声宏亮，哭闹间隙期面色、精神正常，当消除因素后哭闹停止。平时要注意以下事项：

1. 要注意防寒保暖，但也勿衣被过暖。
2. 不可过食寒凉及辛辣热性食物，勿受惊吓。
3. 不可将婴儿抱在怀中睡眠，不通宵开启灯具，养成良好的睡眠习惯。
4. 注意保持周围环境安静祥和，检查衣服被褥有无异物刺伤皮肤。
5. 婴儿无故啼哭不止，要注意寻找原因，如饥饿、过饱、闷热、寒冷、虫咬、尿布浸渍、衣被刺激等，除去引起啼哭的原因。

小儿厌食症

小儿厌食症指小儿（1～6岁）较长时期食欲减退或消失的一种常见病证。主要的症状有呕吐、食欲不振、腹泻、便秘、腹胀、腹痛和便血等。造成此病的主要原因很多，如不良的饮食习惯，气候过热、湿度过高，小儿的情绪变化，某些慢性消化系统疾病等，长期厌食可致营养不良和体质减弱。中医认为本病的发生系由于饮食喂养不当，导致脾胃不和，受纳运化失健所致。在相关穴位艾灸可以消食化滞、健脾益胃、补益元气，从而治疗此症。

▶ 一般施灸

灸 中脘穴

【定位取穴】该穴位于上腹部，前正中线上，当脐中上4寸。取穴时，可采用仰卧位，脐中与胸剑联合部（心窝上边）的中点为取穴部位。

【功效】和胃健脾。

【施灸方法】宜采用回旋灸。施灸时，儿童平卧，施灸者站或坐于一旁，将点燃的艾条对准儿童的施灸部位，距离皮肤1.5～3厘米，左右方向平行往复或反复旋转施灸。

【施灸时间】每日灸1次，每次灸15分钟，10天为1个疗程。

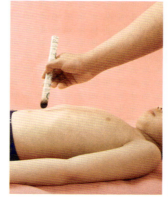 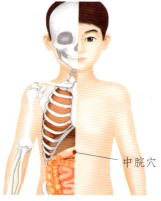

中脘穴

灸 四缝穴

【定位取穴】该穴位于位于第2至第5指掌面，第1、2节横纹中央。在第2、3、4、5掌面第1、2

节横纹中央点取穴。

【功效】健脾行气，提高免疫力，促进生长发育。

【施灸方法】宜采用回旋灸。施灸时，儿童取坐位，施灸者站或坐于一旁，将点燃的艾条对准儿童的施灸部位，距离皮肤1.5～3厘米，左右方向平行往复或反复旋转施灸。

【施灸时间】每日灸1次，每次灸15分钟，10天为1个疗程。

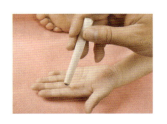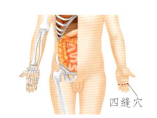

灸 身柱穴

【定位取穴】该穴位于背部，当后正中线上，第3胸椎棘突下凹陷中。

【功效】强身健体，增强体质，提高抵抗力。

【施灸方法】宜采用回旋灸。施灸时，儿童俯卧，施灸者站或坐于一旁，将点燃的艾条对准儿童的施灸部位，距离皮肤1.5～3厘米，左右方向平行往复或反复旋转施灸。

【施灸时间】每日灸1次，每次灸15分钟，10天为1个疗程。

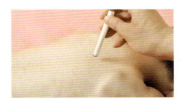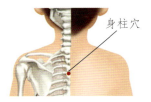

灸 足三里穴

【定位取穴】该穴位于外膝眼下3寸，距胫骨前嵴1横指，当胫骨前肌上。取穴时，由外膝眼向下量4横指，在腓骨与胫骨之间，由胫骨旁量1横指，该处即是。

【功效】滋养气血。

【施灸方法】宜采用温和灸。施灸时，将点燃的艾条对准儿童的施灸部位，距离皮肤1.5～3厘米处施灸，以使患儿感到施灸处温热、舒适为度。

【施灸时间】每日灸1次，每次灸15分钟，10天为1个疗程。

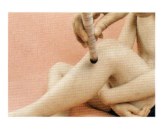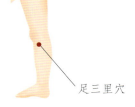

灸 梁门穴

【定位取穴】该穴位于上腹，脐中上4寸，距前正中线2寸。平肚脐与胸剑联合连线之中点，前正中线旁开2寸为取穴部位。

【功效】调中气，和肠胃，化积滞。

【施灸方法】宜采用温和灸。施灸时，将点燃的艾条对准儿童的施灸部位，距离皮肤1.5～3厘米处施灸，以使患儿感到施灸处温热、舒适为度。

【施灸时间】每日灸1次，每次灸15分钟，10天为1个疗程。

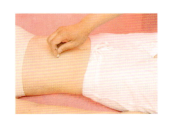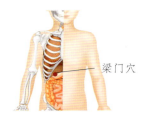

▶ 辨症施灸

症状：食欲减退，恶心呕吐，手足心热，睡眠不安，腹胀或腹泻。

加灸 下脘穴

【定位取穴】该穴位于上腹部，前正中线上，当脐中上2寸。

【功效】健脾和胃，散发脾热。

【施灸方法】宜采用回旋灸。施灸时，儿童平卧，施灸者站或坐于一旁，将点燃的艾条对准儿童的施灸部位，距离皮肤1.5～3厘米，左右方向平行往复或

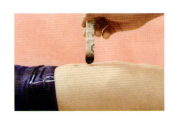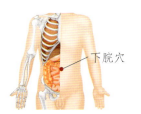

反复旋转施灸。

【施灸时间】每日灸1次,每次灸15分钟,10天为1个疗程。

加灸 商丘穴

【定位取穴】该穴位于内踝前下方凹陷中,当舟骨结节与内踝尖连线的中点处。

【功效】散发脾热。

【施灸方法】宜采用温和灸。施灸时,将点燃的艾条对准儿童的施灸部位,距离皮肤1.5～3厘米处施灸,以使患儿感到施灸处温热、舒适为度。

【施灸时间】每日灸1次,每次灸15分钟,10天为1个疗程。

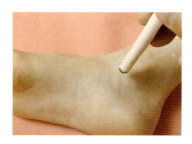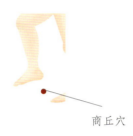

商丘穴

小儿遗尿

遗尿,俗称"尿床",是指3岁以上的小儿睡眠中小便自遗、醒后才知的一种病证。3岁以下的小儿大脑未发育完全,正常的排尿习惯尚未养成,尿床不属病态,而年长小儿因贪玩、过度疲劳、睡前多饮等偶然尿床者不属病态。现代医学认为,本病因大脑皮层、皮层下中枢功能失调而引起。中医认为小儿因先天禀赋不足或素体虚弱导致肾气不足,下元虚冷,不能温养膀胱,膀胱气化功能失调,闭藏失职,不能约制水道,而为遗尿。肺脾气虚时,上虚不能制下,下虚不能上承,致使无权约束水道,则小便自遗,或睡中小便自出。肝经湿热郁结,热郁化火,迫注膀胱而致遗尿。在相应穴位艾灸能够补脾益肾,从而改善症状。

▶ 一般施灸

灸 关元穴

【定位取穴】该穴位于脐中下3寸,腹中线上,仰卧取穴。

【功效】培元固本,补益下焦。

【施灸方法】宜采用温和灸。施灸时,将点燃的艾条对准儿童的施灸部位,距离皮肤1.5～3厘米熏烤,以使患儿感到施灸处温热、舒适为度。

【施灸时间】每日灸1次,每次灸5～10分钟。

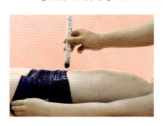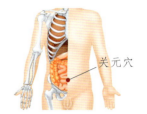

关元穴

灸 三阴交穴

【定位取穴】该穴位于小腿内侧,当足内踝尖上3寸,胫骨内侧缘后方。取穴时正坐屈膝成直角,以手4指并拢,小指下边缘紧靠内踝尖上,食指上缘所在水平线在胫骨后缘的交点,为取穴部位。

【功效】滋阴降火。

【施灸方法】宜采用温和灸。施灸时,将点燃的艾条对准儿童的施灸部位,距离皮肤1.5～3厘米熏烤,以使患儿感到施灸处温热、舒适为度。

【施灸时间】每日灸1次,每次灸5～10分钟。

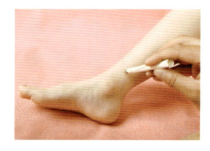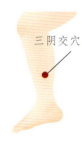

三阴交穴

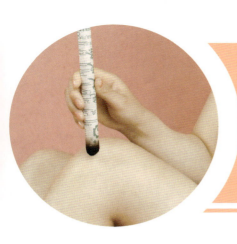

第七章 亚健康的艾灸调理法

失眠

失眠通常指入睡困难或维持睡眠障碍（易醒、早醒和再入睡困难），导致睡眠时间减少或质量下降不能满足个体生理需要，明显影响日间社会功能或生活质量。失眠引起人的疲劳感、不安、全身不适、无精打采、反应迟缓、头痛、注意力不集中等症状。它的最大影响是精神方面的，严重者会导致精神分裂。中医认为失眠有两种：一种为心神受扰，另一种为心神失养。受扰的原因有脾胃不合，情志抑郁，生痰化火，痰火扰心，或阴虚火旺，扰动心神。心神失养的原因多是体质虚弱，或慢性疾病导致的气虚、血虚，中老年病人多是由于肾虚不能滋养心神造成的心肾不交导致失眠。治疗失眠要辨证施治，要根据病情的变化治疗。分别给予疏肝理气、化痰清热、补气养血、交通心肾的治疗。在相关穴位艾灸能够调和阴阳，安神健脑，调和脏腑气血，故艾灸可治疗失眠。

▶ 一般施灸

灸 神门穴

【定位取穴】该穴位于腕部，腕掌侧横纹尺侧端，尺侧腕屈肌腱的桡侧凹陷处。取穴时仰掌，在尺侧腕屈肌桡侧缘，腕横纹上取穴。

【功效】益心安神，通经活络。

【施灸方法】宜采用温和灸。施灸时，取坐位，手执艾条以点燃的一端对准施灸部位，距离皮肤1.5～3厘米，以感到施灸处温热、舒适为度，灸至皮肤产生红晕为止。

【施灸时间】每日灸1次，每次灸3～15分钟。

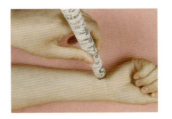 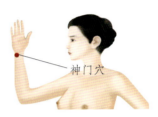

灸 心俞穴

【定位取穴】该穴位于背部，当第5胸椎棘突下，旁开1.5寸。由平双肩胛骨下角之椎骨（第7胸椎），往上推2个椎骨，即第5胸椎棘突下缘，旁开约2横指（食、中指）处为取穴部位。

【功效】理气宁心。

【施灸方法】施灸时，被施灸者卧姿，施灸者站或坐于一旁，手执艾条以点燃的一端对准施灸部位，距离皮肤1.5～3厘米，以感到施灸处温热、舒适为度。

【施灸时间】每日灸1次，每次灸3～15分钟。

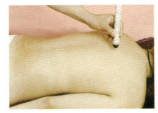 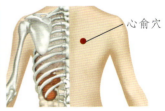

灸 内关穴

【定位取穴】该穴位于前臂掌侧，当曲泽与大陵的连线上，腕横纹上2寸，掌长肌肌腱与桡侧腕屈肌肌腱之间。取穴时应要患者采用正坐或仰卧，仰掌的姿势，从近手腕之横皱纹的中央，往上约两指宽的中央。

【功效】宁心安神。

【施灸方法】施灸时,手执艾条以点燃的一端对准施灸部位,距离皮肤1.5～3厘米,以感到施灸处温热、舒适为度。

【施灸时间】每日灸1次,每次灸3～15分钟。

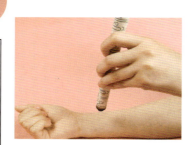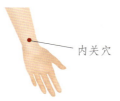

灸 安眠穴

【定位取穴】该穴位于耳后,在翳风与风池穴联线的中点。当项部肌肉隆起外缘的凹陷,与胸锁乳肌停止部乳突下凹陷连线之中点取穴。

【功效】镇惊安神。

【施灸方法】施灸时,取坐位,施灸者一手执艾条,另一手拨开并按住头发,以点燃的一端对准施灸部位,距离皮肤1.5～3厘米,以感到施灸处温热、舒适为度。

【施灸时间】每日灸1次,每次灸3～15分钟,灸至皮肤产生红晕为止。

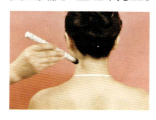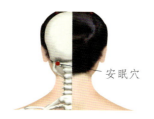

▶ **辨症施灸**

症状1:烦躁、心情抑郁,可加灸太冲、阳陵泉穴。

【定位取穴】该穴位于足背侧,第1、2趾跖骨连接部位中。取穴时,可采用正坐或仰卧的姿势,以手指沿拇趾、次趾夹缝向上移压,压至能感觉到动脉映手,即是太冲穴。

加灸 太冲穴

【功效】行气解郁。

【施灸方法】手执艾条,以点燃的一端对准施灸部位,距离皮肤1.5～3厘米施灸。

【施灸时间】每日灸1次,每次灸3～15分钟。

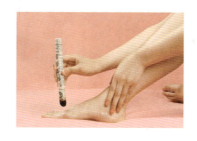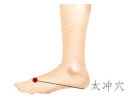

加灸 阳陵泉穴

【定位取穴】该穴位于小腿外侧,当腓骨头前下方凹陷处。取穴时,坐位屈膝成90°,膝关节外下方,腓骨小头前缘与下缘交叉处的凹陷,为取穴部位。

【功效】行气解郁。

【施灸方法】手执艾条,以点燃的一端对准施灸部位,距离皮肤1.5～3厘米施灸。

【施灸时间】每日灸1次,每次灸3～15分钟。

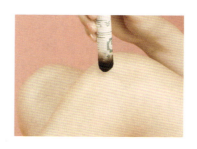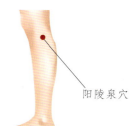

症状2:头晕、耳鸣、腰酸痛、口干少唾液、手足心热及盗汗等,可加灸三阴交穴以滋阴降火。

加灸 三阴交穴

【定位取穴】该穴位于小腿内侧,当足内踝尖上3寸,胫骨内侧缘后方。取穴时正坐屈膝成直角,以手4指并拢,小指下边缘紧靠内踝尖上,食指上缘所在水平线在胫骨后缘的交点,为取穴部位。

【功效】滋阴降火。

【施灸方法】施灸时,取坐位,手执艾条以点燃的一端对准施灸部位,距离皮肤1.5～3厘米,以感到施灸处温热、舒适为度。

【施灸时间】每日灸1次,每次灸3～15分钟,灸至皮肤产生红晕为止。

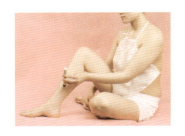
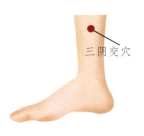

心悸

心悸是一种患者自觉的心脏的跳动不适感或类似心慌的感觉。

心悸最常见于心脏的一些器质性或功能性疾病，但也可由一些心外因素如甲亢、贫血、植物神经功能紊乱等引起。大多缘于长期的心理高压、突然受到剧烈惊吓或局部外伤等因素损伤了心气，所以对心悸的康复灸法就是在引导患者对自己的心理状态作出正确调整的同时利用艾灸恢复其心气，从而达到根治或明显改善病症的作用。而对于外伤引起的心悸则最好先治好外伤再施用本法。

▶ 一般施灸

灸 神门穴

【定位取穴】该穴位于腕部，腕掌侧横纹尺侧端，尺侧腕屈肌腱的桡侧凹陷处。取穴时仰掌，在尺侧腕屈肌桡侧缘，腕横纹上取穴。

【功效】益心安神，通经活络。

【施灸方法】宜采用温和灸。施灸时，取坐位，手执艾条以点燃的一端对准施灸部位，距离皮肤1.5～3厘米，以感到施灸处温热、舒适为度。

【施灸时间】每日灸1次，每次灸3～15分钟。

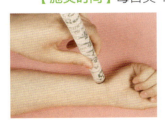
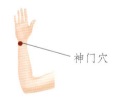

灸 心俞穴

【定位取穴】该穴位于背部，当第5胸椎棘突下，旁开1.5寸。由平双肩胛骨下角之椎骨（第7胸椎），往上推2个椎骨，即第5胸椎棘突下缘，旁开约2横指（食、中指）处为取穴部位。

【功效】理气宁心。

【施灸方法】施灸时，被施灸者卧姿，施灸者站或坐于一旁，手执艾条以点燃的一端对准施灸部位，距离皮肤1.5～3厘米，以感到施灸处温热、舒适为度。

【施灸时间】每日灸1次，每次灸3～15分钟，灸至皮肤产生红晕为止。

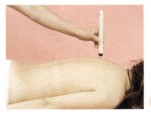
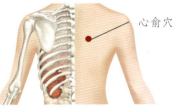

灸 内关穴

【定位取穴】该穴位于前臂掌侧，当曲泽与大陵的连线上，腕横纹上2寸，掌长肌肌腱与桡侧腕屈肌肌腱之间。取穴时，患者采用正坐或仰卧，仰掌的姿势，从近手腕之横皱纹的中央，往上约两指宽的中央。

【功效】宁心安神。

【施灸方法】施灸时，手执艾条以点燃的一端对准施灸部位，距离皮肤1.5～3厘米，以感到施灸处温热、舒适为度。

【施灸时间】每日灸1次，每次灸3～15分钟。

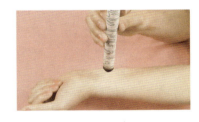
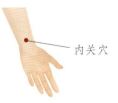

灸 巨阙穴

【定位取穴】位于上腹部，前正中线上，当脐中上6寸。取穴时通常让患者采用仰卧的姿势，左右肋骨相交之处，再向下2指宽即为此穴。

【功效】理气宁心，宽胸止痛。

【施灸方法】施灸时，被施灸者平躺，施灸者站或坐于一旁，手执艾条以点燃的一端对准施灸部位，距离皮肤1.5～3厘米，以感到施灸处温热、舒适为度。

【施灸时间】每日灸1次，每次灸10～20分钟，灸至皮肤产生红晕为止。

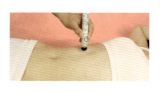
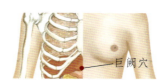

巨阙穴

头痛

头痛是人们生活中最常见的症状之一，是很多疾病的一种表现，也是人体受到伤害刺激后发出的一种保护性反应。据统计，在人的一生中，80%的人会有头痛的经历。头痛一般是指头颅上半部（即眉弓、耳廓上部、枕外隆突连线以上部位）的疼痛，有些面痛、颈痛因与头痛关系密切，有时难与头痛详细区分。引起头痛的原因繁多，头痛的程度轻重不一，头痛的病程有长有短，多数为不严重的所谓功能性的长期慢性头痛，这些头痛病人脑内并无严重的器质性病变，它虽不引起严重后果，但影响人们的生活质量，另有一些头痛是致命性疾患引起的，必须高度警惕。在相关穴位艾灸，能良性地调节大脑皮层的功能活动，改善脑血管舒缩功能，促进脑血液循环，使脑功能恢复正常，从而达到治疗头痛的目的。

▶ 辨症施灸

症状：心悸时拌有出汗、气短。

加灸 足三里穴

【定位取穴】该穴位于外膝眼下3寸，距胫骨前嵴1横指，当胫骨前肌上。取穴时，由外膝眼向下量4横指，在腓骨与胫骨之间，由胫骨旁量1横指，该处即是。

【功效】滋养气血。

【施灸方法】采用温和灸法。取坐位，点燃艾条对准施灸部位，距离皮肤1.5～3厘米，以感到施灸处温热、舒适为度，灸至皮肤产生红晕为止。

【施灸时间】隔日灸1次，每次灸3～15分钟。最好在每晚临睡前灸。

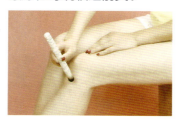
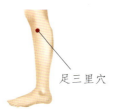

足三里穴

加灸 复溜穴

【定位取穴】该穴位于小腿内侧，太溪直上2寸，跟腱的前方。取穴时，正坐垂足或仰卧位，在太溪上2寸，当跟腱之前缘处取穴。

【功效】补肾滋阴。

【施灸方法】宜采用温和灸。施灸时，手执艾条以点燃的一端对准施灸部位，距离皮肤1.5～3厘米，以感到施灸处温热、舒适为度。

【施灸时间】每日灸1次，每次灸10～20分钟。

▶ 辨症施灸

症状：前额疼痛。

灸 合谷穴

【定位取穴】该穴位于第1、第2掌骨间，当第2掌骨桡侧的中点处。取穴时，以一手的拇指掌面指关节横纹，放在另一手的拇、食指的指蹼缘上，屈指当拇指尖尽处为取穴部位。

【功效】清热镇痛。

【施灸方法】宜采用温和灸。施灸时，手执艾条以点燃的一端对准施灸部位，距离皮肤1.5～3厘米，以感到施灸处温热、舒适为度。

【施灸时间】每日灸1次，每次灸10～20分钟，灸至皮肤产生红晕为止。

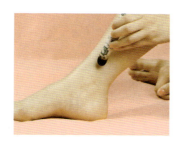
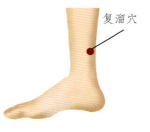

复溜穴

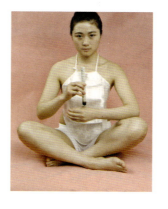
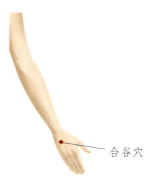

合谷穴

神经衰弱

神经衰弱属于心理疾病的一种，是由于大脑神经活动长期处于紧张状态，导致大脑兴奋与抑制功能失调而产生的一组以精神易兴奋，脑情绪不稳定等症状为特点的神经功能性障碍。主要表现为精神萎靡、疲乏无力、困倦思睡、头昏脑胀、注意力不集中、记忆力减退、近事遗忘等。中医认为神经衰弱多系心脾两虚或阴虚火旺所致，在相关穴位艾灸可以疏通气血、养心安神，从而改善症状。

▶ 一般施灸

灸 神门穴

【定位取穴】该穴位于腕部，腕掌侧横纹尺侧端，尺侧腕屈肌腱的桡侧凹陷处。取穴时仰掌，在尺侧腕屈肌桡侧缘，腕横纹上取穴。

【功效】益心安神，通经活络。

【施灸方法】宜采用温和灸。施灸时，取坐位，手执艾条以点燃的一端对准施灸部位，距离皮肤1.5～3厘米，以感到施灸处温热、舒适为度。

【施灸时间】每日灸1次，每次灸3～15分钟，灸至皮肤产生红晕为止。

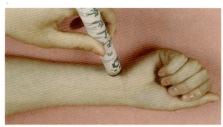
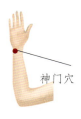
神门穴

灸 心俞穴

【定位取穴】该穴位于背部，当第5胸椎棘突下，旁开1.5寸。由平双肩胛骨下角之椎骨（第7胸椎），往上推2个椎骨，即第5胸椎棘突下缘，旁开约2横指（食、中指）处为取穴部位。

【功效】理气宁心。

【施灸方法】施灸时，被施灸者卧姿，施灸者站或坐于一旁，手执艾条以点燃的一端对准施灸部位，距离皮肤1.5～3厘米，以感到施灸处温热、舒适为度。

【施灸时间】每日灸1次，每次灸3～15分钟。

灸 内关穴

【定位取穴】该穴位于前臂掌侧，当曲泽与大陵的连线上，腕横纹上2寸，掌长肌肌腱与桡侧腕屈肌肌腱之间。取穴时应要患者采用正坐或仰卧，仰掌的姿势，从近手腕之横皱纹的中央，往上约两指宽的中央。

【功效】宁心安神，理气止痛。

【施灸方法】施灸时，手执艾条以点燃的一端对准施灸部位，距离皮肤1.5～3厘米，以感到施灸处温热、舒适为度。

【施灸时间】每日灸1次，每次灸3～15分钟。

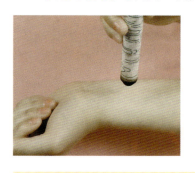
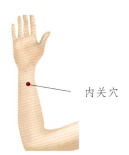
内关穴

灸 太溪穴

【定位取穴】该穴位于足内侧，内踝后方与脚跟骨筋腱之间的凹陷处。也就是说在脚的内踝与跟腱之间的凹陷处。双侧对称，也就是两个。

【功效】滋阴补肾。

【施灸方法】取坐位，施灸时，手执艾条以点燃的一端对准施灸部位，距离皮肤1.5～3厘米，以感到施灸处温热、舒适为度。

【施灸时间】每日灸1次，每次灸3～15分钟，灸至皮肤产生红晕为止。

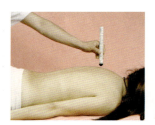
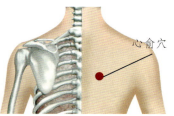
心俞穴

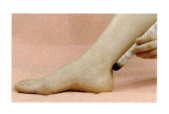
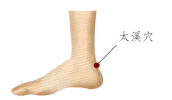
太溪穴

灸 百会穴

【定位取穴】该穴位于头部，头顶正中心。让患者采用正坐的姿势，可以通过两耳角直上连线中点，来简易取此穴。

【功效】通畅脑气，宁静安神。

【施灸方法】取坐位，施灸时，手执艾条以点燃的一端对准施灸部位，距离皮肤1.5～3厘米，以感到施灸处温热、舒适为度。

【施灸时间】每日灸1次，每次灸3～15分钟，早晨施灸效果更佳。

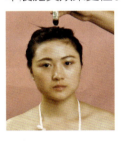 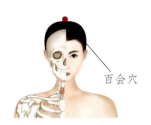
百会穴

▶ 辨症施灸

症状：容易生气、不思饮食、腹胀、消化不良。

加灸 三阴交穴

【定位取穴】该穴位于小腿内侧，当足内踝尖上3寸，胫骨内侧缘后方。取穴时正坐屈膝成直角，以手4指并拢，小指下边缘紧靠内踝尖上，食指上缘所在水平线在胫骨后缘的交点，为取穴部位。

【功效】滋阴降火。

【施灸方法】施灸时，取坐位，手执艾条以点燃的一端对准施灸部位，距离皮肤1.5～3厘米，以感到施灸处温热、舒适为度。

【施灸时间】每日灸1次，每次灸3～15分钟。

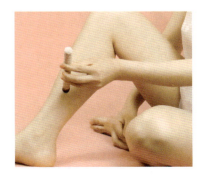 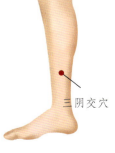
三阴交穴

加灸 命门穴

【定位取穴】该穴位于腰部，当后正中线上，第2腰椎棘突下凹陷处。取穴时采用俯卧的姿势，指压时，有强烈的压痛感。

【功效】提高机体免疫力。

【施灸方法】施灸时，被施灸者俯卧，施灸者站或坐于一旁，手执艾条以点燃的一端对准施灸部位，距离皮肤1.5～3厘米，以感到施灸处温热、舒适为度。

【施灸时间】每日灸1次，每次灸3～15分钟。

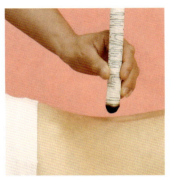 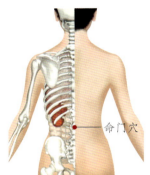
命门穴

记忆力减退

记忆是人类心智活动的一种，记忆力对于人生的生活是非常重要的，人的最佳记忆力出现在20岁前后，然后脑的机能开始渐渐衰退，25岁前后记忆力开始正式下降，年龄越大记忆力越低，因此20多岁和30多岁的人被健忘症困扰也不是奇怪的事。此外，健忘症的发生还有其外部原因，持续的压力和紧张会使脑细胞产生疲劳，而使健忘症恶化。过度吸烟、饮酒、缺乏维生素等可以引起暂时性记忆力恶化。最近，专家也开始注意到，心理因素对健忘症的形成也有不容忽视的影响，到医院就诊的健忘症患者有很多有抑郁症症状。一旦人陷入抑郁症，就会固执地仅关注抑郁本身而对社会上的人和事情漠不关心，于是大脑的活动力低下，而诱发健忘症。从中医角度来看，健忘症是气不能均匀释放所致。正所谓上气不足，由于到脑部的气不足，脑的血液量减少导致记忆力减退。在相关穴位艾灸，可以有效提高记忆力。

一般施灸

灸 气海穴

【定位取穴】该穴位于下腹部，前正中线上，当脐中下1.5寸。取穴时，可采用仰卧的姿势，直线连结肚脐与耻骨上方，将其分为十等分，从肚脐3/10的位置，即为此穴。

【功效】降浊除湿、通筋活络、舒肝利胆。

【施灸方法】宜采用回旋灸。施灸时，被施灸者平卧，施灸者站或坐于一旁，手执艾条以点燃的一端对准施灸部位，距离皮肤1.5～3厘米，以感到施灸处温热、舒适为度。

【施灸时间】每日灸1～2次，每次灸10分钟左右。

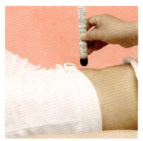
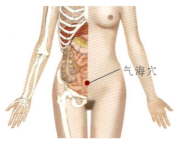
气海穴

灸 关元穴

【定位取穴】该穴位于脐中下3寸，腹中线上，仰卧取穴。

【功效】培根固元、培肾壮阳。

【施灸方法】施灸时，被施灸者平卧，施灸者站或坐于一旁，手执艾条以点燃的一端对准施灸部位，距离皮肤1.5～3厘米，左右方向平行往复或反复旋转施灸，以感到施灸处温热、舒适为度。

【施灸时间】每日灸1～2次，每次灸10～15分钟。

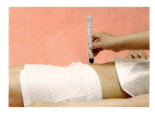
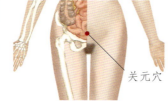
关元穴

灸 足三里穴

【定位取穴】该穴位于外膝眼下3寸，距胫骨前嵴1横指，当胫骨前肌上。取穴时，由外膝眼向下量4横指，在腓骨与胫骨之间，由胫骨旁量1横指，该处即是。

【功效】补中益气、通经活络。

【施灸方法】采用温和灸法，取坐位，点燃艾条对准施灸部位，距离皮肤1.5～3厘米，以感到施灸处温热、舒适为度。

【施灸时间】隔日灸1次，每次灸3～15分钟，灸至皮肤产生红晕为止。最好在每晚临睡前灸。

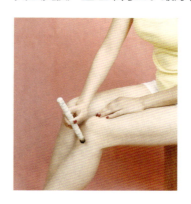
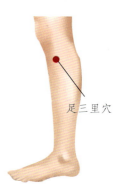
足三里穴

困倦易疲劳

困倦易疲劳是亚健康状态最常见的情况，随着工作紧张、精神压力而增加，长时间下去会患疲劳综合征，进而影响生活质量。其主要症状为少量运动后就会疲劳、困倦、睡眠质量低等。现代社会中，困倦易疲劳几乎成了上班族的通病，在相关穴位艾灸可以固本培元、明目醒脑，能很快缓解疲劳。

一般施灸

灸 天柱穴

【定位取穴】该穴位于项部，当枕骨之下，与风府穴相平，胸锁乳突肌与斜方肌上端之间的凹陷处。

【功效】明目醒脑。

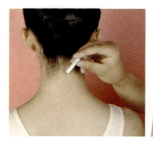
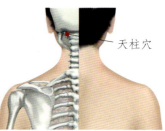
天柱穴

【施灸方法】宜采用温和灸。施灸时,被施灸者取坐位,施灸者站或坐于一旁,手执艾条以点燃的一端对准施灸部位,距离皮肤1.5～3厘米,左右方向平行往复或反复旋转施灸,以感到施灸处温热、舒适为度。

【施灸时间】每日灸1次,每次灸3～15分钟,灸至皮肤产生红晕为止。

灸 关元穴

【定位取穴】该穴位于脐中下3寸,腹中线上,仰卧取穴。

【功效】培根固元、培肾壮阳。

【施灸方法】施灸时,被施灸者仰卧,施灸者站或坐于一旁,手执艾条以点燃的一端对准施灸部位,距离皮肤1.5～3厘米,左右方向平行往复或反复旋转施灸,以感到施灸处温热、舒适为度。

【施灸时间】每日灸1～2次,每次灸10～15分钟,灸至皮肤产生红晕为止。

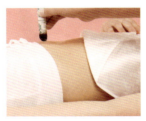
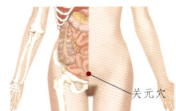

灸 凤池穴

【定位取穴】该穴位于后头骨正下方凹处,也就是颈脖子处有一块突起的肌肉(斜方肌),此肌肉外侧凹处,后发际正中旁开约2厘米左右即是此穴。

【功效】通经活络。

【施灸方法】宜采用温和灸。施灸时,被施灸者取坐位,施灸者站或坐于一旁,手执艾条以点燃的一端对准施灸部位,距离皮肤1.5～3厘米,左右方向平行往复或反复旋转施灸,以感到施灸处温热、舒适为度。

【施灸时间】每日灸1次,每次灸3～15分钟,灸至皮肤产生红晕为止。

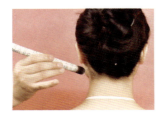
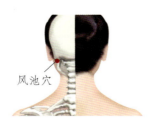

灸 肾俞穴

【定位取穴】该穴位于腰部,当第2腰椎棘突下,旁开1.5寸。与肚脐中相对应处即为第2腰椎,其棘突下缘旁开约2横指(食、中指)处为取穴部位。

【功效】滋阴补肾。

【施灸方法】被施灸者俯卧,施灸者站或坐于一旁,手执艾条以点燃的一端对准施灸部位,距离皮肤1.5～3厘米,左右方向平行往复或反复旋转施灸,以感到施灸处温热、舒适为度。

【施灸时间】每日灸1次,每次灸3～15分钟,灸至皮肤产生红晕为止。

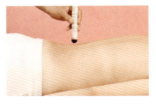
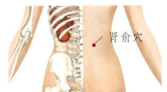

灸 足三里穴

【定位取穴】该穴位于外膝眼下3寸,距胫骨前嵴1横指,当胫骨前肌上。取穴时,由外膝眼向下量4横指,在腓骨与胫骨之间,由胫骨旁量1横指,该处即是。

【功效】调节机体免疫力、增强抗病能力。

【施灸方法】采用温和灸法,取坐位,点燃艾条对准施灸部位,距离皮肤1.5～3厘米,以感到施灸处温热、舒适为度,灸至皮肤产生红晕为止。

【施灸时间】隔日灸1次,每次灸3～15分钟。最好在每晚临睡前灸。

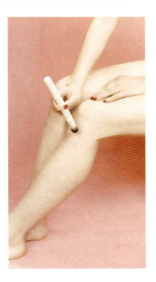
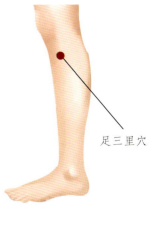

便秘

便秘是指大便次数减少,排便间隔时间过长,粪质干结,排便艰难;或粪质不硬,虽有便意,但便出不畅,多伴有腹部不适的病证。引起病变的原因有久坐少动、食物过于精细、缺少纤维素等,使大肠运动缓慢,水分被吸收过多,粪便干结坚硬,滞留肠腔,排除困难。还有因年老体弱,津液不足;或贪食辛辣厚味,胃肠积热;或水分缺乏;或多次妊娠、过度肥胖等,皆可导致便秘。中医认为,便秘主要由燥热内结、气机郁滞、津液不足和脾肾虚寒所引起。在相关穴位施灸能够调整脏腑功能,通便理气。

▶ 一般施灸

灸 天枢穴

【定位取穴】该穴位于腹中部,平脐中,距脐中2寸。取穴时,可采用仰卧的姿势,肚脐向左右3指宽处。

【功效】疏调肠腑、理气行滞、消食。

【施灸方法】施灸时,被施灸者仰卧,施灸者站或坐于一旁,手执艾条以点燃的一端对准施灸部位,距离皮肤1.5～3厘米,左右方向平行往复或反复旋转施灸,以感到施灸处温热、舒适。

【施灸时间】每日灸1次,每次灸10～15分钟,灸至皮肤产生红晕为止,一般10天为1个疗程。

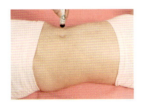
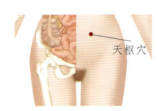
天枢穴

灸 大肠俞穴

【定位取穴】该穴位于腰部,当第4腰椎棘突下,旁开1.5寸。两侧髂前上棘之连线与脊柱之交点即为第4腰椎棘突下,其旁开约2横指(食、中指)处为取穴部位。

【功效】外散大肠腑之热。

【施灸方法】采用温和灸法,施灸时,手执点燃的艾条对准施灸部位,距离皮肤1.5～3厘米,以感到施灸处温热、舒适为度,灸至皮肤产生红晕为止。

【施灸时间】每日灸1次,每次灸10～15分钟,一般10天为1个疗程。

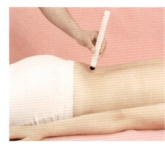
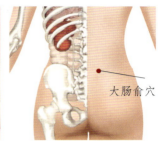
大肠俞穴

灸 支沟穴

【定位取穴】该穴位于前臂背侧,当阳池与肘尖的连线上,腕背横纹上3寸,尺骨与桡骨之间。

【功效】清热通便。

【施灸方法】采用温和灸法。施灸时,取坐位,手执点燃的艾条对准施灸部位,距离皮肤1.5～3厘米,以感到施灸处温热、舒适为度,灸至皮肤产生红晕为止。

【施灸时间】每日灸1次,每次灸10～15分钟,一般10天为1个疗程。

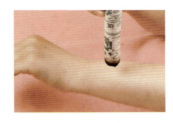
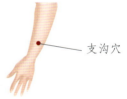
支沟穴

灸 足三里穴

【定位取穴】该穴位于外膝眼下3寸,距胫骨前嵴1横指,当胫骨前肌上。取穴时,由外膝眼向下量4横指,在腓骨与胫骨之间,由胫骨旁量1横指,该处即是。

【功效】调理肠胃,宽肠通便。

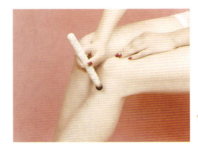
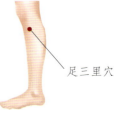
足三里穴

【施灸方法】采用温和灸法，取坐位，点燃艾条对准施灸部位，距离皮肤1.5～3厘米，以感到施灸处温热、舒适为度，灸至皮肤产生红晕为止。

【施灸时间】隔日灸1次，每次灸3～15分钟。最好在每晚临睡前灸。

精力不足

现代人常常感叹自己精力不足，感到疲倦，或者浑身不舒服，每天感觉特别累，甚至出现体质下降的情况。其实，这是由于身体阳气少、动力不足造成的，这也是亚健康的表现。我们不妨试试艾灸，每天取两个穴位进行温和灸，让身体活络起来，从而解决这个问题。

▶ 一般施灸

灸 合谷穴

【定位取穴】该穴位于第1、第2掌骨间，当第2掌骨桡侧的中点处。取穴时，以一手的拇指掌面指关节横纹，放在另一手的拇、食指的指蹼缘上，屈指当拇指尖尽处为取穴部位。

【功效】清热解表，疏筋散风，镇静安神。

【施灸方法】宜采用温和灸。施灸时，手执艾条以点燃的一端对准施灸部位，距离皮肤1.5～3厘米，以感到施灸处温热、舒适为度。

【施灸时间】每日灸1次，每次灸10～20分钟。

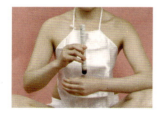 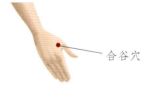

合谷穴

灸 复溜穴

【定位取穴】该穴位于小腿内侧，太溪直上2寸，跟腱的前方。取穴时，正坐垂足或仰卧位，在太溪上2寸，当跟腱之前缘处取穴。

【功效】补肾滋阴。

【施灸方法】宜采用温和灸。施灸时，手执艾条以点燃的一端对准施灸部位，距离皮肤1.5～3厘米，以感到施灸处温热、舒适为度。

【施灸时间】一般每周灸3～4次，每次灸10～20分钟。

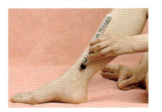 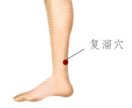

复溜穴

空调病

长时间在空调环境下工作学习的人，因空气不流通，环境得不到改善，会出现鼻塞、头昏、打喷嚏、耳鸣、乏力、记忆力减退等症状，以及一些皮肤过敏的症状，如皮肤发紧发干、易过敏、皮肤变差等。这类现象在现代医学上称之为"空调综合症"或"空调病"。中医认为，外邪致病主要为风、寒、暑、湿、燥、火六淫所致，这六淫之邪均从肌表而入，空调引起的疾病正是暑湿内热基础上，风寒之邪束表，闭郁体内，气血淤滞，使毒素不能排除。在相关穴位施灸可以宣肺解表，清热健脾化湿，增强机体抵抗力，调治此病。

▶ 一般施灸

灸 关元穴

【定位取穴】该穴位于脐中下3寸，腹中线上，仰卧取穴。

【功效】培根固元、培肾壮阳。

【施灸方法】施灸时，被施灸者平卧，施灸者站或坐于一旁，手执艾条以点燃的一端对准施灸部位，距离皮肤1.5～3厘米，左右方向平行往复或反复旋转施灸，以感到施灸处温热、舒适为度。

【施灸时间】每日灸1～2次，每次灸10～15分钟。

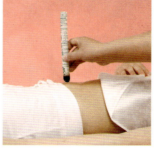 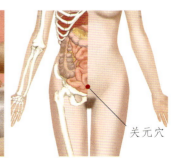

关元穴

灸 足三里穴

【定位取穴】该穴位于外膝眼下3寸，距胫骨前嵴1横指，当胫骨前肌上。取穴时，由外膝眼向下量4横指，在腓骨与胫骨之间，由胫骨旁量1横指，该处即是。

【功效】祛除寒气，调理脾胃。

【施灸方法】采用温和灸法，取坐位，点燃艾条对准施灸部位，距离皮肤1.5～3厘米，以感到施灸处温热、舒适为度，灸至皮肤产生红晕为止。

【施灸时间】隔日灸1次，每次灸3～15分钟。最好在每晚临睡前灸。

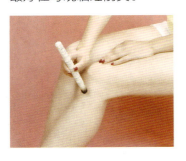
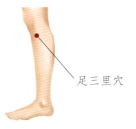
足三里穴

灸 大椎穴

【定位取穴】该穴位于颈部下端，背部正中线上，第7颈椎棘突下凹陷中。取穴时正坐低头，可见颈背部交界处椎骨有一高突，并能随颈部左右摆动而转动者即是第7颈椎，其下为大椎穴。

【功效】祛除寒气，预防颈椎病。

【施灸方法】宜采用回旋灸。施灸时，被施灸者俯卧，施灸者站或坐于一旁，手执艾条以点燃的一端对准施灸部位，距离皮肤1.5～3厘米，以感到施灸处温热、舒适为度。

【施灸时间】每日灸1次，每次灸10～15分钟左右。

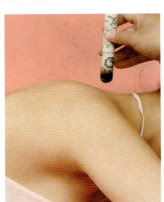
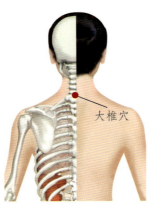
大椎穴

灸 气海穴

【定位取穴】该穴位于下腹部，前正中线上，当脐中下1.5寸。取穴时，可采用仰卧的姿势，直线连结肚脐与耻骨上方，将其分为十等分，从肚脐3/10的位置，即为此穴。

【功效】降浊除湿、通筋活络、舒肝利胆。

【施灸方法】宜采用回旋灸。施灸时，被施灸者平卧，施灸者站或坐于一旁，手执艾条以点燃的一端对准施灸部位，距离皮肤1.5～3厘米，以感到施灸处温热、舒适为度。

【施灸时间】每日灸1次，每次灸5～15分钟左右。

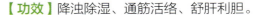
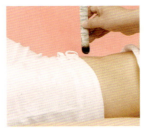
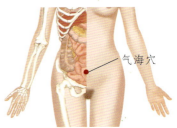
气海穴

灸 中脘穴

【定位取穴】该穴位于上腹部，前正中线上，当脐中上4寸。取穴时，可采用仰卧位，脐中与胸剑联合部（心窝上边）的中点为取穴部位。

【功效】和胃健脾。

【施灸方法】宜采用回旋灸。施灸时，被施灸者仰卧，施灸者站或坐于一旁，手执艾条以点燃的一端对准施灸部位，距离皮肤1.5～3厘米，以感到施灸处温热、舒适为度。

【施灸时间】每日灸1次，每次灸5～15分钟左右。

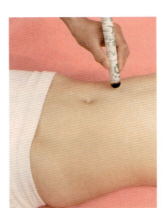
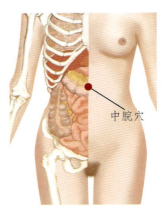
中脘穴

免疫力低

免疫力是人体自身的防御机制，是人体识别和消灭外来侵入的任何异物（病毒、细菌等）；处理衰老、损伤、死亡、变性的自身细胞以及识别和处理体内突变细胞和病毒感染细胞的能力。对于一个人来说免疫力真的是太重要了，如果一个人的免疫力不好的话那么他就会经常生病，同时恢复的时间也要比别人慢，相反的如果一个人的免疫力提高了，那么不仅不容易得病，而且抵抗力也会增强很多，可以说人要想健康增强免疫力是很重要的。

▶ 一般施灸

灸 关元穴

【定位取穴】该穴位于脐中下3寸，腹中线上，仰卧取穴。

【功效】培根固元、培肾壮阳。

【施灸方法】施灸时，被施灸者平卧，施灸者站或坐于一旁，手执艾条以点燃的一端对准施灸部位，距离皮肤1.5～3厘米，左右方向平行往复或反复旋转施灸，以感到施灸处温热、舒适为度，灸至皮肤产生红晕为止。

【施灸时间】每日灸1～2次，每次灸10～15分钟。

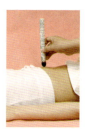
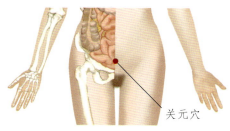

关元穴

灸 足三里穴

【定位取穴】该穴位于外膝眼下3寸，距胫骨前嵴1横指，当胫骨前肌上。取穴时，由外膝眼向下量4横指，在腓骨与胫骨之间，由胫骨旁量1横指，该处即是。

【功效】祛除寒气，调理脾胃。

【施灸方法】采用温和灸法，取坐位，点燃艾条对准施灸部位，距离皮肤1.5～3厘米，以感到施灸处温热、舒适为度，灸至皮肤产生红晕为止。

【施灸时间】隔日灸1次，每次灸3～15分钟。最好在每晚临睡前灸。

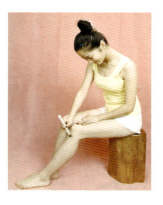
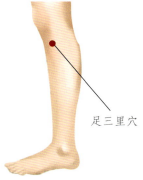

足三里穴

灸 中脘穴

【定位取穴】该穴位于上腹部，前正中线上，当脐中上4寸。取穴时，可采用仰卧位，脐中与胸剑联合部（心窝上边）的中点为取穴部位。

【功效】和胃健脾。

【施灸方法】宜采用回旋灸。施灸时，被施灸者仰卧，施灸者站或坐于一旁，手执艾条以点燃的一端对准施灸部位，距离皮肤1.5～3厘米，以感到施灸处温热、舒适为度。

【施灸时间】每日灸1次，每次灸5～15分钟左右。

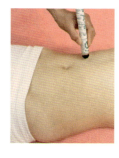
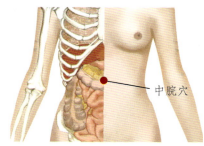

中脘穴

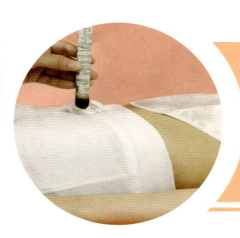

第八章 养颜瘦身的艾灸调理法

青春痘

青春痘又称痤疮，是指人体的面部、胸部、肩颈部、背项部的局部皮肤表面出现的，形如粟米，分散独立，分布与毛孔一致的小丘疹或黑头丘疹，用力挤压，可见有白色米粒样的汁液溢出，且此愈彼起，反复出现，又称肺风粉刺。痤疮是青春期常见的皮脂腺疾病，因青春期性腺成熟、睾丸酮分泌增加、皮脂腺代谢旺盛、排泄增多，过多的皮脂堵塞毛囊口，经细菌感染而引发炎症所致。本病也可因过食脂肪、糖类、消化不良等因素而引发。在青春期过后，约30岁大多可自然痊愈。中医认为痤疮多由肺经风热，熏蒸肌肤；或过食辛辣油腻之物，脾胃湿热蕴积，侵蚀肌肤，或因冲任不调，肌肤疏泄功能失畅而发。在相关穴位艾灸能够滋养肝脾、祛除湿热，缓解症状。

▶ 一般施灸

灸 合谷穴

【定位取穴】该穴位于第1、第2掌骨间，当第2掌骨桡侧的中点处。取穴时，以一手的拇指掌面指关节横纹，放在另一手的拇、食指的指蹼缘上，屈指当拇指尖尽处为取穴部位。

【功效】镇静安神，调气镇痛。

【施灸方法】宜采用温和灸。施灸时，手执艾条以点燃的一端对准施灸部位，距离皮肤1.5～3厘米，以感到施灸处温热、舒适为度。

【施灸时间】每日灸1次，每次灸10～20分钟，灸至皮肤产生红晕为止。

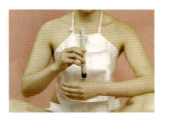

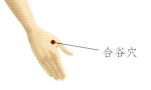

合谷穴

灸 大椎穴

【定位取穴】该穴位于颈部下端，背部正中线上，第7颈椎棘突下凹陷中。取穴时正坐低头，可见颈背部交界处椎骨有一高突，并能随颈部左右摆动而转动者即是第7颈椎，其下为大椎穴。

【功效】清热凉血，消炎解毒。

【施灸方法】宜采用温和灸。施灸时，被施灸者俯卧，施灸者站或坐于一旁，手执艾条以点燃的一端对准施灸部位，距离皮肤1.5～3厘米，以感到施灸处温热、舒适为度。

【施灸时间】每日灸1～2次，每次灸30分钟左右。

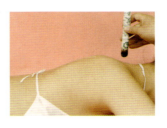

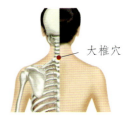

大椎穴

灸 曲池穴

【定位取穴】该穴位于肘横纹外侧端，屈肘时当尺泽与肱骨外上髁连线中点。取穴时，仰掌屈肘成

45°，肘关节桡侧，肘横纹头为取穴部位。

【功效】清热，凉血，解毒，抗炎症。

【施灸方法】宜采用温和灸。施灸时，取坐位，手执艾条以点燃的一端对准施灸部位，距离皮肤1.5～3厘米，以感到施灸处温热、舒适为度。

【施灸时间】每日灸1次，每次灸30分钟，灸至皮肤产生红晕为止。

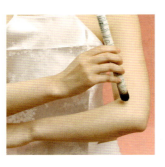
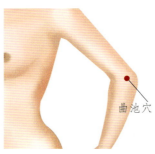
曲池穴

灸 肺俞穴

【定位取穴】该穴位于背部，当第3胸椎棘突下，旁开1.5寸。

【功效】理气宁心，清肺止咳。

【施灸方法】采用回旋灸，施灸时，被施灸者俯卧，施灸者站或坐于一旁，手执艾条以点燃的一端对准施灸部位，距离皮肤1.5～3厘米，左右方向平行往复或反复旋转施灸。

【施灸时间】每日灸1次，每次灸10～15分钟，灸至皮肤产生红晕为止。

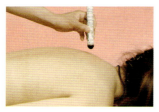
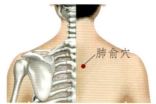
肺俞穴

灸 三阴交穴

【定位取穴】该穴位于小腿内侧，当足内踝尖上3寸，胫骨内侧缘后方。取穴时正坐屈膝成直角，以手4指并拢，小指下边缘紧靠内踝尖上，食指上缘所在水平线在胫骨后缘的交点，为取穴部位。

【功效】滋阴降火。

【施灸方法】宜采用温和灸。施灸时，取坐位，手执艾条以点燃的一端对准施灸部位，距离皮肤1.5～3厘米，以感到施灸处温热、舒适为度。

【施灸时间】每日灸1次，每次灸3～15分钟，灸至皮肤产生红晕为止。

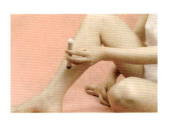
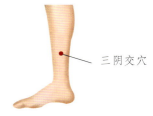
三阴交穴

▶ 辨症施灸

症状：前额、双颊部长痘痘，颜色偏红，口气重，肚胀，时而便秘。

加灸 天枢穴

【定位取穴】该穴位于腹中部，平脐中，距脐中2寸。取穴时，可采用仰卧的姿势，肚脐向左右3指宽处。

【功效】疏调肠胃、理气行滞、消食通便。

【施灸方法】宜采用温和灸。施灸时，被施灸者仰卧，施灸者站或坐于一旁，手执艾条以点燃的一端对准施灸部位，距离皮肤1.5～3厘米，以感到施灸处温热、舒适为度。

【施灸时间】每日灸1次，每次灸5～15分钟，5次为1个疗程。

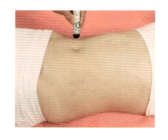
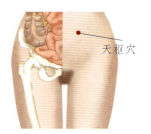
天枢穴

加灸 内庭穴

【定位取穴】该穴位于足背，当第2、第3趾间，趾蹼缘后方赤白肉际处。取穴时，可采用正坐或仰卧、跷足的姿势，在第2趾根部，脚趾弯曲时趾尖碰到处，约第2趾趾根下约3厘米处。

【功效】镇静安神。

【施灸方法】宜采用温和灸。施灸时，手执艾条以点燃的一端对准施灸部位，距离皮肤1.5～3厘米，以感到施灸处温热、舒适为度。

【施灸时间】每日灸1次，每次灸5～15分钟，5次为1个疗程。

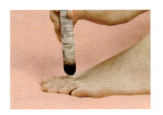
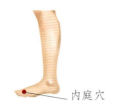
内庭穴

眼袋

眼袋，就是下眼睑浮肿，由于眼睑皮肤很薄，皮下组织薄而松弛，很容易发生水肿现象，从而产生眼袋。眼袋的形成有诸多因素，遗传是重要因素，而且随着年龄的增长愈加明显。中医认为眼袋的形成与人体的脾胃功能有着直接的关系，脾脏功能的好，直接影响到肌肉功能和体内脂肪的代谢。在相关穴位艾灸可以提高脾胃功能，促进血液循环，对消除眼袋是非常有实际意义的。

▶ 一般施灸

灸 脾俞穴

【定位取穴】该穴位于背部，当第11胸椎棘突下，旁开1.5寸。与肚脐中相对应处即为第2腰椎，由第2腰椎往上摸3个椎体，即为第11胸椎，其棘突下缘旁开约2横指（食、中指）处为取穴部位。

【功效】增强机体对营养成分的吸收能力，使机体的新陈代谢旺盛。

【施灸方法】温和灸。施灸时，被施灸者俯卧，施灸者手执艾条，以点燃的一端对准施灸部位，距离皮肤1.5～3厘米处施灸，以感到施灸处温热、舒适为度。

【施灸时间】每日或隔日灸1次，每次灸15～30分钟，10次为1个疗程。

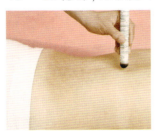
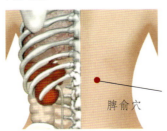
脾俞穴

灸 三阴交穴

【定位取穴】该穴位于小腿内侧，当足内踝尖上3寸，胫骨内侧缘后方。取穴时正坐屈膝成直角，以手4指并拢，小指下边缘紧靠内踝尖上，食指上缘所在水平线在胫骨后缘的交点，为取穴部位。

【功效】调整机体的阴阳平衡。

【施灸方法】施灸时，取坐位，手执艾条以点燃的一端对准施灸部位，距离皮肤1.5～3厘米，以感到施灸处温热、舒适为度。

【施灸时间】每日或隔日灸1次，每次灸15～30分钟，10次为1个疗程。

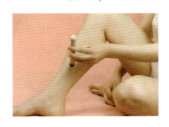
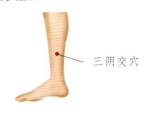
三阴交穴

灸 足三里穴

【定位取穴】该穴位于外膝眼下3寸，距胫骨前嵴1横指，当胫骨前肌上。取穴时，由外膝眼向下量4横指，在腓骨与胫骨之间，由胫骨旁量1横指，该处即是。

【功效】强壮和保健机体，使机体的新陈代谢功能旺盛，促进血液循环加快和造血功能提高。

【施灸方法】采用温和灸法，取坐位，点燃艾条对准施灸部位，距离皮肤1.5～3厘米，以感到施灸处温热、舒适为度。

【施灸时间】每日或隔日灸1次，每次灸15～30分钟，10次为1个疗程。

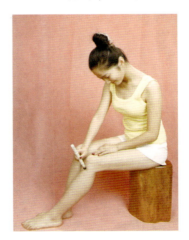
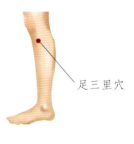
足三里穴

黑眼圈

黑眼圈也是我们常说的"熊猫眼",是由于经常熬夜,情绪不稳定,眼部疲劳、衰老,静脉血管血流速度过于缓慢,眼部皮肤红血球细胞供氧不足,静脉血管中二氧化碳及代谢废物积累过多,形成慢性缺氧,血液较暗并形成滞流以及造成眼部色素沉着。中医认为大部分黑眼圈的发生与肝肾虚有关,肝肾虚后,肾精不能养肝血,而"肝开窍于目",最终因精血亏损,表现在双眼上就形成黑眼圈。在相关穴位艾灸能够滋阴补肾、清降虚火、补虚润肤、化瘀通络,从而消除黑眼圈。

▶ 一般施灸

灸 肾俞穴

【定位取穴】该穴位于腰部,当第2腰椎棘突下,旁开1.5寸。与肚脐中相对应处即为第2腰椎,其棘突下缘旁开约2横指(食、中指)处为取穴部位。

【功效】外散肾脏之热。

【施灸方法】宜采用温和灸。被施灸者俯卧,施灸者站或坐于一旁,手执艾条以点燃的一端对准施灸部位,距离皮肤1.5~3厘米,以感到施灸处温热、舒适为度。

【施灸时间】每日或隔日灸1次,每次灸15~30分钟,灸至皮肤产生红晕为止,10次为1个疗程。

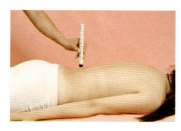 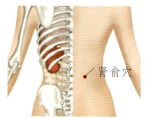

灸 脾俞穴

【定位取穴】该穴位于背部,当第11胸椎棘突下,旁开1.5寸。与肚脐中相对应处即为第2腰椎,由第2腰椎往上摸3个椎体,即为第11胸椎,其棘突下缘旁开约2横指(食、中指)处为取穴部位。

【功效】增强机体对营养成分的吸收能力,使机体的新陈代谢功能旺盛,促进血液循环加快和造血功能提高。

【施灸方法】宜采用回旋灸。施灸时,被施灸者俯卧,施灸者站或坐于一旁,手执艾条以点燃的一端对准施灸部位,距离皮肤1.5~3厘米,左右方向平行往复或反复旋转施灸。

【施灸时间】每日或隔日灸1次,每次灸15~30分钟,10次为1个疗程。

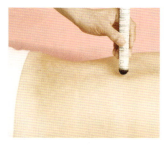 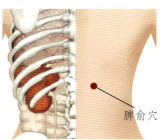

灸 三阴交穴

【定位取穴】该穴位于小腿内侧,当足内踝尖上3寸,胫骨内侧缘后方。取穴时正坐屈膝成直角,以手4指并拢,小指下边缘紧靠内踝尖上,食指上缘所在水平线在胫骨后缘的交点,为取穴部位。

【功效】对肝、肾有保健作用。

【施灸方法】施灸时,取坐位,手执艾条以点燃的一端对准施灸部位,距离皮肤1.5~3厘米,以感到施灸处温热、舒适为度。

【施灸时间】每日或隔日灸1次,每次灸15~30分钟,灸至皮肤产生红晕为止,10次为1个疗程。

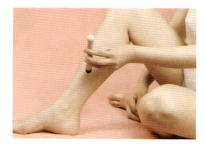 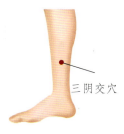

灸 水分穴

【定位取穴】该穴位于上腹部,前正中线上,当脐中上1寸。

【功效】消除水肿。

【施灸方法】宜采用温和灸。施灸时,被施灸者平卧,施灸者站或坐于一旁,将点燃的艾条对准施灸部位，距离皮肤1.5~3厘米，以感到施灸处温热、舒适为度。

【施灸时间】每日或隔日灸1次，每次灸15~30分钟，灸至皮肤产生红晕为止，10次为1个疗程。

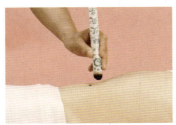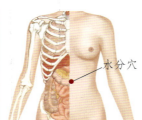

水分穴

面部皱纹

随着年龄的增长，皱纹悄悄爬上了我们的脸庞，皱纹不仅是衰老的象征，从中医角度来看，皱纹也预示着某种疾病，可能是身体内某些疾病的直接反应。中医认为颜面的皮肤是靠气血滋养的，所以如果气血不足，或者气血有郁滞，脸上也容易出现皱纹。在相关穴位艾灸能够滋阴养血、润燥生津、疏通经络、濡肌除皱，从而达到消除皱纹的目的。

▶ 一般施灸

灸 肺俞穴

【定位取穴】该穴位于背部，当第3胸椎棘突下，旁开1.5寸。

【功效】细腻皮肤，增强表皮肤细胞的代谢能力。

【施灸方法】采用回旋灸，施灸时，被施灸者俯卧，施灸者站或坐于一旁，手执艾条以点燃的一端对准施灸部位，距离皮肤1.5~3厘米，左右方向平行往复或反复旋转施灸。

【施灸时间】隔日灸1次，每次灸10~20分钟，灸至皮肤产生红晕为止，7次为1个疗程。

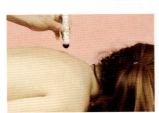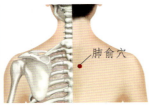

肺俞穴

灸 肾俞穴

【定位取穴】该穴位于腰部，当第2腰椎棘突下，旁开1.5寸。与肚脐中相对应处即为第2腰椎，其棘突下缘旁开约2横指（食、中指）处为取穴部位。

【功效】滋阴补肾。

【施灸方法】宜采用温和灸。被施灸者俯卧，施灸者站或坐于一旁，手执艾条以点燃的一端对准施灸部位，距离皮肤1.5~3厘米，以感到施灸处温热、舒适为度。

【施灸时间】隔日灸1次，每次灸10~20分钟，7次为1个疗程。

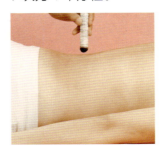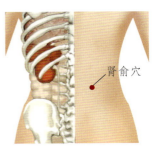

肾俞穴

灸 脾俞穴

【定位取穴】该穴位于背部，当第11胸椎棘突下，旁开1.5寸。与肚脐中相对应处即为第2腰椎，由第2腰椎往上摸3个椎体，即为第11胸椎，其棘突下缘旁开约2横指（食、中指）处为取穴部位。

【功效】增强机体对营养成分的吸收能力，使机体的新陈代谢功能旺盛，促进血液循环加快和造血功能提高。

【施灸方法】施灸时，被施灸者俯卧，施灸者手执艾条以点燃的一端对准施灸部位，距离皮肤1.5~3厘米，以感到施灸处温热、舒适为度。

【施灸时间】隔日灸1次，每次灸10~20分钟，7次为1个疗程。

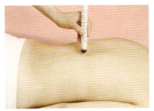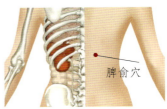

脾俞穴

灸 三阴交穴

【定位取穴】该穴位于小腿内侧，当足内踝尖上

3寸，胫骨内侧缘后方。取穴时正坐屈膝成直角，以手4指并拢，小指下边缘紧靠内踝尖上，食指上缘所在水平线在胫骨后缘的交点，为取穴部位。

【功效】调整机体的阴阳平衡。

【施灸方法】施灸时，取坐位，手执艾条以点燃的一端对准施灸部位，距离皮肤1.5～3厘米，以感到施灸处温热、舒适为度。

【施灸时间】隔日灸1次，每次灸10～20分钟，7次为1个疗程。

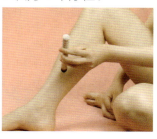

三阴交穴

灸 曲池穴

【定位取穴】该穴位于肘横纹外侧端，屈肘时当尺泽与肱骨外上髁连线中点。取穴时，仰掌屈肘成45°，肘关节桡侧，肘横纹头为取穴部位。

【功效】清热，凉血，解毒，抗炎症。

【施灸方法】宜采用温和灸。施灸时，手执艾条以点燃的一端对准施灸部位，距离皮肤1.5～3厘米处施灸。

【施灸时间】隔日灸1次，每次灸15～30分钟，灸至皮肤产生红晕为止，7次为1个疗程。

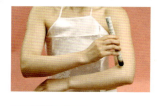

曲池穴

灸 合谷穴

【定位取穴】该穴位于第1、第2掌骨间，当第2掌骨桡侧的中点处。取穴时，以一手的拇指掌面指关节横纹，放在另一手的拇、食指的指蹼缘上，屈指当拇指尖尽处为取穴部位。

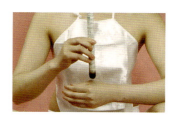

合谷穴

【功效】镇静安神，通络活血。

【施灸方法】宜采用温和灸。施灸时，手执艾条以点燃的一端对准施灸部位，距离皮肤1.5～3厘米，以感到施灸处温热、舒适为度。

【施灸时间】隔日灸1次，每次灸10～20分钟，灸至皮肤产生红晕为止，7次为1个疗程。

雀斑

雀斑是一种浅褐色小斑点，针尖至米粒大小，常出现于前额、鼻梁和脸颊等处，偶尔也会出现于颈部、肩部、手背等处，影响女性的形象。中医认为雀斑主要是先天肾水不足，不能荣华于上，阴虚火邪上炎，蕴蒸肌肤而致。在相关穴位艾灸能够调理脾肾、疏通经络、滋阴降火，从而达到治疗该症的目的。

▶ 一般施灸

灸 合谷穴

【定位取穴】该穴位于第1、第2掌骨间，当第2掌骨桡侧的中点处。取穴时，以一手的拇指掌面指关节横纹，放在另一手的拇、食指的指蹼缘上，屈指当拇指尖尽处为取穴部位。

【功效】镇静安神，通络活血。

【施灸方法】宜采用温和灸。施灸时，手执艾条以点燃的一端对准施灸部位，距离皮肤1.5～3厘米，以感到施灸处温热、舒适为度。

【施灸时间】每日或隔日灸1次，每次灸10～20分钟，灸至皮肤产生红晕为止，10次为1个疗程。

灸 曲池穴

【定位取穴】该穴位于肘横纹外侧端，屈肘时当尺泽与肱骨外上髁连线中点。取穴时，仰掌屈肘成45°，肘关节桡侧，肘横纹头为取穴部位。

【功效】清热，凉血，解毒，抗炎症。

【施灸方法】宜采用温和灸。施灸时，手执艾条以点燃的一端对准施灸部位，距离皮肤1.5～3厘米处施灸。

【施灸时间】每日或隔日灸1次，每次灸15～30分钟，灸至皮肤产生红晕为止，10次为1个疗程。

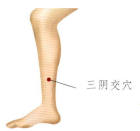

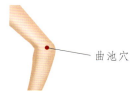

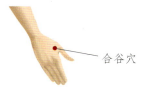

灸 三阴交穴

【定位取穴】该穴位于小腿内侧,当足内踝尖上3寸,胫骨内侧缘后方。取穴时正坐屈膝成直角,以手4指并拢,小指下边缘紧靠内踝尖上,食指上缘所在水平线在胫骨后缘的交点,为取穴部位。

【功效】补脾、胃、肝,凉血活血。

【施灸方法】施灸时,取坐位,手执艾条以点燃的一端对准施灸部位,距离皮肤1.5～3厘米,以感到施灸处温热、舒适为度。

【施灸时间】每日或隔日灸1次,每次灸10～20分钟,灸至皮肤产生红晕为止,10次为1个疗程。

灸 大椎穴

【定位取穴】该穴位于颈部下端,背部正中线上,第7颈椎棘突下凹陷中。取穴时正坐低头,可见颈背部交界处椎骨有一高突,并能随颈部左右摆动而转动者即是第7颈椎,其下为大椎穴。

【功效】疏风清热,行气活血。

【施灸方法】施灸时,被施灸者俯卧,施灸者站或坐于一旁,手执艾条以点燃的一端对准施灸部位,距离皮肤1.5～3厘米,以感到施灸处温热、舒适为度。

【施灸时间】每日或隔日灸1次,每次灸10～20分钟,灸至皮肤产生红晕为止,10次为1个疗程。

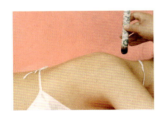
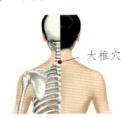

黄褐斑

褐斑又名妊娠斑、肝斑,是发生于面部的色素沉着性皮肤病,皮损为黄褐色或咖啡色的斑片,形状不同,大小不等,边界清晰,表面平滑,无主观症状和全身不适。常对称分布于两颊,形成蝴蝶样,故又称蝴蝶斑。中医称本病为黧黑斑,认为多因肝肾不足,不能滋养肌肤;或肝气郁结,日久化热,伤及阴血,颜面气血失和而发病。在相关穴位艾灸能够疏肝解郁,养血健脾,滋补肝肾,消色除斑,从而达到治疗该症的目的。

▶ 一般施灸

灸 肝俞穴

【定位取穴】该穴位于背部,当第9胸椎棘突下,旁开1.5寸。由平双肩胛骨下角之椎骨(第7胸椎),往下推2个椎骨,即第9胸椎棘突下缘,旁开约2横指(食、中指)处为取穴部位。

【功效】疏肝解郁,理气化滞。

【施灸方法】宜采用温和灸。施灸时,被施灸者俯卧,施灸者手执艾条以点燃的一端对准施灸部位,距离皮肤1.5～3厘米,以感到施灸处温热、舒适为度。

【施灸时间】隔日灸1次,每次灸10～20分钟,灸至皮肤产生红晕为止,7次为1个疗程。

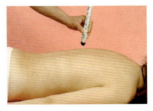
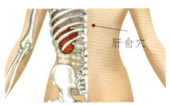

灸 脾俞穴

【定位取穴】该穴位于背部,当第11胸椎棘突下,旁开1.5寸。与肚脐中相对应处即为第2腰椎,由第2腰椎往上摸3个椎体,即为第11胸椎,其棘突下缘旁开约2横指(食、中指)处为取穴部位。

【功效】调补脾肾,清热除湿。

【施灸方法】施灸时,被施灸者俯卧,施灸者手执艾条以点燃的一端对准施灸部位,距离皮肤1.5～3厘米,以感到施灸处温热、舒适为度。

【施灸时间】隔日灸1次,每次灸10～20分钟,灸至皮肤产生红晕为止,7次为1个疗程。

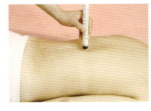
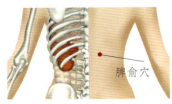

灸 太溪穴

【定位取穴】该穴位于足内侧，内踝后方与脚跟骨筋腱之间的凹陷处。也就是说在脚的内踝与跟腱之间的凹陷处。双侧对称，也就是两个。

【功效】滋肾清火。

【施灸方法】取坐位，施灸时，手执艾条以点燃的一端对准施灸部位，距离皮肤 1.5 ~ 3 厘米，以感到施灸处温热、舒适为度。

【施灸时间】隔日灸 1 次，每次灸 10 ~ 20 分钟，灸至皮肤产生红晕为止，7 次为 1 个疗程。

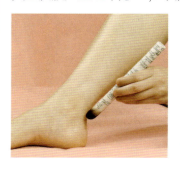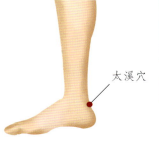

太溪穴

灸 足三里穴

【定位取穴】该穴位于外膝眼下 3 寸，距胫骨前嵴 1 横指，当胫骨前肌上。取穴时，由外膝眼向下量 4 横指，在腓骨与胫骨之间，由胫骨旁量 1 横指，该处即是。

【功效】健脾，益气，生血。

【施灸方法】采用温和灸法，取坐位，点燃艾条对准施灸部位，距离皮肤 1.5 ~ 3 厘米，以感到施灸处温热、舒适为度。

【施灸时间】隔日灸 1 次，每次灸 10 ~ 20 分钟，灸至皮肤产生红晕为止，7 次为 1 个疗程。

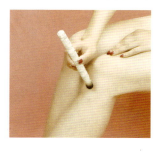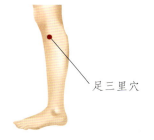

足三里穴

灸 气海穴

【定位取穴】该穴位于下腹部，前正中线上，当脐中下 1.5 寸。取穴时，可采用仰卧的姿势，直线连结肚脐与耻骨上方，将其分为十等分，从肚脐 3/10 的位置，即为此穴。

【功效】益气补肾，调理冲任。

【施灸方法】宜采用回旋灸。施灸时，被施灸者平卧，施灸者站或坐于一旁，手执艾条以点燃的一端对准施灸部位，距离皮肤 1.5 ~ 3 厘米，以感到施灸处温热、舒适为度。

【施灸时间】隔日灸 1 次，每次灸 10 ~ 20 分钟，灸至皮肤产生红晕为止，7 次为 1 个疗程。

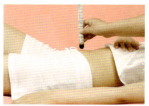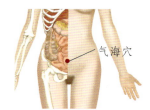

气海穴

灸 三阴交穴

【定位取穴】该穴位于小腿内侧，当足内踝尖上 3 寸，胫骨内侧缘后方。取穴时正坐屈膝成直角，以手 4 指并拢，小指下边缘紧靠内踝尖上，食指上缘所在水平线在胫骨后缘的交点，为取穴部位。

【功效】调补三阴经，行气活血。

【施灸方法】施灸时，取坐位，手执艾条以点燃的一端对准施灸部位，距离皮肤 1.5 ~ 3 厘米，以感到施灸处温热、舒适为度。

【施灸时间】隔日灸 1 次，每次灸 10 ~ 20 分钟，灸至皮肤产生红晕为止，7 次为 1 个疗程。

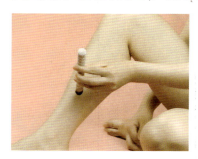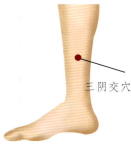

三阴交穴

艾灸·拔罐·刮痧

祛病养生全书

主编 于志远

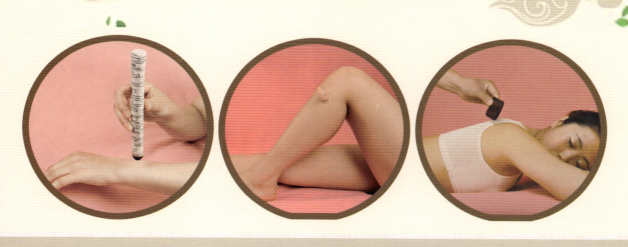

中医古籍出版社

第一章

拔罐：
中华医学里的明珠

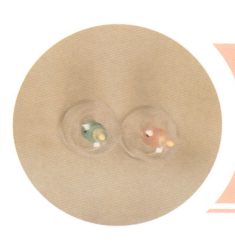

拔罐疗法的基础知识

▶ 拔罐疗法的渊源

"拔火罐"是我国民间流传很久的一种独特的治病方法，俗称"拔罐子"、"吸筒"，在《本草纲目拾遗》中叫作"火罐气"，《外科正宗》中又叫"拔筒法"。古代多用于外科痈肿，起初并不是使罐，而是用磨有小孔的牛角筒，罩在患部排吸脓血，所以一些古籍中又取名为"角法"。早在成书于西汉时期的帛书《五十二病方》中就有关于"角法"的记载，这就表明我国医家至少在公元前6～2世纪，已经采用拔罐这一治疗方法。

到了隋唐时期，拔罐的工具有了突破性的改进，开始用经过削制加工的竹罐来代替兽角。竹罐取材广泛，价廉易得，大大有助于这一疗法的普及和推广，同时竹罐质地轻巧，吸拔力强，也在一定程度上，提高了治疗的效果。在隋唐的医籍中，记载这方面内容较多的是王焘的《外台秘要》，如文内说："……取

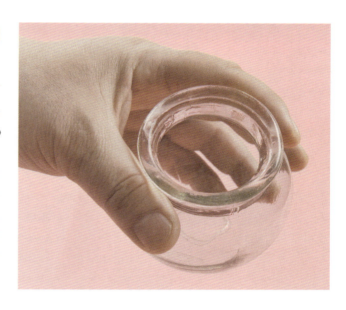

三指大青竹筒，长寸半，一头留节，无节头削令薄似剑，煮此筒子数沸，及热出筒，笼墨点处按之，良久，以刀弹破所角处，又煮筒子重角之，当出黄白赤水，次有脓出，亦有虫出者，数数如此角之，令恶物出尽，乃即除，当目明身轻也。"从以上介绍的青竹筒制火罐的情况看来，我国隋唐时代早已流行火罐了。

宋金元时代，则竹罐已完全代替了兽角。拔罐疗法的名称，亦由"吸筒法"替换了"角法"。在操作上，则进一步由单纯用水煮的煮拔筒法发展为药筒法。亦即先将竹罐在按一定处方配制的药物中煮过备用，需要时，再将此罐置于沸水中煮后，乘热拔在穴位上，以发挥吸拔和药物外治的双重作用。明确地加以记述的是元代医家萨谦斋所撰的《瑞竹堂经验方》。

在明代，拔罐法已经成为中医外科中重要的外治法之一，主要用于吸拔脓血，治疗痈肿。在吸拔方法上，较之前代，又有所改进。用的较多的是将竹罐直

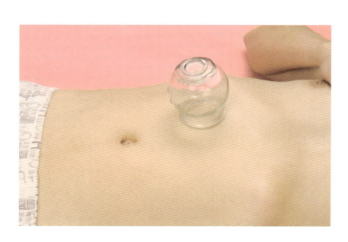

133

接在多味中药煎熬后的汁液中，煮沸直接吸拔。所以，竹罐又被称之为药筒。除了煮拔筒法，也应用一些更为简便的拔罐法，如申斗垣的《外科启玄》就载有竹筒拔脓法："疮脓已溃已破，因脓塞阻之不通……如此当用竹筒吸法，自吸其脓，乃泄其毒也"。

至清代，拔罐法获得了更大的发展。首先是拔罐工具的又一次革新。竹罐尽管价廉易得，但吸力较差，且久置干燥后，易产生燥裂漏气。为补此不足，清代出现了陶土烧制成的陶罐，并正式提出了沿用至今的"火罐"一词。其次拔罐方法，有较大进步，"以小纸烧见焰，投入罐中，即将罐合于患处。如头痛则合在太阳、脑户或颠顶，腹痛合在脐上。罐得火气舍于内，即卒不可脱，须得其自落，肉上起红晕，罐中有气水出。"此类拔罐法即目前仍颇为常用的投火法。同时，一改以往以病灶区作为拔罐部位，采用吸拔穴位来提高治疗效果。同时，拔罐疗法的治疗范围也突破了历代以吸拔脓血疮毒为主的界限，开始应用于治疗风寒头痛及眩晕、风痹、腹痛等多种病症。

到了现代，拔罐疗法已越出中医外科外治法的边界，取得突破性进展，治病范围已经普遍应用于内、外、妇、儿、五官等各科病症。既有急性病症，诸如急性阑尾炎、胆绞痛、急性扁桃体炎、急性腰扭伤、带状疱疹等，也用于治疗某些为现代西医所束手的疑难病症，如牛皮癣、红斑性肢痛症、遗尿等。拔罐工具除传统的拔罐器具外，已创制出良多新的用具，诸如玻璃罐、橡皮罐、塑料罐及穴位吸引器等。在拔罐操作方法上也多种多样，如以吸拔的排气法分，有利用火力排去空气的火罐法，包括闪火法、投火法、架火法、滴酒法等等；有利用煮水排去空气的水罐法；有利用注射器或其他方法抽去空气的抽气罐法。如以吸拔的形式分，又有单罐、排罐、闪罐、走罐之别。另外，近年来，拔罐与其他穴位刺激法结合运用日趋增加，其中不少已成有机整体，如用中草药煎煮竹罐后吸拔，或在罐内预行贮盛药液吸拔的药罐；在针刺过的部位或留针处拔罐的针罐；用三棱针或皮肤针等刺破体表细小血管之后拔罐的刺络拔罐，等等。

总之，拔罐疗法是我国古代劳动人民在长期的劳动实践和同疾病的斗争中，经过不断总结、逐渐积累起来的经验，是传统中医学中的一颗明珠。具有历史悠久、方法独特、简便安全、容易操作、适应广泛、疗效稳定、设备简单、对周围环境无特殊要求的特点，是一种从临床实践中总结和完善出来的，行之有效的，很有前途的一种单纯物理疗法。随着我国医药卫生事业的不断发展，拔罐这种毫无化学疗法副作用的物理疗法，逐渐被重视起来，并使其临床应用的范围不断扩大，我们相信，只要经过进一步的研究，进一步完善其理论和治疗体系，拔罐疗法一定能够进一步发扬光大，为人类的健康做出贡献。

▶ 为什么拔罐可以治病

俗话说"拔拔火罐，病好一半"。拔火罐为什么能治病呢？中医认为拔罐可以开泄腠理、扶正祛邪。疾病是由致病因素引起机体阴阳的偏盛偏衰，人体气机升降失常，脏腑气血功能紊乱所致。当人体受到风、寒、暑、湿、燥、火、毒、外伤的侵袭或内伤情志后，即可导致脏腑功能失调，产生病理产物，如瘀血、气郁、痰涎、宿食、水浊、邪火等，这些病理产物又是致病因子，通过经络和腧穴走窜机体，逆乱气机，滞留脏腑，瘀阻经脉，最终导致种种病症。拔罐产生的真空负压有一种较强的吸拔之力，其吸拔力作用在经络穴位上，可将毛孔吸开并使皮肤充血，使体内的病理产物从皮肤毛孔中吸出体外，从而使经络气血得以疏通，使脏腑功能得以调整，达到防治疾病的目的。中医认为拔罐可以疏通经络，调整气血。经络有"行气血，营阴阳，儒筋骨，利关节"的生理功能，如经络不通则经气不畅，经血滞行，可出现皮、肉、筋、脉及关节失养而萎缩、不利、或血脉不荣、六腑不运等。通过拔罐对皮肤、毛孔、经络、穴位的吸拔作用，可以引导营卫之气始行输布，鼓动经脉气血，儒养脏腑组织器官，温煦皮毛，同时使虚衰的脏腑机能得以振奋，畅通经络，调整机体的阴阳平衡，使气血得以调整，从而达到健身祛病疗疾的目的。

散邪解表

通过局部拔罐吸附作用，使局部（毛细血管扩张、充血）皮肤出现毛孔开泄、发汗，有利于散表邪，有利于排泄体内代谢废物（如肌肉中的乳酸等），使体表之病邪从表而散。

疏通经络

人体的组织器官保持着协调统一，构成一个有机的整体，这是依靠经络系统的沟通得以实现的。人体各个脏腑组织器官均需要经络运行的气血温养濡润，才能发挥其正常作用。经络气血通达则人体健康；若阴阳失调、邪正相争，经络之气亦随之逆乱，气血运行被阻，则可发生各种疾病。而在相应病所（如阿是穴）拔罐，可使阻塞的穴位、经络得以开通，气血得以通达。拔罐可疏通经络，所以对颈椎病、肩周炎、腰腿痛等痛症病人拔罐效果颇佳。

行气活血

拔罐通过吸附肌表使经络通畅，气血通达，则瘀血化散，凝滞固塞得以崩解消除，全身气血通达无碍，局部疼痛得以减轻或消失。现代医学认为，拔罐可使局部皮肤充血、毛细血管扩张，血液循环加快；另外拔罐的吸附刺激可通过神经——内分泌调节血管舒、缩功能和血管壁的通透性，增强局部血液供应而改善全身血液循环。

扶正固本

拔罐通过肌表作用使经络气血通畅，机体正气自然便可安康。现代医学认为拔罐可使吸附部位毛细血管破裂，继而局部出现血液凝固，但不久即崩溃而引起自家溶血现象，随即产生一种新的刺激素即一种类组织胺的物质，随体液周流全身，刺激全身组织器官，增强其功能活动。自家溶血是一个延缓的良性弱刺激过程，可以刺激增强免疫机能，提高机体的抗病能力。

罐印传达的信息

因每个人的体质不同，所以对治疗的反应也不同，如拔完火罐，有些人只会在皮肤上留下淡淡的印记，且很快就能消失；而有些人则要"背"着紫红的罐印好几天。中医认为，拔罐后皮肤局部出现的不同颜色或形态的罐印是门大学问。这些印记其实就是一种语言，来传达人体的疾病所在。

▶ 不同罐印不同病症

罐印紧黑而黯，一般表示体有血瘀，如痛经或心脏供血不足，患部受寒较重也会出现此印迹。如印迹数天不退的，通常表示病程已久，需要较长的时间来调理，如走罐时出现大面积黑紫印时，提示风寒所犯面积大，应对症驱寒为主。

罐印发紫伴有斑块的，一般提示有局部寒凝血瘀。

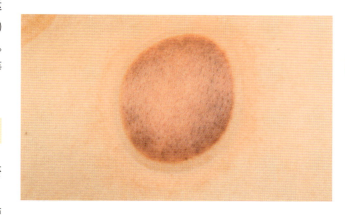

罐印呈散发性的紫点，深浅不一，一般提示为气滞血瘀之症。

罐印鲜红而艳，一般提示阴虚、气阴两虚。阴虚火旺也可出现此印迹。

罐印呈鲜红散点，通常在大面积走罐后出现，并不高出皮肤。如系在某穴及其附近集中，则预示该穴所在脏腑存在病邪。（临床中有以走罐寻找此类红点，用针刺以治疗疾患的。）

若罐印红而暗，说明血脂高，且有热邪。

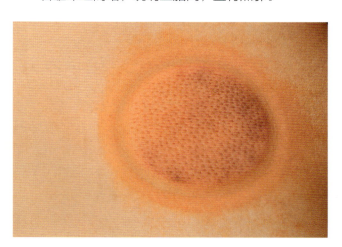

罐印表面有纹络且微痒，表示风邪和湿症。
罐体内有水气，表示该部位有湿气。
罐印出现水泡，说明体内湿气重，如果水泡内有血水，是热湿毒的反映。
拔罐区出现水泡，水肿水气过多者，揭示患气症。
出现深红、紫黑或丹痧，或触之微痛兼见身体发热者，提示患热毒症，身体不发热者，提示患瘀症。
罐印灰白或无颜色改变，触而不温，多为虚寒或湿邪所致。

专家提醒：

拔罐虽然对身体健康有很多益处，但也是因人而异的。因此，特别提醒患有心脏病、血友症的患者，以及4个月以上之孕妇、6岁以下之儿童及70岁以上之老人患者切勿轻易尝试拔罐。

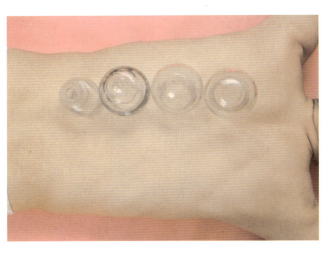

▶ 罐的种类

竹筒火罐： 选用直径3～5cm，坚固无损的竹子，制成6～10cm长的竹管，一端留节作底，另一端作罐口，用刀刮去青皮及内膜，制成形如腰鼓的圆筒。用砂纸磨光，使罐口光滑平整。口径大的，用于面积较大的腰背及臀部；口径小的，用于四肢关节部位。至于日久不常用的竹火罐，过于干燥，容易透进空气。临用前，可用温水浸泡几分钟，使竹罐质地紧密不漏空气然后再用。竹罐的优点在于取材较容易、经济易制、轻巧而不易摔碎。缺点是容易燥裂、漏气、吸附力不大，无法观察罐内皮肤的变化。

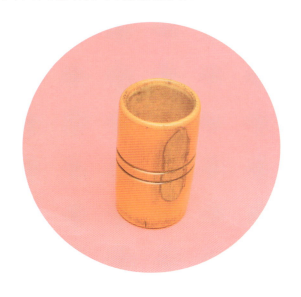

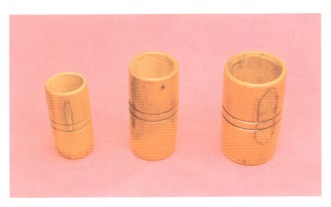

陶瓷火罐： 使用陶土，作成口圆肚大，再涂上黑釉或黄釉，经窑里烧制的叫陶瓷火罐。有大、中、小和特小的几种。其优点是吸附力大，经济实用，缺点是易于破碎、损坏，不便于携带，无法观察罐内皮肤的变化。

玻璃火罐： 是在陶制罐的基础上，改用玻璃加工而成的，其形如球状，罐口平滑，分大、中，小三种型号，也可用广口罐头瓶代替。优点是造型美观、清晰透明，使用时可以观察所拔部位皮肤充血、瘀血的程度，便于随时掌握情况，随时调整。缺点是导热快，易烫伤，容易破碎、损坏，不易携带。

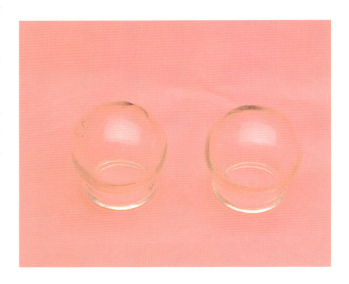

抽气罐： 用有机玻璃或透明的工程塑料制成，采用罐顶活塞来控制抽排气。抽气罐的优点是不用点火，不会烫伤，安全可靠，抽气量和吸拔力可控制；自动放气起罐不疼痛；罐体透明，便于观察吸拔部位皮肤的充血情况，便于掌握拔罐时间。抽气罐是对传统罐具改进的一大突破，是目前临床医生广泛使用的罐具，给拔罐疗法向家庭和个人自我保健的普及和推广开辟了广阔的前景。

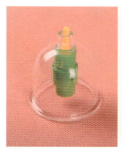 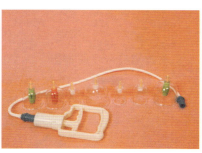

橡胶罐：用具有良好伸缩性能的橡胶制成。口径小至可用于耳穴，大到可以覆盖整个人体。其形状因临床需要各异。用于抽气排气法。优点是消毒便利，不破损，适用于耳、鼻、眼、头皮、腕踝部和稍凹凸不平等特殊部位拔罐；缺点是价格高，也无法观察罐内皮肤的变化。

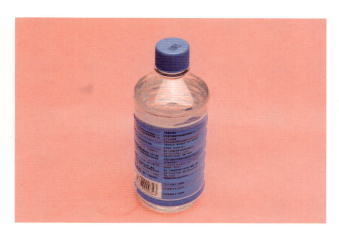

点火工具　可以用止血钳或镊子夹住棉球作为点火工具，点火蘸酒精时要注意酒精的量，以不滴为度，过多酒精容易滴在病人的身上而导致烫伤。

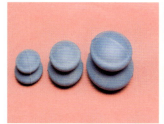 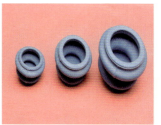

金属罐：用铜或铁、铝、不锈钢等金属材料制成。规格与型号要求一般与陶瓷罐、玻璃罐相似。用于火力排气法。其优点消毒便利，不会破损；缺点是制造价格高，传热快，容易烫伤皮肤，无法观察拔罐部位皮肤的变化。

塑料罐：用耐热塑料压制而成。其规格型号与玻璃罐相似。优点是不易破损，轻便携带；缺点是不能观察罐内变化，并易老化变形。

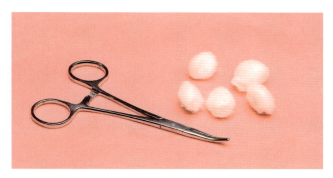

介质　选用能起到润滑作用的液体，常用的介质有液状石蜡、按摩乳、甘油、松节油、植物油等。既可起到润滑作用，又可以增强拔罐时的吸附力。固体的选用质地柔软、细腻、光润的软质固体，如凡士林、面霜、板油等，既可起到润滑的作用，又可对局部皮肤起到滋润作用，以防止局部皮肤干裂。

> **温馨小贴士**　在没有专用罐具或在突发的紧急情况下，可用随手可得的代用罐进行拔罐治疗，如茶杯、酒杯、空药瓶、罐头瓶、碗等，只要口部平整光滑，能耐热，能产生一定吸拔力的器具皆可用来拔罐。

▶ 拔罐的辅助器具

燃料　采用 75%～95% 的酒精作为点火用的材料。可以使用酒精灯或用小口瓶装酒精，以便点火时蘸酒精方便。

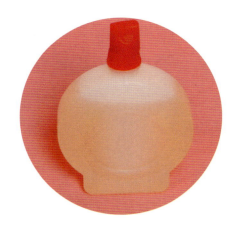

药物　行药罐法的时候，需要把竹罐放在药液里煎煮，其中药物以活血化瘀，行气止痛，温经散寒的药物为主。如桃仁、红花、元胡、香附、黄连、生姜等。

消毒清洁用品 选择常用的消毒液,一般多作为同针灸挑刺放血配合使用时,消毒局部皮肤之用,如75%的酒精或1%的新洁尔灭等。清洁用品如棉签、酒精脱脂棉球等。

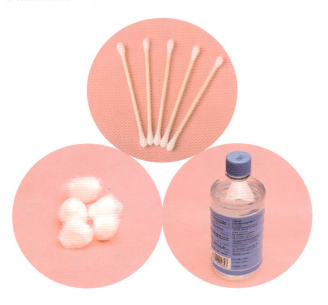

针具 行刺络拔罐法的时候需要梅花针、皮肤针或者三棱针。如果没有这些专业的用具,用家里日常用的缝衣服的针也是可以的,但是要做好消毒工作。

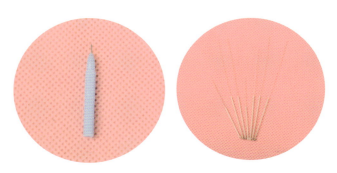

拔罐的方法

▶ 以排气法分类

火罐

火力排气法是利用燃烧时的火焰的热力,排去空气,使罐内形成负压,将罐吸着在皮肤上。火力排气法的选择,应根据施术部位和体位灵活运用。有下列几种方法:

贴棉法

用1cm见方左右的棉花一块,不用太厚,略浸酒精,贴在罐内壁上中段或底部,点燃后罩于选定的部位上,即可吸住。此法也多用于侧向横拔,同样不可蘸太多酒精,以免灼伤皮肤。

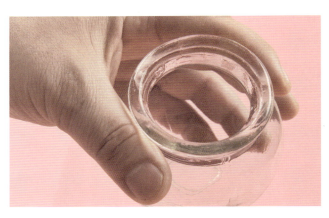

闪火法

用镊子夹酒精球点燃后,伸入罐内旋转一圈立即退出,再迅速将罐具扣在需拔穴位上。操作时要注意蘸酒精不要太多,避免火焰随酒精流溢烫伤皮肤;火焰也不宜在罐内停留时间太长,以免罐具过热而烫伤皮肤。

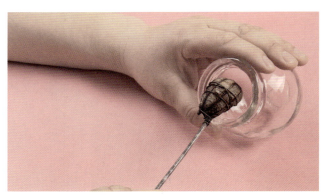

投火法

是指将点燃的小纸条或酒精棉球投入罐内,不等纸条烧完,迅速将罐罩在应拔的部位上,纸条未燃的

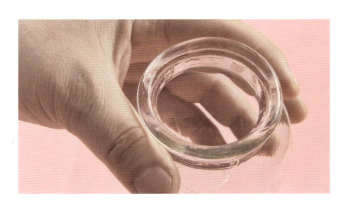

一段向下，可减少烫伤皮肤。此法适用于侧向横拔，不可移位，否则会因燃烧物下落而灼伤皮肤。

滴酒法

向罐子内壁中部，少滴1~2滴酒精，将罐子转动一周，使酒精均匀地附着于罐子的内壁上（不要沾罐口），然后用火柴将酒精燃着，将罐口朝下，迅速将罐子扣在选定的部位上。操作时要注意蘸酒精不要太多，避免火焰随酒精流溢烫伤皮肤。

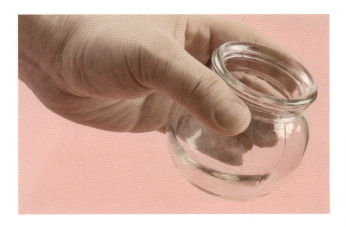

架火法

准备一个不易燃烧及传热的块状物，直径2~3cm，放在应拔的部位上，上置小块酒精棉球，将棉球燃着，马上将罐子扣上，立刻吸住，可产生较强的吸力。块状物可选择小瓶盖、生姜、橘皮等，如果用小瓶盖，应将瓶盖的凹面向上。

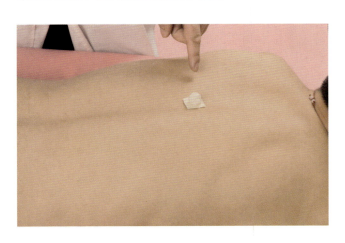

弹簧架法

用一根直径0.5~1mm的钢丝绕成弹簧状，放入火罐内，近罐底的一端扭成钩状，钩端部卷上一个棉球，悬挂在罐的中央。拔罐时，在棉球上滴上几滴酒精，点燃后将罐扣在应拔部位即可吸住，此架可反复应用。

水罐法

一般用竹罐，是利用沸水排出罐内空气，形成负压，使罐吸附在皮肤上。根据病情需要还可在水中加入适量活血祛风的药物，即为药罐法。操作时先将罐倒置于沸水内，煮沸1~2分钟，然后用镊子夹住罐底，罐口朝下夹出，趁热扣在皮肤上，即能吸住。镊子夹住竹罐时，一定要使罐口朝下，可用凉湿毛巾捂住罐口，降低温度，随即迅速将罐扣于应拔部位。观察罐口吸附情况，如过紧或疼痛应立即起罐。

抽气法

先将青、链霉素等废瓶磨成的抽气罐紧扣在需要拔罐的部位上，用注射器从橡皮塞抽出瓶内空气，使产生负压，即能吸住。或用抽气筒套在塑料杯罐活塞上，将空气抽出，即能吸着。

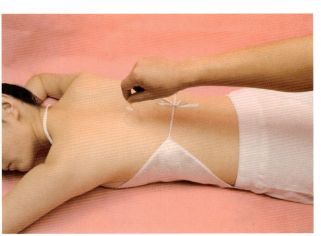

▶ 以拔罐形式分类

留罐法

留罐法是拔罐中最常用的一种方法。又称坐罐法，指将罐吸拔在皮肤上留置一段时间的拔罐法。留罐时间为5~15分钟不等，视病人和疾病的情况以及季节的不同而定。一般夏季及皮肤薄处留罐时间不宜过长。留罐法主要用于以寒邪为主的疾患、脏腑病、久病、部位局限、固定，较深者，多选用留罐法。如经络受邪（外邪）、气血瘀滞、外感表证、皮痹、麻木、消化不良、神经衰弱、高血压等病证，用之均有良效。留罐法可与走罐法配合使用，即先走罐，后留罐。

留罐法又有两种形式：

一是单罐法，即单罐独用，适用于病变范围或压痛范围小的情况。如心律不齐、心慌选内关穴，大便不正常选天枢穴,头痛选太阳穴,落枕选肩井穴,胃痛选中脘穴等。

二是多罐法,即多罐并用,又被称为排罐法。罐具一般循肌束、神经或静脉走行位置。若身体强壮罐具排列可以紧密些,若身体虚弱,罐具排列稀疏些。适用于病变范围较广泛者。即治疗时多个罐体同时并用的方法。适用于病变广泛的病症。治疗时又分排罐法和散罐法两大类。

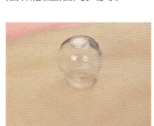
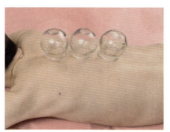
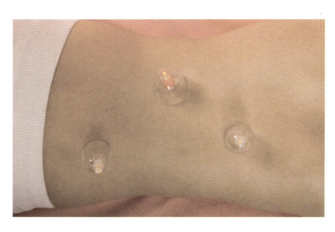

排罐法

即将多个罐体吸附于某条经络或特定部位上(如某一肌束)的一种手法。拔罐时应遵循从上而下的顺序原则,即先拔上面部位后拔下面部位。如坐骨神经痛可在足少阳胆经之环跳、风市、阳陵泉、悬钟穴,足太阳膀胱经之秩边、殷门、委中、承山穴上拔罐;肥胖病人可在背部夹脊穴从上而下拔罐。

密排法 多个罐体紧密在某一部位,罐体与罐体之间间隔1~2cm,注意罐体与罐体之间不可太近,否则会出现罐体间相互牵拉所致的疼痛与损伤。此手法多用于病变局限、症状明显、体质较好的患者。

散罐法

指全身吸附罐体之间相隔较远。此手法多用于全身病症较多的患者。如心律失常患者选膻中穴、内关穴、心俞穴等;肩周炎患者选肩井穴、肩髃穴、曲池穴、条口穴等。

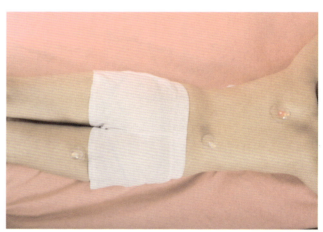

闪罐法

闪罐法是临床常用的一种拔罐手法,一般多用于皮肤不太平整、容易掉罐的部位。闪罐法是一手执罐,一手用镊子夹住酒精棉球或系有棉团的铁丝,点燃后立即抽出,迅速将罐拔在病人患处,随后立即取下,反复操作十数次乃至数十次,直至皮肤潮红出现瘀斑为止。此法适应于肌肉比较松弛处。通过反复的拔、起,使皮肤反复的紧、松,反复的充血、不充血、再充血形成物理刺激,对神经和血管有一定的兴奋作用,可增加细胞的通透性,改善局部血液循环及营养供应,适用于治疗肌萎缩,局部皮肤麻木酸痛或一些较虚弱的病证。

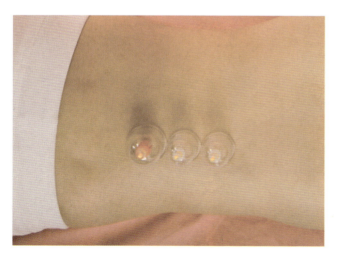

疏排法 罐体与罐体之间相对疏远,间隔5~7cm。此手法多用于病变广泛、症状较多而主症不明显、体质较差的患者。

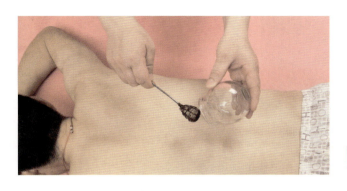

采用闪罐法注意操作时罐口应始终向下,棉球应送入罐底,棉球经过罐口时动作要快,避免罐口反复加热以致烫伤皮肤,操作者应随时掌握罐体温度,如感觉罐体过热,可更换另一个罐继续操作。

走罐法

又称推罐法或拉罐法,一般用于身体面积大而平坦,肌肉丰厚结实的部位,如背、腰部等,适用于经脉气血阻滞、筋脉失养等病证,如寒湿久痹、坐骨神经痛、肌肉萎缩及痛风等。操作时选择罐口较大、罐口壁较厚且光滑无破损的罐具,然后在要拔罐的部位,薄薄的涂一层润滑剂,如液状石蜡、凡士林或者其他植物油。采用闪火法或投火法将罐吸拔在皮肤上以后,手握罐底,稍倾斜罐体慢慢来回推移。方向是向前、后、左、右,还可以做旋转。反复数次,直至皮肤潮红出现瘀斑。

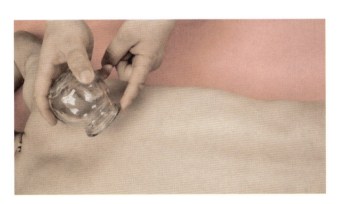

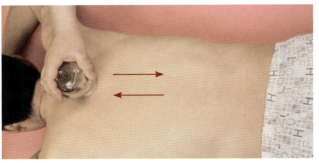

操作时应注意根据病人的病情和体质调整罐内的负压,以及走罐的快、慢、轻、重。罐内的负压不可过大,否则走罐时由于疼痛较剧烈,病人无法接受;推罐时应轻轻推动罐的颈部后边,用力要均匀,以防火罐脱落。

以综合运用分类

针罐法

针罐法是针刺与拔罐相结合的一种综合拔罐法。针刺穴位后,将针留在穴位上,再以针刺处为中心拔罐。使针体罩于罐内。一般以玻璃罐为宜。留罐10~20分钟,最后起罐取针。还有一种方法是针刺后取掉针,再以针刺部位拔罐。操作时要特别注意针柄不宜过长,以防吸拔时触及罐底,使针头深入体内出现危险。此法不得在胸、背部使用。用针罐法应该注意手法的掌握,防止滞针、断针。

此法可加大刺激量,提高针刺疗效,适用于顽固性痹痛证。也可局部消毒后,用梅花针叩击体表,使皮肤潮红或微出血后再拔罐,并留罐5~10分钟,适用于麻木、瘫痪等病证。

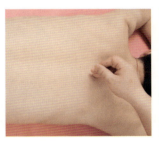
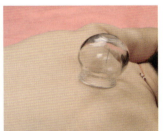
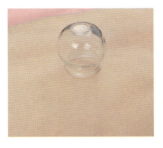
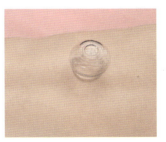

针罐结合,增强了对经络穴位的刺激量,常用于比较顽固的病证,如中医所指的"痹证"。如顽固性风湿痛、陈旧性筋骨损伤、坐骨神经痛、腰椎间盘突出等。

药罐法

药罐法是拔罐与药物治疗法结合在一起使用的一种治疗方法。常用于治疗感冒、咳嗽、哮喘、风湿痛、溃疡病、慢性胃炎、消化不良、牛皮癣等。药罐法选择竹罐为罐具。竹罐在拔罐之前经药液蒸煮,利用高热排除罐内的空气,造成负压,使罐吸附于皮肤上。此法既有温热刺激和机械刺激,还可以发挥重要的作用以提高拔罐的疗效。药物的选择可以根据病人的病情进行选择。

操作时,用特大号的陶瓷锅或一种特制的电煮药锅,先将中药用纱布包好,放入锅中,加入适量的水煎煮,煎出药性后,将竹罐或木罐放入煎好的中药中,煮10分钟左右(一般可根据药性决定煮沸时间),再用镊子或筷子将罐夹出,迅速用干净的干毛巾捂住罐口,以便吸去药液,降低罐口温度,保持罐内的热气,趁热迅速将罐扣在所选部位,手持竹罐稍加按压约半分钟,使之吸牢即可。此法的优点是温热作用好,可起到罐与药的双重作用,多用于风寒湿痹证。

刺络拔罐法

此法又被成称血罐法,是指刺络放血与拔罐配合应用的一种拔罐方法。先用三棱针、梅花针、七星针等,根据病变部位的大小、疾病情况,对出血量的要求,迅速点刺数下或十数下,轻者皮肤出现红晕即可,中度以微出血为度,重者以点状出血为度,然后迅即拔罐并留罐,留罐约15~20分钟。取罐后,用消毒棉球拭净血渍,罐内血块应清洗干净。此法在临床治疗中较常用,而且适用症广,见效快,疗效好,具有开窍泄热、活血祛瘀、清热止痛、疏经通络等功能。凡属实证、热证者,如中风、昏迷、中暑、高热、头痛、咽喉痛、目赤肿痛、麦粒肿、急性腰扭伤、痈肿、丹毒等,皆可用此法治疗。此外,对重症、顽症及病情复杂的病人也非常适用,如对各种慢性软组织损伤、神经性皮炎、皮肤瘙痒、神经衰弱、胃肠神经痛等疗效尤佳。

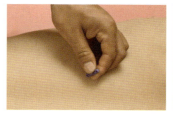
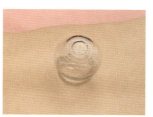

按摩罐法

按摩罐法是指将按摩和拔罐相结合的一种拔罐方法。两者可先后分开进行,也可同时进行。特别在拔罐前,根据病情先循经点穴和按摩,对于疼痛剧烈的病证及软组织劳损或损伤引起疼痛的患者,治疗效果十分显着。

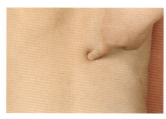
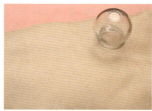

刮痧罐法

刮痧罐法是利用一定的工具,如牛角板、木梳背、瓷调羹等,在人体某一部位的皮肤上进行刮痧,使皮肤发红充血,呈现一块和一片紫红色的斑点,然后再拔罐,从而达到防治疾病目的的一种疗法。此法可作为病变范围较窄的部位以及走罐法或多罐法受到限制时的补充方法。

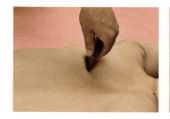
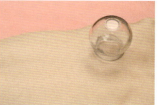

灸罐法

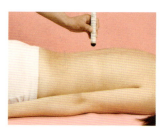
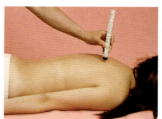

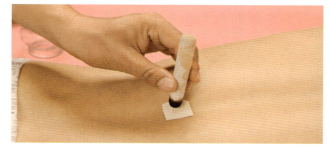

转罐法

用手握着罐体，慢慢地使罐体向左水平旋转90°~180°，然后再向右水平旋转90°~180°，一个左右转动为一次，反复10~20次。转罐法扭距力较大，可造成更大的牵拉，比摇罐要强烈，可放松局部肌肉组织，促进气血流动，增强治疗效果。操作时注意使用此手法前须在施术的肌肤上涂抹"刮痧拔罐润肤剂"，手法要轻柔，以患者能忍受为度，忌用强力。注意罐口应平滑，避免转动时划伤皮肤。多用于软组织损伤如腰肌劳损等深部无菌性炎症所致的局部疼痛。

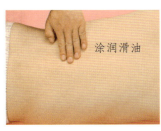
涂润滑油
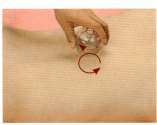

拔罐操作方法

▶ 拔罐前做好功课

预防晕罐发生 和晕针一样，晕罐也是一种血管抑制晕厥。其发生率虽无针刺高，但也绝非罕见。临床表现和晕针类似，如头晕、胸闷、恶心欲呕、肢体发软、冷汗淋漓，甚者可出现瞬间意识丧失等。因此，应引起充分重视。为防止晕罐，对初次拔罐并有畏惧心理者，或有晕针晕罐史者，应注意预防。预防分心理预防和生理预防两方面。所谓心理预防，即对患者进行解释，消除其恐惧心态。所谓生理预防，则是对这类病人，最好采取卧位拔罐。饥饿者，应令其先适当进食；过度疲劳者，先让其作适当休息。另外，诊室中保持安静；吸拔时，吸力不宜过强等，也十分必要。

选取适当体位 拔罐疗法的体位选择原则是：局部平坦、松弛，且能保持固定一定时间。因为局部肌肉紧张，不利于吸拔，而变动体位，可造成罐具脱落。在不影响取穴的前提，一般多选卧位。一是此体位易于固定的操作，二是罐具脱落不易摔碎。

拔罐时拔火罐要避免烫伤 应注意熟练掌握各种吸拔之法，动作要正确、迅速。每种吸拔法之注意点，已有详细说明，这里不再赘述。需要提一下的是，在机体凹凸不平处，特别是关节部位拔罐时，往往不易操作，即使拔住，也容易发生漏气。可事先准备一块湿面团，干湿程度如饺子面。做成5mm厚之薄饼，置于所拔之部位，其面积宜略大于罐具之口径。可在湿面饼上吸拔。不仅不易发生漏气，而且亦不会造成烫伤。

行针罐前选长度合适、针根无剥蚀之针具 针刺时毫针外留长度与罐内高度相适宜，以免因火罐将针具下压造成疼痛和深度改变。拔针罐时，选择罐具宜大，毫针针柄宜短，以免吸拔时，针柄与罐身接触，将针撞入深处，造成损伤，在胸背部拔针罐尤应注意此点，因为这也是导致气胸的原因之一。其次，叩罐时应正确，否则易将针柄压在罐口边沿，使针体弯曲及漏气。最后，针罐吸力不宜过强，否则，可引起局部肌肉强烈收聚，使针体弯曲，造成滞针或断针，亦可同时在相对应处加一火罐，使拉力均衡而防止弯针、折针。起罐时宜缓慢放气，以防压力突变而弯针。

注意询问拔罐后感觉 病人如觉拔罐后有局部发热、发紧、凉气外出、温暖舒适等，为正常。如病人感到抽吸太紧，灼痛难忍，可用食指以罐口边缘轻轻挤压吸入罐内肌肉，放入部分气体即可。如仍不缓解，可换小一号之罐具吸拔。所拔为抽吸罐时，应掌握罐内负压状况，予以调节。

拔罐前消毒以防止感染 首先，对罐具要进行消毒，对不同材质的罐具可因地制宜采用不同消毒方法。玻璃罐具可采用消毒药液浸泡或75%酒精棉球反复擦拭；塑料罐具，亦可用75%酒精棉球反复擦拭；竹制罐具可采用煮沸消毒。其次，如为刺络拔罐，对吸拔的部位应先用2%的碘酒涂擦穴区局部皮肤，再用75%的酒精脱碘，即用酒精棉球由内向外擦去碘酒；如因吸拔时间过久，局部皮肤出现密集水泡时，

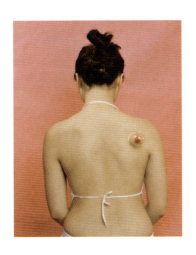

小的多不需处理，但要防止抓破；大的可用消毒针刺破，流出泡内液体，再涂以龙胆紫药水，外用消毒敷料包扎，如此操作，直至水泡吸收，一般数日可愈。

拔罐时，则必须以酒精或碘酒消毒，待皮肤干燥后再拔罐；如果待拔部位有毛发，则必须剃光毛发，洗净擦干后再拔罐。

▶ 拔罐的体位

通常采用的拔罐体位有如下几种。

仰卧位 患者自然平躺于床上，双上肢平摆于身体两侧。适用于头面、前额、胸腹、上下肢前侧及手足部的穴位。

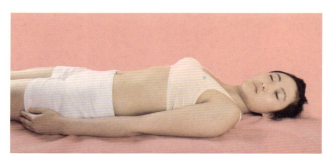

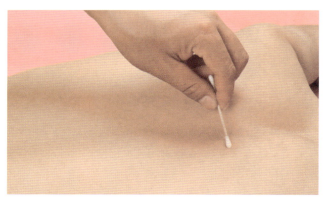

留罐时要掌握时间的长短 拔罐时还要注意留罐时间。根据吸拔部位、病症情况及病人体质而有所不同，如面部、小儿、病症轻浅者，拔的时间宜短；腰背部、大人、病症急重顽固者，可适当长些。当然不能过长。罐具吸拔过长，局部皮肤可出现密密麻麻的水泡。

俯卧位 患者俯卧于床上，两臂顺平摆于身体两侧，颌下垫一薄枕。此体位有利于拔治背部、腰部、臀部、双下肢后侧、颈部等处。

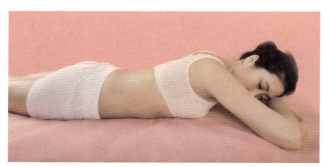

▶ 拔罐前的准备工作

读懂病情 检查病情，明确诊断，是否合乎适应症。检查拔罐的部位和患者体位，是否合适。要病人了解拔罐的过程，解除恐惧心理，增强治疗信心。

选择体位 拔罐体位正确与否，直接关系到治疗效果。正确的体位应使病人感到舒适，肌肉放松，充分暴露拔罐部位。

侧卧位 患者侧卧于床上，同侧的下肢屈曲，对侧的腿自然伸直（如取左侧卧位，则左侧腿屈曲、右侧腿自然伸直），双上肢屈曲放于身体的前侧，此位适用于头侧、面侧、肩侧、胸侧、下肢外侧等，除与床接触的部位以外的所有其他部位的穴位。

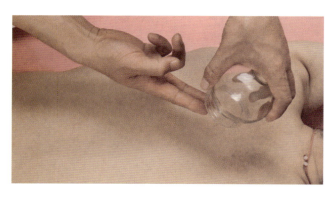

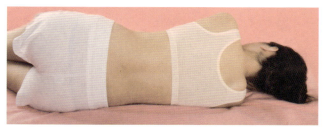

选择罐具 根据病人的体质、肥瘦及待拔部位的面积、所治疾病的需要，正确选择罐具和罐型。检查罐口是否光滑和有无残角破口。

消毒 确定治疗部位以后，用热毛巾擦洗待拔部位，再用消毒纱布擦干后拔罐；如果施行针刺或刺络

俯伏坐位 患者仰面坐于带靠背椅子上。此位适用于头后部、颈项、肩背、腰骶等部位的穴位。

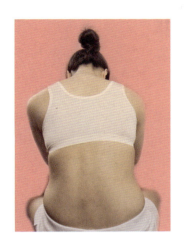

仰靠坐位 患者倒骑于带靠背椅子上，双上肢自然重叠，抱于椅背上。此位适用于拔治颈、肩、背、双上肢和双下肢等处。

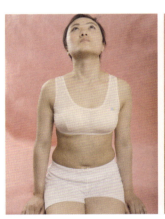 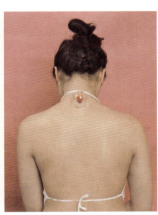

▶ 起罐的顺序及方法

起罐是拔罐疗法过程的最后一步操作。起罐的顺序和方法有一定的讲究，起罐后还需对拔罐部位进行适当的处理。

起罐顺序 起罐时，要遵循先拔先起、先上后下的原则。这样可防止发生头昏脑涨、恶心呕吐等现象。如胸或背部拔多个罐时，应先起最先拔下的罐，然后以此类推。

操作方法 起罐时，一般先用一手夹住火罐，另一手拇指或食指从罐口旁边按压一下，使气体进入罐内，即可将罐取下。若罐吸附过强时，切不可用力猛拔，以免擦伤皮肤。一般用侧法和立法。侧法用手背近小指侧着力于治疗部位，肘关节微屈，靠前臂的旋转及腕关节的屈伸，使产生的力持续地作用在治疗部位上；立法用小指、无名指、中指背侧及其掌指关节着力于治疗部位，肘关节伸直，靠前臂的旋转及腕关节的屈伸，使产生的力持续地作用在治疗部位上。

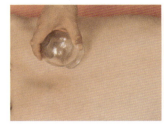 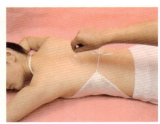

操作要点
侧法在操作时要求肘关节微屈；
立法在操作时要求肘关节伸直；
着力部位应似球形或瓶状；
着力部位应吸附于治疗部位上，避免往返拖动；
侧法的攘动幅度在120°左右，即腕关节屈曲时，向外攘动80°；
腕关节伸直时向内攘动40°；
立法的攘动幅度在60°左右，即腕关节中立位至背伸60°范围内进行操作；
前臂的旋转及腕关节的屈伸要协调一致；
往返持续用力。

注意事项不可违

罐的消毒，一般采用75%的酒精棉球擦拭罐口、罐体，即可起到消毒作用。消毒后的罐可以用干棉球擦干，或者自然风干后使用。

点火的方法一般选用闪火法，一手拿点火棒，一手拿罐，把点火棒的酒精棉球（酒精量不能过多，防止点燃后酒精滴下）点燃，迅速伸入罐内，大约1～3秒后拿出，另一手将火罐轻放在需要拔罐的部位。点火时不能在罐口燃烧，以免造成罐口过烫。

拔罐时，一般应选择丰满、有弹性的部位。对于皮肤过敏、皮肤破损、肌肉瘦削、毛发过多的部位应慎用，孕妇应慎用。

选择适当的体位，一般采用卧位，一经拔上，不宜移动体位，以免火罐脱落。

根据不同部位，选用大小合适的罐具。先在应拔部位比试，罐口与部位吻合，方可应用。

在使用多罐时，罐具排列的距离，一般不宜太近，否则因皮肤被罐具牵拉，会产生疼痛，同时因罐互相牵扯，也不易拔牢。

在走罐时，不宜在皮肤瘦薄骨突出处推拉，以免损伤皮肤，或使火罐漏气脱落。

起罐时，手法宜轻缓，右手持罐，左手拇指或食指抵住罐边肌肉，按压一下，使气漏入，吸力消失，火罐就会自然脱落，不可使劲硬拉或旋动，以免损伤皮肤。

起罐后，一般局部会出现红晕或紫绀色，这是正常现象，一般会在1星期内自行消退。如局部瘀血严重者，不宜原处再次拔罐。如留罐过长，皮肤起水泡。小的不必处理，会自行吸收，但需防止擦破；大的刺破后，用干棉球擦拭，也可以涂上些紫药水，防止感染。

室内需要温暖，空气清新，拔罐时不宜吹风扇、空调以免着凉。

拔罐的正常反应和异常反应

正常反应

无论采用何种方法将罐吸附于施治部位，由于罐内的负压吸拔作用，局部组织可隆起于罐口平面以上，病人觉得局部有牵拉发胀感，或感到发热、发紧、凉气外出、温暖、舒适等，这都是正常现象。起罐后，治疗部位出现潮红、或紫红、或紫红色疹点等，均属拔罐疗法的治疗效应，待一至数天后，可自行恢复，毋需做任何处理。出现水泡，说明体内湿气重，如果水泡内有血水，这是热湿毒的反应。水泡小者，只须小心防止擦破，可待其自然吸收；水泡较大时，常提示病情较重，可用消毒针在水泡跟部将其刺破放水，敷以消毒纱布以防感染。无消毒工具切忌自行处理，应到医院或诊所处理。

异常反应

拔罐后如果患者感到异常，或者烧灼感，则应立即拿掉火罐，并检查有无烫伤，患者是否过度紧张，或术者手法是否有误，或是否罐子吸力过大等。根据具体情况给予处理。如此处不宜再行拔罐，可另选其他部位。如在拔罐过程中，患者感觉头晕、恶心、目眩、心悸，继则面色苍白、冷汗出、四肢厥逆、血压下降、脉搏微弱，甚至突然意识丧失，出现晕厥时（晕罐），应及时取下罐具，使患者平躺，取头低脚高体位。轻者喝些开水，静卧片刻即可恢复。重者应立即送医院抢救。

异常反应的预防及处理措施如下：

（1）要仔细检查罐子，不符合要求的弃之不用，严格遵守操作规程。

（2）虽然拔罐的刺激不像针刺那样强烈，但毕竟是穴位刺激。由于存在着个体差异，各人对刺激的反应程度强弱不一，故对于饥饿、疲劳、精神紧张、酒后的患者最好不要施术，尤其不要在反应强烈的穴位，如合谷、太冲等穴施术。环境气温不要太低，尽量不让患者有寒冷感出现。

（3）上罐后要多询问患者的感觉，多观察罐内的皮肤变化情况。如果病人诉说吸拔太紧，有疼痛或烧灼感觉（涂药罐、敷药罐出现轻度灼痛感属正常现象），可一手持罐，另一手的食指或拇指指尖轻轻压一下罐口缘的软组织，使软组织与罐口边缘间形成一个极小的缝隙，若是用气嘴罐者，可稍旋松气栓螺帽，让少许空气进入，以减小罐内负压。如果是施行密排罐者，应检查是否罐距太近，是否需调整。如果经上述处理后仍有不适，应脱罐检查。假若局部皮肤起泡，也应起罐。起罐后，涂以甲紫药水，并加以包扎，以预防感染。

（4）在施行针罐法时，如针口过于胀痛，或酸胀痛感向他处传感，难以忍受，应起罐调整针的深度或刺向，待反应减轻后再进行拔罐。

（5）在施术过程中，如果出现晕罐现象，切勿惊慌失措，应把病人的衣服纽扣解开，给热开水喝（可加些糖），注意保暖。经上述处理后，仍未能缓解症状时，应立即起罐，让病人去枕平卧。如果反应仍加重者（如昏厥、低血压），应把枕头垫于脚下，使成头低脚高位，同时以指甲缘切按患者人中穴或十宣穴，或用指尖揉按合谷、内关、足三里等穴。对出冷汗多或冷汗不止者，可用艾条温灸涌泉穴或百会穴。经上述办法处理后倘若昏厥、低血压仍不能纠正者，可考虑应用中枢神经兴奋剂或输液。

如果术前做好解释工作，消除病人的恐惧，术中能很好掌握病人的情况，这种情况是完全可以避免的。

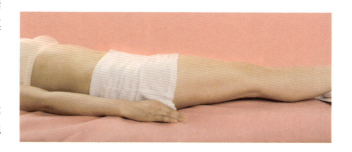

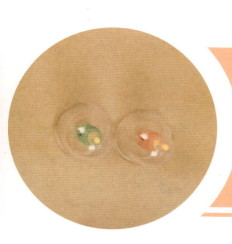

第二章 内科疾病的拔罐疗法

感冒

感冒是感受触冒风邪或时行病毒，引起肺卫功能失调，出现鼻塞、流涕、喷嚏、头痛、恶寒、发热、全身不适等主要临床表现的一种外感疾病。感冒又有伤风、冒风、伤寒、冒寒、重伤风等名称。中医认为，当人的体质虚弱，生活失调，卫气不固，外邪乘虚侵入时就会引起感冒，轻者出现乏力、流涕、咳嗽等症状，称为"伤风"；重者会发烧。中医把感冒归为外感（外邪）疾病，其中包括现代医学的上呼吸道感染和流行性感冒。拔罐疗法可逐寒祛湿，疏通经络，激发自身免疫功能，从而加速感冒痊愈。

【选穴定位】

风池：位于项部，在枕骨之下，与风府穴相平，胸锁乳突肌与斜方肌上端之间的凹陷处。（或当后头骨下，两条大筋外缘陷窝中，相当于耳垂齐平。）

大椎：位于颈部下端，背部正中线上，第7颈椎棘突下凹陷中。取穴时正坐低头，可见颈背部交界处椎骨有一高突，并能随颈部左右摆动而转动者即是第7颈椎，其下为大椎穴。

风门：位于背部，当第2胸椎棘突下，旁开1.5寸。大椎穴往下推2个椎骨，其下缘旁开约2横指（食、中指）处为取穴部位。

肺俞：位于背部，当第3胸椎棘突下，旁开1.5寸。大椎穴往下推3个椎骨，即为第3胸椎，其下缘旁开约2横指（食、中指）处为取穴部位。

曲池：位于肘横纹外侧端，屈肘时当尺泽与肱骨外上髁连线中点。取穴时，仰掌屈肘成45°，肘关

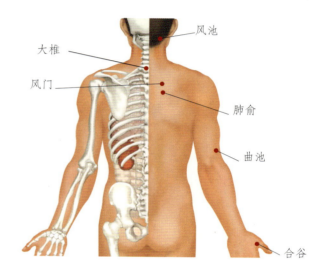

节桡侧，肘横纹头为取穴部位。

合谷：位于第1、第2掌骨间，当第2掌骨桡侧的中点处。取穴时，以一手的拇指掌面指关节横纹，放在另一手的拇、食指的指蹼缘上，屈指当拇指尖尽处为取穴部位。

太阳：位于耳廓前面，前额两侧，外眼角延长线的上方，由眉梢到耳朵之间大约1/3的地方，用手触摸最凹陷处就是太阳穴。

印堂：位于前额部，当两眉头连线的中点处。取穴位时，患者可以采用正坐或仰靠、仰卧姿势，两眉头连线中点即是。

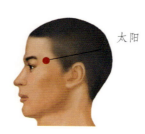
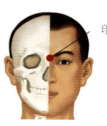

147

【拔罐方法】

风寒型感冒

拔罐方法： 患者取坐位或俯卧，以方便舒适为宜。取大椎、风门、肺俞、曲池、印堂、太阳、合谷中的3~5个穴位，直接把罐吸拔在穴位上，留罐10~15分钟，以皮肤潮红为度。起罐后，对穴位皮肤进行消毒护理。这样的治疗每日1次。

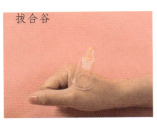
拔合谷

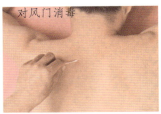
对风门消毒

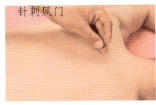
针刺风门

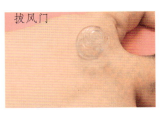
拔风门

风热型感冒

拔罐方法： 1. 患者取坐位或俯卧，以方便舒适为宜。对大椎、肺俞、风池所在部位进行消毒。注意在拔罐过程中，一定要注意保暖，以免患者病情加重。

2. 用三棱针在消过毒的穴位上点刺，以微微出血为度。在点刺过程中，要缓解患者情绪，以免患者过于紧张致使身体抖动，影响治疗。

3. 把罐立即吸拔在点刺过的穴位上，每个穴位均留罐20分钟。起罐后将拔处的血液用消毒棉球擦净。亦可用银翘散、桑菊饮药水煮罐，对穴位施以药罐。

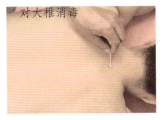
对大椎消毒

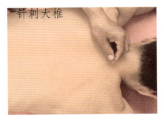
针刺大椎

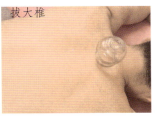
拔大椎

咳嗽

咳嗽是机体对侵入气道的病邪的一种保护性反应。古人以有声无痰为之咳，有痰无声为之嗽。临床上二者常并见，通称为咳嗽。根据发作时特点及伴随症状的不同，一般可以分为风寒咳嗽、风热咳嗽及风燥咳嗽3型。中医认为咳嗽病症的病位在肺，由于肺失宣降，肺气上逆，肺气宣降功能失常所致。在相关穴位拔罐可以通其经脉，营其逆顺，调其气血，祛病健身。

【选穴定位】

檀中： 位于胸部，当前正中线上，平第4肋间，两乳头连线的中点。

中府： 位于胸前壁的外上方，云门穴下1寸，前正中线旁开6寸，平第1肋间隙处。

曲泽： 位于肘横纹中，当肱二头肌腱的尺侧缘。

丰隆： 位于小腿前外侧，外踝尖上8寸，条口穴外，距胫骨前缘二横指（中指）。

内关： 位于前臂掌侧，当曲泽与大陵的连线上，腕横纹上2寸，掌长肌肌腱与桡侧腕屈肌肌腱之间。取穴时应要患者采用正坐或仰卧，仰掌的姿势，从近手腕之横皱纹的中央，往上约两指宽的中央。

大椎： 位于颈部下端，背部正中线上，第7颈椎棘突下凹陷中。取穴时正坐低头，可见颈背部交界处椎骨有一高突，并能随颈部左右摆动而转动者即是第7颈椎，其下为大椎穴。

定喘： 位于背部，第7颈椎棘突下，旁开0.5寸。患者俯卧位或正坐低头，穴位于后正中线上，第7颈椎棘突下定大椎穴，旁开0.5寸处。

大杼： 位于背部，当第1胸椎棘突下，旁开1.5寸。取穴时低头，可见颈背部交界处椎骨有一高突，并能随颈部左右摆动而转动者即是第7颈椎，其下为大椎穴。由大椎穴再向下推1个椎骨，其下缘旁开2横指（食、中指）处为取穴部位。

风门： 位于背部，当第2胸椎棘突下，旁开1.5寸。大椎穴往下推2个椎骨，其下缘旁开约2横指（食、中指）处为取穴部位。

肺俞： 位于背部，当第3胸椎棘突下，旁开1.5寸。大椎穴往下推3个椎骨，即为第3胸椎，其下缘旁开约2横指（食、中指）处为取穴部位。

身柱： 位于背部，当后正中线上，第3胸椎棘突

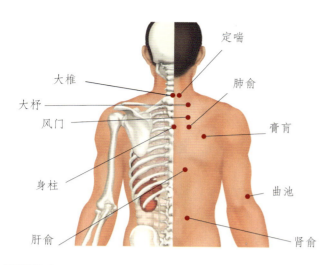
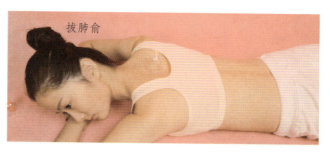

下凹陷中。

膏肓：位于背部，当第4胸椎棘突下，旁开3寸。患者平坐床上，屈膝抵胸，前臂交叉，双手扶于膝上，低头，面额抵于手背，使两肩胛骨充分张开，在平第四胸椎棘突下，肩胛骨内侧缘骨缝处按压，觉胸肋间困痛，传至手臂，即是膏肓穴，掐痕做标记。

肝俞：位于背部，当第9胸椎棘突下，旁开1.5寸。

肾俞：位于腰部，当第2腰椎棘突下，旁开1.5寸。与肚脐中相对应处即为第2腰椎，其棘突下缘旁开约2横指（食、中指）处为取穴部位。

曲池：位于肘横纹的外侧端，屈肘时当尺泽与肱骨外上髁连线中点。取穴时，仰掌屈肘成45°，肘关节桡侧，肘横纹头为取穴部位。

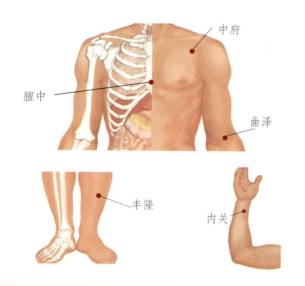

【拔罐方法】

方法一：选择两组穴位，一组为身柱、肺俞、大杼、膏肓、丰隆、曲泽；一组为大椎、风门、膻中、中府。每次选用1组，在穴位上拔罐，留罐10~15分钟。

每日1次，7次为1疗程。两组穴位交替使用。

方法二：1. 患者取坐位或俯卧，以方便舒适为宜。用手指按压两侧曲池穴，按压3~5分钟。因拔罐时间较长，要保护房间的温暖，避免着凉。若拔罐中有身体不适，可适当减少拔罐步骤。

2. 在两侧内关穴拔罐，留罐5~10分钟。

3. 让患者保持俯卧位，用拇指点按定喘穴，按压3~5分钟。

4. 在肺俞、肝俞、肾俞进行闪罐，持续5~10分钟。

5. 结束后，保持仰卧位，在膻中穴拔罐，留罐5~10分钟。

6. 让患者保持坐位或仰卧位，选择足底的肾上腺、肾、输尿管、膀胱反射区进行推罐，反复20次左右。

7. 在足底膀胱反射区留罐15~20分钟。

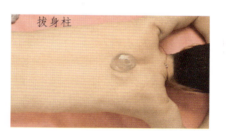
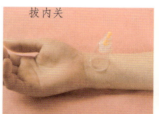
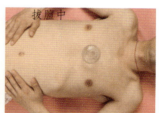

支气管炎

支气管炎是指气管、支气管黏膜及其周围组织的慢性非特异性炎症。支气管炎主要原因为病毒和细菌的反复感染形成了支气管的慢性非特异性炎症。当气温下降、呼吸道小血管痉挛缺血、防御功能下降等易于致病；烟雾粉尘、污染大气等慢性刺激也可发病；吸烟使支气管痉挛、黏膜变异、纤毛运动降低、黏液分泌增多有利感染；过敏因素也有一定关系。中医认为外邪侵袭以及肺、脾、肾三脏功能失常，是引起本病的主要原因。人体正气不足，卫外失职，感受外邪，外邪既可以是风寒之邪，也可是风热之邪，也可风寒之邪化热，侵犯肺脏，使肺失宣肃；或肺气虚弱，卫外不固，复感外邪；或因年老体弱，脾肺气虚，脾失健运，湿聚成痰，停蓄于肺；或肺有宿疾，复感外邪；或久病之后，由脾肺损及肾，导致肾气不足，纳气无权等。在相关穴位拔罐能宣肺解表，除燥去热，改善肺部功能。

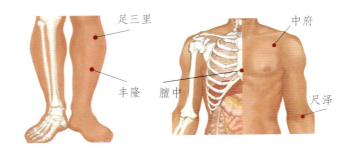

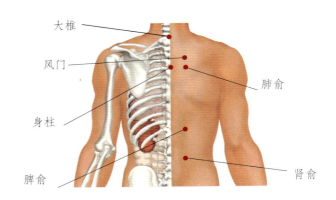

【选穴定位】

大椎： 位于颈部下端，背部正中线上，第7颈椎棘突下凹陷中。取穴时正坐低头，可见颈背部交界处椎骨有一高突，并能随颈部左右摆动而转动者即是第7颈椎，其下为大椎穴。

风门： 位于背部，当第2胸椎棘突下，旁开1.5寸。大椎穴往下推2个椎骨，其下缘旁开约2横指（食、中指）处为取穴部位。

身柱： 位于背部，当后正中线上，第3胸椎棘突下凹陷中。

肺俞： 位于背部，当第3胸椎棘突下，旁开1.5寸。大椎穴往下推3个椎骨，即为第3胸椎，其下缘旁开约2横指（食、中指）处为取穴部位。

脾俞： 位于背部，当第11胸椎棘突下，旁开1.5寸。与肚脐中相对应处即为第2腰椎，由第2腰椎往上摸3个椎体，即为第11胸椎，其棘突下缘旁开约2横指（食、中指）处为取穴部位。

肾俞： 位于腰部，当第2腰椎棘突下，旁开1.5寸。与肚脐中相对应处即为第2腰椎，其棘突下缘旁开约2横指（食、中指）处为取穴部位。

中府： 位于胸前壁的外上方，云门穴下1寸，前正中线旁开6寸，平第1肋间隙处。

膻中： 位于胸部，当前正中线上，平第4肋间，两乳头连线的中点。

尺泽： 位于肘横纹中，肱二头肌肌腱桡侧凹陷处。取穴时先将手臂上举，在手臂内侧中央处有粗腱，腱的外侧外即是此穴（或在肘横纹中，肱二头肌桡侧凹陷处）。该穴上方3～4寸处用手强压会感到疼痛处，就是"上尺泽"。

足三里： 位于小腿前外侧，当犊鼻下3寸，距胫骨前缘1横指（中指）。取穴时，站位，用同侧手张开虎口围住髌骨上外缘，余4指向下，中指尖处为取穴部位。

丰隆： 位于小腿前外侧，外踝尖上8寸，条口穴外，距胫骨前缘二横指（中指）。

【拔罐方法】

急性支气管炎体象： 起病较急，发热畏寒、身痛、咳嗽、咯痰，伴胸骨后钝痛，为急性支气管炎体象。开始时干咳、喉痒、胸骨后有闷痛感，过1～2天后咳出少量黏痰或稀薄痰液，以后咳出脓性痰，并伴有血丝。一般发热常在3～5天后消退，咳嗽症状可延至1周，但很少超过1个月，为急性支气管炎体象。

急性支气管炎拔罐方法： 让患者取坐位、俯卧（背部）或仰卧（腹部），以方便舒适为宜。分别将罐吸拔在大椎、风门、身柱、脾俞、膻中、中府、尺泽。每个穴位留罐20分钟，以皮肤充血为度。这样的治疗每日1次。拔罐时可根据患者体质，一次性把罐全部吸拔在穴位上，也可拔完一部分穴位，起罐后，再拔另外一些。

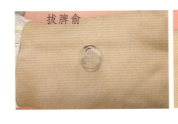

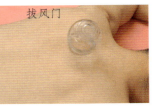

慢性支气管炎是一种常见的疾病，多因急性支气管炎未及时治愈转变而成。主要临床症状有长期咳嗽，吐痰，有时伴有喘息。凡是一年当中有3个月咳嗽，这种情况连续2年以上，而且这种咳嗽不是由于心肺等其他疾病引起的，就可诊断为慢性支气管炎。

慢性支气管炎拔罐方法： 让患者取坐位、俯卧（背部）或仰卧（腹部），以方便舒适为宜。分别把罐吸拔在肺俞、脾俞、肾俞、中府、膻中、足三里、丰隆，留罐15分钟，每日拔罐一次。因所拔穴位较多，进行时间较长，所以一定要注意保暖，防止感冒，以免加重病情。

凹陷处。

肺俞： 位于背部，当第3胸椎棘突下，旁开1.5寸。大椎穴往下推3个椎骨，即为第3胸椎，其下缘旁开约2横指（食、中指）处为取穴部位。

曲池： 位于肘横纹的外侧端，屈肘时当尺泽与肱骨外上髁连线中。取穴时，点仰掌屈肘成45°，肘关节桡侧，肘横纹头为取穴部位。

鱼际： 位于手外侧，第1掌骨中点，赤白肉际处。

丰隆： 位于小腿前外侧，当外踝尖上8寸，条口外，距胫骨前缘2横指（中指）。

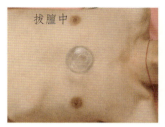
拔膻中

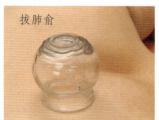
拔肺俞

肺炎

肺炎是指终末气道、肺泡和肺间质的炎症。肺炎是由肺炎双球菌感染所致，常因外感风邪、劳倦过度，导致肺失宣降，痰热郁阻而发病。表现为起病急，寒战，高热，咳嗽，咳痰，胸痛，气急，呼吸困难，发绀，恶心，呕吐，食欲不振等。中医认为，肺炎常因劳倦过度、醉后当风等人体正气不足之时，感受风热之邪或风寒之邪入里化热所致。邪伤肺卫，风邪束表，卫气郁闭，故见恶寒发热；肺气失宣，故咳嗽、气喘；肺不布津、聚而为痰，伤于寒邪则为白稀痰，伤于热邪或寒邪化热则见白黏痰或黄痰；邪气阻滞肺络，则致胸痛；邪伤肺络，可见咯血；若邪气过盛，正不胜邪，邪气入里，内传营血，则面唇青紫或衄血发斑；甚则邪热内陷、逆传心包、蒙闭心窍，出现神昏谵语或昏愦不语。若邪热郁闭不宣，热深厥深，四末厥冷。在相应穴位拔罐可祛痰除热、宣肺解表，有效改善症状。

【选穴定位】

大椎： 位于颈部下端，背部正中线上，第7颈椎棘突下凹陷中。取穴时正坐低头，可见颈背部交界处椎骨有一高突，并能随颈部左右摆动而转动者即是第7颈椎，其下为大椎穴。

身柱： 位于背部，当后正中线上第3胸椎棘突下

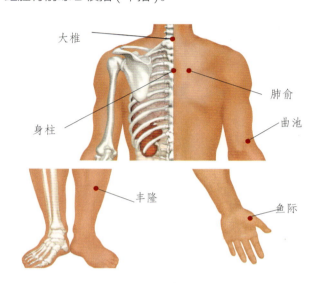

【拔罐方法】

方法一： 1. 让患者取俯卧位，对大椎、身柱、肺俞周围皮肤进行消毒。在此过程中要缓解患者紧张情绪，以免影响治疗。

2. 消毒后，用三棱针点刺已消毒的穴位周围皮肤，以微微出血为度。此步操作要求施罐者有一定医学知识，否则容易产生不安全因素。

3. 将罐拔在点刺过的穴位上，留罐10~15分钟，以拔出血1ml左右为度。起罐后要擦去血渍，对穴位皮肤进行消毒，以防感染，这样的治疗每日1次。

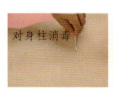
对身柱消毒

针刺身柱
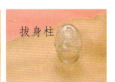
拔身柱

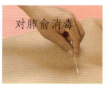
对肺俞消毒
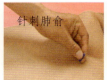
针刺肺俞
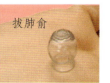
拔肺俞

方法二：1. 让患者取坐位或俯卧（背部），以方便舒适为宜。充分暴露穴位，对肺俞、曲池、鱼际、丰隆穴位皮肤进行消毒。

2. 消毒后，用三棱针轻叩肺俞、曲池、鱼际穴位皮肤，以微微出血为度。风隆穴不用针刺，直接拔罐即可。

3. 将罐吸拔在肺俞、曲池、鱼际、丰隆上，留罐10~15分钟。起罐后，对穴位皮肤进行消毒。这样的治疗每日1次，10次为一个疗程。

肺结核

结核病是由结核分枝杆菌引起的慢性传染病，可侵及许多脏器，以肺部结核感染最为常见，称为肺结核病。结核病又称为痨病和"白色瘟疫"，是一种古老的传染病，自有人类以来就有结核病。中医认为病因是由机体正气不足、阴精耗损，痨虫趁机侵入肺脏所致。在相关穴位拔罐能宣肺解表，健肺补气，有效改善肺部功能。

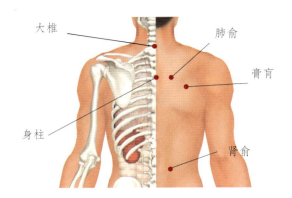

【选穴定位】

大椎：位于颈部下端，背部正中线上，第7颈椎棘突下凹陷中。取穴时正坐低头，可见颈背部交界处椎骨有一高突，并能随颈部左右摆动而转动者即是第7颈椎，其下为大椎穴。

身柱：位于背部，当后正中线上第3胸椎棘突下凹陷处。

肺俞：位于背部，当第3胸椎棘突下，旁开1.5寸。大椎穴往下推3个椎骨，即为第3胸椎，其下缘旁开约2横指（食、中指）处为取穴部位。

膏肓：位于背部，当第4胸椎棘突下，旁开3寸。取穴时，患者平坐床上，屈膝抵胸，前臂交叉，双手扶于膝上，低头，面额抵于手背，使两肩胛骨充分张开，在平第4胸椎棘突下，肩胛骨内侧缘骨缝处按压，觉胸肋间困痛，传至手臂，即是膏肓穴，掐痕做标记。

肾俞：位于腰部，当第2腰椎棘突下，旁开1.5寸。与肚脐中相对应处即为第2腰椎，其棘突下缘旁开约2横指（食、中指）处为取穴部位。

尺泽：位于肘横纹中，肱二头肌肌腱桡侧凹陷处。取穴时先将手臂上举，在手臂内侧中央处有粗腱，腱的外侧外即是此穴（或在肘横纹中，肱二头肌桡侧凹陷处）。该穴上方3~4寸处用手强压会感到疼痛处，就是"上尺泽"。

阴郄：位于前臂掌侧，当尺侧腕屈肌腱的桡侧缘，腕横纹上0.5寸。

足三里：位于小腿前外侧，当犊鼻下3寸，距胫骨前缘1横指（中指）。取穴时，站位，用同侧手张开虎口围住髌骨上外缘，余4指向下，中指尖处为取穴部位。

【拔罐方法】

方法一：1. 从大椎、身柱、肺俞、膏肓、足三里中选择2~3个穴位施行艾灸，艾灸时要掌握好时间和温度，以免烫伤皮肤。如果穴位处皮肤有破损，不要艾灸和拔罐。

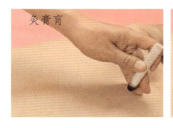
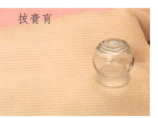

2. 艾灸后，对所有艾灸过的穴位拔罐，留罐10~15分钟。起罐后，对穴位皮肤进行消毒。这样的治疗每日1次。待症状缓解后隔日1次。10次为1个疗程，2个疗程之间间隔7天。

方法二：1. 让患者取坐位或俯卧（背部），以方便舒适为宜。对大椎、肺俞、肾俞、膏肓、阴郄、尺泽进行消毒。注意对患者保暖，避免着凉。

2. 用三棱针针刺已消毒的穴位。针刺后出针。此步操作要求施罐者能够熟练使用针灸疗法，能准确把握针刺的深度。

3. 在针刺过的穴位上拔罐，留罐15~20分钟。起罐后，对穴位皮肤进行消毒。这样的治疗每日或隔日1次，10次为1疗程，2个疗程之间间隔7天。

在起罐时要注意随证加配穴，对咯血的患者配膈俞、列缺；对痰多的患者配脾俞、中脘；对咳嗽的患者配督俞、太渊；对盗汗的患者配后溪、三阴交；对发热的患者配身柱、复溜、曲池、间使；对腹泻的患者配大肠俞、天枢、气海；对食欲不振的患者配脾俞、中脘、足三里。

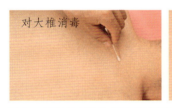
对大椎消毒

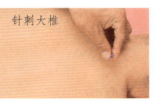
针刺大椎

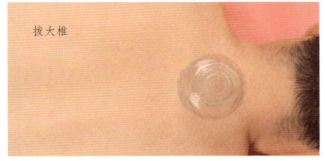
拔大椎

低血压

低血压是指收缩压低于12千帕，舒张压低于6.7千帕，常常表现为头晕、倦怠乏力、精神不振、胃寒、四肢不温、抵抗力和免疫力下降，易感冒等等。中医认为低血压多见于脾胃虚弱者，脑力劳动者或心脏脆弱的老年病人。多由于气虚阳虚，阴血亏虚或气阴两虚所致。在相关穴位拔罐能促进血液循环，改善脏腑功能。

【选穴定位】

膻中： 位于胸部，前正中线上，两乳头连线的中点。

中脘： 位于上腹部，前正中线上，当脐中上4寸位。取穴时，可采用仰卧位，脐中与胸剑联合部（心窝上边）的中点为取穴部位。

神阙： 位于腹中部，在肚脐中央（肚脐眼）。

气海： 位于下腹部，前正中线上，当脐中下1.5寸。取穴时，可采用仰卧的姿势，直线连结肚脐与耻骨上方，将其分为十等分，从肚脐3/10的位置，即为此穴。

厥阴俞： 位于背部，当第4胸椎棘突下，旁开1.5寸。取定穴位时，俯卧位，在第4胸椎棘突下，旁开1.5寸处取穴。

膈俞： 位于背部，当第7胸椎棘突下，旁开1.5寸。由平双肩胛骨下角之椎骨（第7胸椎），其棘突下缘旁开约2横指（食、中指）处为取穴部位。

脾俞： 位于背部，当第11胸椎棘突下，旁开1.5寸。与肚脐中相对应处即为第2腰椎，由第2腰椎往上摸3个椎体，即为第11胸椎，其棘突下缘旁开约2横指（食、中指）处为取穴部位。

命门： 位于腰部，当后正中线上，第2腰椎棘突下凹陷处。取穴时采用俯卧的姿势，指压时，有强烈的压痛感。

肾俞： 位于腰部，当第2腰椎棘突下，旁开1.5寸。与肚脐中相对应处即为第2腰椎，其棘突下缘旁开约2横指（食、中指）处为取穴部位。

关元俞： 位于身体骶部，当第5腰椎棘突下，左右旁开2指宽处。

曲池： 位于肘横纹外侧端，屈肘时当尺泽与肱骨外上髁连线中点。取穴时，仰掌屈肘成45°，肘关

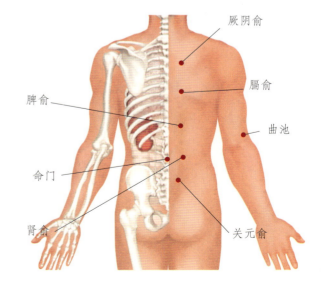

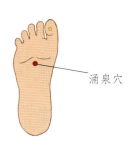
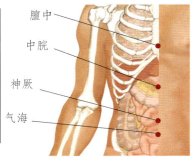
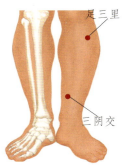

节桡侧，肘横纹头为取穴部位。

三阴交：位于小腿内侧，当足内踝尖上3寸，胫骨内侧缘后方。取穴时以手4指并拢，小指下边缘紧靠内踝尖上，食指上缘所在水平线在胫骨后缘的交点，为取穴部位。

足三里：位于小腿前外侧，当犊鼻下3寸，距胫骨前缘1横指（中指）。取穴时，站位，用同侧手张开虎口围住髌骨上外缘，余4指向下，中指尖处为取穴部位。

涌泉：位于足前部凹陷处第2、3趾趾缝纹头端与足跟连线的前1/3处。取穴时，可采用正坐或仰卧、跷足的姿势。

【拔罐方法】

方法一：1. 让患者取坐位或仰卧（腹部），以方便舒适为宜。把罐拔在膻中、中脘、气海、足三里、三阴交上，留罐10~15分钟，在拔罐过程中，注意对患者保暖。

2. 让患者取俯卧位，把罐吸拔在膈俞、脾俞、肾俞、关元俞、涌泉上，留罐10~15分钟。这样的治疗每日1次，7~10次为一个疗程。

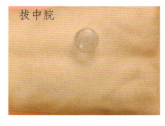
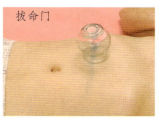

方法二：1. 让患者取坐位，把姜片敷在命门、神阙、曲池、厥阴俞、足三里上，用艾条隔姜灸2~3分钟，至局部温热。艾灸时要防止烫伤皮肤。

2. 立即把罐吸拔在灸过的穴位上，留罐15~20分钟。每日1次，10次为1个疗程，2个疗程之间间隔7天。患者如果头晕可加拔太阳、额中两穴。

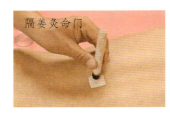
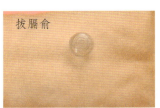

腹胀

腹胀是指胃肠道存有过量气体，而感觉脘腹及脘腹以下的整个下腹部胀满的一种症状。本病多见于急、慢性胃肠炎，胃肠神经官能症，消化不良，腹腔手术后。主要表现为：腹部胀满，叩之如鼓，食欲不振，食少饱闷，恶心嗳气，四肢乏力等。中医认为，腹胀多由脾胃虚弱或肝胃气滞导致气机升降失常，浊气上逆所致。在相关穴位拔罐能调整脏腑功能，补中益气，减轻症状。

【选穴定位】

足三里：位于小腿前外侧，当犊鼻下3寸，距胫骨前缘1横指（中指）。取穴时，站位，用同侧手张开虎口围住髌骨上外缘，余4指向下，中指尖处为取穴部位。

丰隆：位于小腿前外侧，当外踝尖上8寸，条口外，距胫骨前缘2横指（中指）。

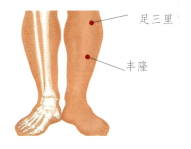

期门：位于胸部，当乳头直下，第6肋间隙，前正中线旁开4寸。（男性可取任意体，女性取卧位，乳头直下，往下数两根肋骨处为取穴部位。）

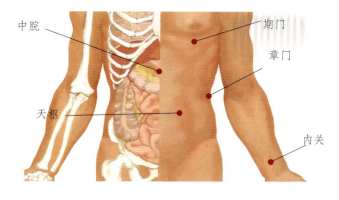

章门：位于侧腹部，当第11肋游离端的下方。取穴时，仰卧位或侧卧位，在腋中线上，合腋屈肘时，当肘尖止处是该穴。

内关：位于前臂掌侧，当曲泽与大陵的连线上，腕横纹上2寸，掌长肌肌腱与桡侧。取穴时应要患者采用正坐或仰卧，仰掌的姿势，从近手腕之横皱纹的中央，往上约两指宽的中央。

天枢：位于腹中部，距脐中2寸。取穴时，可采用仰卧的姿势，肚脐向左右3指宽处。

中脘：位于上腹部，前正中线上，当脐中上4寸位。取穴时，可采用仰卧位，脐中与胸剑联合部（心窝上边）的中点为取穴部位。

肝俞：位于背部，当第9胸椎棘突下，旁开1.5寸。由平双肩胛骨下角之椎骨（第7胸椎），往下推2个椎骨，即第9胸椎棘突下缘，旁开约2横指（食、中指）处为取穴部位。

脾俞：位于背部，当第11胸椎棘突下，旁开1.5寸。与肚脐中相对应处即为第2腰椎，由第2腰椎往上摸3个椎体，即为第11胸椎，其棘突下缘旁开约2横指（食、中指）处为取穴部位。

胃俞：位于背部，当第12胸椎棘突下，旁开1.5寸。取穴时，可采用俯卧的取穴姿势，该穴位于背部，当第12胸椎棘突下，左右旁开2指宽处即是。

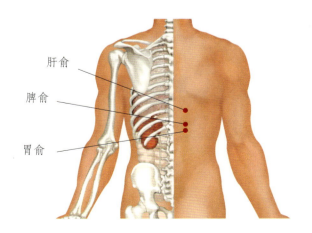

【拔罐方法】

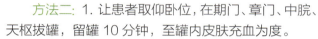

方法一：让患者取坐位、俯卧（背部）或仰卧（腹部），以方便舒适为宜。分别将罐吸拔在大椎、风门、身柱、脾俞、膻中、中府、尺泽。每个穴位留罐20分钟，以皮肤充血为度。这样的治疗每日1次。拔罐时可根据患者体质，一次性把罐全部吸拔在穴位上，也可拔完一部分穴位，起罐后，再拔另外一部分。

方法二：1. 让患者取仰卧位，在期门、章门、中脘、天枢拔罐，留罐10分钟，至罐内皮肤充血为度。

2. 让患者采取俯卧位，在肝俞、胃俞拔罐，留罐10分钟。起罐后，对穴位皮肤进行消毒，以防感染。这样的治疗每日1次，5次为一个疗程。

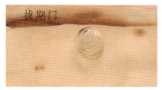
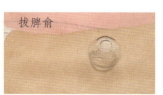
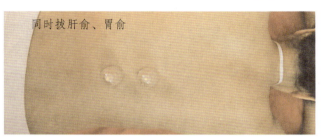

温馨小贴士

拔罐疗法对本病有较好的疗效，但要坚持多疗程治疗，以巩固疗效。在预防和护理方面要注意以下几点：

1. 腹胀多为一慢性过程，常反复发作，经久不愈，所以应长期坚持治疗，树立战胜疾病的信心。

2. 注意饮食的调配，食物宜清淡，勿暴饮暴食，忌食油腻，力戒烟酒，以免损伤脾胃。

3. 调适情志，避免精神刺激，以防气机郁滞，心态应平和，多参加户外活动。

腹泻

腹泻是一种常见症状，俗称"拉肚子"，是指排便次数明显超过平日习惯的频率，粪质稀薄，水分增加，每日排便量超过200g，或含未消化食物或脓血、黏液。腹泻常伴有排便急迫感、肛门不适、失禁等症状。腹泻分急性和慢性两类。急性腹泻发病急剧，病程在2～3周之内。慢性腹泻指病程在两个月以上或间歇期在2～4周内的复发性腹泻。中医认为，"泄泻之本，无不由于脾胃。"病多因感受外邪，如湿热、暑湿、寒湿之邪；情志所伤，忧思郁怒导致肝失疏泄，横逆犯脾而成泄泻；饮食不节，过食肥甘厚味，或进食不洁腐败之物。在相关穴位拔罐能调整脏腑功能，减轻症状。

【选穴定位】

中脘：位于上腹部，前正中线上，当脐中上4寸位。取穴时，可采用仰卧位，脐中与胸剑联合部（心窝上边）的中点为取穴部位。

天枢：位于腹中部，距脐中2寸。取穴时，可采用仰卧的姿势，肚脐向左右3指宽处。

气海：位于下腹部，前正中线上，当脐中下1.5寸。取穴时，可采用仰卧的姿势，直线连结肚脐与耻骨上方，将其分为十等分，从肚脐3/10的位置，即为此穴。

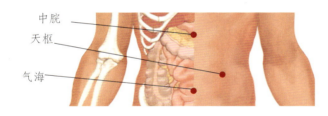

足三里：位于小腿前外侧，当犊鼻下3寸，距胫骨前缘1横指（中指）。取穴时，站位，用同侧手张开虎口围住髌骨上外缘，余4指向下，中指尖处为取穴部位。

上巨虚：位于小腿前外侧，当犊鼻下6寸，距胫骨前缘一横指（中指）。取穴时，在犊鼻穴向下，直量两次4横指处，当胫、腓骨之间为取穴部位。

三阴交：位于小腿内侧，当足内踝尖上3寸，胫骨内侧缘后方。取穴时以手4指并拢，小指下边缘紧靠内踝尖上，食指上缘所在水平线在胫骨后缘的交点，为取穴部位。

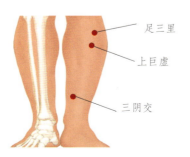

脾俞：位于背部，当第11胸椎棘突下，旁开1.5寸。与肚脐中相对应处即为第2腰椎，由第2腰椎往上摸3个椎体，即为第11胸椎，其棘突下缘旁开约2横指（食、中指）处为取穴部位。

胃俞：位于背部，当第12胸椎棘突下，旁开1.5寸。取穴时，可采用俯卧的取穴姿势，该穴位于背部，当第12胸椎棘突下，左右旁开2指宽处即是。

肾俞：位于腰部，当第2腰椎棘突下，旁开1.5寸。与肚脐中相对应处即为第2腰椎，其棘突下缘旁开约2横指（食、中指）处为取穴部位。

大肠俞：位于腰部，当第4腰椎棘突下，旁开1.5寸。两侧髂前上棘之连线与脊柱之交点即为第4腰椎棘突下，其旁开约2横指（食、中指）处为取穴部位。

合谷：位于第1、第2掌骨间，当第2掌骨桡侧的中点处。取穴时，以一手的拇指掌面指关节横纹，放在另一手的拇、食指的指蹼缘上，屈指当拇指尖尽处为取穴部位。

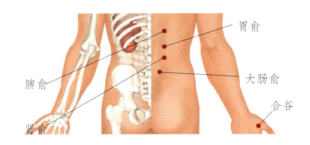

【拔罐方法】

方法一：让患者取坐位或仰卧（腹部），以方便舒适为宜。选择大小合适的罐体，把罐吸拔在天枢、中脘、气海、合谷、足三里、上巨虚、三阴交上，留罐10~15分钟。以皮肤充血为度。起罐后要对穴位皮肤进行消毒，以防感染。每日1次，3次为一个疗程。此拔罐法可治疗急性腹泻。

方法二：让患者取仰卧位，选择大小合适的罐体，把罐吸拔在脾俞、胃俞、肾俞、大肠俞，留罐10~15分钟。起罐后，对穴位皮肤进行消毒。这样的治疗每周2~3次，10次为一个疗程，每个疗程间隔一周。此拔罐法可治疗慢性腹泻。

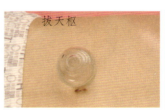
拔天枢

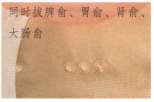
同时拔脾俞、胃俞、肾俞、大肠俞

温馨小贴士

拔罐对腹泻的疗效一般来说，急性易治，慢性较难，但都有较好的疗效；若泄泻频繁伴有严重脱水现象或由恶性病变所引起的腹泻，则当采取综合疗法。在预防和护理方面要注意以下几点：

1. 日常生活注意饮食卫生，少食生、冷、肥甘厚味食品，注意腹部保暖，养成饭前便后洗手的卫生习惯。

2. 腹泻时常选的食物有炒薏仁、芡实子、莲子、百合、山药、大枣、菱、桂圆、石榴、柠檬、茴香、香菇、芫荽、生姜、熟藕、马铃薯、茭白、马齿苋、蒲公英、苦菜、紫菜、胡椒、肉桂、芥末、花椒、红茶、黄酒、红糖、醋。

不容：位于上腹部，当脐中上6寸，距前正中线2寸。

梁门：位于上腹，脐中上4寸，距前正中线2寸。平肚脐与胸剑联合连线之中点，前正中线旁开2寸为取穴部位。

中脘：位于上腹部，前正中线上，当脐中上4寸位。取穴时，可采用仰卧位，脐中与胸剑联合部（心窝上边）的中点为取穴部位。

天枢：位于腹中部，距脐中2寸。取穴时，可采用仰卧的姿势，肚脐向左右3指宽处。

足三里：位于小腿前外侧，当犊鼻下3寸，距胫骨前缘1横指（中指）。取穴时，站位，用同侧手张开虎口围住髌骨上外缘，余4指向下，中指尖处为取穴部位。

三阴交：位于小腿内侧，当足内踝尖上3寸，胫骨内侧缘后方。取穴时以手4指并拢，小指下边缘紧靠内踝尖上，食指上缘所在水平线在胫骨后缘的交点，为取穴部位。

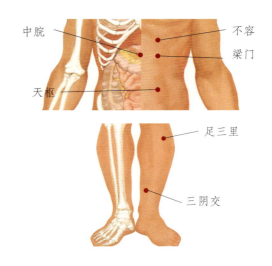

消化不良

消化不良，是指具有上腹痛、上腹胀、早饱、嗳气、食欲不振、恶心、呕吐等不适症状，多是长期暴饮暴食，饮食积滞于胃，从而引发的消化不良。而先天脾胃虚弱，消化功能较差的人，也容易出现消化不良症状，表现为长期面黄肌瘦，气短乏力，胃胀，胃痛隐隐，稍不注意就腹泻等。中医认为是脾胃虚弱肝气郁结、外邪入侵所致。在相关穴位拔罐能健脾和胃，疏肝理气，消食导滞。

【选穴定位】

脾俞：位于背部，当第11胸椎棘突下，旁开1.5寸。与肚脐中相对应处即为第2腰椎，由第2腰椎往上摸3个椎体，即为第11胸椎，其棘突下缘旁开约2横指（食、中指）处为取穴部位。

胃俞：位于背部，当第12胸椎棘突下，旁开1.5寸。取穴时，可采用俯卧的取穴姿势，该穴位于背部，当第12胸椎棘突下，左右旁开2指宽处即是。

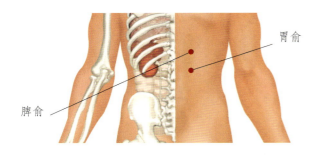

【拔罐方法】

方法一：1. 让患者取坐位或仰卧（腹部），以方便舒适为宜。先把罐吸拔在中脘穴上，然后反复闪罐20次左右，以皮肤潮红发紫出现瘀点为止。闪罐过程中，若罐体温度过高，应换一个罐具重新操作。

2. 把罐吸拔在足三里穴上，留罐10~15分钟，以皮肤充血或拔出瘀血为度。起罐后，要对穴位皮肤进行消毒。

方法二：1. 让患者取坐位，在脾俞、胃俞、天枢、中脘、不容、梁门、足三里、三阴交所在部位涂上润滑油。

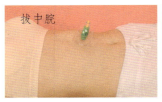
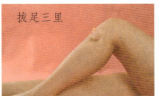
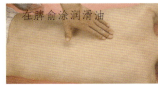
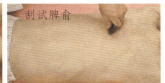
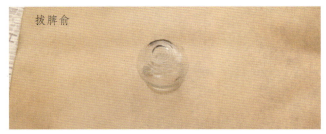

2. 用刮痧板刮拭上述穴位，以出现紫红色痧斑为度。刮痧完毕，要用消毒棉球擦去皮肤上的润滑油，以免影响拔罐。

3. 把罐吸拔在已刮痧的穴位上，留罐 10~15 分钟。起罐后，对穴位皮肤进行消毒。这样的治疗每日 1 次，7 次为一个疗程。

胃下垂

胃下垂是由于膈肌悬力不足，支撑内脏器官韧带松弛，或腹内压降低，腹肌松弛，导致站立时胃大弯抵达盆腔，胃小弯弧线最低点降到髂嵴联线以下。常伴有十二指肠球部位置的改变。胃下垂属胃无力症，多见于消耗性疾病患者及无力型体质者，直接影响消化功能。表现为上腹胀满、食欲不振、胃痛、消瘦、乏力、嗳气、恶心、呕吐、肠鸣、胃下坠感，或伴有便秘、腹泻、气短、眩晕、心悸、失眠、多梦等。中医认为，本病虽在胃，但与肝、脾关系密切，为素体虚损，肝气失调，横逆犯胃，日久脾虚，木乘其土，中气下陷为本病的基本病机。拔罐可以补中益气，健脾和胃。

【选穴定位】

足三里：位于小腿前外侧，当犊鼻下 3 寸，距胫骨前缘 1 横指（中指）。取穴时，站位，用同侧手张开虎口围住髌骨上外缘，余 4 指向下，中指尖处为取穴部位。

阳陵泉：位于小腿外侧，当腓骨头前下方凹陷处。取穴时，坐位，屈膝成 90°，膝关节外下方，腓骨小头前缘与下缘交叉处的凹陷，为取穴部位。

百会：位于头部，当前发际正中直上 5 寸，或两耳尖连线的中点处。让患者采用正坐的姿势，可以通过两耳角直上连线中点，来简易取此穴。

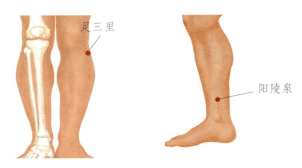
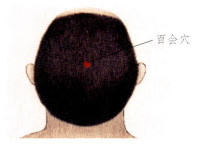

天枢：位于腹中部，距脐中 2 寸。取穴时，可采用仰卧的姿势，肚脐向左右 3 指宽处。

中脘：位于上腹部，前正中线上，当脐中上 4 寸位。取穴时，可采用仰卧位，脐中与胸剑联合部（心窝上边）的中点为取穴部位。

水分：位于上腹部，前正中线上，当脐中上 1 寸。

气海：位于下腹部，前正中线上，当脐中下 1.5 寸。取穴时，可采用仰卧的姿势，直线连结肚脐与耻骨上方，将其分为十等分，从肚脐 3/10 的位置，即为此穴。

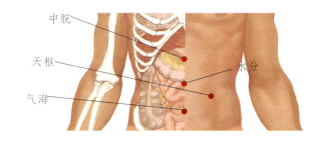

大椎：位于颈部下端，背部正中线上，第 7 颈椎棘突下凹陷中。取穴时正坐低头，可见颈背部交界处椎骨有一高突，并能随颈部左右摆动而转动者即是第

7颈椎，其下为大椎穴。

脾俞：位于背部，当第11胸椎棘突下，旁开1.5寸。与肚脐中相对应处即为第2腰椎，由第2腰椎往上摸3个椎体，即为第11胸椎，其棘突下缘旁开约2横指（食、中指）处为取穴部位。

胃俞：位于背部，当第12胸椎棘突下，旁开1.5寸。取穴时，可采用俯卧的取穴姿势，该穴位于背部，当第12胸椎棘突下，左右旁开2指宽处即是。

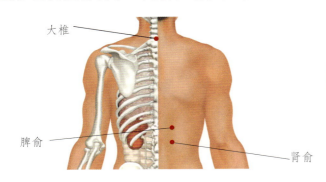

【拔罐方法】

方法一：让患者取坐位、俯卧（背部）或仰卧（腹部），以方便舒适为宜。分别把罐吸拔在脾俞、天枢、气海、中脘、水分、足三里、阳陵泉，留罐10~15分钟，以罐内皮肤充血或有瘀血拔出为度。起罐后，要对穴位皮肤进行消毒，以免皮肤感染。这样的治疗隔日1次，10次为一个疗程，每个疗程间隔7天。

方法二：1. 让患者取俯卧位，充分暴露背部，对大椎、脾俞、胃俞进行消毒。

2. 用三棱针点刺已消毒的穴位，以微微出血为度。

3. 把罐吸拔在点刺过的穴位上，留罐10~15分钟。对百会穴采用直接拔罐法，不针刺直接把罐吸拔在穴位上，留罐5~10分钟。以上操作隔日1次。

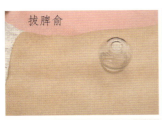
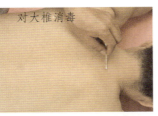
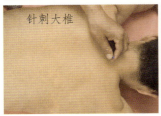
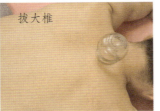

胃炎

胃炎是胃粘膜炎症的统称。是一种常见病，可分为急性和慢性两类。急性胃炎常见的为单纯性和糜烂性两种。前者表现为上腹不适、疼痛、厌食和恶心、呕吐；后者消化道出血为主要表现，有呕血和黑粪现象。中医认为，慢性胃炎多因长期情志不遂，饮食不节，劳逸失常，导致肝气郁结，脾失健运，胃脘失和，日久中气亏虚，从而引发种种症状。拔罐可以补中益气、健脾和胃，改善胃部不适，缓和胃痛，调整消化机能。

【选穴定位】

足三里：位于小腿前外侧，当犊鼻下3寸，距胫骨前缘1横指（中指）。取穴时，站位，用同侧手张开虎口围住髌骨上外缘，余4指向下，中指尖处为取穴部位。

解溪：位于小腿与足背交界处的横纹中央凹陷处。（或在足背与小腿交界处的横纹中央凹陷处，当足拇长伸肌腱与趾长伸肌腱之间。）

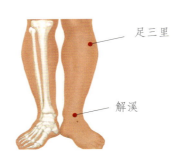

大椎：位于颈部下端，背部正中线上，第7颈椎棘突下凹陷中。取穴时正坐低头，可见颈背部交界处椎骨有一高突，并能随颈部左右摆动而转动者即是第7颈椎，其下为大椎穴。

肝俞：位于背部，当第9胸椎棘突下，旁开1.5寸。由平双肩胛骨下角之椎骨（第7胸椎），往下推2个椎骨，即第9胸椎棘突下缘，旁开约2横指（食、中指）处为取穴部位。

脾俞：位于背部，当第11胸椎棘突下，旁开1.5寸。与肚脐中相对应处即为第2腰椎，由第2腰椎往上摸3个椎体，即为第11胸椎，其棘突下缘旁开约2横指（食、中指）处为取穴部位。

胃俞：位于背部，当第12胸椎棘突下，旁开1.5寸。取穴时，可采用俯卧的取穴姿势，该穴位于背部，当第12胸椎棘突下，左右旁开2指宽处即是。

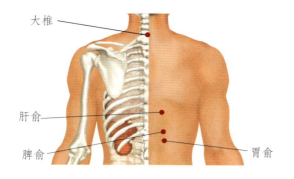

2. 用三棱针轻叩已消毒的穴位皮肤，以微微出血为度。在叩刺过程中，要安抚患者情绪，避免身体抖动。

3. 选择大小合适的罐体吸拔在叩刺过的穴位上，留罐10~15分钟。操作结束后，再让患者采取俯卧位，用相同的方法针刺肝俞、脾俞、胃俞，然后再进行拔罐，留罐10~15分钟。

天枢：位于腹中部，距脐中2寸。取穴时，可采用仰卧的姿势，肚脐向左右3指宽处。

中脘：位于上腹部，前正中线上，当脐中上4寸位。取穴时，可采用仰卧位，脐中与胸剑联合部（心窝上边）的中点为取穴部位。

梁门：位于上腹，脐中上4寸，距前正中线2寸。平肚脐与胸剑联合连线之中点，前正中线旁开2寸为取穴部位。

内关：位于前臂掌侧，当曲泽与大陵的连线上，腕横纹上2寸，掌长肌肌腱与桡侧腕屈肌肌腱之间。取穴时应要患者采用正坐或仰卧，仰掌的姿势，从近手腕之横皱纹的中央，往上约两指宽的中央。

关元：位于下腹部，前正中线上，在脐中下3寸。

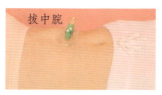
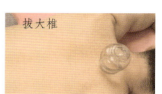
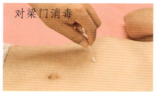
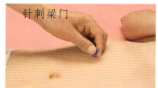
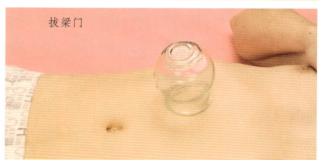

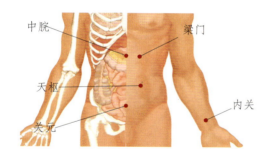

【拔罐方法】

方法一：1. 让患者取仰卧位，把罐吸拔在中脘、天枢、关元、内关、足三里、解溪上，留罐10~15分钟，以罐内皮肤充血为度。起罐后，要对空位皮肤进行消毒处理。

2. 让患者取俯卧位，把罐吸拔在大椎穴上，留罐10~15分钟。此法可治疗急性胃炎。但对急性胃炎患者拔罐时，要待其症状缓解后，才能用拔罐疗辅助治疗。

方法二：1. 先让患者取仰卧位，对中脘、梁门、足三里进行消毒。在操作过程中，要注意保暖，防止患者受凉。

温馨小贴士

拔罐疗法对本病有较好的疗效，但要坚持多疗程治疗，以巩固疗效。在预防和护理方面要注意以下几点：

1. 日常生活起居要有规律，注意饮食调配，少食多餐，清淡为主，忌生、冷、油腻和辛辣食品，保持精神乐观、戒烟酒、饮食定时、少量多餐等，对减少复发和促进康复有重要的意义。

2. 多做户外活动，增强体质和抗病能力。

胃痉挛

胃痉挛就是胃部肌肉抽搐，主要表现为上腹痛，呕吐等。患有胃病患者，如胃部溃疡、胃部受寒、胃炎等现象，这些都会极容易的造成胃痉挛。中医认为胃痉挛的发生多由饮食积滞、寒积肠胃造成。其病在胃和肠，属实或虚实夹杂之性。病人素体阴虚，又有饮食不节（或不洁）、暴饮暴食，情志失调、肝气郁结之劣习，复感外寒，使寒邪客于胃府而致气机郁滞，胃失和降。在相关穴位拔罐能够疏通经络，运行气血，有效缓解疼痛。

【选穴定位】

中脘： 位于上腹部，前正中线上，当脐中上4寸位。取穴时，可采用仰卧位，脐中与胸剑联合部（心窝上边）的中点为取穴部位。

关元： 位于下腹部，前正中线上，在脐中下3寸。

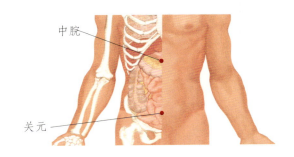

肝俞： 位于背部，当第9胸椎棘突下，旁开1.5寸。由平双肩胛骨下角之椎骨（第7胸椎），往下推2个椎骨，即第9胸椎棘突下缘，旁开约2横指（食、中指）处为取穴部位。

脾俞： 位于背部，当第11胸椎棘突下，旁开1.5寸。与肚脐中相对应处即为第2腰椎，由第2腰椎往上摸3个椎体，即为第11胸椎，其棘突下缘旁开约2横指（食、中指）处为取穴部位。

胃俞： 位于背部，当第12胸椎棘突下，旁开1.5寸。取穴时，可采用俯卧的取穴姿势，该穴位于背部，当第12胸椎棘突下，左右旁开2指宽处即是。

三焦俞： 位于腰部，当第1腰椎棘突下，左右旁开2指宽处。

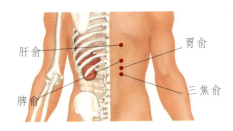

【拔罐方法】

方法一： 1. 让患者采取俯卧位，充分暴露背部，在背上和罐口均匀地涂上适量润滑油。目的是防止走罐时拉伤皮肤。

2. 将罐吸拔在背部，再沿背部脊柱两侧的足太阳膀胱经循行走罐，走罐的重点穴位是肝俞、脾俞、胃俞，上下来回走罐数次，直至局部皮肤潮红。

3. 将罐吸拔在肝俞、脾俞、胃俞。留罐10分钟。起罐后，擦去皮肤上的润滑油，并对穴位皮肤进行消毒。

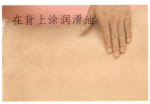 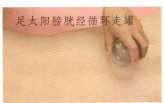

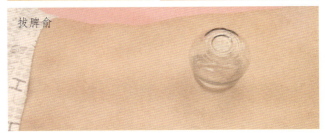

方法二： 1. 让患者取俯卧位，暴露背部，对肝俞、脾俞、三焦俞进行消毒。因拔罐时间较长，在拔罐中要注意保暖。

2. 用三棱针轻叩已消毒穴位皮肤，以微微出血为度。在针刺过程中要不断询问患者的感受，防止患者精神紧张造成身体抖动。

3. 迅速把罐吸拔在针刺过的穴位上，留罐10~15分钟。背部拔罐结束后，再让患者采取仰卧位，对中脘、关元穴用同样的方法拔罐，留罐10~15分钟。这样的治疗每日1次，2~3次见效。

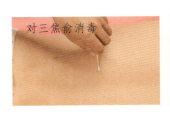 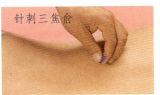

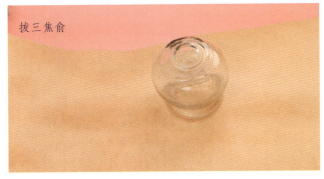

拔罐疗法对本病有较好的疗效。在预防和护理方面要注意以下几点：

1. 临床观察证实，凡强压痛部可缓解的痉挛，拔罐疗效较好，若拒按时，应考虑为器质性病变，要去医院作进一步检查。

2. 饮食定时定量，饭后1小时内不做剧烈运动，食物宜清淡，戒除烟酒，加强身体锻炼。

肠炎

肠炎是细菌、病毒、真菌和寄生虫等引起的小肠炎和结肠炎。表现主要有腹痛、腹泻、稀水便或黏液脓血便。部分病人可有发热及里急后重感觉，故亦称感染性腹泻。肠炎按病程长短不同，分为急性和慢性两类。慢性肠炎病程一般在两个月以上，临床常见的有慢性细菌性痢疾、慢性阿米巴痢疾、血吸虫病、非特异性溃疡性结肠炎和限局性肠炎等。中医认为，结肠炎多为饮食不洁，或起居不慎致脾胃受损，运化失常，酿生湿浊，下注肠道，腑气不利，气血凝滞或夹瘀夹湿，伤及肠络而引发。在相关穴位拔罐能够调整肠机能，提高机体免疫力，改善症状。

【选穴定位】

中脘：位于上腹部，前正中线上，当脐中上4寸位。取穴时，可采用仰卧位，脐中与胸剑联合部（心窝上边）的中点为取穴部位。

天枢：位于腹中部，距脐中2寸。取穴时，可采用仰卧的姿势，肚脐向左右3指宽处。

气海：位于下腹部，前正中线上，当脐中下1.5寸。取穴时，可采用仰卧的姿势，直线连结肚脐与耻骨上方，将其分为十等分，从肚脐3/10的位置，即为此穴。

水道：位于下腹部，当脐中下3寸，距前正中线2寸。

三焦俞：位于腰部，当第1腰椎棘突下，左右旁开2指宽处。

气海俞：位于腰部，当第3腰椎棘突下，旁开1.5寸。取穴时俯卧，与肚脐中相对应处即为第2腰椎，第2腰椎往下摸1个椎体，即为第3腰椎，其棘突下缘旁开约2横指（食、中指）处为取穴部位。

大肠俞：位于腰部，当第4腰椎棘突下，旁开1.5寸。两侧髂前上棘之连线与脊柱之交点即为第4腰椎棘突下，其旁开约2横指（食、中指）处为取穴部位。

合谷：位于第1、第2掌骨间，当第2掌骨桡侧的中点处。取穴时，以一手的拇指掌面指关节横纹，放在另一手的拇、食指的指蹼缘上，屈指当拇指尖尽处为取穴部位。

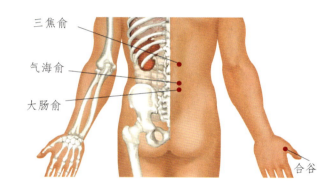

上巨虚：位于小腿前外侧，当犊鼻下6寸，距胫骨前缘一横指（中指）。取穴时，在犊鼻穴向下，直量两次4横指处，当胫、腓骨之间为取穴部位。

足三里：位于小腿前外侧，当犊鼻下3寸，距胫骨前缘1横指（中指）。取穴时，站位，用同侧手张开虎口围住髌骨上外缘，余4指向下，中指尖处为取穴部位。

内庭：位于足背，当第2、第3趾间，趾蹼缘后方赤白肉际处。取穴时，可采用正坐或仰卧，跷足的姿势，在第2趾根部，脚趾弯曲时趾尖碰到处，约第2趾趾根下约3厘米处。

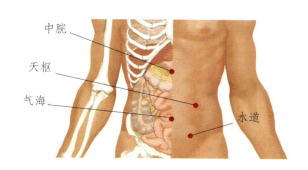

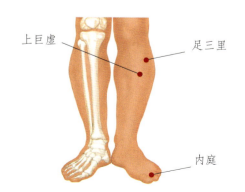

【拔罐方法】

方法一： 1. 让患者取坐位，对合谷、天枢、足三里、上巨虚、内庭进行消毒。消毒过程中要注意缓解患者紧张情绪。

2. 用三棱针轻叩已消毒的穴位，以微微出血为度。此步操作要求施罐者熟练针灸操作。

3. 把罐吸拔在叩刺过的穴位上，留罐10~15分钟。起罐后，要对穴位皮肤进行消毒，以防感染，这样的治疗每日1次，3次为一个疗程。此法适用于湿热泄泻型肠炎。

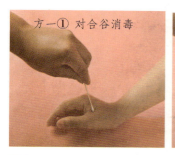
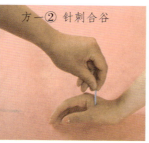
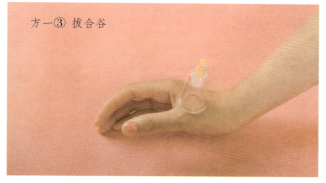

方法二： 1. 让患者取坐位、俯卧（背部）或仰卧（腹部），以方便舒适为宜。分别对三焦俞、气海俞、大肠俞、中脘、天枢、气海、水道、足三里进行拔罐，各留罐15~20分钟。注意：要在合适的体位上拔完一部位穴位，再转换体位，拔另外一部位穴位。整个拔罐过程时间较长，要注意保暖。

2. 起罐后，用艾条温灸各穴位，每穴灸5分钟。在艾灸过程中，要不断询问患者感受，避免烫伤患者皮肤。这样的治疗每日1次，病愈即止。

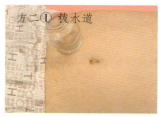
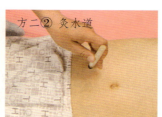

呃逆

呃逆俗称"打嗝"，是指气逆上冲，喉间呃呃连声，声短而频繁，不能自制的一种病证，甚则妨碍谈话、咀嚼、呼吸、睡眠等。呃逆可单独发生，持续数分钟至数小时后不治而愈，但也有个别病例反复发生，虽经多方治疗仍迁延数月不愈。多在寒凉刺激，饮食过急、过饱，情绪激动，疲劳，呼吸过于深频等诱因下引发。中医认为呃逆主要由于饮食不节，正气亏虚，导致胃气上逆所致。在相关穴位拔罐可以和胃降逆，调气理膈，从而缓解症状。

【选穴定位】

膻中： 位于胸部，当前正中线上，平第4肋间，两乳头连线的中点。

中脘： 位于上腹部，前正中线上，当脐中上4寸。取穴时，可采用仰卧位，脐中与胸剑联合部（心窝上边）的中点为取穴部位。

关元： 位于下腹部，前正中线上，当脐中下3寸。

内关： 位于前臂掌侧，当曲泽与大陵的连线上，腕横纹上2寸，掌长肌肌腱与桡侧腕屈肌肌腱之间。取穴时应要患者采用正坐或仰卧，仰掌的姿势，从近手腕之横皱纹的中央，往上约两指宽的中央。

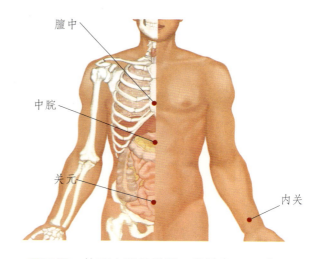

足三里： 位于小腿前外侧，当犊鼻下3寸，距胫骨前缘1横指（中指）。取穴时，站位，用同侧手张开虎口围住髌骨上外缘，余4指向下，中指尖处为取穴部位。

天宗： 位于肩胛部，当冈下窝中央凹陷处，与第4胸椎相平。取穴时，垂臂，由肩胛冈下缘中点至肩胛下角做连线，上1／3与下2／3交点处为取穴部

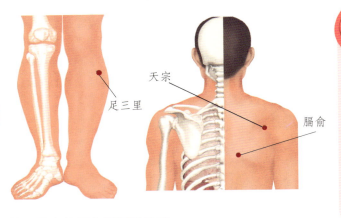

位,用力按压有明显酸痛感。

膈俞:位于背部,当第7胸椎棘突下,旁开1.5寸。由平双肩胛骨下角之椎骨(第7胸椎),其棘突下缘旁开约2横指(食、中指)处为取穴部位。

【拔罐方法】

方法一:分两组穴位,一组为天宗、中脘,一组为膈俞、膻中。把罐吸拔在其中的一组穴位上,留罐15~20分钟。每日1~2次。两组穴位交替使用。若患者打嗝不止,就在天宗、中脘、膈俞、膻中四个穴位拔罐,留罐15~20分钟,每日1~2次,直到症状消失。

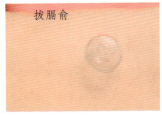
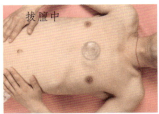

方法二:选择两组主穴,一组为膈俞、关元、中脘;一组为内关、天宗、足三里。若患者胃寒,配穴上脘、脾俞、胃俞;若患者胃热,配穴巨阙;若患者肝气郁滞,配穴膻中、太冲、肝俞;若患者脾阳衰,配穴脾俞、肾俞、天突;若患者胃阴不足,配穴胃俞、三阴交。拔罐时患者可根据自身病情选择一组配穴,再任选一组主穴,留罐15~20分钟。每日1次,病重者每日2次。

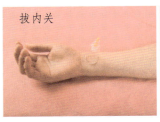
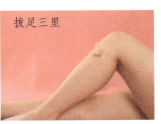

温馨小贴士

拔罐疗法对本病有较好的疗效。在预防和护理方面要注意以下几点:

1. 注意日常饮食,少食生冷,吃饭时注意力集中,细嚼慢咽,不大声说话,不看书报,不暴饮暴食。

2. 注意胃脘部保暖,调适情志,心情开朗,多做户外锻炼。

3. 如呃逆见于危重病后期,正气虚败,呃逆不止,饮食不进,出现虚脱倾向者,预后不良,应及时送医院诊治。

慢性肾炎

慢性肾小球肾炎简称为慢性肾炎,系指蛋白尿、血尿、高血压、水肿为基本临床表现,起病方式各有不同,病情迁延,病变缓慢进展,可以不同程度肾功能减退,最终将发展为慢性肾衰竭的一组肾小球病。由于本组疾病的病理类型及病期不同,主要临床表现各不相同,疾病表现呈多样化。中医认为慢性肾炎的主因与寒湿的侵袭有关。寒湿可致身体沉重,腹大胫肿。慢性肾炎的水肿多属阴水虚证的范畴,其因素必与脾肾虚损有关。在相关穴位拔罐可以益肾调经,提高机体抗病能力。

【选穴定位】

天枢:位于腹中部,距脐中2寸。取穴时,可采用仰卧的姿势,肚脐向左右3指宽处。

气海:位于下腹部,前正中线上,当脐中下1.5寸。取穴时,可采用仰卧的姿势,直线连结肚脐与耻骨上方,将其分为十等分,从肚脐3/10的位置,即为此穴。

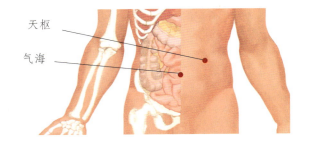

京门:位于侧腰部,章门后1.8寸,当12肋骨游离端的下方。

大横:位于腹中部,距脐中4寸。

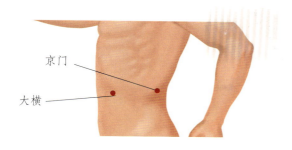

志室：位于腰部，当第2腰椎棘突下，旁开3寸（与肚脐中相对应处即为第2腰椎，其棘突下缘旁开4横指处为取穴部位）。

胃仓：位于背部，当第12胸椎棘突下，旁开3寸。

腰阳关：位于腰部，当后正中线上，第4腰椎棘突下凹陷中。取穴时，俯卧位，腰部两髂嵴连线与后正中线相交处为取穴部位。

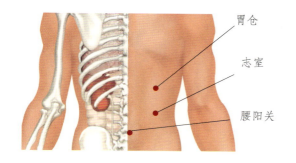

足三里：位于小腿前外侧，当犊鼻下3寸，距胫骨前缘1横指（中指）。取穴时，站位，用同侧手张开虎口围住髌骨上外缘，余4指向下，中指尖处为取穴部位。

三阴交：位于小腿内侧，当足内踝尖上3寸，胫骨内侧缘后方。取穴时以手4指并拢，小指下边缘紧靠内踝尖上，食指上缘所在水平线在胫骨后缘的交点，为取穴部位。

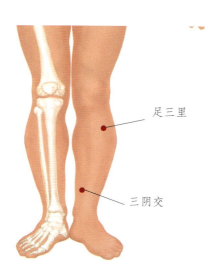

【拔罐方法】

方法一：让患者取合适体位，将罐吸拔在天枢、气海、腰阳关、足三里、三阴交及第11~12胸椎棘突间、第1~2腰椎棘突间。留罐15~20分钟，每日或隔日1次。

方法二：让患者取侧卧位，把罐吸拔在志室、胃仓、京门、大横，留罐10分钟。每日1次。在拔罐过程中，若患者身体不适应立即取罐，休息后再拔。

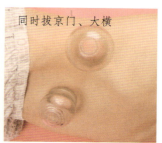

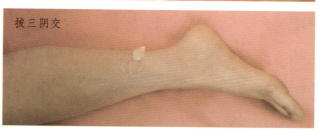

拔罐治疗肾炎需要一定的周期，一般经过2~3疗程方有显效，因此患者要有耐心和决心，配合治疗。肾炎患者要注意饮食调节，对已有水肿症状的患者，初期应吃无盐饮食；肿势渐退后（大约3个月），可进少盐饮食，待病情好转后逐渐增加食盐量。应忌酒，禁食辛辣、醋、虾、蟹、生冷食品。注意卫生，起居有时，预防感冒，不宜过度疲劳，尤应节制房事，以免耗费真元。

心绞痛

心绞痛是指由于冠状动脉粥样硬化狭窄导致冠状动脉供血不足，心肌暂时缺血与缺氧所引起的以心前区疼痛为主要临床表现的一组综合征。其特点为阵发性的前胸压榨性疼痛感觉，可伴有其他症状，疼痛主要位于胸骨后部，可放射至心前区与左上肢，常发生于劳动或情绪激动时，每次发作3~5分钟，可数日一次，也可一日数次，休息或用硝酸酯制剂后消失。本病多见于男性，多数病人在40岁以上，劳累、情绪激动、饱食、受寒、阴雨天气、急性循环衰竭等为常见的诱因。中医认为"人年四十，阴气自半"，肾气已虚，鼓动血脉运行之力不足，机体内已有血行迟缓，聚湿生痰，瘀而不通之势，这是本病发生的前提和基础。在相关穴位拔罐可以健脾化痰，活血化瘀，舒肝理气，改善相关功能状态。

【选穴定位】

膻中：位于胸部，当前正中线上，平第4肋间，两乳头连线的中点。

巨阙：位于上腹部，前正中线上，当脐中上6寸。取穴时通常让患者采用仰卧的姿势，左右肋骨相交之处，再向下2指宽即为此穴。

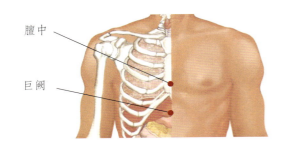

心俞：位于背部，当第5胸椎棘突下，旁开1.5寸。由平双肩胛骨下角之椎骨（第7胸椎），往上推2个椎骨，即第5胸椎棘突下缘，旁开约2横指（食、中指）处为取穴部位。

至阳：位于背部，当后正中线上，第7胸椎棘突下凹陷中。取穴时低头，颈后隆起的骨突即为第7颈椎，由此往下数到第7个骨突即第7胸椎，其下方凹陷处就是至阳穴。

膈俞：位于背部，当第7胸椎棘突下，旁开1.5寸。由平双肩胛骨下角之椎骨（第7胸椎），其棘突下缘旁开约2横指（食、中指）处为取穴部位。

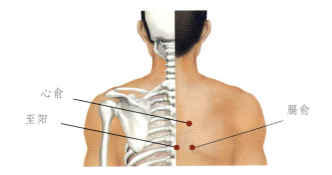

【拔罐方法】

方法一：1. 当心绞痛发作时，让患者取俯卧位，对至阳穴区域皮肤消毒。此时施罐者要注意缓解患者紧张情绪，并转移其注意力。

2. 消毒后，用已消毒的三棱针点刺至阳穴，以微微出血为度。施罐者要有一定的针灸知识，以免手法不正确或针刺力度过大，影响治疗。

3. 将罐吸拔在至阳穴上，留罐5分钟。疼痛可快速缓解。起罐后，用酒精棉球擦去血迹，适当消毒以防感染。

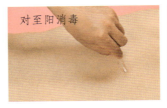 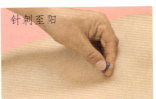

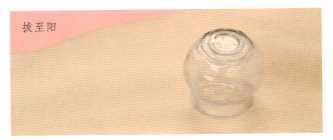

方法二：让患者取坐位、俯卧（背部）或仰卧（腹部），以方便舒适为宜。把罐吸拔在心俞、膻中、巨阙、膈俞，留罐10分钟，患者疼痛即可得到缓解。因心绞痛患者一般年龄都较大，对他们拔罐时要不断询问其感受，以免出现危险。

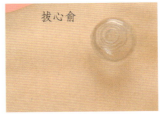 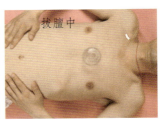

癫痫

癫痫或称脑痫、羊痫、羊角风、猪脚疯，是大脑神经元突发性异常放电，导致短暂的大脑功能障碍的一种慢性疾病。而癫痫发作是指脑神经元异常和过度超同步化放电所造成的临床现象。中医认为癫痫的发生是由风、火、痰、瘀为患，导致心、肝、脾、肾脏气失调，肝肾阴虚、阴虚则阳亢、阳亢则肝风内动、亢而热盛、热盛化火、火极生风、风火相助为患，另脾虚失运、清气不升、浊气下降则痰涎内结、痰迷心窍、心血不遂而瘀、瘀则经络不通、痰阻血瘀上扰清窍，终致癫痫发作。在相关穴位拔罐可以定痫熄风、平肝泻火、祛痰开窍、活血化瘀，从而减少发作的概率。

【选穴定位】

大椎：位于颈部下端，背部正中线上，第7颈椎棘突下凹陷中。取穴时正坐低头，可见颈背部交界处椎骨有一高突，并能随颈部左右摆动而转动者即是第7颈椎，其下为大椎穴。

印堂：位于前额部，当两眉头连线的中点处。取穴位时，患者可以采用正坐或仰靠、仰卧姿势，两眉头连线中点即是。

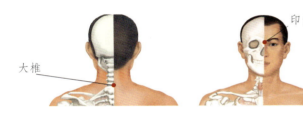

百会：位于头部，当前发际正中直上5寸，或两耳尖连线的中点处。让患者采用正坐的姿势，可以通过两耳角直上连线中点，来简易取此穴。

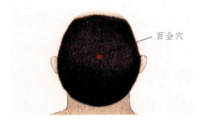

【拔罐方法】

方法一：1. 让患者取俯卧位，对大椎穴所在部位消毒。同时，施罐者要安抚患者情绪，以免患者精神过于紧张，影响治疗。

2. 消毒后，用2寸毫针以30度角由大椎穴刺入约1.5寸深，若患者有触电感并传至四肢，应立即出针。此步操作要求施罐者一定要会针灸，且操作熟练。

3. 出针后，立即将罐吸拔在大椎穴上，留罐10分钟，两日1次。

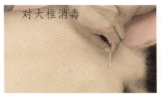
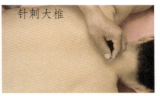
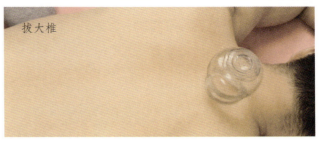

方法二：1. 让患者取合适体位，对百会、印堂进行消毒。拔罐前要对患者说明，拔罐会在面部留罐印，影响美观，但3~5日后即可消除。

2. 用三棱针点刺已消毒的穴位，使之微微出血。施罐者手法要熟练，要把握好针刺的力度，过大或过小都会影响治疗。

3. 用抽气罐法把罐吸拔在点刺过的穴位上，留罐10分钟，每日1次。起罐后用酒精棉球擦去血迹，以免皮肤感染。

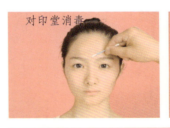
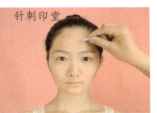
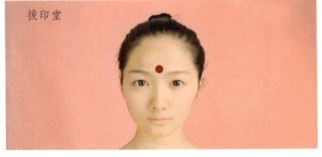

糖尿病

糖尿病是一组以高血糖为特征的代谢性疾病。高血糖则是由于胰岛素分泌缺陷或其生物作用受损，或两者兼有引起。临床上早期无症状，至症状期才有多食、多饮、多尿、烦渴、善饥、消瘦或肥胖、疲乏无力等症群，久病者常伴发心脑血管、肾、眼及神经等病变。拔罐疗法具有机械刺激和温热效应等作用。治疗糖尿病时,罐内形成负压使局部毛细血管充血、扩张,甚至破裂。由于红细胞破裂,出现自体溶血现象,使表皮紫黑,随即产生一种类组胺物质,随体液周流全身,刺激各个器官,增强其功能活力,提高机体的抵抗力。同时,机械刺激可通过皮肤感受器和血管感受器的反射途径传到中枢神经系统,调节其兴奋与抑制过程,使之趋于平衡,加强对身体各部分的调节和控制力,使患者皮肤相应的组织代谢旺盛,白细胞吞噬作用增强,促进机体恢复功能,使糖尿病逐渐痊愈。

【选穴定位】

肺俞：位于背部,当第 3 胸椎棘突下,旁开 1.5 寸。大椎穴往下推 3 个椎骨,即为第 3 胸椎,其下缘旁开约 2 横指（食、中指）处为取穴部位。

脾俞：位于背部,当第 11 胸椎棘突下,旁开 1.5 寸。与肚脐中相对应处即为第 2 腰椎,由第 2 腰椎往上摸 3 个椎体,即为第 11 胸椎,其棘突下缘旁开约 2 横指（食、中指）处为取穴部位。

胃俞：位于背部,当第 12 胸椎棘突下,旁开 1.5 寸。取穴时,可采用俯卧的取穴姿势,该穴位于背部,当第 12 胸椎棘突下,左右旁开 2 指宽处即是。

三焦俞：位于腰部,当第 1 腰椎棘突下,左右旁开 2 指宽处。取穴时常采用俯卧姿势。

肾俞：位于腰部,当第 2 腰椎棘突下,旁开 1.5 寸。与肚脐中相对应处即为第 2 腰椎,其棘突下缘旁开约 2 横指（食、中指）处为取穴部位。

大肠俞：位于腰部,当第 4 腰椎棘突下,旁开 1.5 寸。两侧髂前上棘之连线与脊柱之交点即为第 4 腰椎棘突下,其旁开约 2 横指（食、中指）处为取穴部位。

阳池：位于手腕部位,即腕背横纹上,前对中指、无名指指缝。（或在腕背横纹中,当指伸肌腱的尺侧缘凹陷处。）

足三里：位于小腿前外侧,当犊鼻下 3 寸,距胫骨前缘 1 横指（中指）。取穴时,站位,用同侧手张开虎口围住髌骨上外缘,余 4 指向下,中指尖处为取穴部位。

三阴交：位于小腿内侧,当足内踝尖上 3 寸,胫骨内侧缘后方。取穴时以手 4 指并拢,小指下边缘紧靠内踝尖上,食指上缘所在水平线在胫骨后缘的交点,为取穴部位。

太溪：位于足内侧,内踝后方与脚跟骨筋腱之间的凹陷处。也就是说在脚的内踝与跟腱之间的凹陷处。双侧对称,也就是两个。

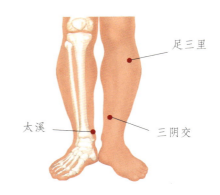

【拔罐方法】

方法一：让患者取坐位或俯卧（背部）,以方便舒适为宜。分别在肺俞、脾俞、三焦俞、肾俞、足三里、三阴交、太溪拔罐 10 分钟,每日治疗一次。拔罐时可根据自身状况一次把罐全部吸拔在上述穴位上,也可分开拔罐,即拔完一个穴位再拔另一个穴位。

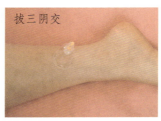
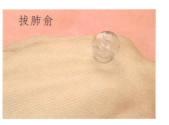

方法二：1. 先让患者取俯卧位,暴露出背部,然后将罐吸拔在肾俞、肺俞、胃俞、大肠俞。拔罐过程中,注意保暖。每次拔罐可选择背部一侧的穴位,下次可选择另一侧。

2. 让患者取坐位,以方便舒适为宜。手平伸,在阳池穴拔罐。留罐 15~20 分钟。每日 1 次,10 次为一个疗程。起罐后,对拔罐部位进行消毒,以免感染。

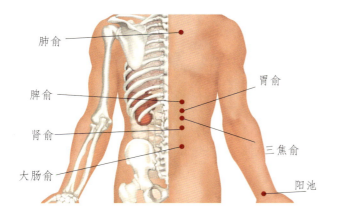

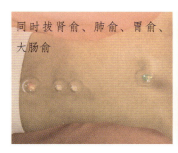
同时拔肾俞、肺俞、胃俞、大肠俞

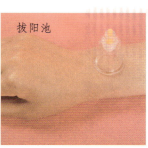
拔阳池

症状，即可确诊为高血压病。中医认为高血压病因主要为风火、痰内虚所致。其病机为气血阴阳失调，使脑髓空虚，脉络失养，或清阳不升，或火扰清窍引起高血压症。而肝阳上亢、痰浊中阻、气血亏虚或血瘀、肾阳不足则又是产生气血阴阳失调的病理转输。在相关穴位拔罐可以通畅气血，疏导经络，拔除病气，调整人体阴阳平衡，增强人体抗病能力，最后达到扶正祛邪，治疗高血压的目的。

【选穴定位】

大椎：位于颈部下端，背部正中线上，第7颈椎棘突下凹陷中。取穴时正坐低头，可见颈背部交界处椎骨有一高突，并能随颈部左右摆动而转动者即是第7颈椎，其下为大椎穴。

筋缩：位于背部正中线上，第9胸椎棘突下凹陷中。

肝俞：位于背部，当第9胸椎棘突下，旁开1.5寸。由平双肩胛骨下角之椎骨（第7胸椎），往下推2个椎骨，即第9胸椎棘突下缘，旁开约2横指（食、中指）处为取穴部位。

风池：位于项部，在枕骨之下，与风府穴相平，胸锁乳突肌与斜方肌上端之间的凹陷处。（或当后头骨下，两条大筋外缘陷窝中，相当于耳垂齐平。）

曲池：位于肘横纹外侧端，屈肘时当尺泽与肱骨外上髁连线中点。取穴时，仰掌屈肘成45°，肘关节桡侧，肘横纹头为取穴部位。

温馨小贴士

拔罐疗法对本病有较好的疗效，但要坚持多疗程治疗，以巩固疗效。在预防和护理方面要注意以下几点：

1. 愉快规律的生活。注意调整好自己的情绪，尽量避开不良心境的侵扰，轻松愉快地面对每天的生活，养成良好的起居习惯和生活规律，以健康的心态平静地生活。

2. 全面均衡的营养。在听从医生建议控制每天摄入热卡总量的前提下，适当调整和安排饮食物的内容，使每天摄入的营养素全面而均衡，避免饮食内容单调而导致营养不良。糖尿病病人可适当增加新鲜蔬菜尤其是叶菜的食入量，增加膳食纤维的摄入，适时补充体内的水分。

3. 持之以恒的适度运动。鼓励糖尿病病人在没有禁忌症的前提下，进行适合自己病情及体能的运动锻炼以改善胰岛素的敏感性，其中又以规律、适度和持之以恒的有氧运动为最佳。例如慢跑、快走等简便易行的有氧运动形式几乎适合于各个年龄层次的糖尿病患者，可根据自身情况灵活采用并适当调整运动量，中青年患者或老年患者中体能基础较好者可在医生指导下适当增加运动强度。

4. 定期认真的血糖监测。无论是饮食治疗、运动疗法还是使用降糖药物甚至胰岛素治疗，定期而规律的血糖监测以了解治疗效果都是必需的。一般病人或病情稳定的患者监测空腹血糖和餐后2小时血糖就可以了。

高血压

高血压病，是以体循环动脉血压增高为主要临床特征，并伴有血管、心、脑、肾等器官病理性改变的全身性疾病。成年人收缩压在140mmHg以上，并（或）伴有舒张压在90mmHg以上，排除继发性高血压，并伴有头痛、头晕、耳鸣、健忘、失眠、心跳加快等

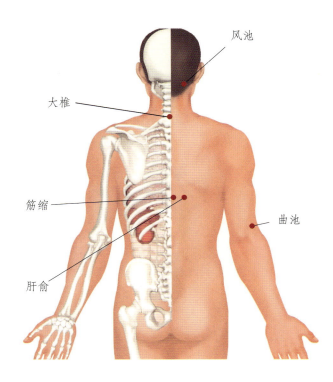

足三里：位于小腿前外侧，当犊鼻下3寸，距胫骨前缘1横指（中指）。取穴时，站位，用同侧手张开虎口围住髌骨上外缘，余4指向下，中指尖处为取穴部位。

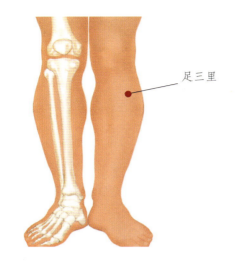

足三里

【拔罐方法】

方法一：1. 采用刺络拔罐法。让患者取坐位，对曲池、风池、足三里所在部位皮肤进行消毒。施罐者要缓解患者的情绪，不可使患者精神过于紧张或激动，以免影响治疗效果和患者的健康。

2. 把罐吸拔在已消毒的穴位上，留罐10~15分钟，每日1次。可根据症状不同，配以不同穴位进行拔罐。对肝火亢盛型患者，加配太阳、风府、阳陵泉；对阴虚阳亢型患者，加配肝俞、肾俞、三阴交、太冲。对肾精不足型患者，加配血海、关元、阴陵泉、太溪、复溜。

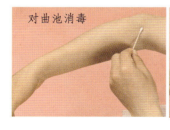 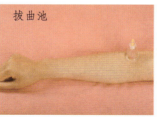

对曲池消毒　　　拔曲池

方法二：1. 患者取俯卧位，对大柱、肝俞、筋缩所在部位皮肤进行消毒。施罐者一定要缓解患者的紧张情绪，以免患者对针刺感到害怕。

2. 消毒后，用三棱针或皮肤针叩已消毒的穴位，以略出血为度，叩刺面积要小于罐口。建议会针灸者使用此法。

3. 迅速将罐吸拔扣刺过的穴位上，留罐10~15分钟。起罐后要擦干净血迹，用棉纱布包裹穴位皮肤，以免感染。这样的治疗每日或隔日1次。

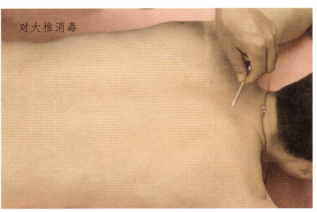

对大椎消毒

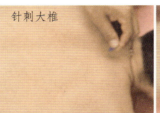 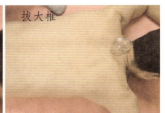

针刺大椎　　　拔大椎

温馨小贴士

用拔罐疗法治疗高血压期间，要忌食辛辣有刺激性的食物，多食低盐、低脂、蔬菜、水果等清淡食物，戒除烟酒辛辣之品，调适情志，保持乐观，加强户外锻炼，可提高和巩固疗效。保证充足的睡眠，注意劳逸结合，保持心情愉悦，增强战胜疾病的信心。眩晕、头痛发作明显时可令患者闭目，安卧（或坐位），少做或不做旋转、弯腰等动作，以免诱发或加重病情，做悠缓、细匀的呼吸动作，或以手指按压印堂、太阳穴，使头面部经气舒畅，眩晕、头痛症状即可减轻。

高血脂

高脂血症是指血脂水平过高，可直接引起一些严重危害人体健康的疾病，如动脉粥样硬化、冠心病、胰腺炎等。高脂血症可分为原发性和继发性两类。原发性与先天性和遗传有关，是由于单基因缺陷或多基因缺陷，使参与脂蛋白转运和代谢的受体、酶或载脂蛋白异常所致，或由于环境因素（饮食、营养、药物）和通过未知的机制而致。继发性多发生于代谢性紊乱疾病（糖尿病、高血压、黏液性水肿、甲状腺功能低下、肥胖、肝肾疾病、肾上腺皮质功能亢进），或与其他因素年龄、性别、季节、饮酒、吸烟、饮食、体力活动、精神紧张、情绪活动等有关。拔罐可疏泄体内湿热，促进体内血液、水液的代谢和循环，促进脂类代谢，从而降低血脂。

【选穴定位】

肺俞：位于背部，当第3胸椎棘突下，旁开1.5寸。大椎穴往下推3个椎骨，即为第3胸椎，其下缘旁开约2横指（食、中指）处为取穴部位。

厥阴俞：位于背部，当第4胸椎棘突下，旁开1.5寸。取定穴位时，俯卧位，在第4胸椎棘突下，旁开1.5寸处取穴。

心俞：位于背部，当第5胸椎棘突下，旁开1.5寸。由平双肩胛骨下角之椎骨（第7胸椎），往上推2个椎骨，即第5胸椎棘突下缘，旁开约2横指（食、中指）处为取穴部位。

督俞：位于背部，在第6胸椎棘突下，旁开1.5寸。取穴时，俯卧位，在第6胸椎棘突下，灵台（督脉）旁开1.5寸处取穴。

曲池：位于肘横纹外侧端，屈肘时当尺泽与肱骨外上髁连线中点。取穴时，仰掌屈肘成45°，肘关节桡侧，肘横纹头为取穴部位。

合谷：位于第1、第2掌骨间，当第2掌骨桡侧的中点处。取穴时，以一手的拇指掌面指关节横纹，放在另一手的拇、食指的指蹼缘上，屈指当拇指尖尽处为取穴部位。

委中：位于腘横纹中点，股二头肌腱与半腱肌腱中间，即膝盖里侧中央。

通里：位于前臂掌侧，当尺侧腕屈肌腱的桡侧缘，腕横纹上1寸。取穴时仰掌，在尺侧腕屈肌腱桡侧缘，当神门与少海连线上，腕横纹上1.5寸处取穴。

内关：位于前臂掌侧，当曲泽与大陵的连线上，腕横纹上2寸，掌长肌肌腱与桡侧腕屈肌肌腱之间。取穴时，患者采用正坐或仰卧，仰掌的姿势，从近手腕之横皱纹的中央，往上约两指宽的中央。

间使：位于前臂掌侧，当曲泽与大陵的连线上，腕横纹上3寸，掌长肌腱与桡侧腕屈肌腱之间。

郄门：位于前臂掌侧，当曲泽穴与大陵穴的连线上，腕横纹上5寸。

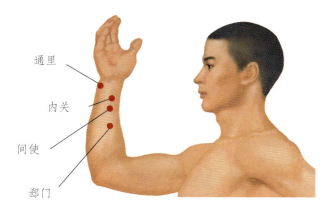

足三里：位于小腿前外侧，当犊鼻下3寸，距胫骨前缘1横指（中指）。取穴时，站位，用同侧手张开虎口围住髌骨上外缘，余4指向下，中指尖处为取穴部位。

三阴交：位于小腿内侧，当足内踝尖上3寸，胫骨内侧缘后方。取穴时，以手4指并拢，小指下边缘紧靠内踝尖上，食指上缘所在水平线在胫骨后缘的交点，为取穴部位。

公孙：位于足内侧缘，第一跖骨基底部的前下方，赤白肉际处。

太冲：位于足背侧，当第1跖骨间隙的后方凹陷处。取穴时，由第1、第2趾间缝纹向足背上推，至其两骨联合缘凹陷中（约缝纹头上2横指）处，为取穴部位。

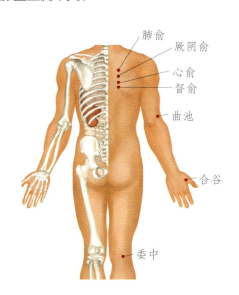

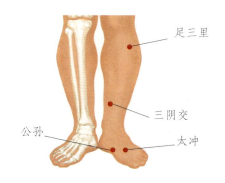

【拔罐方法】

方法一： 让患者取坐位或俯卧（背部），以方便舒适为宜。分别把罐吸拔在肺俞、厥阴俞、心俞、督俞、曲池、合谷、郄门、间使、内关、通里、足三里、三阴交、公孙、太冲中的5~7个穴位上，留罐10分钟，起罐后对穴位皮肤进行消毒，以免皮肤感染。上述治疗每日1次。

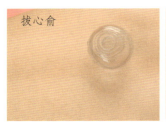
拔心俞

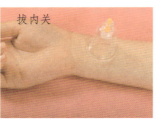
拔内关

方法二： 1. 让患者取俯卧位，对曲池、委中穴位皮肤进行消毒。在拔罐前要咨询患者有无不适合拔罐的病症，是否有出血倾向或体质虚寒。

2. 用消过毒的三棱针点刺已消毒的穴位3~5下，每穴出8~10ml。此步操作要求施罐者能熟练使用针灸疗法，点刺的力度要恰到好处。

3. 针刺后，把罐拔在点刺过的穴位上，留罐10~15分钟。起罐后，擦干净血迹，并对穴位皮肤进行消毒处理。这样的治疗每日1次。

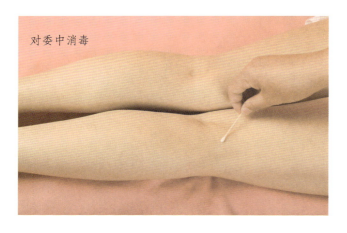
对委中消毒

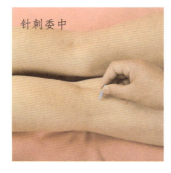
针刺委中

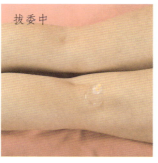
拔委中

温馨小贴士

血浆脂质主要来源于食物，通过控制饮食，可使血浆胆固醇水平降低5%~10%，同时有助于减肥。并使降脂药物发挥出最佳的效果。多数Ⅲ型高脂蛋白血症患者通过饮食治疗，同时纠正其他共存的代谢紊乱，常可使血脂水平降至正常。饮食结构可直接影响血脂水平的高低。血浆胆固醇水平易受饮食中胆固醇摄入量的影响，进食大量的饱和脂肪酸也可增加胆固醇的合成。通常，肉食、蛋及乳制品等食物（特别是蛋黄和动物内脏）中的胆固醇和饱和脂肪酸含量较多，应限量进食。食用油应以植物油为主，每人每天用量以25~30g为宜。家族性高胆固醇血症患者应严格限制食物中的胆固醇和脂肪酸摄入。

食疗良方

消脂减肥茶： 生首乌30g、生山楂15g、草决明15g、冬瓜皮20g、乌龙茶3g。先将首乌等四味共煎，去渣，以其汤液冲泡乌龙茶，代茶饮用，每日1剂。连续饮用二月为一疗程，一般服用3~5疗程。此方有降脂、活血、降压、利水等功用。

决明子海带汤： 草决明20g、海带30g。水煎滤药除渣，吃海带饮汤，每日1次，一月为一疗程，一般服用1~3疗程，此方有祛脂降压作用，适用于高血脂、高血压、冠心病或肥胖病人食用。

冠心病

冠状动脉性心脏病简称冠心病。指由于脂质代谢不正常，血液中的脂质沉着在原本光滑的动脉内膜上，在动脉内膜一些类似粥样的脂类物质堆积而成白色斑块，称为动脉粥样硬化病变。这些斑块渐渐增多造成动脉腔狭窄，使血流受阻，导致心脏缺血，产生心绞痛。冠心病的发作常常与季节变化、情绪激动、体力活动增加、饱食、大量吸烟和饮酒等有关。突感心前区疼痛，多为发作性绞痛或压榨痛，也可为憋闷感。疼痛从胸骨后或心前区开始，向上放射至左肩、臂，甚至小指和无名指，休息或含服硝酸甘油可缓解。胸痛放散的部位也可涉及颈部、下颌、牙齿、腹部等。胸痛也可出现在安静状态下或夜间，由冠脉痉挛所致，也称变异型心绞痛。拔罐能够活血化瘀，降低血液黏稠度，改善血管狭窄程度，提升血液流动速度等，对缓解症状和减少冠心病发作次数有一定疗效。

【选穴定位】

大杼：位于背部，当第1胸椎棘突下，旁开1.5寸。

厥阴俞：位于背部，当第4胸椎棘突下，旁开1.5寸。取定穴位时，俯卧位，在第4胸椎棘突下，旁开1.5寸处取穴。

心俞：位于背部，当第5胸椎棘突下，旁开1.5寸。由平双肩胛骨下角之椎骨（第7胸椎），往上推2个椎骨，即第5胸椎棘突下缘，旁开约2横指（食、中指）处为取穴部位。

膈俞：位于背部，当第7胸椎棘突下，旁开1.5寸。由平双肩胛骨下角之椎骨（第7胸椎），其棘突下缘旁开约2横指（食、中指）处为取穴部位。

天突：位于颈部，当前正中线上。取穴时，可采用仰靠坐位的姿势，在两锁骨中间，胸骨上窝中央。

膻中：位于胸部，当前正中线上，平第4肋间，两乳头连线的中点。

巨阙：位于上腹部，前正中线上，当脐中上6寸。取穴时通常让患者采用仰卧的姿势，左右肋骨相交之处，再向下2指宽即为此穴。

曲泽：位于肘横纹中，当肱二头肌腱的尺侧缘。

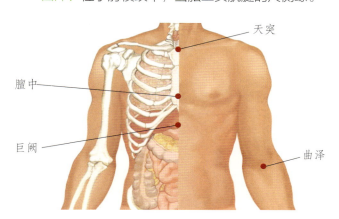

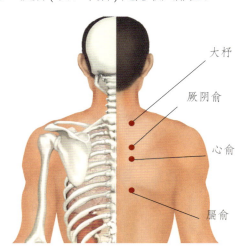

内关：位于前臂正中，腕横纹上2寸，在桡侧屈腕肌腱同掌长肌腱之间。取穴时应要患者采用正坐或仰卧，仰掌的姿势，从近手腕之横皱纹的中央，往上约两指宽的中央。

神门：位于腕部，腕掌侧横纹尺侧端，尺侧腕屈肌腱的桡侧凹陷处。取穴时仰掌，在尺侧腕屈肌桡侧缘，腕横纹上取穴。

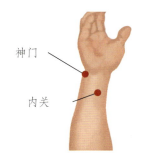

【拔罐方法】

方法一：1. 让患者取俯卧位，在厥阴俞、心俞拔罐。留罐10~15分钟。在拔罐过程中，一定要不断询问患者的感受，以免患者出现胸闷、心悸等情况从而诱发心脏病。

2. 让患者取坐位，手臂平放在桌面上，在内关、神门拔罐。留罐10~15分钟。

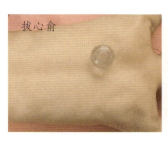 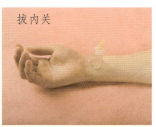

方法二：1. 让患者取俯卧位，在足太阳膀胱经的大杼至膈俞所在部位涂上润滑油，必要时也在灌口涂上润滑油。然后把罐吸拔于皮肤上，沿足太阳膀胱经的大杼至膈俞来回走罐。至皮肤潮红为度。

2. 让患者取仰卧位，在任脉的天突至巨阙、手厥阴心包经的曲泽至内关部位涂抹润滑油，然后在上述部位来回走罐。若在冬季拔罐，一定要注意保暖，因为寒冷刺激会使心脏负担加重，诱发心绞痛等症状。

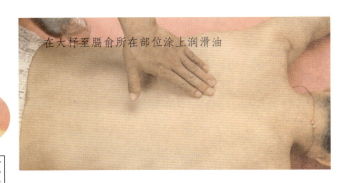
在大杼至膈俞所在部位涂上润滑油

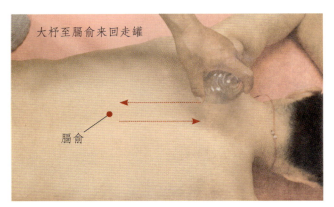
大杼至膈俞来回走罐
膈俞

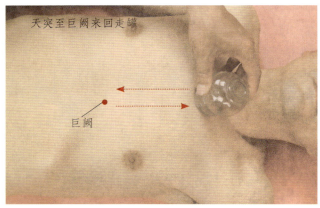
天突至巨阙来回走罐
巨阙

肪肝患者较胖。脂肪肝病人多于体检时偶然发现。中、重度脂肪肝有类似慢性肝炎的表现，可有食欲不振、疲倦乏力、恶心、呕吐、肝区或右上腹隐痛等。中医认为该病以气滞血瘀为本，以肝胆湿热为标。以饮食不节、情绪不佳、肝失疏泄为诱因，以气滞于内、肝络阻塞、脾失健运、浊邪害清、气血痰瘀互结于胁下为基本病机。在相关穴位拔罐可疏肝利胆，调整脂肪代谢，增强肝脏功能。

【选穴定位】

大椎：位于颈部下端，背部正中线上，第7颈椎棘突下凹陷中。取穴时正坐低头，可见颈背部交界处椎骨有一高突，并能随颈部左右摆动而转动者即是第7颈椎，其下为大椎穴。

至阳：位于背部，当后正中线上，第7胸椎棘突下凹陷中。取穴时低头，颈后隆起的骨突即为第7颈椎，由此往下数到第7个骨突即第7胸椎，其下方凹陷处就是至阳穴。

胆俞：位于背部，当第10胸椎棘突下，旁开1.5寸。由平双肩胛骨下角之椎骨（第7胸椎），往下推3个椎骨，即第10胸椎棘突下缘，旁开约2横指（食、中指）处为取穴部位。

肝俞：位于背部，当第9胸椎棘突下，旁开1.5寸。由平双肩胛骨下角之椎骨（第7胸椎），往下推2个椎骨，即第9胸椎棘突下缘，旁开约2横指（食、中指）处为取穴部位。

温馨小贴士　拔罐对缓解和减轻冠心病发作有一定疗效，但在心绞痛频发及程度加重时应及时采用中西医药物综合治疗。平时饮食宜清淡，忌厚味及烟酒。保持情绪稳定，避免情绪过于激动或劳累。

脂肪肝

脂肪肝，是指由于各种原因引起的肝细胞内脂肪堆积过多的病变。轻度脂肪肝仅有疲乏感，而多数脂

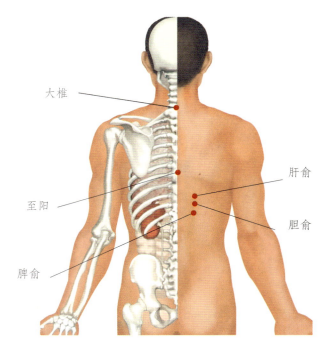

脾俞：位于背部，当第 11 胸椎棘突下，旁开 1.5 寸。与肚脐中相对应处即为第 2 腰椎，由第 2 腰椎往上摸 3 个椎体，即为第 11 胸椎，其棘突下缘旁开约 2 横指（食、中指）处为取穴部位。

足三里：位于小腿前外侧，当犊鼻下 3 寸，距胫骨前缘 1 横指（中指）。取穴时，站位，用同侧手张开虎口围住髌骨上外缘，余 4 指向下，中指尖处为取穴部位。

期门：位于胸部，当乳头直下，第 6 肋间隙，前正中线旁开 4 寸（男性可取任意体位，女性取卧位，乳头直下，往下数两根肋骨处为取穴部位）。

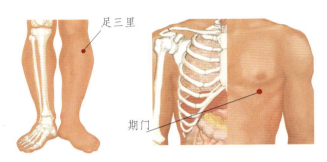

【拔罐方法】

方法一：1. 让患者取俯卧位，对大椎、肝俞、脾俞穴位皮肤进行消毒。此次拔罐也可取至阳、期门、胆俞进行刺络拔罐，和第一组穴位交替使用。

2. 消毒后，在穴位上用三棱针点刺 2~3 下，以出血为度。点刺时力度要适中，穴位要找准确，以免刺伤患者皮肤，达不到治疗的效果。

3. 每点刺完一个穴位，就把罐迅速吸拔在穴位上，留罐 10~15 分钟。起罐后，要对拔罐部位进行消毒，以防皮肤感染。这样的治疗每日 1 次，10 次为 1 个疗程。

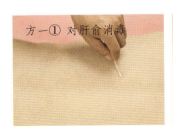
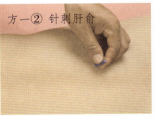

方法二：1. 让患者取俯卧位，对脾俞、肝俞穴位皮肤进行消毒。施罐者在消毒过程中要缓解患者紧张情绪，转移其注意力。

2. 消毒后，用三棱针点刺选中的穴位，以微微出血为度。使用刺络拔罐法时施罐者一定要会针灸，否则易发生危险。

3. 把罐吸拔在点刺过的穴位上，留罐 10~15 分钟。起罐后，对穴位皮肤进行消毒，以免感染。对期门和足三里用同样的方法拔罐，留罐 10~15 分钟。这样的治疗每日 1 次，10 次为一个疗程。

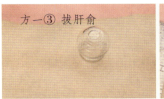
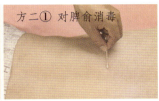
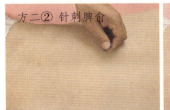
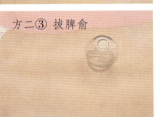

温馨小贴士：脂肪肝治疗的另外一个很重要的关键是调理饮食结构，纠正营养失衡，以及坚持合理的锻炼，控制理想体重，并树立健康生活的理念，纠正不良行为等。

慢性胆囊炎

慢性胆囊炎系指胆囊慢性炎症性病变，大多为慢性结石性胆囊炎，占 85%~95%，少数为非结石性胆囊炎，如伤寒带菌者。本病可由急性胆囊炎反复发作迁延而来，也可慢性起病。临床表现无特异性，常见的是右上腹部或心窝部隐痛，食后饱胀不适，嗳气，进食油腻食物后可有恶心，偶有呕吐。中医认为，慢性胆囊炎多为肝胆郁热、疏泄失常所致。在相应穴位拔罐可以清利肝胆、疏肝行气、调理气机。

【选穴定位】

膈俞：位于背部，当第 7 胸椎棘突下，旁开 1.5 寸。由平双肩胛骨下角之椎骨（第 7 胸椎），其棘突下缘旁开约 2 横指（食、中指）处为取穴部位。

胆俞：位于背部，当第 10 胸椎棘突下，旁开 1.5 寸。

由平双肩胛骨下角之椎骨（第 7 胸椎），往下推 3 个椎骨，即第 10 胸椎棘突下缘，旁开约 2 横指（食、中指）处为取穴部位。

肝俞：位于背部，当第 9 胸椎棘突下，旁开 1.5 寸。由平双肩胛骨下角之椎骨（第 7 胸椎），往下推 2 个椎骨，即第 9 胸椎棘突下缘，旁开约 2 横指（食、中指）处为取穴部位。

脾俞：位于背部，当第 11 胸椎棘突下，旁开 1.5 寸。与肚脐中相对应处即为第 2 腰椎，由第 2 腰椎往上摸 3 个椎体，即为第 11 胸椎，其棘突下缘旁开约 2 横指（食、中指）处为取穴部位。

肾俞：位于腰部，当第 2 腰椎棘突下，旁开 1.5 寸。与肚脐中相对应处即为第 2 腰椎，其棘突下缘旁开约 2 横指（食、中指）处为取穴部位。

方法二：1. 在背部脊柱两侧涂上润滑油，必要时在罐口也涂上润滑油，以免走罐时拉伤皮肤。

2. 在背部脊椎两侧的膈俞、肝俞、胆俞、脾俞、肾俞走罐，以皮肤潮红为度。

3. 在背部和下肢压痛点先闪罐 7~10 次，再留罐 15 分钟。每日 1 次，痛止即止。

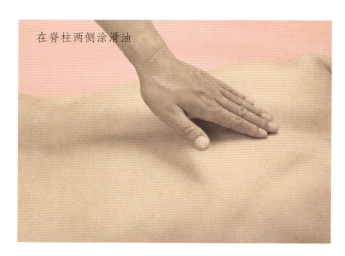

在脊柱两侧涂滑油

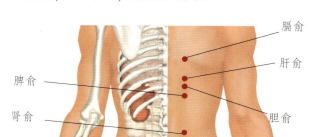

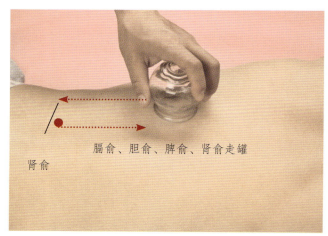

膈俞、胆俞、脾俞、肾俞走罐

肾俞

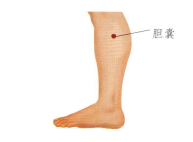

胆囊：位于小腿外侧上部，当腓骨小头前下方凹陷处，胆经阳陵泉穴直下 1~2 寸。

【拔罐方法】

方法一：让患者采用俯卧位，将大小适中的罐吸拔在胆囊、肝俞、胆俞，留罐 15~20 分钟，每日治疗 1 次，10 次为一个疗程。

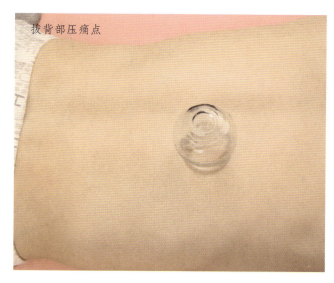

拔背部压痛点

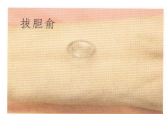

拔胆俞

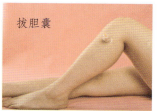

拔胆囊

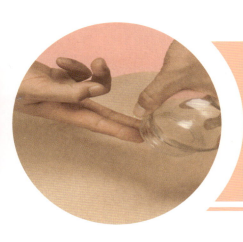

第三章 外科疾病的拔罐疗法

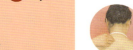

腰椎间盘突出

腰椎间盘突出症是较为常见的疾患之一，主要是因为腰椎间盘各部分（髓核、纤维环及软骨板），尤其是髓核，有不同程度的退行性改变后，在外力因素的作用下，椎间盘的纤维环破裂，髓核组织从破裂之处突出（或脱出）于后方或椎管内，导致相邻脊神经根遭受刺激或压迫，从而产生腰部疼痛，一侧下肢或双下肢麻木、疼痛等一系列临床症状。腰椎间盘突出症以腰4~5、腰5~骶1发病率最高，约占95%。中医认为腰椎间盘突出症是经络不调、气血瘀滞、筋骨失养，血气不通而引起的，多累及督脉和循行于腿部的经脉等。在相关穴位拔罐可调和气血，疏通经络，缓解肌肉痉挛，从而改善症状。

【选穴定位】

肾俞：位于腰部，当第2腰椎棘突下，旁开1.5寸。与肚脐中相对应处即为第2腰椎，其棘突下缘旁开约2横指（食、中指）处为取穴部位。

大肠俞：位于腰部，当第4腰椎棘突下，旁开1.5寸。两侧髂前上棘之连线与脊柱之交点即为第4腰椎棘突下，其旁开约2横指（食、中指）处为取穴部位。

八髎：位于骶椎。包括上髎、次髎、中髎和下髎，左右共八个穴位，分别在第一、二、三、四骶后孔中，合称"八髎"。

承扶：位于大腿后面，臀下横纹的中点。

委中：位于腘横纹中点，当股二头肌肌腱与半腱肌肌腱的中间。

承山：位于小腿后面正中，委中与昆仑之间，当伸直小腿或足跟上提时腓肠肌肌腹下出现尖角凹陷处。腘横纹中点至外踝尖平齐处连线的中点为取穴部位。

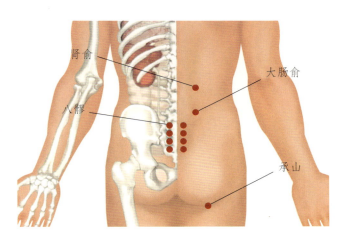

居髎：位于髋部，当髂前上棘与股骨大转子最凸点连线的中点处。

环跳：位于股外侧部，侧卧屈股，当股骨大转子最凸点与骶骨裂孔的连线的外1/3与中1/3交点处。取穴时，侧卧位，下面的腿伸直，以拇指指关节横纹按在大转子头上，拇指指向尾骨尖端，当拇指尖所指处为取穴部位。

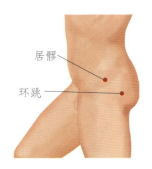
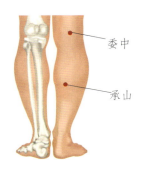

【拔罐方法】

方法一： 让患者取俯卧位，选择适合的罐具，把罐吸拔于腰部压痛点、肾俞、大肠俞、八髎、环跳、居髎、承扶、委中、承山，留罐15~20分钟，每日治疗1次，10次为一个疗程。治疗过程中也可选择部分穴位拔罐，根据自身体质和承受力而定。

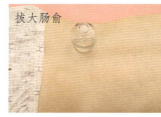
拔大肠俞

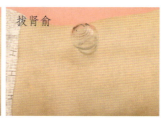
拔肾俞

方法二： 1. 让患者保持俯卧位，先对腰部压痛点进行消毒。施罐者要缓解患者情绪，避免患者过于紧张。

2. 消毒后，用已消毒的三棱针叩刺腰部压痛点，至皮肤点状出血。建议施罐者要会针法，以免对患者健康不利。

3. 叩刺后立即拔罐，留罐15~20分钟，使拔出少量瘀血，起罐后擦净皮肤上的血液，再涂上龙胆紫药水即可，每日1次，5次为1疗程。

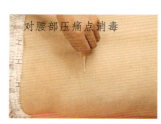
对腰部压痛点消毒

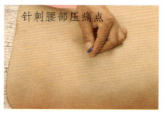
针刺腰部压痛点

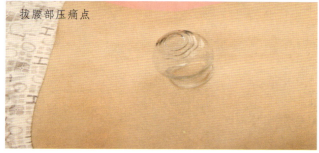
拔腰部压痛点

温馨小贴士： 拔罐治疗本症可明显改善症状，治疗期间应睡硬板床，并注意腰背防寒保暖，对重症患者须配合中西医综合治疗措施。腰椎间盘突出症的发病与个人生活、工作习惯密切相关，发病期间应积极治疗，关键是平时的预防和保健。平时要有良好的坐姿，睡眠时的床不宜太软。长期伏案工作者需要注意桌、椅高度，定期改变姿势。职业工作中需要常弯腰动作者，应定时伸腰、挺胸活动，并使用宽的腰带。应加强腰背肌训练，增加脊柱的内在稳定性，长期使用腰围者，尤其需要注意腰背肌锻炼，以防止失用性肌肉萎缩带来不良后果。如需弯腰取物，最好采用屈髋、屈膝下蹲方式，减少对腰椎间盘后方的压力。也可选择倒着行走，五点支撑，俯卧飞鸟等锻炼方式。饮食宜清淡，多吃一些含钙量高的食物，如牛奶、奶制品、虾皮、海带等。忌肥腻，烟酒。

肩周炎

肩周炎又称漏肩风、五十肩、冻结肩，简称肩周炎，是以肩关节疼痛和活动不便为主要症状的常见病症。早期肩关节呈阵发性疼痛，常因天气变化及劳累而诱发，以后逐渐发展为持续性疼痛，并逐渐加重，昼轻夜重，夜不能寐，不能向患侧侧卧，肩关节向各个方向的主动和被动活动均受限。肩部受到牵拉时，可引起剧烈疼痛。肩关节可有广泛压痛，并向颈部及肘部放射，还可出现不同程度的三角肌的萎缩。中医认为肩周炎之发病与气血不足，外感风寒湿及闪挫劳伤有关，伤及肩周筋脉，致使气血不通而痛，遂生骨痹。拔罐可疏通气血、祛除湿邪，减少疼痛。

【选穴定位】

曲垣： 位于肩胛部，冈上窝中央，天宗直上，举臂有凹陷处。

秉风： 位于肩胛部，冈上窝中央，天宗直上，举臂有凹陷处。

天宗： 位于肩胛部，当冈下窝中央凹陷处，与第4胸椎相平。取穴时，垂臂，由肩胛冈下缘中点至肩胛下角做连线，上1/3与下2/3交点处为取穴部位，用力按压有明显酸痛感。

肩贞： 位于肩关节后下方，臂内收时，腋后纹头上1寸。

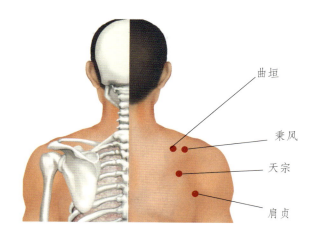

刺入 1~2 分深度（1 分约等于 3mm），然后快速将针拔出。此步操作建议专业人士使用。

4. 迅速把罐吸拔在天宗穴上。留罐 5~10 分钟，使之出血 10ml 左右。起罐后，用棉球干净皮肤以防感染。肩周炎患者每 3 日 1 次，5 次为一个疗程。

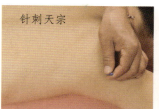
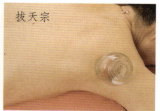

【拔罐方法】

方法一： 1. 在患者肩关节周围找到压痛点，用掌跟或者大拇指按揉压痛点，按揉时皮肤酸痛，力度以患者能耐受为准。

2. 选择大小合适的罐具，将罐吸拔在压痛点及肩部周围，留罐 10~15 分钟，以拔出瘀血为度，每日 1 次，10 次为一个疗程。

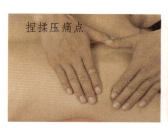
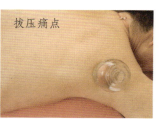

方法二： 让患者取俯卧位，在秉风、曲垣、天宗、肩贞拔罐，留罐 10~15 分钟。每隔 1~2 日 1 次。

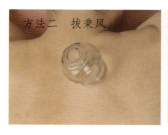
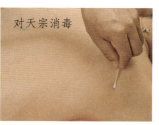

方法三： 1. 让患者取坐位，对天宗穴周围皮肤进行消毒。同样施罐者也要对双手和三棱针进行消毒，以免手上沾染细菌，在接下来的操作中感染皮肤。

2. 消毒后，用双手从天宗穴周围向穴位中心推按，使血液集中在穴位上，以穴位皮肤发红，血液大量集中为度。

3. 用手捏紧天宗穴处皮肤，用三棱针在穴位上

温馨小贴士

拔罐疗法对本病有较好的疗效，但要坚持多疗程治疗，以巩固疗效。在预防和护理方面要注意以下几点：

1. 注意肩关节局部保暖，随气候变化随时增减衣服，避免受寒受风及久居潮湿之地。
2. 避免过度劳累，避免提重物，注意局部保暖。
3. 要加强身体各关节的活动和户外锻炼，注意安全，防止意外损伤。
4. 老年人要加强营养，补充钙质，如吃牛奶、鸡蛋、豆制品、骨头汤、黑木耳等，或口服钙剂。

颈椎病

颈椎病又称颈椎综合征，是由于颈部长期劳损，颈椎及其周围软组织发生病理改变或骨质增生等，导致颈神经根、颈部脊髓、椎动脉及交感神经受到压迫或刺激而引起的一组复杂的症候群。多因风寒、外伤、劳损等因素造成，一般出现颈僵，活动受限，一侧或两侧颈、肩、臂出现放射性疼痛，头痛头晕，肩、臂、指麻木，胸闷心悸等症状。拔罐能疏通经络，改善脏腑功能，能有效缓解颈部疼痛，防止颈椎病变。

【选穴定位】

大椎： 位于颈部下端，背部正中线上，第 7 颈椎棘突下凹陷中。取穴时正坐低头，可见颈背部交界处椎骨有一高突，并能随颈部左右摆动而转动者即是第 7 颈椎，其下为大椎穴。

肩中俞： 位于背部，在第 7 颈椎棘突下，旁开 2 寸。

肩外俞：位于背部，在第1胸椎棘突下，旁开3寸。

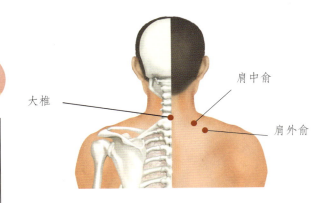

【拔罐方法】

方法一：1. 让患者取俯卧位，对大椎、肩中俞、肩外俞区域消毒。在拔罐过程中，要保持房间温暖，避免着凉。

2. 消毒后，用已消毒的三棱针叩刺大椎、肩中俞、肩外俞，至皮肤发红，有少量出血点。叩刺过程中，要缓解患者情绪，以免影响治疗。

3. 把罐拔在相应穴位上，留罐10~15分钟。起罐后，对穴位皮肤进行消毒。这样的治疗每日或隔日1次，10次为一个疗程。

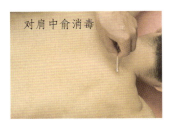

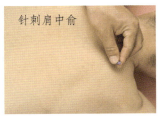 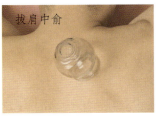

方法二：1. 让患者采取俯卧位，充分暴露背部，对大椎穴所在部位进行消毒。施罐者在此过程中要缓解患者紧张情绪，以免影响治疗。

2. 消毒后，用已消毒的三棱针叩刺大椎穴，以轻微出血为度。大椎穴是人体上的重要穴位，在此穴位拔罐可以舒经活络、行气活血。

3. 将罐吸拔在穴位上，留罐10~15分钟，以被拔罐部位充血发紫，并有少量瘀血和黏液拔出为度。起罐后，要对穴位皮肤进行消毒，防止感染。这样的治疗每2日1次，10次为一个疗程。

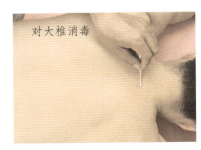

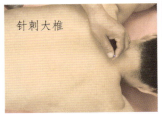 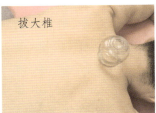

拔罐疗法对本病有较好的疗效，但要坚持多疗程治疗，以巩固疗效。在预防和护理方面要注意以下几点：

1. 保持乐观精神，树立与疾病艰苦抗衡的思想，配合医生治疗，减少复发。

2. 加强颈肩部肌肉的锻炼，在工间或工余时，做头及双上肢的前屈、后伸及旋转运动，既可缓解疲劳，又能使肌肉发达，韧度增强，从而有利于颈段脊柱的稳定性，增强颈肩顺应颈部突然变化的能力。

3. 避免高枕睡眠的不良习惯，高枕使头部前屈，增大下位颈椎的应力，有加速颈椎退变的可能。

4. 注意颈肩部保暖，避免头颈负重物，避免过度疲劳，坐车时不要打瞌睡。

5. 及早、彻底治疗颈肩、背软组织劳损，防止其发展为颈椎病。

6. 劳动或走路时要防止闪挫伤。

7. 长期伏案工作者，应定时改变头部体位，按时做颈肩部肌肉的锻炼。

8. 注意端正头、颈、肩、背的姿势，不要偏头耸肩、谈话、看书时要正面注视。要保持脊柱的正直。

9. 中医认为胡桃、山萸肉、生地、黑芝麻等具有补肾髓之功，合理地少量服用可起到强壮筋骨、推迟肾与关节退变的作用。

类风湿性关节炎

类风湿性关节炎是一种以关节病变为主要特征的慢性、全身性、免疫系统异常的疾病。早期有游走性的关节疼痛、肿胀和功能障碍，晚期则出现关节僵硬、畸形、肌肉萎缩和功能丧失。本病多发于青壮年人群，女性多于男性，起病缓慢，前期有反复性的上呼吸道感染史，而后先有单个关节疼痛，然后发展成多个关节疼痛；病变常从四肢远端的小关节开始，且左右基本对称；病程大多迁延多年，在进程中有多次缓解和复发交替的特点，有时缓解期可持续很长时间。中医认为，本病属"痹证"范畴。拔罐能使关节周围的风寒湿邪气透于体表而外泄，改善局部的血液循环，消除致炎物质，加强新陈代谢，从而减轻症状，促进康复。

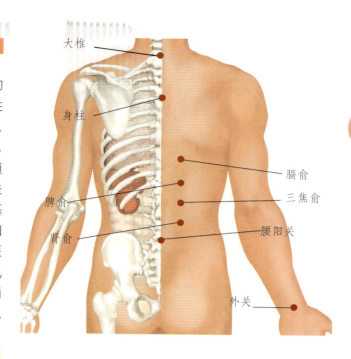

【选穴定位】

大椎：位于颈部下端，背部正中线上，第7颈椎棘突下凹陷中。取穴时正坐低头，可见颈背部交界处椎骨有一高突，并能随颈部左右摆动而转动者即是第7颈椎，其下为大椎穴。

身柱：位于背部，当后正中线上，第3胸椎棘突下凹陷中。

膈俞：位于背部，当第7胸椎棘突下，旁开1.5寸。由平双肩胛骨下角之椎骨（第7胸椎），其棘突下缘旁开约2横指（食、中指）处为取穴部位。

脾俞：位于背部，当第11胸椎棘突下，旁开1.5寸。与肚脐中相对应处即为第2腰椎，由第2腰椎往上摸3个椎体，即为第11胸椎，其棘突下缘旁开约2横指（食、中指）处为取穴部位。

三焦俞：位于腰部，当第一腰椎棘突下，左右旁开2指宽处。

肾俞：位于腰部，当第2腰椎棘突下，旁开1.5寸。与肚脐中相对应处即为第2腰椎，其棘突下缘旁开约2横指（食、中指）处为取穴部位。

腰阳关：位于腰部，当后正中线上，第4腰椎棘突下凹陷中。取穴时，俯卧位，腰部两髂嵴连线与后正中线相交处为取穴部位。

外关：位于手背腕横纹上2寸，尺桡骨之间，阳池与肘尖的连线上。

关元：位于下腹部，前正中线上，在脐中下3寸。

气海：位于下腹部，前正中线上，当脐中下1.5寸。取穴时，可采用仰卧的姿势，直线连结肚脐与耻骨上方，将其分为十等分，从肚脐3/10的位置，即为此穴。

环跳：位于股外侧部，侧卧屈股，当股骨大转子最凸点与骶骨裂孔连线的外1/3与中1/3交点处。取穴时侧卧位，下面的腿伸直，以拇指指关节横纹按在大转子头上，拇指指向尾骨尖端，当拇指尖所指处为取穴部位。

血海：位于大腿内侧，髌底内侧端上2寸，当股四头肌内侧头的隆起处。取穴时，坐位，屈膝成90°，医者立于患者对面，用左手掌心对准右髌骨中央，手掌伏于其膝盖上，拇指尖所指处为取穴部位。

昆仑：位于外踝后方，当外踝尖与跟腱之间的凹陷处。

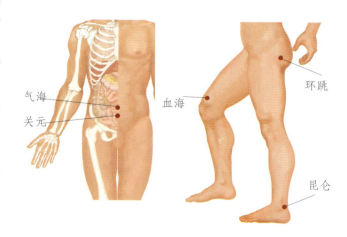

【拔罐方法】

方法一：拔罐方法。有四组穴位①大椎、膈俞、脾俞、血海、气海；②外关；③环跳、昆仑；④身柱、腰阳关。如果是上肢有病证，就取①②组穴位；如果是下肢有病证，就取①③组穴位；如果是脊柱有病证就取①④组穴位。根据患者病情选择对应的穴位，然后让患者选择什么的体位，各穴拔罐后留罐 10 分钟，每日 1 次，5 次为 1 疗程。

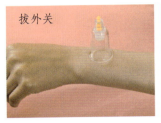
拔外关

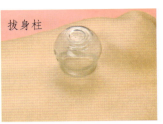
拔身柱

方法二：针刺后拔罐 1. 让患者取舒适体位，对关元、肾俞进行消毒。施罐者要安抚患者情绪，消除其紧张心理。

2. 用毫针刺入已消毒穴位，得气后留针 10 分钟左右。此步骤要求施罐者必须会针法，懂得一定的医疗知识，否则具有一定的危险性。

3. 出针后，把罐吸拔在针刺过的穴位上。留罐 10~15 分钟。留罐过程中，皮肤有牵拉发胀感都属正常反应，不用紧张。

4. 起罐后，用艾条再熏烤关元、肾俞 10 分钟，以皮肤潮红为度。这样的治疗隔日 1 次，5 次为 1 疗程。此方法对寒邪引起的类风湿关节炎疗效好。

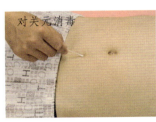
对关元消毒

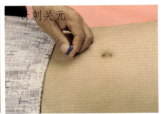
针刺关元

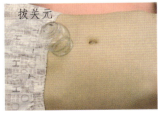
拔关元

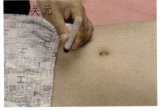
灸关元

温馨小贴士

拔罐疗法对本病有较好的疗效，但要坚持多疗程治疗，以巩固疗效。在预防和护理方面要注意以下几点：

1. 合理饮食。首先，食疗要辨证施食。类风湿性关节炎分为风寒湿痹、瘀血阻滞、气血亏虚、肝肾亏虚 4 型。食疗时宜根据不同证型，辨证调制成粥饭、菜肴、汤羹、茶酒等食用。其次，食忌要因人制宜。一般而言，对生冷寒凉之物，通常类风湿性关节炎患者都宜谨慎食用。而对平常所谓的"发物"，如大葱、洋葱、小葱、生姜、大蒜等要因人制宜，不必拘泥通常所谓的"发物"，否则，若过分忌口，会使人体所需的营养得不到及时补充，反而是会削弱机体的抗病能力，以至营养不良。再次，类风湿性关节炎宜注意补钙。最佳的食源性钙是奶制品，日常饮食中钙含量较高的物品有排骨、虾米等。简易的补钙食谱有：牛奶烧冬瓜、清炖排骨、糖醋排骨等。

2. 适当运动。运动作为一种自我调理的方法，在配合类风湿性关节炎的治疗中具有十分重要的意义。运动的目的是保存关节炎的活动能力，加强肌肉的力量和耐力。即便关节处于急性炎症期，也应每天轻轻地活动数次。因此，对类风湿性关节炎而言，无论是在急性期还是缓解期，适当的运动均有益而无害。患者的运动锻炼还应注意以下事项：①运动量要适可而止，活动度也要适可而止，总以舒适为度，千万不能太过，否则欲速不达反成其言；②要持之以恒、循序渐进；③要选择最佳的锻炼时间，一般宜选在疼痛、僵硬、疲劳最轻，医药达到的疗效最好的时候。

3. 保持心情愉快。现代医学则认为，当一个处于悲观、痛苦、忧郁、恐惧等心理状态时，会导致人体大脑皮层与支配内脏的植物神经功能紊乱，从而出现神经衰弱及消化吸收功能的减退。这样不仅会增加病人的关节的疼痛症状，还会影响病人的睡眠和营养平衡。因此患者宜尽量保持乐观向上的心情。

落枕

落枕是指急性颈部肌肉痉挛、强直、酸胀、疼痛，头颈转动障碍等，轻者可自行痊愈，重者能迁延数周。可因劳累过度、睡眠时头颈部位置不当、枕头高低软硬不适，使颈部肌肉长时间处于过度伸展或紧张状态，引起颈部肌肉静力性损伤或痉挛；也可因风寒湿邪侵袭，或因外力袭击，或因肩扛重物等导致。中医认为落枕常因颈筋受挫，气滞血瘀，不通则痛，或素体肝肾亏虚，筋骨萎弱，气血运行不畅，加之夜间沉睡，颈肩外露，感受风寒，气血痹阻，经络不通，遂致本病。

在相关穴位拔罐可以活血化瘀通络，祛风散寒，活血止痛。

【选穴定位】

大椎：位于颈部下端，背部正中线上，第7颈椎棘突下凹陷中。取穴时正坐低头，可见颈背部交界处椎骨有一高突，并能随颈部左右摆动而转动者即是第7颈椎，其下为大椎穴。

肩井：位于大椎穴与肩峰连线中点，肩部最高处。取穴时一般采用正坐、俯伏或者俯卧的姿势，此穴位于肩上，前直乳中，当大椎与肩峰端连线的中点，即乳头正上方与肩线交接处。

悬钟：位于小腿外侧，当外踝尖上3寸，腓骨前缘。或定于腓骨后缘与腓骨长、短肌之间凹陷处。

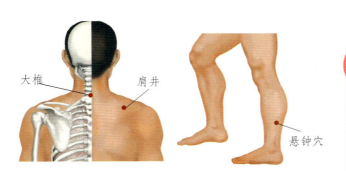

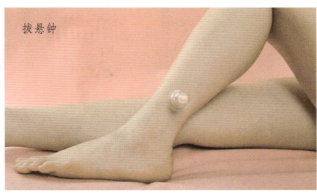
拔悬钟

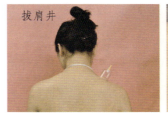
拔肩井

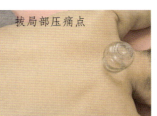
拔局部压痛点

【拔罐方法】

方法一：1. 让患者取坐位，找到患者疼痛处先在患侧疼痛部位涂上风湿油。也可在疼痛部位轻轻揉捏按摩，使肌肤松弛，促进局部血液循环。

2. 把罐吸拔在疼痛处10~15分钟。以皮肤潮红为度。起罐后，擦去风湿油，对穴位皮肤进行消毒处理。这样的治疗每日1次。

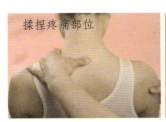
揉捏疼痛部位

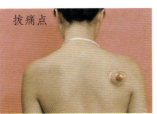
拔痛点

方法二：让患者取俯卧位，将罐吸拔于大椎、肩井、悬钟、局部压痛点，留罐10~15分钟，注意观察罐内皮肤的变化，当皮肤充血或有瘀血拔出时即可取罐。这样的治疗每日1次。

温馨小贴士

拔罐疗法对本病有较好的疗效。在预防和护理方面要注意以下几点：

1. 用枕适当。人生的1/3是在床上度过的，枕头的高低软硬对颈椎有直接影响，最佳的枕头应该是能支撑颈椎的生理曲线，并保持颈椎的平直。枕头要有弹性稳定，枕芯以热压缩海绵枕芯为宜。喜欢仰卧的，枕头的高度为8cm左右；喜欢侧卧的，高度为10cm左右。仰卧位时，枕头的下缘最好垫在肩胛骨的上缘，不能使颈部脱空。其实，枕头的真正名字应该叫"枕颈"。枕头不合适，常造成落枕，反复落枕往往是颈椎病的先兆，要及时诊治；另外要注意的是枕席，枕席以草编为佳，竹席一则太凉，二则太硬，最好不用。

2. 颈部保暖。颈部受寒冷刺激会使肌肉血管痉挛，加重颈部板滞疼痛。在秋冬季节，最好穿高领衣服；天气稍热，夜间睡眠时应注意防止颈肩部受凉；炎热季节，空调温度不能太低。

3. 姿势正确。颈椎病的主要诱因是工作学习的姿势不正确，良好的姿势能减少劳累，避免损伤。低头时间过长，使肌肉疲劳，颈椎间盘出现老化，并出现慢性劳损，会继发一系列症状。最佳的伏案工作姿势是颈部保持正直，微微地前倾，不要扭转、倾斜；工作时间超过1小时，应该休息几分钟，做些颈部运动或按摩；不宜头靠在床头或沙发扶手上看书、看电视。

坐骨神经痛

坐骨神经痛以疼痛放射至一侧或双侧臀部、大腿后侧为特征，是由于坐骨神经根受压所致。疼痛可以是锐痛，也可以是钝痛，有刺痛，也有灼痛，可以是间断的，也可以是持续的。通常只发生在身体一侧，可因咳嗽、喷嚏、弯腰、举重物而加重。中医认为坐骨神经痛与肝肾亏虚有关。如果病人血气虚弱，肝肾亏虚，加上劳累过度或有外感寒湿之邪导致寒湿闭阻经脉，血气瘀滞而形成坐骨神经痛。在相关穴位拔罐可以清热利湿，舒筋活络，散风止痛，有效缓解症状。

【选穴定位】

气海俞： 位于腰部，当第 3 腰椎棘突下，旁开 1.5 寸。取穴时俯卧，与肚脐中相对应处即为第 2 腰椎，第 2 腰椎往下摸 1 个椎体，即为第 3 腰椎，其棘突下缘旁开约 2 横指（食、中指）处为取穴部位。

关元俞： 位于身体骶部，当第 5 腰椎棘突下，左右旁开 2 指宽处。

秩边： 位于臀部，平第 4 骶后孔，骶正中嵴旁开 3 寸。取穴时俯卧，胞肓直下，在骶管裂孔旁开 3 寸处取穴。

殷门： 位于大腿后面，当承扶与委中的连线上，承扶下 6 寸。

气海： 位于下腹部，前正中线上，当脐中下 1.5 寸。取穴时，可采用仰卧的姿势，直线连结肚脐与耻骨上方，将其分为十等分，从肚脐 3/10 的位置，即为此穴。

居髎： 位于髋部，当髂前上棘与股骨大转子最凸点连线的中点处。

环跳： 位于股外侧部，侧卧屈股，当股骨大转子最凸点与骶骨裂孔连线的外 1/3 与中 1/3 交点处。取穴时侧卧位，下面的腿伸直，以拇指指关节横纹按在大转子头上，拇指指向尾骨尖端，当拇指尖所指处为取穴部位。

【拔罐方法】

方法一： 1. 让患者取侧卧位，对气海、环跳、殷门、关元俞、居髎进行消毒。施治过程中，拔罐者要和患者交流，以缓解其紧张情绪。

2. 用三棱针在已消毒的穴位上点刺，以皮肤潮红或微微出血为度。注意有出血倾向或体质虚寒的人不宜用刺络拔罐法。

3. 将罐吸拔在点刺过的穴位上，留罐 10~15 分

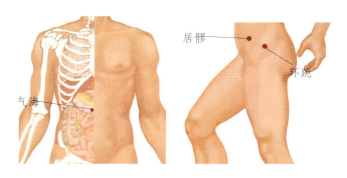

钟。起罐后，擦去血迹，并对穴位皮肤进行消毒处理。这样的治疗隔日 1 次。

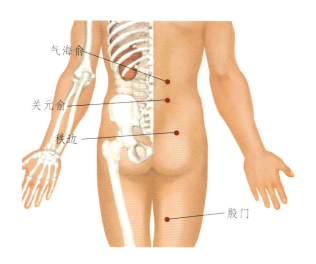

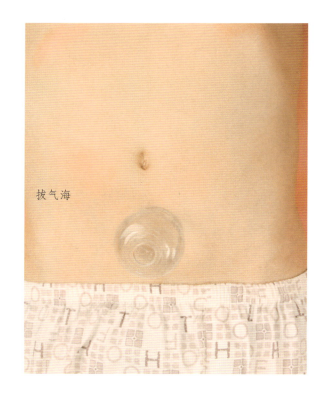

方法二： 1. 让患者取侧卧位，对气海俞、环跳、殷门、关元俞、秩边、居髎进行消毒。要求施罐者能够熟练使用针灸疗法。

2. 把毫针刺入已消毒的穴位中，留针。注意针柄不要过长，以免触及罐底插入体内。针刺的深度一定要把握准确，以免影响治疗。

3. 把罐吸拔在留针穴位上。留罐10分钟。起罐后，轻轻把针拔出。然后对穴位皮肤进行消毒。

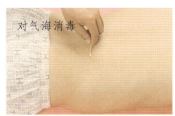
对气海消毒

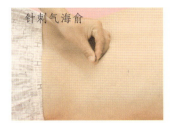
针刺气海俞

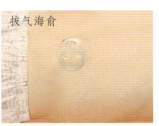
拔气海俞

温馨小贴士

坐骨神经痛可由多种疾病引发，故在拔罐治疗的同时，应对原发病症积极进行查治。治疗期间要静卧休息，睡硬板床，调节饮食，节制房事，注意保暖，适当做腰腿锻炼。

1. 病情发作期不能睡软床。医生的建议是睡硬板床，这样有助于脊柱复归正确的姿势，使脊柱压迫神经造成的坐骨神经痛得到缓解。

2. 不能穿高跟鞋。坐骨神经痛患者最好穿负跟鞋，顾名思义就是脚跟比脚尖还要低。这也是纠正脊柱姿势的一种方法。

3. 不可提重物。不能过多的过重的使用腰部肌肉，这会增加神经炎的发病率。如果非要提重物，先伸直腰，再利用腿部力量提起重物。

4. 要适当运动。不要因为疼痛而卧床不起，这样不利于身体恢复，甚至可能造成肌肉萎缩，反而会加重病情。所以适当的锻炼身体是好的，不过不可以剧烈的运动。

5. 注意腰部保暖。腰部不能受凉否则就会造成腰部神经炎症，加剧腰腿的疼痛。市面上有一些可

以加热的腰带，专门给坐骨神经病人设计的，你可以尝试一下。

6. 在急性疼痛期，避免提重物和不要用腿、臂和背部用力上举重物，可推但不要拉重物。

7. 注意饮食起居调养。注意锻炼身体，运动后要注意保护腰部和患肢，内衣汗湿后要及时换洗，防止潮湿的衣服在身上被焐干，出汗后也不宜立即洗澡，待落汗后再洗，以防受凉、受风。饮食有节，起居有常，戒烟限酒，增强体质，避免或减少感染发病机会。

8. 防止风寒湿邪侵袭。风寒湿邪能够使气血受阻，经络不通。既是引起坐骨神经痛的重要因素，又是导致坐骨神经痛病情加重的主要原因。

9. 防止细菌及病毒感染。原发性坐骨神经病也就是坐骨神经炎，是神经间质的炎症，多因牙齿、副鼻窦、扁桃体等感染后，病原体产生的毒素经血液侵袭坐骨神经而引起。细菌或病毒感染既能致发本病，又能加重本病。

慢性腰肌劳损

慢性腰痛又称腰肌劳损，主要是指腰骶部肌肉、筋膜、韧带等软组织的慢性损伤而引起的慢性疼痛。临床表现为长期、反复发作的腰背疼痛，时轻时重；劳累负重后加剧，卧床休息后减轻；阴雨天加重，晴天减轻；腰腿活动无明显障碍，但部分患者伴有脊柱侧弯、腰肌痉挛、下肢牵涉痛等症状。中医认为腰为肾之府，病位在督脉和足太阳经循行范围。肝肾不足，督脉空虚，经脉失养，风寒湿热邪气内侵，或跌仆损伤是其病因病机所在。在相关穴位拔罐可以活筋通络，软坚散结，畅通气血对慢性腰肌劳损有很好的防治效果。

【选穴定位】

肾俞： 位于腰部，当第2腰椎棘突下，旁开1.5寸。与肚脐中相对应处即为第2腰椎，其棘突下缘旁开约2横指（食、中指）处为取穴部位。

腰阳关： 位于腰部，当后正中线上，第4腰椎棘突下凹陷中。取穴时，俯卧位，腰部两髂嵴连线与后正中线相交处为取穴部位。

关元俞： 位于身体骶部，当第5腰椎棘突下，左

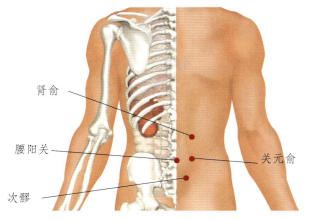

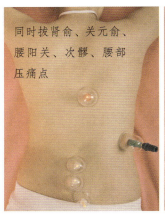

同时拔肾俞、关元俞、腰阳关、次髎、腰部压痛点

拔委中、承山

右旁开2指宽处。

次髎：位于骶部，当髂后上棘内下方，适对第2骶后孔处。取穴时俯卧，骨盆后面，从髂嵴最高点向内下方骶角两侧循摸一高骨突起，即是髂后上棘，与之平齐，骶骨正中突起处是第1骶椎棘突，髂后上棘与第2骶椎棘突之间即第2骶后孔，此为取穴部位。

委中：位于腘横纹中点，当股二头肌肌腱与半腱肌肌腱的中间。

承山：位于小腿后面正中，委中与昆仑之间，当伸直小腿或足跟上提时腓肠肌肌腹下出现尖角凹陷处。腘横纹中点至外踝尖平齐处连线的中点为取穴部位。

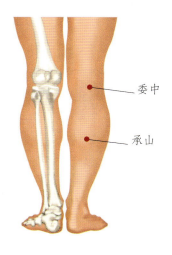

样的治疗每日1次，每次选择一侧穴位，第二次再拔另一侧穴位，交替进行。

方法二：1. 让患者取侧卧位，对肾俞、委中、腰部压痛点进行消毒。肾俞是人体上的重要穴位，有强腰利水的功效。

2. 用三棱针点刺已消毒的穴位，以微微出血为度。在点刺过程中，患者要保持同一体位，不能乱动，以免影响治疗。

3. 把罐吸拔在点刺后的穴位上，留罐10~15分钟，起罐后，擦去血迹，并对穴位皮肤进行消毒，以免感染。

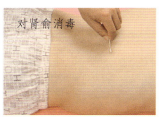
对肾俞消毒

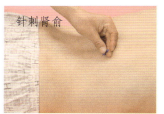
针刺肾俞

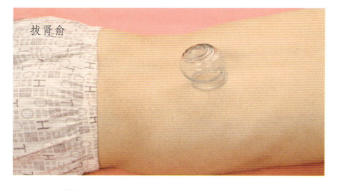
拔肾俞

【拔罐方法】

方法一：让患者取合适体位，将罐吸拔在肾俞、关元俞、腰阳关、次髎、委中、承山、腰部压痛点，留罐10~15分钟，待罐内皮肤充血或者有瘀血拔出时即可起罐。起罐后，对穴位皮肤进行消毒处理。这

腰痛拔罐治疗期间要静养休息，不作剧烈运动和繁重劳动，纠正不良的立姿和坐姿，节制房事，适当做腰背肌肉功能锻炼，注意腰腿部的防寒保暖。肾小球肾炎、肾盂肾炎引起的腰痛忌用或慎用拔罐疗法。

劳累后加重是慢性腰肌劳损的特点，下面介绍几种效果可靠又简便易行的康复锻炼方法：

1. 腰部前屈后伸运动。两足分开与肩同宽站立，两手叉腰，作好预备姿势。然后做腰部充分前屈和后伸各四次，运动时要尽量使腰部肌肉放松。

2. 腰部回旋运动。姿势同前。腰部作顺时针及逆时针方向旋转各一次，然后由慢到快，由大到小，顺、逆交替回旋各八次。

3. "拱桥式"。仰卧床上，双腿屈曲，以双足、双肘和后头部为支点（五点支撑）用力将臀部抬高，如拱桥状，随着锻炼的进展，可将双臂放于胸前，仅以双足和头后部为支点进行练习。反复锻炼20～40次。

4. "飞燕式"。俯卧床上，双臂放于身体两侧，双腿伸直，然后将头、上肢和下肢用力向上抬起，不要使肘和膝关节屈曲，要始终保持伸直，如飞燕状。反复锻炼20～40次。

5. 仰卧保健法。患者取仰卧位，首先双脚、双肘和头部五点，支撑于床上，将腰、背、臀和下肢用力挺起稍离开床面，维持感到疲劳时，再恢复平静的仰卧位休息。按此法反复进行10分钟左右，每天早晚各锻炼一次。

专家提示：坚持练习效果明显，但是时间较长的患者或是较严重的患者可以外敷腰肌镇痛膏，治疗慢性腰肌劳损。另外，患者应该培养起较好的生活习惯，如晚饭后多散步，平常多运动等等，这些对于患者的恢复均有很好的帮助。

足跟痛

足跟痛又称脚跟痛。足跟一侧或两侧疼痛，不红不肿，行走不便。是由于足跟的骨质、关节、滑囊、筋膜等处病变引起的疾病。足跟痛症多见于中、老年人，轻者走路、久站才出现疼痛，重者足跟肿胀，不能站立和行走，平卧时亦有持续酸胀或刺样、灼热样疼痛，疼痛甚至牵涉及小腿后侧。病因与骨质增生、跗骨窦内软组织劳损、跟骨静脉压增高等因素有关。中医认为，足跟痛多属肝肾阴虚、痰湿、血热等因所致。肝主筋、肾主骨，肝肾亏虚，筋骨失养，复感风寒湿邪或慢性劳损便导致经络瘀滞，气血运行受阻，使筋骨肌肉失养而发病。在相关穴位拔罐可以舒筋活血，滋养筋骨，消除足部的痛疼和酸痛。

【选穴定位】

承山：位于小腿后面正中，委中与昆仑之间，当伸直小腿或足跟上提时腓肠肌肌腹下出现尖角凹陷处。腘横纹中点至外踝尖平齐处连线的中点为取穴部位。

三阴交：位于小腿内侧，当足内踝尖上3寸，胫

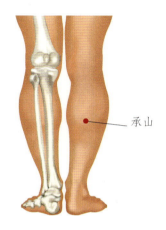
承山

骨内侧缘后方。取穴时以手4指并拢，小指下边缘紧靠内踝尖上，食指上缘所在水平线在胫骨后缘的交点，为取穴部位。

太溪：位于足内侧内踝后方，当内踝尖与跟腱之间的凹陷处。由足内踝尖向后推至凹陷处（大约当内踝尖与跟腱间之中点）为取穴部位。

昆仑：位于足部外踝后方，当外踝尖与跟腱之间凹陷处（当外踝尖与跟腱连线的中点取穴）。

照海：在足内侧，内踝尖下方凹陷处。

涌泉：位于足前部凹陷处第2、3趾趾缝纹头端与足跟连线的前1/3处。取穴时，可采用正坐或仰卧、跷足的姿势。

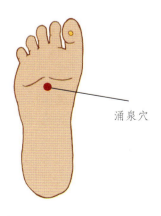
涌泉穴

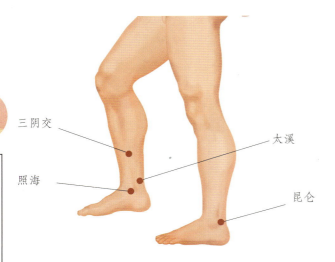

三阴交 / 太溪 / 照海 / 昆仑

【拔罐方法】

方法一： 1. 让患者取坐位或仰卧，以方便舒适为宜。对患者的涌泉、昆仑、太溪、照海、承山和小腿下端右侧压痛点进行消毒。

2. 用三棱针轻叩已消毒的穴位皮肤，以微出血为度。注意有出血倾向的人禁用刺络拔罐法，体质虚寒者也慎用。

3. 将罐吸拔在点刺过的穴位上。留罐10~15分钟。起罐后，擦干血迹，并用酒精棉球对穴位皮肤进行消毒处理。这样的治疗每日或隔日1次。

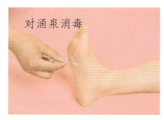
对涌泉消毒

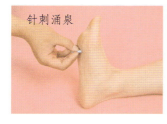
针刺涌泉

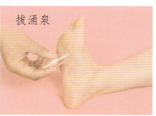
拔涌泉

方法二： 1. 让患者取合适体位，对三阴交、昆仑、太溪、照海进行消毒。同时，也对毫针进行消毒。

2. 用毫针针刺已消毒的各穴，得气后留针10分钟。然后把针拔出。此步操作要求施罐者一定能够熟练使用针灸疗法。

3. 把罐拔在针刺过的穴位上，留罐10分钟。起罐后，对穴位皮肤进行消毒。这样的治疗每日1次，

5次为1疗程。

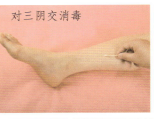
对三阴交消毒

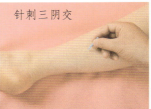
针刺三阴交

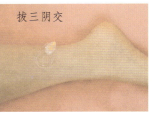
拔三阴交

急性足跟痛应卧床休息，缓解后也应减少行走、站立和负重，宜穿软底鞋，每天睡前用热水泡脚30分钟。下面介绍几则行之有效的简易疗法，简单易行，效果很好，患者不妨一试。

按摩法：按揉足跟部20～30次，活动踝关节20～30次，接着用拇指按揉足跟痛点和手腕部的痛点各一分钟，每日早晚各一次。也可以用食指、大拇指反复按压痛处或太溪、三阴交、阴陵泉等穴，每次5～10分钟，每日2～3次。

疏通法：患者平坐于地，直膝，双脚及脚趾慢慢用力，向脚背钩弯，至最大限度并保持30秒钟，然后慢慢放松，连续5～10次。

浴足法：用食醋1000ml，加热至沸，待不烫脚时，浸泡患足，每次20～30分钟，每日1～2次，连用半个月。也可用苏木、白附子、麻黄、当归、川芎各30克，水煎浸洗足部，同时用手搓揉足跟。每次15分钟，每日两次，有祛寒除湿、和血止痛之功效。

外擦法：取生半夏、生南星各30克，生草乌头25克，用75%酒精浸泡5天后，用药棉蘸药液涂擦患处，每日2～3次。

药膳法：鸡肉90克，川乌6克，黑豆60克，红枣12克。洗净后同放入砂锅内，加清水适量，文火煮2～3小时，至口尝无麻辣感为度。适用于足风寒湿痹阻经络者。也可用羊肉90克切块，淫羊藿9克，枸杞子15克，洗净一起放入砂锅内，加清水适量，文火煮两小时，至羊肉熟烂为度。适用于足跟痛偏寒湿者。

痔疮

痔疮是指直肠下端黏膜和肛管远侧段皮下的静脉曲张团块呈半球状隆起的肉球。如发生在肛门内的叫内痔，在肛门外的叫外痔，内外均有的为混合痔。外痔在肛门边常有增生的皮瓣，发炎时疼痛；内痔便后可见出血，颜色鲜红，附在粪便外部；痔核可出现肿胀、疼痛、瘙痒、流水、出血等，大便时会脱出肛门。中医认为痔疮是由于热迫血下行，瘀结不散所致。在相关穴位拔罐可以疏散风邪、培元补气，对病症的治疗有很好的疗效。

【选穴定位】

气海俞：位于腰部，当第 3 腰椎棘突下，旁开 1.5 寸。取穴时俯卧，与肚脐中相对应处即为第 2 腰椎，第 2 腰椎往下摸 1 个椎体，即为第 3 腰椎，其棘突下缘旁开约 2 横指（食、中指）处为取穴部位。

大肠俞：位于腰部，当第 4 腰椎棘突下，旁开 1.5 寸。两侧髂前上棘之连线与脊柱之交点即为第 4 腰椎棘突下，其旁开约 2 横指（食、中指）处为取穴部位。

次髎：位于骶部，当髂后上棘内下方，适对第 2 骶后孔处。取穴时俯卧，骨盆后面，从髂嵴最高点向内下方骶角两侧循摸一高骨突起，即是髂后上棘，与之平齐，髂骨正中突起处是第 1 骶椎棘突，髂后上棘与第 2 骶椎棘突之间即第 2 骶后孔，此为取穴部位。

白环俞：位于骶部，当骶正中嵴旁 1.5 寸，平第 4 骶后孔。取穴时一般采用俯卧位，平第 4 骶后孔，督脉旁开 1.5 寸处取穴。

腰俞：位于骶部，当后正中线上，适对骶管裂孔。取穴时一般采用俯卧姿势，腰俞穴位于腰部，臀沟分开处即是。

委中：位于腘横纹中点，当股二头肌肌腱与半腱肌肌腱的中间。

承山：位于小腿后面正中，委中与昆仑之间，当伸直小腿或足跟上提时腓肠肌肌腹下出现尖角凹陷处。腘横纹中点至外踝尖平齐处连线的中点为取穴部位。

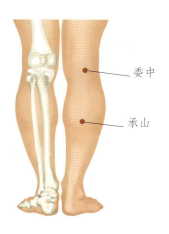

【拔罐方法】

方法一：1. 让患者取俯卧位，对大肠俞、气海俞、委中、承山进行消毒。若是冬天拔罐，房间应保持适宜的温度，防止患者着凉。

2. 用三棱针轻叩已消毒的穴位，以微微出血为度。体质虚寒的患者不适宜用刺络拔罐法拔罐，直接把罐吸拔在穴位上即可。

3. 把罐吸拔在针刺后的穴位上，留罐 15~20 分钟，起罐后，擦去血迹，并对穴位皮肤进行消毒处理。这样的治疗每日或隔日 1 次，5 次为一个疗程。

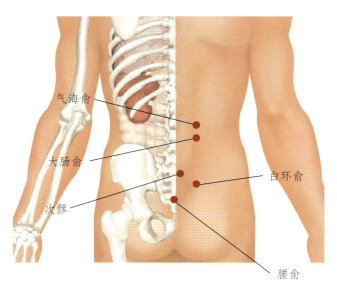

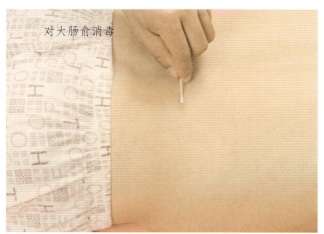

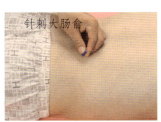
针刺大肠俞

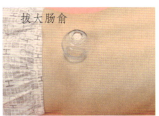
拔大肠俞

方法二： 1. 让患者取俯卧位，先对白环俞、腰俞、次髎、承山消毒。如果患者大便溏稀、肛门坠胀严重，可加拔建里、足三里；便血较严重的患者可加拔中脘、二白。

2. 用毫针针刺已消毒的穴位，得气后留针。采用留针罐法时，要小心操作，以免针刺入体内过深，影响治疗。

3. 把罐拔在针刺过的穴位上，留罐10~20分钟，起罐后，把针轻轻拔出。然用酒精棉球对拔罐部位进行消毒，这样的治疗每日1次，6次为一个疗程。

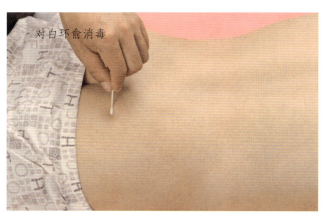
对白环俞消毒

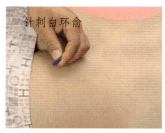
针刺白环俞

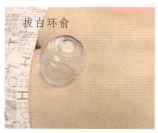
拔白环俞

温馨小贴士：拔罐治疗本病期间忌食生、冷、辛辣食物，忌劳累负重，节制房事。痔疮的发病率很高，痔疮患者经手术治疗或其他疗法治疗后，复发率亦较高。究其原因，除治疗不彻底外，不注意预防痔疮的发生，也是重要的因素，预防痔疮的发生，主要有以下几个方面：

1. 加强锻炼。经常参加多种体育活动如广播体操、太极拳、气功、踢毽子等，能够增强机体的抗病能力，减少疾病发生的可能，对于痔疮也有一定的预防作用。另一方面可以用自我按摩的方法改善肛门局部血液循环。方法有两种：一种是临睡前用手自我按摩尾骨尖的长强穴，每次约5分钟，可以疏通经络，改善肛门血液循环；另一种方法是用意念，有意识地向上收缩肛门，早晚各1次，每次做30次，这是一种内按摩的方法，有运化瘀血，锻炼肛门括约肌，升提中气的作用。经常运用，可以改善痔静脉回流，对于痔疮的预防和自我治疗均有一定的作用。

2. 预防便秘。养成定时大便习惯，多吃新鲜水果、蔬菜和粗纤维食品，保持大便畅通。

3. 注意孕期保健。怀孕期间应适当增加活动。避免久站、久坐，并注意保持大便的通畅，每次大便后用温水熏洗肛门局部，改善肛门局部血液循环，对于预防痔疮是十分有益的。

4. 保持肛门周围清洁。应经常保持肛门周围的清洁，每日温水熏洗，勤换内裤，可起到预防痔疮的作用。

预防痔疮的方法很多，只要注意在日常生活中认真去做，不仅可以预防和减少痔疮的发生，对于已经患有痔疮的病人，也可以使其症状减轻，减少和防止痔疮的发作。

脱肛

脱肛即直肠脱垂。直肠壁部分或全层向下移位，称为直肠脱垂。直肠壁部分下移，即直肠黏膜下移，称黏膜脱垂或不完全脱垂；直肠壁全层下移称完全脱垂。若下移的直肠壁在肛管直肠腔内称内脱垂；下移到肛门外称为外脱垂。主要症状为有肿物自肛门脱出。初发时肿物较小，排便时脱出，便后自行复位。以后肿物脱出渐频，体积增大，便后需用手托回肛门内，伴有排便不尽和下坠感。最后在咳嗽、用力甚至站立时亦可脱出。随着脱垂加重，引起不同程度的肛门失禁，常有黏液流出，导致肛周皮肤湿疹、瘙痒。因直肠排空困难，常出现便秘，大便次数增多，呈羊粪样。黏膜糜烂，破溃后有血液流出。内脱垂常无明显症状，偶尔在行肠镜检查时发现。中医认为脱肛多因人体气血不足、中气下陷或湿热下注、久泻下痢，以致直肠不能收摄固涩。在相关穴位拔罐可以补元气，增强身体抵抗力，对脱肛有一定治疗作用。

【选穴定位】

脾俞：位于背部，当第 11 胸椎棘突下，旁开 1.5 寸。与肚脐中相对应处即为第 2 腰椎，由第 2 腰椎往上摸 3 个椎体，即为第 11 胸椎，其棘突下缘旁开约 2 横指（食、中指）处为取穴部位。

肾俞：位于腰部，当第 2 腰椎棘突下，旁开 1.5 寸。与肚脐中相对应处即为第 2 腰椎，其棘突下缘旁开约 2 横指（食、中指）处为取穴部位。

大肠俞：位于腰部，当第 4 腰椎棘突下，旁开 1.5 寸。两侧髂前上棘之连线与脊柱之交点即为第 4 腰椎棘突下，其旁开约 2 横指（食、中指）处为取穴部位。

次髎：位于骶部，当髂后上棘内下方，适对第 2 骶后孔处。取穴时俯卧，骨盆后面，从髂嵴最高点向内下方骶角两侧循摸一高骨突起，即是髂后上棘，与之平齐，髂骨正中突起处是第 1 骶椎棘突，髂后上棘与第 2 骶椎棘突之间即第 2 骶后孔，此为取穴部位。

长强：位于尾骨尖端下，尾骨尖端与肛门连线的中点处。取穴时，跪伏或胸膝位，于尾骨尖与肛门连线之中点取穴。

中脘：位于上腹部，前正中线上，当脐中上 4 寸。取穴时，可采用仰卧位，脐中与胸剑联合部（心窝上边）的中点为取穴部位。

气海：位于下腹部，前正中线上，当脐中下 1.5 寸。取穴时，可采用仰卧的姿势，直线连结肚脐与耻骨上方，将其分为十等分，从肚脐 3/10 的位置，即为此穴。

关元：位于下腹部，前正中线上，在脐中下 3 寸。

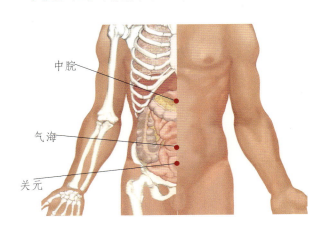

足三里：位于小腿前外侧，当犊鼻下 3 寸，距胫骨前缘 1 横指（中指）。取穴时，站位，用同侧手张开虎口围住髌骨上外缘，余 4 指向下，中指尖处为取穴部位。

三阴交：位于小腿内侧，当足内踝尖上 3 寸，胫骨内侧缘后方。取穴时以手 4 指并拢，小指下边缘紧靠内踝尖上，食指上缘所在水平线在胫骨后缘的交点，为取穴部位。

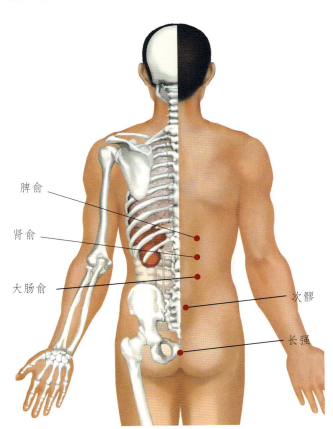

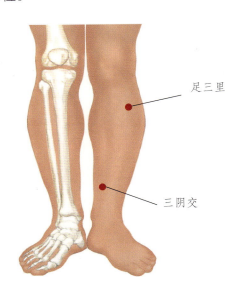

【拔罐方法】

方法一：1. 让患者取仰卧位，在气海穴拔罐，留罐 10~15 分钟，以罐内皮肤充血或拔出瘀血为度。

拔罐前，若患者皮肤比较干燥，应先涂上润滑油再拔罐。

2. 再让患者取俯卧位，在次髎、三足里、脾俞、肾俞拔罐，留罐 10~15 分钟，起罐后，对拔罐部位进行消毒处理。这样的治疗每日 1 次。

2. 再罐吸拔在已灸过的穴位上。留罐 10~15 分钟，每日 1 次。注意：拔罐过程中，在合适体位上灸完一个穴位就把罐拔上，操作完毕，再取合适体位继续艾灸和拔罐。

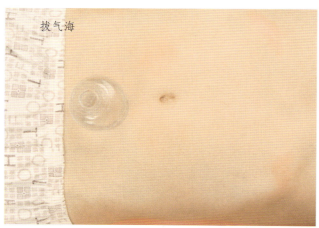

拔气海

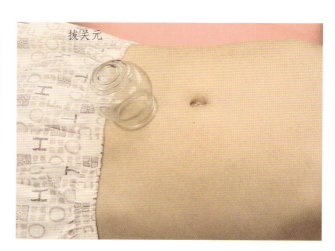

拔关元

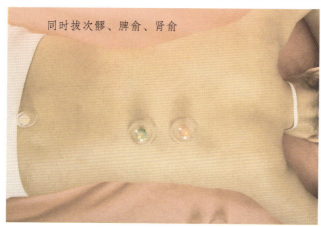

同时拔次髎、脾俞、肾俞

方法二：1. 让患者取合适体位，用艾条温灸脾俞、大肠俞、次髎、长强、中脘、气海、关元、足三里、三阴交，每穴灸 3 分钟左右。注意在艾灸过程中不要烫伤皮肤。

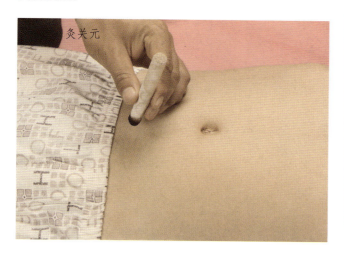

灸关元

温馨小贴士

脱肛多见于体质虚弱的人，而且脱肛会导致患者肛门瘙痒等症状，所以患者要及时治疗脱肛，那么，如何治疗脱肛呢？其实，脱肛的患者可以通过运动调理脱肛。

1. 仰卧屈膝运动。仰卧屈膝，抬头，右手伸到左膝，然后松弛复原；再屈膝抬头，左手伸到右膝，松弛复原。每次运动 30 次。

2. 指扩运动。右手食指涂适量润滑剂，先在肛门口按揉 1 分钟，然后缓缓伸入肛门达 2 个指节，向前后左右四个方向扩肛 3 分钟，要均匀用力，切忌使用不适当的暴力，可在便后及睡前各进行一次。特别适用于肛门术后病人以及有肛管环形狭窄和晚期肛裂病人。注意，在进行指扩运动时，要将指甲剪短，一方面减少肛门内黏膜损伤，一方面防止指甲中遗留不洁黏液或粪便。

3. 提肛门运动。静坐，放松，将臀部及大腿用力夹紧，合上双眼，配合吸气时，向上收提肛门，提肛门后稍闭一下气，然后配合呼气时，全身放松。每次练 90 下。一日 3 次，放在便后和睡前进行一次。还可以进行快速收缩肛门运动，每分钟进行 30 次，一日可作 2 次。

综上所述，以上内容讲述的是脱肛患者的三大恢复运动，可以让人们更好的调理脱肛，脱肛的患者还要保持肛门的清洁，平时多吃蔬菜水果，多休息。

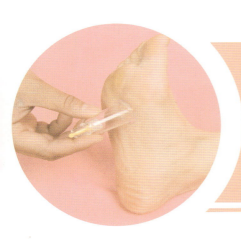

第四章 皮肤科疾病的拔罐疗法

神经性皮炎

神经性皮炎又称慢性单纯性苔藓。是以阵发性皮肤瘙痒和皮肤苔藓化为特征的慢性皮肤病。发生本病的主要诱因是情绪波动、精神过度紧张、焦虑不安、生活环境突然变化等均可使病情加重和反复。胃肠道功能障碍、内分泌系统功能异常、体内慢性病灶感染等，均可能成为致病因素。局部刺激如衣领过硬而引起的摩擦，化学物质刺激、昆虫叮咬、阳光照射、搔抓等，均可诱发本病的发生。中医认为多因心火内生，脾经湿热，肺经风毒客于肌肤腠理之间，外感风湿热邪，以致阻滞肌肤，血虚生燥，肌肤失荣所致。在相应穴位拔罐能够理气活血、祛除湿气，从而改善症状。

【选穴定位】

大椎：位于颈部下端，背部正中线上，第7颈椎棘突下凹陷中。取穴时正坐低头，可见颈背部交界处椎骨有一高突，并能随颈部左右摆动而转动者即是第7颈椎，其下为大椎穴。

身柱：位于背部，当后正中线上，第3胸椎棘突下凹陷中。

肺俞：位于背部，当第3胸椎棘突下，旁开1.5寸。大椎穴往下推3个椎骨，即为第3胸椎，其下缘旁开约2横指（食、中指）处为取穴部位。

【拔罐方法】

方法一：1. 找到身体的灶部位即发病部位，在其上敷上一层捣烂的蒜或涂上5%或10%的碘酒。蒜有解毒杀虫的作用，碘酒能够杀菌消毒，可治疗许多细菌性、真菌性，病毒性皮肤病。

2. 在涂上蒜或碘酒的病灶部位拔罐。注意：外敷大蒜不宜太久，否则容易引起皮肤发红、灼热、起泡，建议敷上大蒜2~3分钟后立即拔罐。如病灶处面积较大，可多拔几个罐。留罐10~15分钟。

3. 起罐后，用艾条温灸病灶处约15分钟。通过热力疏通经络，排出体内湿气，从而达到治疗目的。这样的治疗每日1次，10次为一个疗程。

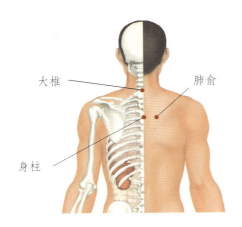

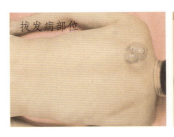
拔发病部位

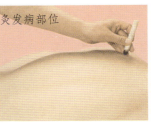
灸发病部位

方法二：1. 让患者取坐位，对大椎、身柱、肺俞以及病灶部位消毒。

2. 消毒后，用三棱针点刺大椎、身柱、肺俞，以皮肤潮红为度。然后用三棱针对病灶处叩刺出血。

3. 把罐吸拔在刺过的穴位和病灶上，留罐10~15分钟。起罐后，要对拔罐部位皮肤消毒，以免感染。这样的治疗每两日1次。

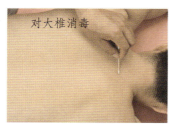

对大椎消毒

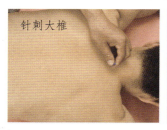

针刺大椎

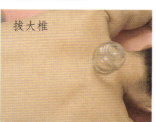

拔大椎

温馨小贴士

拔罐疗法对本病有较好的疗效。在预防和护理方面要注意以下几点：

1. 放松紧张情绪。患者要保持乐观，防止感情过激，特别是注意避免情绪紧张、焦虑、激动，生活力求有规律，注意劳逸结合。

2. 减少刺激。神经性皮炎反复迁延不愈、皮肤局部增厚粗糙的最重要原因是剧痒诱发的搔抓，所以患者要树立起这个病可以治好的信心，避免用力搔抓、摩擦及热水烫洗等方法来止痒。这是切断上述恶性循环的重要环节。

3. 调节饮食。限制酒类、辛辣饮食，多吃蔬果，少吃甜食，控制脂肪量，保持大便通畅，积极治疗胃肠道病变。

牛皮癣

牛皮癣，是一种常见的具有特征性皮损的慢性易于复发的炎症性皮肤病。初起为炎性红色丘疹，约粟粒至绿豆大小，以后逐渐扩大或融合成为棕红色斑块，边界清楚，周围有炎性红晕，基底浸润明显，表面覆盖多层干燥的灰白色或银白色鳞屑。轻轻刮除表面鳞屑，逐渐露出一层淡红色发亮的半透明薄膜，称薄膜现象。再刮除薄膜，则出现小出血点，称点状出血现象。白色鳞屑、发亮薄膜和点状出血是诊断银屑病的重要特征，称为三联征。寻常型银屑病皮损从发生到最后消退大致可分为三个时期：进行期、静止期、退行期。中医认为牛皮癣病因为肝阴不足、肺气虚弱、外邪入侵所致。在相应穴位拔罐能够滋补肝肾、祛除湿气，从而改善症状。

【选穴定位】

大椎： 位于颈部下端，背部正中线上，第7颈椎棘突下凹陷中。取穴时正坐低头，可见颈背部交界处椎骨有一高突，并能随颈部左右摆动而转动者即是第7颈椎，其下为大椎穴。

风门： 位于背部，当第2胸椎棘突下，旁开1.5寸。大椎穴往下推2个椎骨，其下缘旁开约2横指（食、中指）处为取穴部位。

身柱： 位于背部，当后正中线上，第3胸椎棘突下凹陷中。

肺俞： 位于背部，当第3胸椎棘突下，旁开1.5寸。大椎穴往下推3个椎骨，即为第3胸椎，其下缘旁开约2横指（食、中指）处为取穴部位。

肝俞： 位于背部，当第9胸椎棘突下，旁开1.5寸。

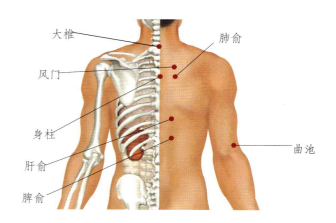

由平双肩胛骨下角之椎骨（第7胸椎），往下推2个椎骨，即第9胸椎棘突下缘，旁开约2横指（食、中指）处为取穴部位。

脾俞： 位于背部，当第11胸椎棘突下，旁开1.5寸。与肚脐中相对应处即为第2腰椎，由第2腰椎往上摸3个椎体，即为第11胸椎，其棘突下缘旁开约2横指（食、中指）处为取穴部位。

曲池： 位于肘横纹的外侧端，屈肘时当尺泽与肱骨外上髁连线中点。取穴时，仰掌屈肘成45°，肘关节桡侧，肘横纹头为取穴部位。

血海： 位于大腿内侧，髌底内侧端上2寸，当股四头肌内侧头的隆起处。取穴时，坐位，屈膝成

90°，医者立于患者对面，用左手掌心对准右髌骨中央，手掌伏于其膝盖上，拇指尖所指处为取穴部位。

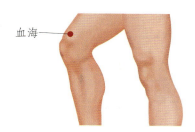

【拔罐方法】

方法一： 1. 确定两组穴位，第一组为肺俞、脾俞、身柱、血海，第二组为大椎、风门、肝俞。选择一组穴位拔罐。让患者取坐位，对所选穴位消毒。

2. 用三棱针点刺已消毒穴位，以微微出血为度。建议体质虚寒的患者不要用刺络拔罐法，以免伤害身体。

3. 把罐吸拔在针刺过的穴位上，留罐15~20分钟。起罐后擦干净血迹，并消毒。这样的治疗每日一次，两组穴位交替使用。

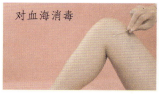
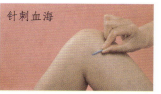
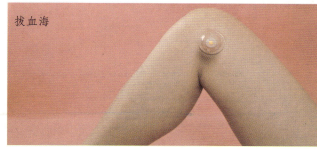

方法二： 1. 让患者取俯卧位，对大椎、曲池进行消毒。同时施罐者要消除患者的紧张情绪，以免影响治疗。

2. 用三棱针点刺已消毒的两个穴位，点刺后，用手在穴位处挤出2~3滴血，注意挤血时手也要用酒精棉球消毒，以免穴位皮肤感染细菌。

3. 把罐吸拔在点刺过的穴位上，留罐15~20分钟，以拔出2~3ml血为宜。起罐后，擦去血迹，对穴位皮肤进行消毒。这样的治疗隔日1次，10次为一个疗程，每个疗程间隔5天。

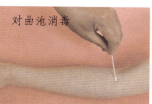
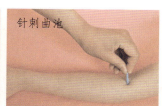
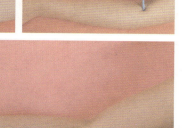
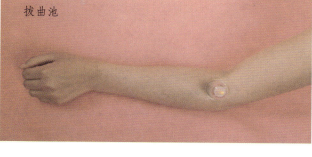

温馨小贴士

拔罐疗法对本病有较好的疗效，但要坚持多疗程治疗，以巩固疗效。在预防和护理方面要注意以下几点：

1. 日常保健。治疗牛皮癣的话，需要保健的身体部位有肚脐、后背、脊柱、足部。对肚脐适当的热敷和揉捏，有调整人体气血、改善体内脏腑功能；人体中大量的免疫细胞就是蕴藏在背部的皮下，按摩背部或进行刮痧可以激活免疫细胞；按摩脊柱有助于增强身体的免疫；足部是穴位集中的地方，保健方式比较多，用热水浸泡，搓脚，叩击，按压等均可。

2. 控制情绪。患者应尽量控制情绪，保持平静心情，保证充足的睡眠时间。

3. 环境舒适。牛皮癣患者应该保持居住环境的舒适清洁，避免受凉受潮。

4. 严格忌口。牛皮癣患者最主要的就是做好忌口，千万不要食用辣椒、酒、鸡蛋、鸡、鱼、牛羊肉、海鲜、香菜、香椿、南瓜、荞麦面等刺激性食物。

白癜风

白癜风是因皮肤色素脱失而发生的局限性白色斑片。本病好发于青壮年，儿童亦有之。多因七情内伤，肝气郁结，气机不畅，复感风湿之邪，博于肌肤，致气血失和，血不荣肤所致。临床表现为皮肤突然出现色素脱失斑，以后逐渐扩大，呈现大小不等的圆形或椭圆形白斑，单发或多发。无痒痛等自觉症状。在相应穴位拔罐能够调节脏腑、祛除湿气，从而改善症状。

【选穴定位】

中脘： 位于上腹部，前正中线上，当脐中上4寸。取穴时，可采用仰卧位，脐中与胸剑联合部（心窝上边）的中点为取穴部位。

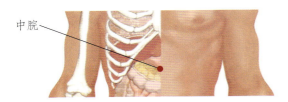

风池： 位于项部，在枕骨之下，与风府穴相平，胸锁乳突肌与斜方肌上端之间的凹陷处。（或当后头骨下，两条大筋外缘陷窝中，相当于耳垂齐平。）

肺俞： 位于背部，当第3胸椎棘突下，旁开1.5寸。大椎穴往下推3个椎骨，即为第3胸椎，其下缘旁开约2横指（食、中指）处为取穴部位。

脾俞： 位于背部，当第11胸椎棘突下，旁开1.5寸。与肚脐中相对应处即为第2腰椎，由第2腰椎往上摸3个椎体，即为第11胸椎，其棘突下缘旁开约2横指（食、中指）处为取穴部位。

曲池： 位于肘横纹的外侧端，屈肘时当尺泽与肱骨外上髁连线中点。取穴时，仰掌屈肘成45°，肘关节桡侧，肘横纹头为取穴部位。

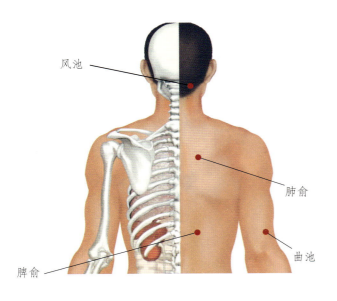

血海： 位于大腿内侧，髌底内侧端上2寸，当股四头肌内侧头的隆起处。取穴时，坐位，屈膝成90°，医者立于患者对面，用左手掌心对准右髌骨中央，手掌伏于其膝盖上，拇指尖所指处为取穴部位。

三阴交： 位于小腿内侧，当足内踝尖上3寸，胫骨内侧缘后方。取穴时以手4指并拢，小指下边缘紧靠内踝尖上，食指上缘所在水平线在胫骨后缘的交点，为取穴部位。

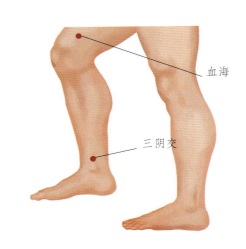

【拔罐方法】

方法一： 1. 对发病部位进行局部消毒，消毒的范围要稍大于发病的区域。

2. 消毒后，用三棱针在病损部位进行点刺，点刺的力度以微微出血为度，不可过大。

3. 把罐吸拔在点刺后的病变部位，旋转移动罐体，至皮肤充血发红。此步操作相当于走罐法，要覆盖整个病变部位，使病变部位皮肤充血发红即可取罐。

4. 上述操作完成后，让患者取合适体位，把罐吸拔在脾俞、中脘，留罐15~20分钟。

5. 起罐后，用艾条温灸脾俞、中脘5~10分钟，这样的治疗每日1次，5次为一个疗程。

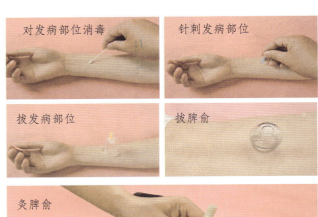
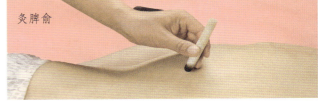

方法二： 让患者取坐位，把罐吸拔在风池、肺俞、曲池、中脘、血海、三阴交上，留罐10~15分钟，每日1次。根据患者体质，可同时拔罐，也可先拔一部位穴位，然后再拔另外一些。避免因拔罐太多，患者无法承受。

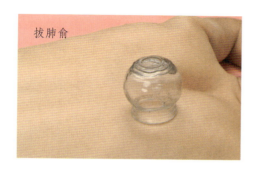
拔肺俞

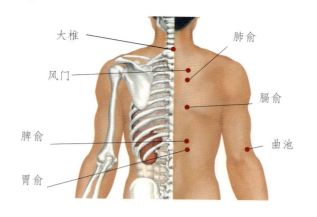

皮肤瘙痒症

皮肤瘙痒症是指无原发皮疹，但有瘙痒的一种皮肤病，中医称之为风瘙痒。皮肤瘙痒症的病因尚不明了，多认为与某些疾病有关，如糖尿病、肝病、肾病等；同时还与一些外界因素刺激有关，如寒冷、湿热、化纤织物等。皮肤瘙痒症有泛发性和局限性之分，泛发性皮肤瘙痒症患者最初皮肤瘙痒仅限局限于一处，进而逐渐扩展至身体大部或全身，皮肤瘙痒常为阵发性尤以夜间为重，由于不断搔抓，出现抓痕、血痂、色素沉着及苔藓样变化等继发损害。局限性皮肤瘙痒症发生于身体的某一部位，常见的有肛门瘙痒症、阴囊瘙痒症、女阴瘙痒症、头部瘙痒症等。不断搔抓不仅可使皮肤增厚，而且皮质变厚后反过来又加重了皮肤瘙痒，因此会形成愈抓愈痒、愈痒愈抓的恶性循环。中医认为湿热蕴于肌肤，或血虚肝旺、生风生燥、肌肤失养或胆肝湿热下注，或感染滴虫毒邪，或病久脾虚、肝肾不足，或冲任不调、兼因湿热内蕴所致。在相关穴位拔火罐能行气活血、疏风止痒、祛风散寒、扶正祛邪。

【选穴定位】

大椎： 位于颈部下端，背部正中线上，第7颈椎棘突下凹陷中。取穴时正坐低头，可见颈背部交界处椎骨有一高突，并能随颈部左右摆动而转动者即是第7颈椎，其下为大椎穴。

风门： 位于背部，当第2胸椎棘突下，旁开1.5寸。大椎穴往下推2个椎骨，其下缘旁开约2横指（食、中指）处为取穴部位。

肺俞： 位于背部，当第3胸椎棘突下，旁开1.5寸。大椎穴往下推3个椎骨，即为第3胸椎，其下缘旁开约2横指（食、中指）处为取穴部位。

膈俞： 位于背部，当第7胸椎棘突下，旁开1.5寸。由平双肩胛骨下角之椎骨（第7胸椎），其棘突下缘旁开约2横指（食、中指）处为取穴部位。

脾俞： 位于背部，当第11胸椎棘突下，旁开1.5寸。与肚脐中相对应处即为第2腰椎，由第2腰椎往上摸3个椎体，即为第11胸椎，其棘突下缘旁开约2横指（食、中指）处为取穴部位。

胃俞： 位于背部，当第12胸椎棘突下，旁开1.5寸。取穴时，可采用俯卧的取穴姿势，该穴位于背部，当第12胸椎棘突下，左右旁开2指宽处即是。

曲池： 位于肘横纹的外侧端，屈肘时当尺泽与肱骨外上髁连线中点。取穴时，仰掌屈肘成45°，肘关节桡侧，肘横纹头为取穴部位。

【拔罐方法】

方法一： 让患者取合适体位，将罐吸拔于大椎、风门、膈俞、曲池。若这几处穴位皮肤有抓痕、血痂，要先对穴位皮肤消毒再拔罐。留罐10~15分钟，每日1次。起罐后，对拔罐处皮肤进行消毒，以免感染。

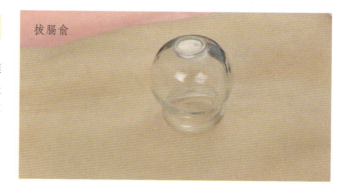
拔膈俞

方法二： 1. 让患者取俯卧位，充分暴露背部皮肤，然后对脊柱两侧皮肤消毒。因消毒部位较大，酒精挥发要带走身体热量，所以要调节室内温度，以免患者受凉。

2. 施罐者用三棱针在患者的脊柱两侧自颈部以中度刺激叩刺至骶部，再重点点叩刺大椎、肺俞、脾俞、胃俞，使其微微出血。施罐者要有一定的针灸知识，否则不易掌握力度。

3. 寻找脊柱两侧的出血部位，把罐吸拔在出血点，留罐10~15分钟。这样的治疗隔日1次，连续3次为一个疗程。

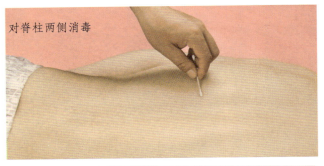
对脊柱两侧消毒

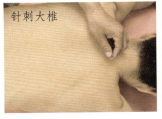
针刺大椎

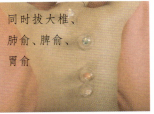
同时拔大椎、肺俞、脾俞、胃俞

温馨小贴士 患者平时还要注意穿柔软而宽松的内衣，质地以穿棉制、丝织品，不宜穿毛制品。日常生活中注意皮肤卫生，还要避免搔抓、热水烫洗等，禁忌酒类、浓茶、咖啡及辛辣食品，少吃鱼虾蟹等风发物，多吃蔬菜水果，即可在拔罐艾灸消除症状之后慢慢达到治愈目的。顺便提醒一下，长期顽固性全身性瘙痒或老年性瘙痒患者要特别注意有无内脏疾患或恶性肿瘤存在。同时要注意外用的一些糖皮质激素类药物不宜长期大量使用。

湿疹

湿疹是一种常见的过敏性炎症性皮肤病，好发于四肢屈侧、手、面、肛门、阴囊等处。本病常因接触过敏原而引发，如化学粉尘、丝毛织物、油漆、药物等。此外，强烈日晒、风寒、潮湿等也会引发。湿疹在临床上有急性和慢性之分。急性期可出现皮肤潮红、皮疹、水泡、脓疱，有渗出、结痂和瘙痒；慢性期可出现鳞屑、苔藓等皮损，皮疹有渗出和融合倾向。无论是急性湿疹还是慢性湿疹，常呈对称分布，且会反复发作和相互转化，一年四季皆可发病。中医认为湿疹是由于素体脾虚、加之饮食失调，湿热内蕴或感风、湿、热诸邪相博于皮肤所致。在相关穴位拔火罐能健脾化湿、疏风止痒、扶正祛邪，从而减轻症状。

【选穴定位】

大椎： 位于颈部下端，背部正中线上，第7颈椎棘突下凹陷中。取穴时正坐低头，可见颈背部交界处椎骨有一高突，并能随颈部左右摆动而转动者即是第7颈椎，其下为大椎穴。

陶道： 位于背部，当后正中线上，第1胸椎棘突下凹陷中。

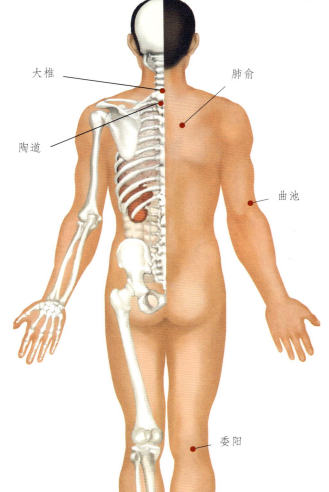

肺俞：位于背部，当第3胸椎棘突下，旁开1.5寸。大椎穴往下推3个椎骨，即为第3胸椎，其下缘旁开约2横指（食、中指）处为取穴部位。

曲池：位于肘横纹的外侧端，屈肘时当尺泽与肱骨外上髁连线中点。取穴时，仰掌屈肘成45°，肘关节桡侧，肘横纹头为取穴部位。

委阳：位于腘横纹外侧端，当股二头肌腱的内侧。（俯卧位，在腘横纹外侧端，股二头肌腱内缘取穴。）

郄门：位于前臂掌侧，当曲泽穴与大陵穴的连线上，腕横纹上5寸。

神门：位于腕部，腕掌侧横纹尺侧端，尺侧腕屈肌腱的桡侧凹陷处。取穴时仰掌，豌豆骨（手掌小鱼际肌近腕部有一突起圆骨）的桡侧，掌后第1横纹上取穴。

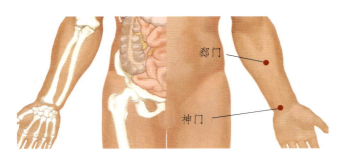

阴陵泉：位于小腿内侧，当胫骨内侧髁后下方凹陷处。取穴时，坐位，用拇指沿小腿内侧骨内缘（胫骨内侧）由下往上推，至拇指抵膝关节下时，胫骨向内上弯曲之凹陷为取穴部位。

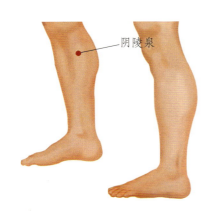

【拔罐方法】

方法一： 1. 让患者取俯卧位，露出背部和腿部。对肺俞、委阳穴位皮肤消毒，若患者穴位皮肤已抓挠溃烂，消毒时会有刺痛感，属正常现象。

2. 用三棱针快速点刺肺俞、委阳，然后用消过毒的双手挤压针眼使之出血。挤出2~3滴血即可。挤出后擦干净血液。

3. 把罐吸拔在肺俞、委阳穴位上。各穴留罐10~15分钟。起罐后要对拔罐部位的皮肤进行护理，以免感染，这样的治疗隔日1次，3次为一个疗程。

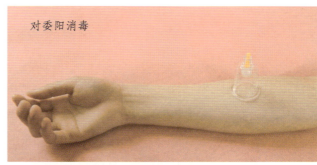
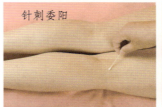
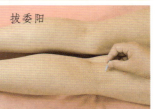

方法二： 选择两组穴位，第一组为大椎、陶道、曲池、神门，第二组为阴陵泉、郄门。选择其中一组穴位，把罐吸拔在穴位上。留罐10~15分钟。两组穴位交替使用。这样的治疗每天1次。此法适用于湿热型湿疹。

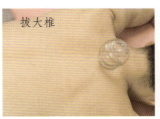
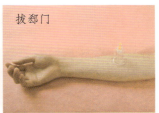

温馨小贴士

在皮肤疾病中，湿疹疾病是很多见的。在预防和护理方面要注意以下几点：

1. 平时多注意皮肤的保养。包括多饮水，多食蔬菜、水果，少食油腻、煎炸之品，治疗期间忌食鱼、虾、海鲜及辛辣有刺激性的食物，戒烟酒；皮损部位不可暴晒，也不宜用热水烫洗和肥皂擦洗，尽量避免搔抓，若因搔破感染者，应配合药物外治；生活作息规律，保证足够睡眠时间，湿疹患者应避免过多熬夜。

2. 生活态度乐观向上。面对逆境和挫折要学会自我调整，保持心态平和、平静，避免不良情绪诱发或加重湿疹的病情。

3.过敏体质的人需尽可能避免湿疹的致敏因子。如家庭主妇在日常烹调、洗涤等家务不得不接触一些肥皂、洗涤剂时，可选择内层为绒布的塑胶手套；对植物花草过敏的患者避免接触该类物质，同时注意居住环境的杀虫，勤换勤洗衣被，加强个人卫生；还有确因工作场所接触的油漆、染料、各种添加剂等导致湿疹的发病者，建议调换工种。

荨麻疹

荨麻疹又称"风疹块"，是一种常见的过敏性皮肤病。表现为皮肤出现红色或白色风团块，大小不一，小如芝麻，大如蚕豆，扁平凸起，时隐时现，奇痒难忍，如虫行皮中，灼热，抓搔后增大增多，融合成不规则形状。此病常可持续数小时或数十小时，消退后不留痕迹。急发性患者数小时至数天可愈，慢性患者可反复发作数月甚至数年。现代医学认为，吃鱼、虾、海鲜等食物；或接触化学物质、粉尘；或蚊虫叮咬、日光暴晒、寒风刺激；或精神紧张等诸多因素，皆可引发此病。中医认为荨麻疹主要是风、湿、热邪蕴于肌肤所致，或因血热又感外风而发病。在相关穴位拔罐能够散热除湿、扶正祛邪，增强机体抗病能力，加快痊愈速度。

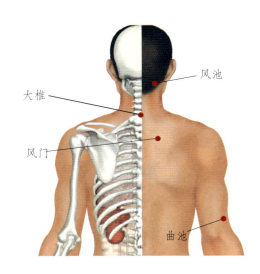

【选穴定位】

神阙： 位于腹中部，脐中央。

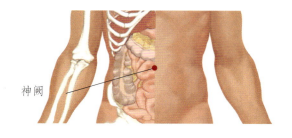

风池： 位于项部，在枕骨之下，与风府穴相平，胸锁乳突肌与斜方肌上端之间的凹陷处。（或当后头骨下，两条大筋外缘陷窝中，相当于耳垂齐平。）

大椎： 位于颈部下端，背部正中线上，第7颈椎棘突下凹陷中。取穴时正坐低头，可见颈背部交界处椎骨有一高突，并能随颈部左右摆动而转动者即是第7颈椎，其下为大椎穴。

风门： 位于背部，当第2胸椎棘突下，旁开1.5寸。大椎穴往下推2个椎骨，其下缘旁开约2横指（食、中指）处为取穴部位。

曲池： 位于肘横纹的外侧端，屈肘时当尺泽与肱骨外上髁连线中点。取穴时，仰掌屈肘成45°，肘关节桡侧，肘横纹头为取穴部位。

血海： 位于大腿内侧，髌底内侧端上2寸，当股四头肌内侧头的隆起处。取穴时，坐位，屈膝成90°，医者立于患者对面，用左手掌心对准右髌骨中央，手掌伏于其膝盖上，拇指尖所指处为取穴部位。

三阴交： 位于小腿内侧，当足内踝尖上3寸，胫骨内侧缘后方。取穴时以手4指并拢，小指下边缘紧靠内踝尖上，食指上缘所在水平线在胫骨后缘的交点，为取穴部位。

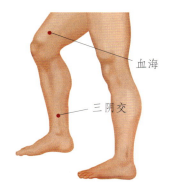

【拔罐方法】

方法一： 神阙穴用闪罐法。让患者取仰卧位，暴露脐部皮肤，把罐吸拔在神阙穴上，留罐5~10分钟。起罐后接着再把罐吸拔在神阙穴，留罐5~10分钟。反复操作3次，至皮肤出现明显瘀斑为止。每日1次，3次为1个疗程，每个疗程间隔3~5天。若患者体质虚寒或是在冬季发作此病,可在每次拔罐前用艾条温灸神阙穴10~15分钟。

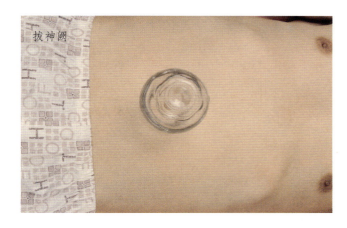
拔神阙

方法二:1. 对风池、风门、大椎、血海、三阴交、曲池穴位皮肤消毒。患处局部水肿者,加拔阴陵泉和三阴交穴。

2. 让患者取合适体位,大椎、曲池两穴用梅花针轻叩刺,以皮肤微微出血为度,之后拔罐,以有较多血点冒出皮肤为度。余穴用单纯拔罐法,留罐10分钟,每日1次,3次为1疗程。

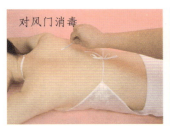
对风门消毒

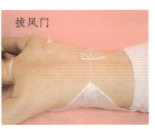
拔风门

温馨小贴士

大家应该都知道荨麻疹有治愈难、易反复发作等特点,因此,为了更好的治愈好荨麻疹疾病,患者在积极配合医生治疗的同时,做好日常的保健工作也是非常重要的。在预防和护理方面要注意以下几点:

1. 保持居室清洁。家中少养猫、狗等宠物,因为猫狗等宠物的毛、皮屑、尿屎,都有可能引起人体过敏,是吸入性过敏的重要因素;家中勤清扫,少用地毯,因为屋尘中含有人的肉眼看不到的尘螨,如果随灰尘吸入体内,常引起过敏而又往往不知不觉;另外有过敏史的患者应该少去公园,家中也尽量不要养花,避免花粉引起过敏。

2. 少接触致敏物品。对于可能由接触而引起的荨麻疹患者,应当少用含有香料的肥皂,尽量不要接触橡胶、染发剂等化学物品,或是在接触这些物品时戴上手套。

3. 戒烟酒。不要喝酒,包括葡萄酒、啤酒,更不要吸烟,不仅吸烟者本人有过敏倾向,而且其子女等被动抽烟者也有过敏的可能。

4. 合理膳食。在治疗期间忌食鱼虾、海鲜等食品,多吃新鲜蔬菜和瓜果,多饮绿茶,保持排便畅通。

带状疱疹

带状疱疹是由水痘-带状疱疹病毒引起的急性感染性皮肤病。对此病毒无免疫力的儿童被感染后,发生水痘。部分患者被感染后成为带病毒者而不发生症状。由于病毒具有亲神经性,感染后可长期潜伏于脊髓神经后根神经节的神经元内,当抵抗力低下或劳累、感染、感冒时,病毒可再次生长繁殖,并沿神经纤维移至皮肤,使受侵犯的神经和皮肤产生强烈的炎症。皮疹一般有单侧性和按神经节段分布的特点,有集簇性的疱疹组成,并伴有疼痛;年龄愈大,神经痛愈重。本病好发于成人,春秋季节多见。中医认为带状疱疹是因为肝胆火盛及脾湿郁久,外感毒邪而发。在相关穴位拔罐能够清利肝胆湿热、解毒止痛、扶正祛邪、化瘀止痛,从而达到治疗的目的。

【选穴定位】

大椎:位于颈部下端,背部正中线上,第7颈椎棘突下凹陷中。取穴时正坐低头,可见颈背部交界处椎骨有一高突,并能随颈部左右摆动而转动者即是第7颈椎,其下为大椎穴。

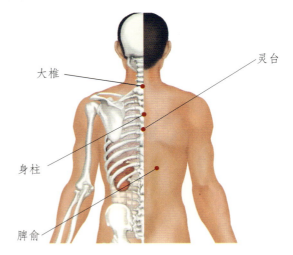

身柱：位于背部，当后正中线上，第3胸椎棘突下凹陷中。

灵台：位于背部，当后正中线上，第6胸椎棘突下凹陷中。

脾俞：位于背部，当第11胸椎棘突下，旁开1.5寸。与肚脐中相对应处即为第2腰椎，由第2腰椎往上摸3个椎体，即为第11胸椎，其棘突下缘旁开约2横指（食、中指）处为取穴部位。

【拔罐方法】

方法一：1. 让患者取适当体位，露出病灶部位、大椎、灵台，消毒病灶部位及穴位皮肤。消毒对患部可能会有刺痛感，患者要忍耐。

2. 用三棱针重叩病灶部位、大椎、灵台，使之出血。病灶部位也可以在拔罐前温灸10~15分钟代替用三棱针重叩。

3. 渗血后，迅速把罐密排吸拔在病灶部位。大椎、灵台穴各拔一个罐，留罐15分钟。起罐后，若病灶部位疱疹溃破、渗液多时，可涂上龙胆紫药水进行消毒。这样的治疗每日或隔日1次。

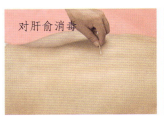
对肝俞消毒

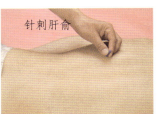
针刺肝俞

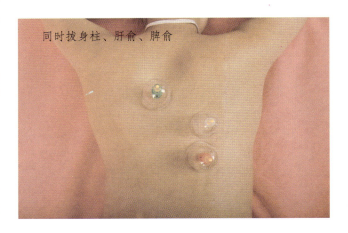
同时拔身柱、肝俞、脾俞

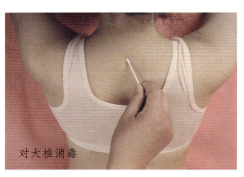
对大椎消毒

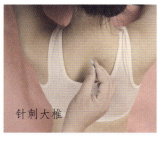
针刺大椎

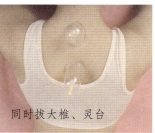
同时拔大椎、灵台

方法二：1. 让患者取俯卧位，暴露背部，对大椎、肝俞、身柱、脾俞进行消毒。

2. 消毒后，用三棱针点刺已消毒的四个穴位，以微微出血为度。

3. 针刺后，取其中的3个穴位，将罐吸拔在穴位上，留罐10~15分钟，每日或隔日1次。

温馨小贴士

带状疱疹具有一种其他疾病所没有的典型特征，那就是剧烈疼痛。患者在发病期间，常常会因为剧烈疼痛难忍，进而影响了自己的心情及注意力。在预防和护理方面要注意以下几点：

1. 早期宜卧床休息，取侧卧位。平时也要注意多休息。

2. 经常修剪指甲，并保持清洁；皮疹部避免搔抓，以防继发细菌感染。

3. 皮疹早期为红斑、丘疹或小水疱时，可以外用炉甘石洗剂，一日多次，但涂药前应将药液充分摇匀，注意毛发较长部位不宜用；如果出现了水疱、大疱、血疱时应及时用清洁注射器抽吸，但注意尽量不要损伤疱壁；如果渗出较多，或者有大片糜烂、溃疡，甚至坏疽时，应遵医嘱用呋喃西林液或新霉素溶液湿敷；必要时用氦氖激光或红外线照射，效果更好。头皮有破损时，应尽量剪除局部头发，保持创面清洁，预防感染。

4. 加强营养，劳逸结合。在饮食方面禁忌吃油腻的食物、海鲜及蛋类，家禽也尽量不吃，吃些清淡的食物并给以易消化的饮食和充足的水分。老年人应该适度地进行体育锻炼，积极治疗各种慢性疾病，有效地提高机体抵抗力，从而防止本病的发生。

5. 不要过分紧张。有的患者皮肤上可能会出现大疱、血疱，甚至糜烂，但是不要紧张，如果治疗得当10天左右即可痊愈，治愈后一般不会复发。

6. 预防继发细菌感染。不要摩擦患处，避免水疱破裂。可外用中草药或雷夫奴尔湿敷，促使水疱干燥、结痂。某些患者在皮损完全消失后，仍遗留有神经痛，这时可采取局部封闭、理疗等缓解疼痛。

酒渣鼻

酒渣鼻，又称玫瑰痤疮，是一种主要发生于面部中央的红斑和毛细血管扩张的慢性炎症性皮肤病。本病好发于颜面中部，以鼻尖、鼻翼为主，其次为颊部、颏部、前额，常对称分布，多发于中年人，妇女较多，患者多并发皮脂溢，颜面犹如涂脂。皮损表现为红斑、毛细血管扩张和有炎症的毛囊丘疹及脓疱等。病程缓慢，可分为红斑期、丘疹期、肥大期三期，但无明显界限。中医认为酒渣鼻多与肺胃积热，毒热蕴结，血热亢盛，气血瘀滞，肝郁气滞等原因有关。在相关穴位拔罐可以清肺胃之热，疏肝解郁，调节肝肾，从而缓解症状。

【选穴定位】

印堂：位于前额部，当两眉头连线的中点处。取穴位时，患者可以采用正坐或仰靠、仰卧姿势，两眉头连线中点即是。

颧髎：位于面部，当目外眦直下，颧骨下缘凹陷处。正坐或仰卧位，在目外眦直下，颧骨下缘凹陷处取穴。

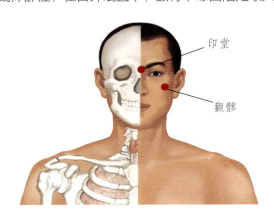

大椎：位于颈部下端，背部正中线上，第7颈椎棘突下凹陷中。取穴时正坐低头，可见颈背部交界处椎骨有一高突，并能随颈部左右摆动而转动者即是第7颈椎，其下为大椎穴。

肺俞：位于背部，当第3胸椎棘突下，旁开1.5寸。大椎穴往下推3个椎骨，即为第3胸椎，其下缘旁开约2横指（食、中指）处为取穴部位。

胃俞：位于背部，当第12胸椎棘突下，旁开1.5寸。取穴时，可采用俯卧的取穴姿势，该穴位于背部，当第12胸椎棘突下，左右旁开2指宽处即是。

支沟：位于前臂背侧，当阳池与肘尖的连线上，腕背横纹上3寸，尺骨与桡骨之间。

养老：位于前臂背面尺侧，当尺骨小头近端桡侧凹陷中。取穴时，屈肘，掌心向胸，在尺骨小头的桡侧缘上，与尺骨小头最高点平齐的骨缝中是穴。

合谷：位于第1、第2掌骨间，当第2掌骨桡侧的中点处。取穴时，以一手的拇指掌面指关节横纹，放在另一手的拇、食指的指蹼缘上，屈指当拇指尖尽处为取穴部位。

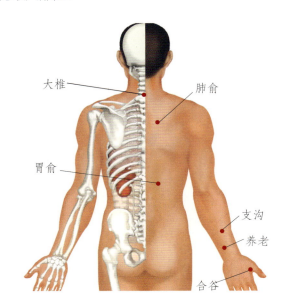

血海：位于大腿内侧，髌底内侧端上2寸，当股四头肌内侧头的隆起处。取穴时，坐位，屈膝成90°，医者立于患者对面，用左手掌心对准右髌骨中央，手掌伏于其膝盖上，拇指尖所指处为取穴部位。

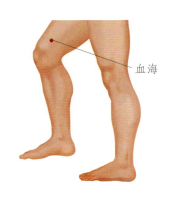

足三里：位于小腿前外侧，当犊鼻下3寸，距胫骨前缘1横指（中指）。取穴时，站位，用同侧手张开虎口围住髌骨上外缘，余4指向下，中指尖处为取穴部位。

三阴交：位于小腿内侧，当足内踝尖上3寸，胫骨内侧缘后方。取穴时以手4指并拢，小指下边缘紧靠内踝尖上，食指上缘所在水平线在胫骨后缘的交点，为取穴部位。

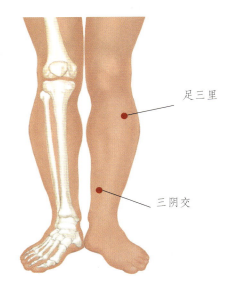

足三里
三阴交

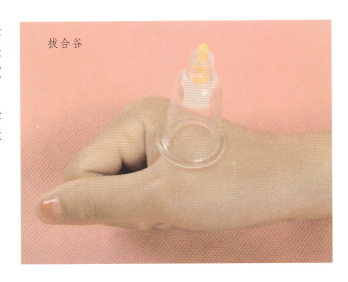

拔合谷

方法二：1. 让患者取俯卧位，对肺俞、胃俞、大椎进行消毒。在治疗前要与患者沟通，消除其紧张心理。

2. 用三棱针叩刺已消毒的穴位，至皮肤发红，微微出血。建议施针者具有一定针灸知识，以免对患者造成伤害。

3. 将罐吸拔在叩刺过的穴位上，留罐15~20分钟。起罐后，对拔罐部位皮肤进行消毒，必要时涂以龙胆紫药水。这样的治疗两日1次，连续10次为1个疗程。

【拔罐方法】

方法一：让患者取坐位，把罐吸拔在印堂、颧髎、养老、支沟、血海、合谷、三阴交、足三里，每穴留罐10分钟，每日1次。因拔罐后会有罐印留下，所以不能接受面部留有罐印的患者可不对其面部拔罐。拔罐时可根据患者体质同时对上述穴位拔罐，也可分开拔罐。

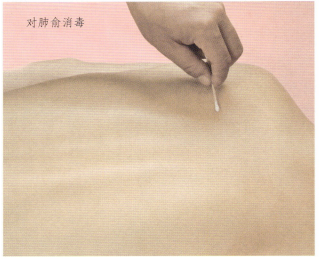

对肺俞消毒

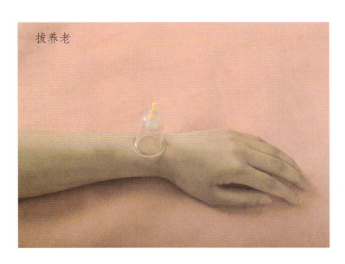

拔养老

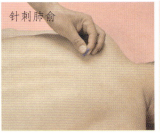

针刺肺俞

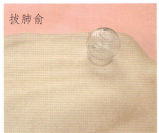

拔肺俞

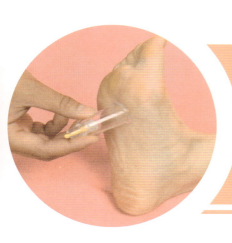

第五章

妇科、男科疾病的拔罐疗法

痛经

痛经也称行经腹痛，是指妇女在行经前后或正值行经期间，小腹及腰部疼痛，甚至剧痛难忍，常伴有面色苍白，头面冷汗淋漓，手足厥冷，泛恶呕吐，并随着月经周期而发作。现代医学研究表明，长期痛经和月经不调的女性，容易引起色斑、暗疮，诱发妇科炎症，导致头疼失眠，情绪抑郁焦躁，导致不孕不育等数十种疾病的发生，是女人不能忽视的健康隐患。中医认为，痛经主要病机在于邪气内伏，经血亏虚，导致胞宫的气血运行不畅，"不通则痛"；或胞宫失于濡养，"不荣则痛"，因此导致痛经。在相关穴位拔罐可以调节气血、滋养肝脏，从而治疗疾病。

【选穴定位】

肝俞： 位于背部，当第9胸椎棘突下，旁开1.5寸。由平双肩胛骨下角之椎骨（第7胸椎），往下推2个椎骨，即第9胸椎棘突下缘，旁开约2横指（食、中指）处为取穴部位。

脾俞： 位于背部，当第11胸椎棘突下，旁开1.5寸。与肚脐中相对应处即为第2腰椎，由第2腰椎往上摸3个椎体，即为第11胸椎，其棘突下缘旁开约2横指（食、中指）处为取穴部位。

肾俞： 位于腰部，当第2腰椎棘突下，旁开1.5寸。与肚脐中相对应处即为第2腰椎，其棘突下缘旁开约2横指（食、中指）处为取穴部位。

次髎： 位于骶部，当髂后上棘内下方，适对第2骶后孔处。取穴时俯卧，骨盆后面，从髂嵴最高点向内下方骶角两侧循摸一高骨突起，即是髂后上棘，与

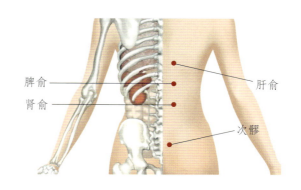

之平齐，骶骨正中突起处是第1骶椎棘突，髂后上棘与第2骶椎棘突之间即第2骶后孔，此为取穴部位。

三阴交： 位于小腿内侧，当足内踝尖上3寸，胫骨内侧缘后方。取穴时以手4指并拢，小指下边缘紧靠内踝尖上，食指上缘所在水平线在胫骨后缘的交点，为取穴部位。

足三里： 位于小腿前外侧，当犊鼻下3寸，距胫骨前缘1横指（中指）。取穴时，站位，用同侧手张开虎口围住髌骨上外缘，余4指向下，中指尖处为取穴部位。

地机： 位于小腿内侧，当内踝尖与阴陵泉的连线上，阴陵泉下3寸，胫骨内侧缘。

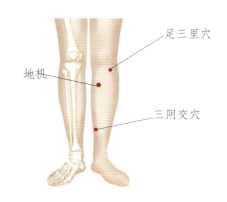

205

关元:位于下腹部,前正中线上,在脐中下3寸。

归来:位于下腹部,当脐中下4寸,距前正中线2寸(前正中线上,耻骨联合上缘上1横指处,再旁开2横指处为取穴部位)。

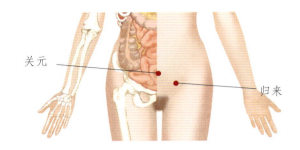

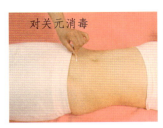
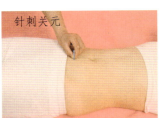
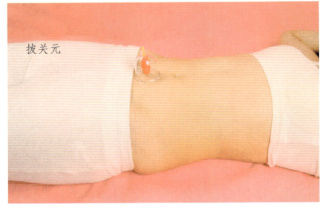

【拔罐方法】

方法一: 1. 在患者经期前2~3天或者在月经期间进行拔罐。让患者取俯卧位,将罐吸拔在次髎穴上,留罐15~20分钟,拔罐时关注罐内皮肤的变化,当皮肤充血或有瘀血拔出时即可起罐。起罐后要对皮肤进行消毒处理。

2. 让患者取仰卧位,将罐吸拔在关元、归来、三阴交、足三里,留罐15~20分钟,起罐后,对拔罐部位进行消毒处理,以免皮肤感染。这样的治疗每日1次,7次为一个疗程。

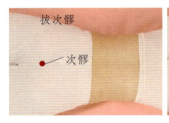
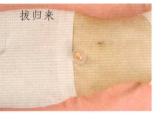

方法二: 1. 让患者取仰卧位,对关元、归来、三足里、三阴交、地机进行消毒。在消毒过程中,要缓解患者情绪,以免患者在接下来的操作中身体抖动,影响针刺。

2. 用毫针针刺已消毒的穴位,得气后不出针。此步操作要求施罐者能够熟练使用针灸疗法。针刺深度要把握准确。

3. 把罐吸拔在针刺后的穴位上,留罐10~15分钟。起罐后,把针拔出,对拔罐部位进行消毒。上述操作完毕,再让患者取俯卧位,对肝俞、脾俞、肾俞同样用留针罐法把罐吸拔在穴位上,留罐10~15分钟,每日1次,10次为1疗程。

温馨小贴士

生活中有过痛经的女性都知道,痛经有时候真的无法忍受,给生活和工作都带来了严重的影响。有痛经的女性更应该注意生活中做好调理,那么对于痛经女性怎样进行调理呢?食疗是缓解痛经的最简单的方法,在经期食用可减轻症状。

山楂桂枝红糖汤

食材:山楂肉15克,桂枝5克,红糖30~50克。

做法:将山楂肉、桂枝装入瓦煲内,加清水2碗,用文火煎剩1碗时,加入红糖,调匀,煮沸即可。

治疗效果:具有温经通脉,化瘀止痛功效。适用于妇女寒性痛经症及面色无华者。

鸡蛋当归姜汤

食材:鸡蛋1枚,当归15克,干姜5克,红枣15克(去核),陈皮5克,米酒20ml。

做法:将当归、干姜、陈皮加水煮沸30分钟,去渣,将鸡蛋打散和米酒红枣放入药汁,再煮沸至红枣烂,饮汤吃蛋枣。

治疗效果:主要治疗痛经气血虚弱型:经期或经净后,小腹绵绵作痛,按之痛减,经色淡,质清稀,面色苍白,精神倦怠,舌质淡红,苔薄白,脉虚细。

注意事项:(1)热盛出血者禁服当归,湿盛中满及大便溏泄者、孕妇慎服当归;

(2)阴虚内热、血热妄行者禁服干姜,且干姜恶黄连、黄芩、天鼠矢。

月经不调

月经不调是指月经的周期、时间长短、颜色、经量、质地等发生异常改变的一种妇科常见疾病。临床表现为月经时间提前或延后、量或多或少、颜色或鲜红或淡红、经质或清稀或赤稠，并伴有头晕、心跳快、心胸烦闷，容易发怒、夜晚睡眠不好、小腹胀满、腰酸腰痛、精神疲倦等症状。中医认为月经不调是由于血热、肾气气亏、气血虚弱等原因。大多患者都由于体质虚弱、内分泌失调所致。在相关穴位拔罐可以调节气血，滋养肝肾，对治疗有积极的作用。

【选穴定位】

命门：位于腰部，当后正中线上，第2腰椎棘突下凹陷处。取穴时采用俯卧的姿势，指压时，有强烈的压痛感。

肾俞：位于腰部，当第2腰椎棘突下，旁开1.5寸。与肚脐中相对应处即为第2腰椎，其棘突下缘旁开约2横指（食、中指）处为取穴部位。

次髎：位于骶部，当髂后上棘内下方，适对第2骶后孔处。取穴时俯卧，骨盆后面，从髂嵴最高点向内下方骶角两侧循摸一高骨突起，即是髂后上棘，与之平齐，髂骨正中突起处是第1骶椎棘突，髂后上棘与第2骶椎棘突之间即第2骶后孔，此为取穴部位。

关元俞：位于身体骶部，当第5腰椎棘突下，左右旁开2指宽处。

气海俞：位于腰部，当第3腰椎棘突下，旁开1.5寸。取穴时俯卧，与肚脐中相对应处即为第2腰椎，第2腰椎往下摸1个椎体，即为第3腰椎，其棘突下缘旁开约2横指（食、中指）处为取穴部位。

腰俞：位于骶部，当后正中线上，适对骶管裂孔。取穴时一般采用俯卧姿势，腰俞穴位于腰部，臀沟分开处即是。

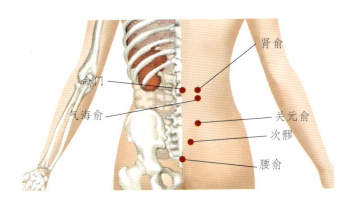

三阴交：位于小腿内侧，当足内踝尖上3寸，胫骨内侧缘后方。取穴时以手4指并拢，小指下边缘紧靠内踝尖上，食指上缘所在水平线在胫骨后缘的交点，为取穴部位。

足三里：位于小腿前外侧，当犊鼻下3寸，距胫骨前缘1横指（中指）。取穴时，站位，用同侧手张开虎口围住髌骨上外缘，余4指向下，中指尖处为取穴部位。

关元：位于下腹部，前正中线上，在脐中下3寸。

归来：位于下腹部，当脐中下4寸，距前正中线2寸（前正中线上，耻骨联合上缘上1横指处，再旁开2横指处为取穴部位）。

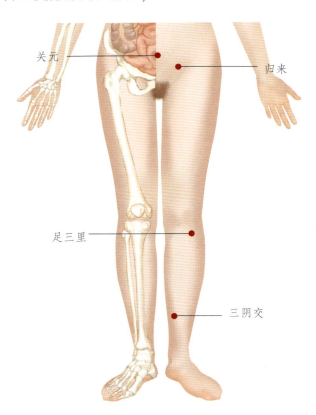

血海：位于大腿内侧，髌底内侧端上2寸，当股四头肌内侧头的隆起处。取穴时，坐位，屈膝成90°，医者立于患者对面，用左手掌心对准右髌骨中央，手掌伏于其膝盖上，拇指尖所指处为取穴部位。

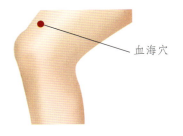

【拔罐方法】

方法一： 1. 让患者取仰卧位，对关元、血海进行消毒。关元穴是人体上的一个重要穴位，对其拔罐可调节内分泌，达到治疗生殖系统疾病的目的。

2. 消毒后，用三棱针分别点刺关元，血海3~5下，以皮肤潮红或微微出血为度。同时施罐者要缓解患者情绪，避免患者精神紧张，影响施针。

3. 把罐吸拔在针刺后的穴位上，留罐10~15分钟。拔罐完毕后，再让患者取俯卧位，用同样的方法对命门、腰俞、气海俞、关元俞进行刺络拔罐。这样的治疗每日或隔日1次。

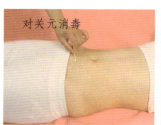
对关元消毒

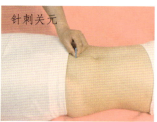
针刺关元

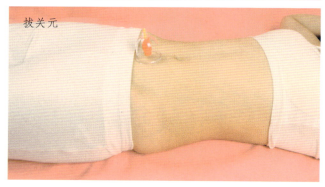
拔关元

方法二： 1. 让患者取俯卧位，充分暴露背部。拔罐前先在灌口和背部涂上润滑油，以免皮肤干燥，走罐时拉伤皮肤。

2. 把罐吸拔在命门穴上，然后在命门至腰俞，足太阳膀胱经的肾俞到次髎来回走罐，直至皮肤出现瘀血为止。起罐后，擦去润滑油，并对皮肤进行消毒。

3. 起罐结束后，用毫针针刺关元、归来、足三里、三阴交，留针。此步操作要求施罐者能够熟练使用针灸疗法，以免对患者造成伤害。

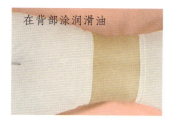
在背部涂润滑油

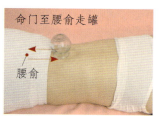
命门至腰俞走罐

4. 把罐拔于针上。留罐10~15分钟。起罐后，对拔罐部位皮肤进行消毒，这样的治疗每日1次，10次为一个疗程。

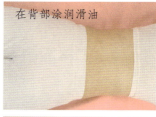
在背部涂润滑油

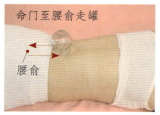
命门至腰俞走罐

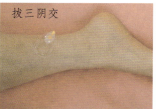
拔三阴交

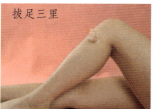
拔足三里

温馨小贴士

拔罐疗法对本病有较好的疗效，但要坚持多疗程治疗，以巩固疗效。在预防和护理方面要注意以下几点：

1. 保持精神愉快，避免精神刺激和情绪波动，个别在月经期有下腹发胀、腰酸、乳房胀痛、轻度腹泻、容易疲倦、嗜睡、情绪不稳定、易怒或易忧郁等现象，均属正常，不必过分紧张。

2. 注意卫生，预防感染。注意外生殖器的卫生清洁。月经期绝对不能性交。注意保暖，避免寒冷刺激。避免过劳。经血量多者忌食红糖。

3. 内裤要柔软、棉质，通风透气性能良好，要勤洗勤换，换洗的内裤要放在阳光下晒干。

4. 月经期应遵循平衡膳食的原则，并结合月经期特殊的生理需要，为自己搭配合理膳食，同时要注意饮食宜忌，以确保健康。经期女性要多吃补血食品。月经期妇女全身抵抗下降，为了不影响女性的日常生活、工作和社交活动，确保身体健康，所以月经失血就要通过补血来调理。这些补血食品再合理搭配其他的食品，就可以满足经期的生理需要，如姜枣红糖水、山楂桂枝红糖汤、姜汁薏苡仁粥、黑木耳红枣饮料等都是很好的补血食物，含铁、蛋白质等物质丰富，汤又是热性，所以很适合经期服用。常见的补血食品还有黑豆、胡萝卜、面筋、菠菜、金针菜、龙眼肉等。

5. 女性在月经期不能随便饮茶。经血中含有高铁血红蛋白、血浆蛋白和血色素等成分，所以在经期或经期过后要多吃含铁丰富的食品。

总之，绝大多数女性在一生中都会或多或少经历月经失调。只要平时多注意身心健康，适当锻炼就可减少它的发生。如果发生了也无需紧张，及时调整自己和及时就医，就可将危害减少到最低。

慢性盆腔炎

盆腔炎是指妇女盆腔内生殖器官及其周围组织受细菌感染后引起的炎症病变。炎症可以是一部分单独发生，也可以是几部分同时发生。大多因流产、分娩、产褥、刮宫术消毒不严、经期不卫生等，被细菌感染后而引发。本病有急性与慢性之分，急性治疗不当，可迁延成慢性。急性期表现为高热寒战，下腹胀痛，白带增多，呈脓样，有腥臭气味，伴有腹泻或便秘；慢性期表现为下腹隐痛及有下坠感，腰骶酸痛，月经失调，痛经，低热，白带增多，精神不振，重者可导致不孕症。中医认为本病的病理性质以肾气不足、带脉失约为本，湿热、瘀血、寒凝、痰湿为标，属于本虚标实证，其病理变化与月经周期有关：月经后期由于胞宫空虚，体内肝肾精血趋于暂时不足阶段，机体防御功能降低，病邪乘虚而作；月经前期肾虚肝郁影响脾运，湿邪下注，致本病诸症多于月经前后发作或加重。在相关穴位拔罐可以祛除湿邪、活血化瘀、培补元气，增强身体免疫力，对该病有一定疗效。

【选穴定位】

大椎：位于颈部下端，背部正中线上，第7颈椎棘突下凹陷中。取穴时正坐低头，可见颈背部交界处椎骨有一高突，并能随颈部左右摆动而转动者即是第7颈椎，其下为大椎穴。

肝俞：位于背部，当第9胸椎棘突下，旁开1.5寸。由平双肩胛骨下角之椎骨（第7胸椎），往下推2个椎骨，即第9胸椎棘突下缘，旁开约2横指（食、中指）处为取穴部位。

命门：位于腰部，当后正中线上，第2腰椎棘突下凹陷处。取穴时采用俯卧的姿势，指压时，有强烈的压痛感。

曲池：位于肘横纹外侧端，屈肘时当尺泽与肱骨外上髁连线中点。取穴时，仰掌屈肘成45°，肘关节桡侧，肘横纹头为取穴部位。

肾俞：位于腰部，当第2腰椎棘突下，旁开1.5寸。与肚脐中相对应处即为第2腰椎，其棘突下缘旁开约2横指（食、中指）处为取穴部位。

次髎：位于骶部，当髂后上棘内下方，适对第2骶后孔处。取穴时俯卧，骨盆后面，从髂嵴最高点向内下方骶角两侧循摸一高骨突起，即是髂后上棘，与之平齐，髂骨正中突起处是第1骶椎棘突，髂后上棘与第2骶椎棘突之间即第2骶后孔，此为取穴部位。

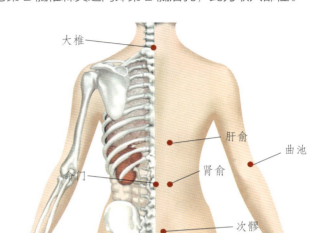

关元：位于下腹部，前正中线上，在脐中下3寸。

归来：位于下腹部，当脐中下4寸，距前正中线2寸（前正中线上，耻骨联合上缘上1横指处，再旁开2横指处为取穴部位）。

血海：位于大腿内侧，髌底内侧端上2寸，当股四头肌内侧头的隆起处。取穴时，坐位，屈膝成90°，医者立于患者对面，用左手掌心对准右髌骨中央，手掌伏于其膝盖上，拇指尖所指处为取穴部位。

三阴交：位于小腿内侧，当足内踝尖上3寸，胫骨内侧缘后方。取穴时以手4指并拢，小指下边缘紧靠内踝尖上，食指上缘所在水平线在胫骨后缘的交点，为取穴部位。

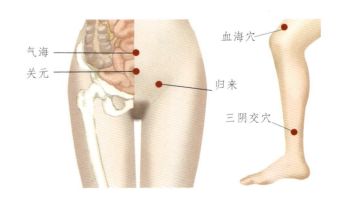

【拔罐方法】

方法一： 让患者取俯卧位，先把罐吸定在肝俞、肾俞、命门、大椎、曲池的任一穴位，然后稍加推拉或旋转立即向上提拉罐具，使之脱离皮肤，发出"啪"的响声，如此反复操作，以上每穴用响罐法吸拔5~10次，以皮肤潮红或呈紫红色为度。这样的治疗每日1次，7次为1疗程。

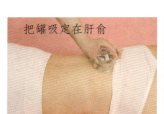
把罐吸定在肝俞

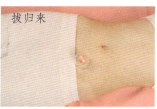
拔归来

方法二： 选择两组穴位，第一组：关元、气海、归来，第二组：肝俞、肾俞、次髎、三阴交，每次选用1组穴位，留罐15~20分钟。起罐后，对拔罐部位进行消毒。这样的治疗每日1次，两组穴位交替进行，7次为1疗程。

温馨小贴士

拔罐治疗盆腔炎周期较长，一般需要3~5疗程方可见效，症状缓解后尚需3~5疗程巩固疗效，因此患者要有耐心和信心配合治疗。在拔罐治疗本病的同时，要积极查治可能引发本病的其他疾病。日常要注意以下几点：

1. 注意月经期及平时卫生。宜勤洗澡，勤换衣，内裤要经常加热消毒及日晒处理；经常清洗外阴，防止感染；性生活前后要注意清洗，保持卫生；人工流产、分娩及妇科手术后一定要加强护理，防止细菌侵入。

2. 注意劳逸结合。要避免急躁情绪，树立治愈疾病的信心。生活中注意劳逸结合，适当地学一些强身体操，如太极拳、太极剑等，以促进康复。同时还要注意避孕，节制性生活，以减少人工流产手术及其他对宫腔的创伤机会，防止细菌再次侵入。

3. 注意饮食调理。患者宜食高蛋白、维生素丰富的营养饮食，包括瘦肉、猪肝、豆腐、鸡肉、水果、蔬菜等。烟、酒、浓茶等辛辣刺激性食物，则应严格禁止食用。

4. 局部热敷治疗。为了促进炎症吸收，加快血液循环，缓解组织粘连，改善局部营养，每天可用温热物品热敷小腹部。在家中可用热水袋、电子取暖器等，也可用粗盐炒热布包，进行热敷。

带下病

白带是指正常妇女阴道内流出的少量白色无味的分泌物。若在经期、排卵期或妊娠期白带增多，是妇女正常的生理现象。如果妇女阴道分泌物增多，且连绵不断，色黄、色红、带血，或黏稠如脓，或清稀如水，气味腥臭，就是带下病证。带下病患者常伴有心烦、口干、头晕、腰酸痛、小腹有下坠、肿痛感、阴部瘙痒、小便少，颜色黄，全身乏力等症状。中医认为，带下病的病机主要是脏腑功能失常，湿从内生；或下阴直接感染湿毒虫邪，致使湿邪损伤任带，使任脉不固，带脉失约，带浊下注胞中，流溢于阴窍所致。在相关穴位拔罐能清热排毒，滋养脏腑，缓解症状。

【选穴定位】

腰阳关： 位于腰部，当后正中线上，第4腰椎棘突下凹陷中。取穴时，俯卧位，腰部两髂嵴连线与后正中线相交处为取穴部位。

八髎： 位于骶椎。包括上髎、次髎、中髎和下髎，左右共八个穴位，分别在第一、二、三、四骶后孔中，合称"八髎"。

腰眼： 位于腰部，在第4腰椎棘突下，旁开约3.5寸凹陷中。

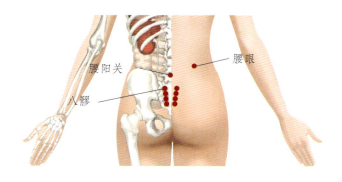

足三里： 位于小腿前外侧，当犊鼻下3寸，距胫骨前缘1横指（中指）。取穴时，站位，用同侧手张开虎口围住髌骨上外缘，余4指向下，中指尖处为取穴部位。

丰隆： 位于小腿前外侧，外踝尖上8寸，条口穴外，距胫骨前缘二横指（中指）。

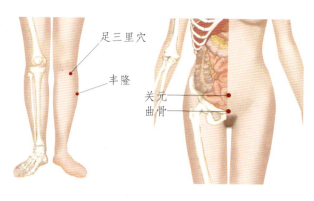

关元：位于下腹部，前正中线上，在脐中下3寸。
曲骨：位于腹下部耻骨联合上缘上方凹陷处。取穴时仰卧，于腹部中线，耻骨联合上缘凹陷处取穴。

【拔罐方法】

方法一： 1. 让患者取俯卧位，对腰阳关、腰眼、八髎进行消毒。施罐者在治疗前要了解患者有无其他疾病，是否适合拔罐。

2. 把毫针迅速刺入已消毒的穴上，然后立即出针。此步操作要求施罐者一定要把握好针刺的力度，过深或过浅都达不到治疗的效果。

3. 出针后将罐吸拔在穴位上，留罐10~15分钟，起罐后，对拔罐部位进行消毒。这样的治疗每隔3~4日1次，7次为一个疗程。

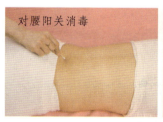
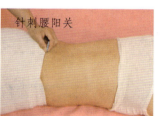
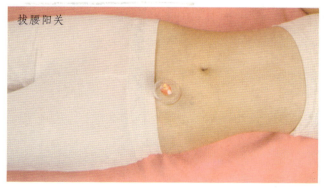

方法二： 1. 让患者取仰卧位，用艾条对关元、曲骨、足三里、丰隆分别灸10分钟，以有温热感为宜。小心操作，防止烫伤皮肤。

2. 将罐吸拔在已灸过的穴位，留罐10~15分钟。起罐后，对其穴位皮肤进行消毒处理，这样的治疗每隔1~3日1次。

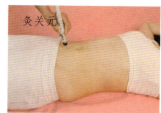
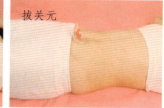

温馨小贴士

拔罐疗法对本病有较好的疗效，但要坚持多疗程治疗，以巩固疗效。要积极查治导致本病的其他病证。在预防和护理方面要注意以下几点：

1. 积极预防。平时应积极参加体育锻炼，增强体质，下腹部要保暖，防止风冷之邪入侵，饮食要有节制，不吃生冷辛辣和刺激性的食物，戒烟酒，免伤脾胃。注意阴部卫生，节制房事。经期禁止游泳，防止病菌上行感染；浴具要分开；有脚癣者，脚布与洗会阴布分开；提倡淋浴，厕所改为蹲式，以防止交叉感染。

2. 保健护理。根据带下的异常颜色及其特有症状，又有白带、黄带、赤带、青带、黑带、五色带之分。白带量多或有臭味，并伴不适症状者则为带下病，可因外感湿邪，或脾失健运、肾气不固、带脉失约所致，可予清化湿热、健脾化湿或益肾固涩止带之法治疗；黄带带下色黄如脓，黏腻秽臭，多见于生殖道炎症，治疗应以清热解毒、抗菌消炎、化湿止带；赤带乃阴道内流出红色而黏浊的分泌物，或有腥臭味者，对于伴有重糜之宫颈炎，应积极治疗，并定期组织普查，必要时作宫颈活检，排除宫颈癌；带下五色混杂，黏腻如脓状，秽臭异常，称为五色带，如为生殖道炎症所致，积极抗菌消炎，清解热毒，如为恶性肿瘤，应作手术和抗癌治疗。

闭经

闭经是妇科疾病中常见的症状，可以由各种不同的原因引起。通常将闭经分为原发性和继发性两种。凡年过18岁仍未行经者称为原发性闭经；在月经初潮以后，正常绝经以前的任何时间内（妊娠或哺乳期除外），月经闭止超过6个月者称为继发性闭经。这样的区分在很大程度上是人为的，因为引起原发和继发闭经的基本因素有时可能是相同的。但是在提供病因和预后的线索时，这种划分是有价值的，例如多数的先天性异常，包括卵巢或苗勒氏组织的发育异常，所导致的闭经被列入原发性闭经，而继发性闭经多数是由获得性疾病所引起，且较易治疗。中医认为闭经是由于肝肾不足，气血亏虚，血脉失通所致。在相关穴位拔罐可以调节气血，滋肾养阴。

【选穴定位】

大椎：位于颈部下端，背部正中线上，第7颈椎棘突下凹陷中。取穴时正坐低头，可见颈背部交界处椎骨有一高突，并能随颈部左右摆动而转动者即是第7颈椎，其下为大椎穴。

身柱：位于背部，当后正中线上，第3胸椎棘突下凹陷中。

肝俞：位于背部，当第9胸椎棘突下，旁开1.5寸。由平双肩胛骨下角之椎骨（第7胸椎），往下推2个椎骨，即第9胸椎棘突下缘，旁开约2横指（食、中指）处为取穴部位。

脾俞：位于背部，当第11胸椎棘突下，旁开1.5寸。与肚脐中相对应处即为第2腰椎，由第2腰椎往上摸3个椎体，即为第11胸椎，其棘突下缘旁开约2横指（食、中指）处为取穴部位。

肾俞：位于腰部，当第2腰椎棘突下，旁开1.5寸。与肚脐中相对应处即为第2腰椎，其棘突下缘旁开约2横指（食、中指）处为取穴部位。

命门：位于腰部，当后正中线上，第2腰椎棘突下凹陷处。取穴时采用俯卧的姿势，指压时，有强烈的压痛感。

气海：位于下腹部，前正中线上，当脐中下1.5寸。取穴时，可采用仰卧的姿势，直线连结肚脐与耻骨上方，将其分为十等分，从肚脐3/10的位置，即为此穴。

关元：位于下腹部，前正中线上，当脐中下3寸。

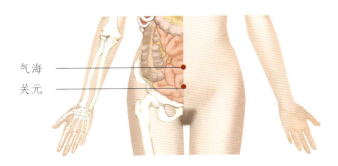

三阴交：位于小腿内侧，当足内踝尖上3寸，胫骨内侧缘后方。取穴时以手4指并拢，小指下边缘紧靠内踝尖上，食指上缘所在水平线在胫骨后缘的交点，为取穴部位。

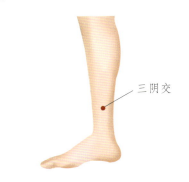

【拔罐方法】

方法一：选择两组穴位，第一组：大椎、肝俞、脾俞，第二组：身柱、肾俞、气海、三阴交。每天选择一组穴位，把罐吸拔在穴位上，留罐15分钟，每日1次，两组穴位交替使用。

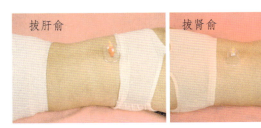

方法二：1. 选定三组穴位，第一组：大椎、肝俞、脾俞，第二组：身柱、肾俞、气海、三阴交，第三组：命门、关元。每次拔罐选择一组穴位，让患者取适当体位，对穴位皮肤进行消毒。

2. 用三棱针在已消毒的穴位上点刺，以微微出

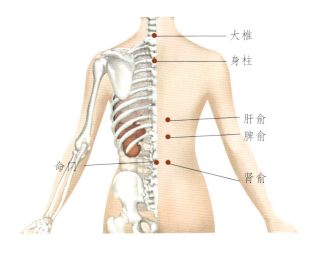

血为度。此步操作要求施罐者能够熟练使用针灸疗法，点刺的力度要把握得当，不要对患者造成伤害。

3. 将罐吸拔在针刺后的穴位上。留罐 15 分钟。起罐后，擦去血迹，并对拔罐部位进行消毒。这样的治疗每日 1 次。每次选择一组穴位，交替使用。

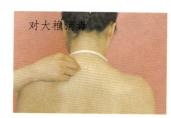
对大椎消毒

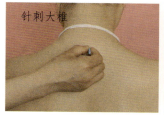
针刺大椎

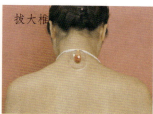
拔大椎

温馨小贴士

女性出现闭经前的症状后，除了要及时就医检查治疗之外，在预防和护理方面要注意以下几点：

1. 控制饮食摄入。肥胖者还应控制饮食，少吃甜食及含脂肪类丰富的食物，同时要采取各种有效措施来达到减肥的目的。

2. 适当服用药物。有些闭经患者经过身心调整或停服避孕药后，月经可自然恢复；有些闭经患者经用黄体酮、促排卵药等治疗后可恢复行经。

3. 保持心情舒畅。避免精神紧张与不良刺激，以免气血紊乱，影响月经的正常来潮。适当地进行体育锻炼和体力劳动，以增强体质，保证气血的正常运行。

4. 调整饮食习惯。不挑食、不偏食，多吃一些高蛋白食物，如蛋类、牛奶、瘦肉、鱼类、甲鱼、牡蛎、虾等以及蔬菜、水果，以保证足够的营养物质的摄入。

另外，在闭经患者的治疗中，积极治疗全身的急慢性疾病是治愈的关键，特别是胃肠道疾病、贫血及结核病等，以促进消化吸收，减少消耗。

乳腺炎

乳腺炎是指乳腺的急性化脓性感染，是产褥期的常见病，是引起产后发热的原因之一，最常见于哺乳妇女，尤其是初产妇。哺乳期的任何时间均可发生，而哺乳的开始最为常见。中医认为，乳房为肝胃二经所循，多因情志不舒或胃经蕴热，使乳汁瘀滞所致。在相应部位拔罐能够疏肝理气、行气通乳，缓解症状。

【选穴定位】

膻中：位于胸部，当前正中线上，平第 4 肋间，两乳头连线的中点。

乳根：位于胸部，当乳头直下，乳房根部，第 5 肋间隙，距前正中线 4 寸。

肩井：位于大椎穴与肩峰连线中点，肩部最高处。取穴时，一般采用正坐、俯伏或者俯卧的姿势，此穴位于肩上，前直乳中，当大椎与肩峰端连线的中点，即乳头正上方与肩线交接处。

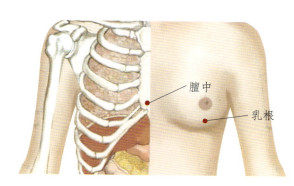

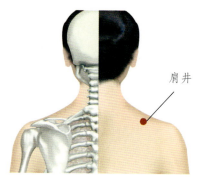

【拔罐方法】

方法一：1. 让患者取仰卧位，对膻中穴穴位皮肤进行消毒。膻中穴是人体的重要穴位，在膻中穴拔罐不仅能够治疗乳腺炎，还可催乳。

2. 消毒后，用三棱针对准膻中穴点刺数次，以微微出血为度。此步操作要求施罐者能够熟练使用针灸疗法，以免对患者造成伤害。

3. 将小号罐具吸拔在点刺过的穴位上，使其出血5~15ml。起罐后，擦去血迹，对穴位皮肤进行消毒。每日1次，一般3次即可痊愈。

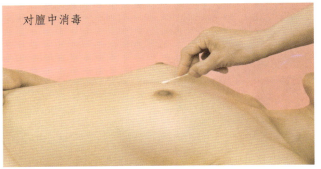

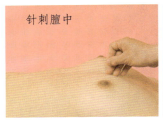

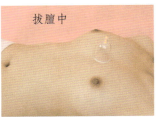

方法二：1. 让患者取坐位，对肩井、乳根进行消毒。在拔罐前要询问患者有无不适合拔罐的病症，以免对患者造成伤害。

2. 用三棱针对已消毒的穴位点刺，以微出血为度。在针刺过程中，要避免患者情绪过于紧张，影响治疗。

3. 将罐吸拔在点刺过的穴位上，留罐15分钟。起罐后，擦去血迹，并对拔罐部位进行消毒，以免感染，这样的治疗每日1次。

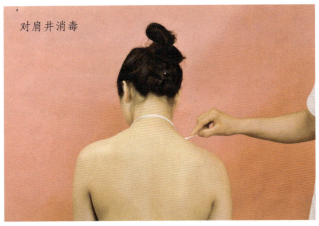

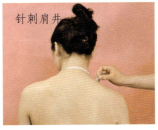

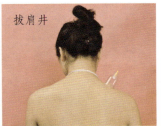

对于乳腺炎患者来讲，也分急性和慢性两类，其中急性乳腺炎最为常见，主要好发于女性产后哺乳期。此时女性的身体虚弱，婴儿喂乳可能会出现感染破裂的情况，所以当出现急性乳腺炎时，先不要着急服药。可以根据医生的治疗下进行饮食的调理。这里为初为人母的女性们讲解几点急性乳腺炎的日常饮食调理方：

调理方1：粳米、蒲公英。将蒲公英煎水取汁，加粳米煮粥，逐日分服。用于急性乳腺炎溃破后脓尽余热未清者。

调理方2：乳鸽1只、黄芪3克、枸杞子。将乳鸽洗净，黄芪、枸杞子用纱布包好与乳鸽同炖，熟后去药渣，吃鸽肉饮汤。用于乳腺炎溃破后恢复期。

调理方3：取粳米淘净煮粥，快熟时加白梅花，续煮顷刻即可，每日2次，温服。能健胃开胃、舒肝理气、清热解毒，症见胸部肿胀，内结硬块，排乳不畅等。

除了上述的饮食调理方，急性乳腺炎患者在日常饮食中还要遵循这几点原则：

1. 女性患者注意减少酒精的摄入，是在所有与饮食有关的能用来防止乳腺疾病的办法中最要害的。酒精会升高体内的雌激素水平，而雌激素水平过高则会致使胸部肿块。

2. 脂肪含量高的食物一方面阻止了雌激素的排出，同时会推进体内细菌的成长而使体内雌激素水平升高。急性乳腺炎患者一定要操控激素的摄入，少吃油炸食物。

乳腺增生

乳腺增生是指乳腺上皮和纤维组织增生，乳腺组织导管和乳小叶在结构上的退行性病变及进行性结缔组织的生长，其发病原因主要是由于内分泌激素失调。乳腺增生是女性最常见的乳房疾病，多发于30~50岁女性，发病高峰为35~40岁。近些年来该病发病率呈逐年上升的趋势，年龄也越来越低龄化。主要症状以乳房疼痛及乳房肿块为主，且多与月经周期情志变化，劳累过度等因素有关，或伴乳头痛、乳头溢液等。中医认为乳腺小叶增生系肝气郁结，与情绪不快、情志抑郁等因素有关。在相应穴位拔罐能够疏肝理气、滋养腑脏，缓解症状。

【选穴定位】

库房： 位于胸部，当第1肋间隙，距前正中线4寸。

膺窗： 位于胸部，当第3肋间隙，距前正中线4寸。（位于第2和第3肋骨之间，在乳头中心线上距离乳头2指处取穴。）

膻中： 位于胸部，当前正中线上，平第4肋间，两乳头连线的中点。

乳根： 位于胸部，当乳头直下，乳房根部，第5肋间隙，距前正中线4寸。

期门： 位于胸部，当乳头直下，第6肋间隙，前正中线旁开4寸（男性可取任意体位，女性取卧位，乳头直下，往下数两根肋骨处为取穴部位）。

阳陵泉： 位于小腿外侧，当腓骨头前下方凹陷处。

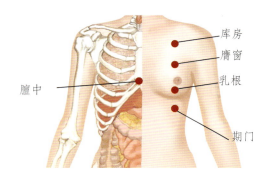

取穴时，坐位，屈膝成90°，膝关节外下方，腓骨小头前缘与下缘交叉处的凹陷，为取穴部位。

丰隆： 位于小腿前外侧，外踝尖上8寸，条口穴外，距胫骨前缘二横指（中指）。

肩井： 位于大椎穴与肩峰连线中点，肩部最高处。

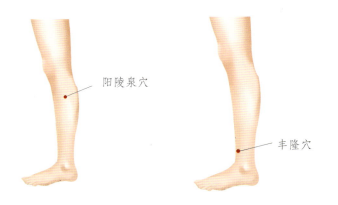

取穴时，一般采用正坐、俯伏或者俯卧的姿势，此穴位于肩上，前直乳中，当大椎与肩峰端连线的中点，即乳头正上方与肩线交接处。

天宗： 位于肩胛部，当冈下窝中央凹陷处，与第4胸椎相平。取穴时，垂臂，由肩胛冈下缘中点至肩胛下角做连线，上1/3与下2/3交点处为取穴部位，用力按压有明显酸痛感。

肝俞： 位于背部，当第9胸椎棘突下，旁开1.5寸。由平双肩胛骨下角之椎骨（第7胸椎），往下推2个椎骨，即第9胸椎棘突下缘，旁开约2横指（食、中指）处为取穴部位。

外关： 位于前臂背侧，当阳池与肘尖的连线上，腕背横纹上2寸，尺骨与桡骨之间。

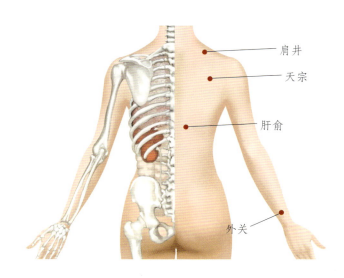

【拔罐方法】

方法一： 1. 让患者取仰卧位，对膻中、乳根、膺窗穴位皮肤进行消毒。有出血倾向的人不可使用刺络拔罐法。

2. 用三棱针点刺已消毒的穴位数次，以微出血为度。点刺的力度要把握准确，以免太深或太浅，影响治疗。

3. 将罐吸拔在点刺过的穴位上，留罐10~15分钟。起罐后，对穴位皮肤进行消毒。这样的治疗每周2~3次，10次为一个疗程。

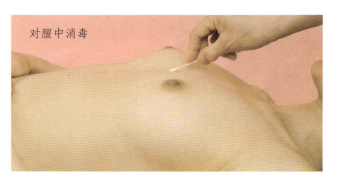

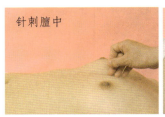
针刺膻中

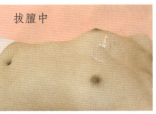
拔膻中

方法二： 1. 让患者取俯卧位或坐位，以方便舒适为宜。将罐吸拔在肩井、天宗、肝俞、外关，留罐10~15分钟。留罐时要密切关注罐内皮肤的变化，当皮肤充血或有瘀血拔出时即可起罐。起罐后要对穴位皮肤进行消毒。

2. 让患者取坐位或仰卧，以方便舒适为宜。将罐吸拔在库房、膺窗、膻中、乳根、期门、阳陵泉、丰隆，留罐10~15分钟。每日1次。上述拔罐可根据患者的体质选择其中的5~6个穴位拔罐，每次拔罐上述穴位交替使用。

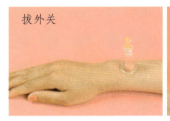
拔外关

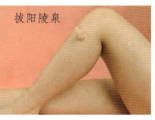
拔阳陵泉

温馨小贴士

乳腺增生的日常保健很重要，首先要保持一个好心情，乳腺增生最怕的就是你心情好！因为心情好了，卵巢的正常排卵就不会被坏情绪阻挠，孕激素分泌就不会减少，乳腺就不会因受到雌激素的单方面刺激而出现增生，已增生的乳腺也会在孕激素的照料下逐渐复原。

其次是睡觉要规律，规律睡眠不仅有利于平衡内分泌，更给体内各种激素提供了均衡发挥健康功效的良好环境。团结的力量大，各种激素协同合作自然能打败乳腺增生。

饮食方面也很关键，低脂高纤饮食遵循"低脂高纤"饮食原则，多吃全麦食品、豆类和蔬菜，增加人体代谢途径，减少乳腺受到的不良刺激。还有，控制动物蛋白摄入，以免雌激素过多，造成乳腺增生。补充维生素、矿物质，人体如果缺乏B族维生素、维生素C或钙、镁等矿物质，前列腺素E的合成就会受到影响，乳腺就会在其他激素的过度刺激下出现或加重增生。

妊娠呕吐

妊娠呕吐是指孕妇在早孕期间经常出现择食、食欲不振、轻度恶心呕吐、头晕、倦怠，称为早孕反应，一般于停经40天左右开始，孕12周以内反应消退，对生活、工作影响不大不需特殊处理。而少数孕妇出现频繁呕吐，不能进食，导致体重下降，脱水，酸碱平衡失调，以及水、电解质代谢紊乱，严重者危及生命。发病率为0.1%~2%，且多见于初孕妇，早孕时多见极少数症状严重，可持续到中、晚期妊娠。中医认为妊娠后月经停闭，血聚于下养胎，冲脉之气上逆（冲脉隶属于阳明），使胃失和降而致恶心、呕吐。在相应穴位拔罐能够疏肝和胃、降逆止呕，缓解症状。

【选穴定位】

大椎： 位于颈部下端，背部正中线上，第7颈椎棘突下凹陷中。取穴时正坐低头，可见颈背部交界处椎骨有一高突，并能随颈部左右摆动而转动者即是第7颈椎，其下为大椎穴。

身柱： 位于背部，当后正中线上，第3胸椎棘突下凹陷中。

厥阴俞： 位于背部，当第4胸椎棘突下，旁开1.5寸。取定穴位时，俯卧位，在第4胸椎棘突下，旁开1.5寸处取穴。

肝俞： 位于背部，当第9胸椎棘突下，旁开1.5寸。由平双肩胛骨下角之椎骨（第7胸椎），往下推2个椎骨，即第9胸椎棘突下缘，旁开约2横指（食、中指）处为取穴部位。

脾俞： 位于背部，当第11胸椎棘突下，旁开1.5寸。与肚脐中相对应处即为第2腰椎，由第2腰椎往上摸3个椎体，即为第11胸椎，其棘突下缘旁开约2横指（食、中指）处为取穴部位。

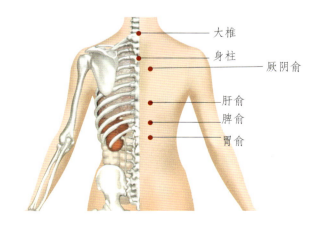

胃俞：位于背部，当第 12 胸椎棘突下，旁开 1.5 寸。取穴时，可采用俯卧的取穴姿势，该穴位于背部，当第 12 胸椎棘突下，左右旁开 2 指宽处即是。

中脘：位于上腹部，前正中线上，当脐中上 4 寸。取穴时，可采用仰卧位，脐中与胸剑联合部（心窝上边）的中点为取穴部位。

内关：位于前臂掌侧，当曲泽与大陵的连线上，腕横纹上 2 寸，掌长肌肌腱与桡侧腕屈肌肌腱之间。取穴时应要患者采用正坐或仰卧、仰掌的姿势，从近手腕之横皱纹的中央，往上约两指宽的中央。

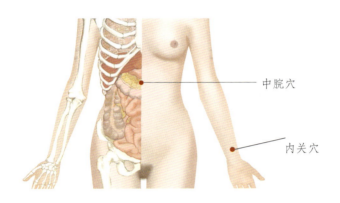

中脘穴

内关穴

【拔罐方法】

方法一：1. 让患者取坐位或俯卧，以方便舒适为宜。对大椎、肝俞、脾俞、身柱、胃俞穴位皮肤进行消毒。注意：对孕妇一定要注意保暖。拔罐时间不宜过长。

2. 用三棱轻叩已消毒的穴位，以微出血为度。此步操作要求施罐者针灸手法熟练，以免对孕妇造成伤害。

3. 把罐吸拔在点刺的穴位上。注意吸拔穴位时吸力不要太强。留罐 10 分钟。起罐时用力尽量轻柔。这样的治疗每日 1 次。

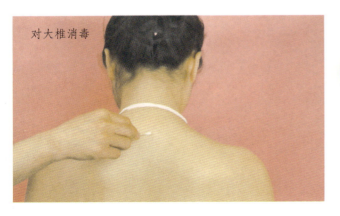

对大椎消毒

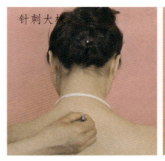

针刺大椎

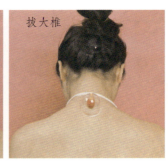

拔大椎

方法二：1. 患者取合适体位，对厥阴俞、中脘、内关穴位皮肤进行消毒。有出血倾向的患者不可用刺络拔罐法。

2. 用三棱针点刺已消毒的穴位，以微出血为度。在针刺过程中要缓解患者情绪，患者身体不可抖动，避免造成伤害。

3. 把罐吸拔在点刺后的穴位上，留罐 15~20 分钟。起罐后，擦去血迹，并对穴位皮肤进行消毒，以免感染。这样的治疗每日 1 次。

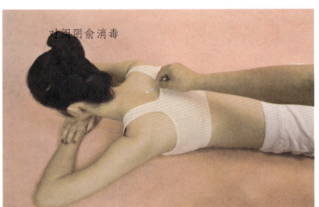

对厥阴俞消毒

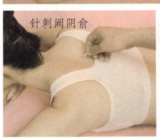

针刺厥阴俞

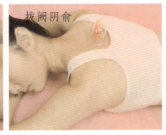

拔厥阴俞

温馨小贴士

拔罐疗法对本病有较好的疗效。在预防和护理方面要注意以下几点：

1. 对妊娠及妊娠后的早孕反应有正确的认识。妊娠是一个正常的生理过程，在妊娠早期出现的轻微恶心呕吐属于正常反应，不久即可消失，不应有过重的思想负担，保持情志的安定与舒畅。

2. 减少诱发因素，如烟、酒、厨房油烟的刺激，居室尽量布置得清洁、安静、舒适。避免油漆、涂料、杀虫剂等化学品的异味呕吐后应立即清除呕吐物，以避免恶性刺激，并用温开水漱口，保持口腔清洁。

3. 注意饮食卫生，饮食除注意营养及易消化之外，还应避免进食不洁、腐败、过期的食物以免损伤肠胃。

4. 保持大便的通畅。妊娠后容易出现大便秘结，应多饮水，或用■开水冲调蜂蜜，还可以多食新鲜的蔬菜、水果，如橘子、香蕉、西瓜、生梨、甘蔗等。

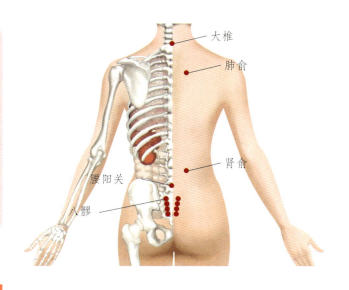

产后腹痛

产后腹痛，是妇女下腹部的盆腔内器官较多，出现异常时，容易引起产后腹痛，包括腹痛和小腹痛，以小腹部疼痛最为常见。临床症状是产后1～2天出现腹痛，3～4天自行消失。重症患者持续时间较长，哺乳时腹痛明显，同时子宫变硬，恶露增加。中医将产后腹痛归入"产后腹中疗痛"、"儿枕痛"范畴。病因为产后气血运行不畅，瘀滞不通则痛。可由于产后伤血，百脉空虚，血少气弱，推行无力，以致血流不畅而瘀滞；也可由于产后虚弱，寒邪乘虚而入，血为寒凝，瘀血内停，不通则痛而致。在相应穴位拔罐能够散寒止痛、活血化瘀，缓解症状。

【选穴定位】

大椎：位于颈部下端，背部正中线上，第7颈椎棘突下凹陷中。取穴时正坐低头，可见颈背部交界处椎骨有一高突，并能随颈部左右摆动而转动者即是第7颈椎，其下为大椎穴。

肺俞：位于背部，当第3胸椎棘突下，旁开1.5寸。大椎穴往下推3个椎骨，即为第3胸椎，其下缘旁开约2横指（食、中指）处为取穴部位。

肾俞：位于腰部，当第2腰椎棘突下，旁开1.5寸。与肚脐中相对应处即为第2腰椎，其棘突下缘旁开约2横指（食、中指）处为取穴部位。

八髎：位于骶椎。包括上髎、次髎、中髎和下髎，左右共八个穴位，分别在第一、二、三、四骶后孔中，合称"八髎"。

腰阳关：位于腰部，当后正中线上，第4腰椎棘突下凹陷中。取穴时，俯卧位，腰部两髂嵴连线与后正中线相交处为取穴部位。

足三里：位于小腿前外侧，当犊鼻下3寸，距胫骨前缘一横指（中指）。取穴时，站位，用同侧手张开虎口围住髌骨上外缘，余4指向下，中指尖处为取穴部位。

三阴交：位于小腿内侧，当足内踝尖上3寸，胫骨内侧缘后方。

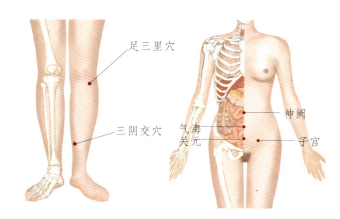

神阙：位于下腹部，前正中线上，肚脐凹陷处。

气海：位于下腹部，前正中线上，当脐中下1.5寸。取穴时，可采用仰卧的姿势，直线连结肚脐与耻骨上方，将其分为十等分，从肚脐3/10的位置，即为此穴。

关元：位于下腹部，前正中线上，在脐中下3寸。

子宫：位于下腹部，当脐中下4寸，中极旁开3寸。（患者卧位，在脐下4寸，旁开3寸处取穴。）

【拔罐方法】

方法一：1. 让患者取坐位或俯卧，以方便舒适为宜。将罐吸拔在大椎、肺俞、神阙、足三里，留罐

15~20分钟。注意吸拔穴位时吸力不要太强，起罐时动作要轻柔。

2. 起罐后，用艾条温灸各穴，每穴10分钟。艾灸时要防止烫伤皮肤，以有温热感为宜。这样的治疗每日1次，一般1~2次即可消除疼痛。

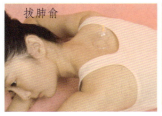
拔肺俞

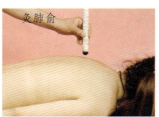
灸肺俞

方法二：1. 让患者取俯卧位，将罐吸拔于肾俞、腰阳关、八髎，留罐15~20分钟，留罐过程中，要注意观察罐内皮肤的变化，当皮肤充血有瘀血拔出时即可起罐。

2. 起罐后，再让患者取仰卧位，将罐吸拔在子宫、气海、关元、足三里、三阴交，痛止即止，1~2次为一个疗程。

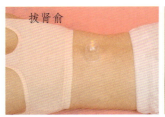
拔肾俞

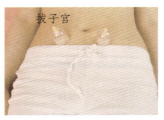
拔子宫

温馨小贴士

针对产后腹痛的饮食宜清淡，少吃生冷食物。山芋、黄豆、蚕豆、豌豆、零食、牛奶、白糖等容易引起胀气的食物，也应少食为宜。注意保持大便畅通，便质以偏烂为宜。产妇不要卧床不动，应及早起床活动，并按照体力渐渐增加活动量。产妇宜食用羊肉、山楂、红糖、红小豆等。常用食疗方法有当归生姜羊肉汤、八宝山楂饮、桂皮红糖汤、当归煮猪肝等。如果产妇腹痛较重并伴高热（39℃以上）、恶露秽臭色暗，应考虑感染加重，要立即就医，以免贻误病情。

产后缺乳

产后缺乳是指妇女产后乳汁分泌量少或无，不能满足婴儿的需要。现代医学认为，产后缺乳与孕前、孕期乳腺发育不良，或产妇体质虚弱，或分娩出血过多，或哺乳方法不对，或产妇过度疲劳，或产后情志失调等因素有关。中医认为，产后缺乳是由于产妇气血亏虚、不能生化乳汁，或因肝气郁结、气机不畅所致。在相应穴位拔罐能够补肝理气、补足气血，改善症状。

【选穴定位】

膻中：位于胸部，当前正中线上，平第4肋间，两乳头连线的中点。

乳根：位于胸部，当乳头直下，乳房根部，第5肋间隙，距前正中线4寸。

少泽：位于手小指末节尺侧，距指甲角0.1寸（沿手小指指甲底部与尺侧缘引线的交点为取穴部位）。

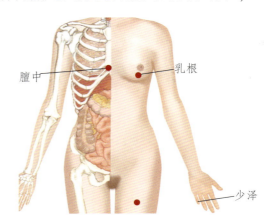

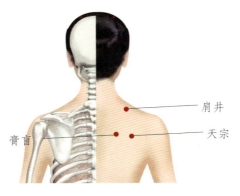

肩井：位于大椎穴与肩峰连线中点，肩部最高处。取穴时，一般采用正坐、俯伏或者俯卧的姿势，此穴位于肩上，前直乳中，当大椎与肩峰端连线的中点，即乳头正上方与肩线交接处。

膏肓：位于背部，当第4胸椎棘突下，旁开3寸。患者平坐床上，屈膝抵胸，前臂交叉，双手扶于膝上，低头，面额抵于手背，使两肩胛骨充分张开，在平第四胸椎棘突下，肩胛骨内侧缘骨缝处按压，觉胸肋间困痛，传至手臂，即是膏肓穴，掐痕做标记。

天宗：位于肩胛部，当冈下窝中央凹陷处，与第4胸椎相平。取穴时，垂臂，由肩胛冈下缘中点至肩胛下角做连线，上1/3与下2/3交点处为取穴部位，用力按压有明显酸痛感。

【拔罐方法】

方法一：让患者取坐位、俯卧（背部）或仰卧（腹部），以方便舒适为宜。将罐吸拔在天宗、肩井、膏肓、乳根、膻中，留罐20分钟，起罐后，要对穴位皮肤进行消毒，以防感染，这样的治疗每日或隔日1次，5次为一个疗程。

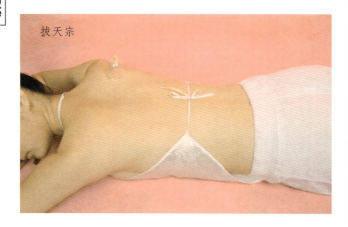

拔天宗

方法二：1. 让患者取坐位、俯卧（背部）或仰卧（腹部），以方便舒适为宜。对肝俞、期门、膻中、乳根、少泽进行消毒。操作过程中，要注意保暖。

2. 用三棱针叩刺已消毒的穴位，以微出血为度。叩刺的力度一定要掌握准确，以免没有效果或者对患者造成伤害。

3. 将罐吸拔在针刺部位（注意少泽穴只针刺不拔罐）。留罐15~20分钟。起罐后，要对穴位皮肤进行消毒处理。这样的治疗每日或隔日1次。3次为一个疗程。

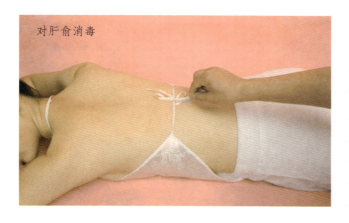

对肝俞消毒

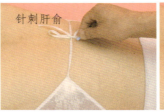

针刺肝俞

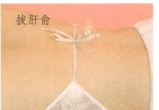

拔肝俞

温馨小贴士

从中医角度上说，产后缺乳分为气血虚弱和肝郁气滞两型：（1）气血虚弱型，患者症见：乳汁量少甚或全无，乳汁清稀，乳房柔软，无胀感，面色少华，头晕目眩，神疲食少，舌淡少苔，脉虚细。以益气补血，健脾通乳为主，可在炖汤中加入黄芪、党参、当归、王不留行、桔梗、熟地黄等。如归芪鲫鱼汤、黄芪穿山甲炖母鸡汤等。（2）肝郁气滞型，症见产后乳汁分泌少，甚或全无，胸胁胀闷，情志抑郁不乐，或有微热，食欲不振，舌质淡红，苔薄黄，脉弦细。以疏肝解郁，通络下乳为主，可加入柴胡、漏芦、通草、青皮、陈皮等，如猪蹄黄豆通草汤、莲藕红枣陈皮汤等。

正确、合理地注意生活、饮食、精神等方面的调理对缺乳的防治非常重要。及早开乳，养成良好的哺乳习惯，按需哺乳，勤哺乳，一侧乳房吸空后再吸另一侧。若婴儿未吸空，应将多余乳汁挤出。保证产妇充分的睡眠和足够的营养，但不要滋腻太过。应鼓励产妇少食多餐，多食新鲜蔬菜、水果，多饮汤水，多食催乳食品，如花生米、黄花菜、木耳、香菇等。还要保持乐观、舒畅的心情，避免过度的精神刺激。

更年期综合征

更年期综合征在中医学亦称"经绝前后诸证"。中医认为妇女停经前后肾气渐衰，脏腑功能逐渐衰退，使人体阴阳失去平衡，因而有面红潮热、眩晕头胀、烦躁易怒、抑郁忧愁、心悸失眠、阴道干涩灼热、腰酸背痛、骨质疏松等症状。中医认为病机分为虚实两种，虚者多由肾气不足，冲任未充；或肝肾亏虚，精血亏虚；或脾胃虚弱，气血乏源；或久病失血，冲任不能满盈，血海亏虚，无血可下。实者多由气滞血瘀，或痰湿壅滞，经闭阻塞，冲任不通而成。病位在肾与胞宫，与肝脾等脏器功能有关。拔罐可以调补肾气、活血通络，有助于气血的生化和运行。从而推迟更年期的到来，缓解相应症状。

【选穴定位】

心俞：位于背部，当第5胸椎棘突下，旁开1.5寸。由平双肩胛骨下角之椎骨（第7胸椎），往上推2个椎骨，即第5胸椎棘突下缘，旁开约2横指（食、中指）处为取穴部位。

膈俞：位于背部，当第7胸椎棘突下，旁开1.5寸。由平双肩胛骨下角之椎骨（第7胸椎），其棘突下缘旁开约2横指（食、中指）处为取穴部位。

肝俞：位于背部，当第9胸椎棘突下，旁开1.5寸。由平双肩胛骨下角之椎骨（第7胸椎），往下推2个椎骨，即第9胸椎棘突下缘，旁开约2横指（食、中指）处为取穴部位。

肾俞：位于腰部，当第2腰椎棘突下，旁开1.5寸。与肚脐中相对应处即为第2腰椎，其棘突下缘旁开约2横指（食、中指）处为取穴部位。

内关：位于前臂掌侧，当曲泽与大陵的连线上，腕横纹上2寸，掌长肌肌腱与桡侧腕屈肌肌腱之间。取穴时应要患者采用正坐或仰卧，仰掌的姿势，从近手腕之横皱纹的中央，往上约两指宽的中央。

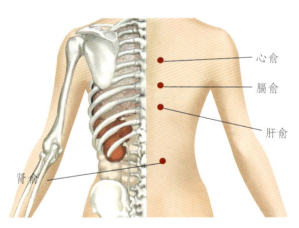

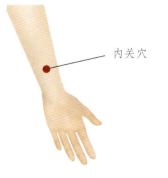

【拔罐方法】

方法一：1. 让患者取俯卧位，先用食指脂腹在心俞、膈俞、肾俞、肝俞上按摩3~5分钟，再让患者取仰卧位，用食指指腹在关元穴上按摩3~5分钟。

2. 将罐吸拔在穴位上，留罐20~25分钟。拔罐完毕，再将罐吸拔在关元穴上，留罐20~25分钟。每日1次，5次为一个疗程。

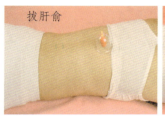
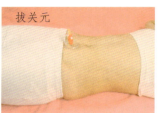

方法二：1. 让患者取俯卧位，暴露背部，对胸至骶段脊柱两旁全程膀胱经循行线进行消毒。

2. 消毒后，用已消毒的三棱针轻叩已消毒的部位至皮肤潮红。叩刺的力度一定要轻，以免刺伤皮肤。

3. 用疏排罐法，将罐吸拔在上述部位的部分穴位上，留罐15~20分钟，每日1次，10次为一个疗程。对头面烘热、心烦、失眠严重、多汗者加拔涌泉、劳宫，对头痛、头晕甚者，加拔太阳，但所加拔的穴位不用针刺，直接拔罐即可。

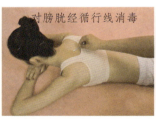
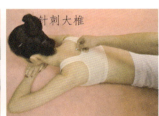

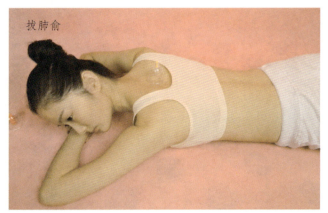

温馨小贴士

处于更年期的朋友，要注意自我调节：一是正确认识更年期是由于人体激素水平下降引起的生理现象，是不可逆转的自然发展规律；二是尽可能保持良好的精神状态，做到乐观豁达、积极向上、精神放松；三是尽可能多地参加社会活动，以开拓生活领域，充实生活内容，更好地维护心理健康，以减轻及避免更年期综合征的发生与发展。

更年期综合征患者也可在饮食上下功夫：

1. 宜食清淡。但要摄入富含蛋白质、维生素B族的食物，宜多吃瘦肉、猪心、鱼类、蛋类、乳类、豆类制品及粗粮如小米、玉米、麦片等。

2. 宜多食宁心安神食物，以改善神经衰弱综合症状。如鲜枣、百合、核桃、莲子、桂圆、酸枣仁、桑葚子等。

3. 宜多食新鲜蔬菜和水果，可以补充多种维生素，以减少神经症状。如菠菜、油菜、芹菜、西红柿、胡萝卜、甘蓝、黑木耳、蘑菇、香菇、梨、苹果等。

4. 宜食用植物油，防止血清胆固醇过高，预防心血管疾病。如豆油、玉米油、调和油、花生油等。

5. 宜多食含钙丰富的食物，防止骨质疏松。如猪排骨、牛奶、蛋、虾皮、海带、发菜、豆类、银耳、木耳、黄花菜、苋菜等。

6. 忌食动物肥肉、蛋黄、内脏及高糖食品。

7. 忌食辛辣刺激性食物。如葱、蒜、辣椒、胡椒；不喝酒、咖啡、可可、浓茶等。

遗精

遗精是指无性交而精液自行外泄的一种男性疾病。有梦（睡眠时）而精液外泄者为梦遗，无梦（清醒时）而精液外泄者为滑精，无论是梦遗还是滑精都统称为遗精。在未婚男青年中80%～90%的人有遗精现象，一般一周不超过1次属正常的生理现象；如果一周数次或一日数次，并伴有精神委靡、腰酸腿软、心慌气喘，则属于病理性。中医认为遗精的病位在心、肝、肾；病因为脏虚、湿热、痰火、瘀血；基本病机为脏虚失固，邪扰精室所致。在相关穴位拔罐可以祛除病邪、补肾固封，从而达到治疗的目的。

【选穴定位】

足三里：位于小腿前外侧，当犊鼻下3寸，距胫骨前缘1横指（中指）。取穴时，站位，用同侧手张开虎口围住髌骨上外缘，余4指向下，中指尖处为取穴部位。

三阴交：位于小腿内侧，当足内踝尖上3寸，胫骨内侧缘后方。取穴时以手4指并拢，小指下边缘紧靠内踝尖上，食指上缘所在水平线在胫骨后缘的交点，为取穴部位。

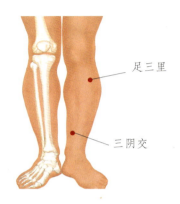

肾俞：位于腰部，当第2腰椎棘突下，旁开1.5寸。与肚脐中相对应处即为第2腰椎，其棘突下缘旁开约2横指（食、中指）处为取穴部位。

八髎：位于骶椎。包括上髎、次髎、中髎和下髎，左右共八个穴位，分别在第一、二、三、四骶后孔中，合称"八髎"。

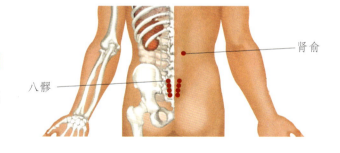

关元：位于下腹部，前正中线上，在脐中下3寸。

大赫：位于下腹部，当脐中下4寸，前正中线旁开0.5寸。取穴时，患者可采用仰卧的姿势，从肚脐到耻骨上方画一线，将此线五等分，从肚脐往下4/5点的左右一指宽处，即为此穴。

内关：位于前臂掌侧，当曲泽与大陵的连线上，腕横纹上2寸，掌长肌肌腱与桡侧腕屈肌肌腱之间。取穴时应要患者采用正坐或仰卧，仰掌的姿势，从近手腕之横皱纹的中央，往上约两指宽的中央。

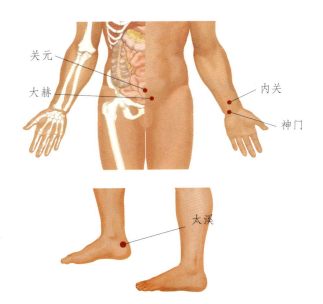

要求施罐者能够熟练使用针灸疗法,能够把握施针的力度,以免造成伤害。

3. 把罐吸拔在针刺过的穴位上,留罐10~15分钟。起罐后,擦去血迹,对穴位皮肤进行消毒。同理,让患者取俯卧位,用刺络拔罐法对肾俞、志室、腰阳关、关元俞进行拔罐。这样的治疗每日或隔日1次。

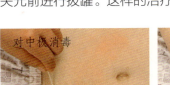
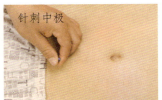
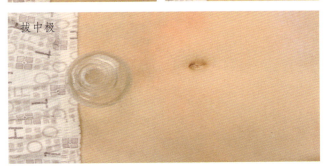

神门:位于腕部,腕掌侧横纹尺侧端,尺侧腕屈肌腱的桡侧凹陷处。取穴时仰掌,豌豆骨(手掌小鱼际肌近腕部有一突起圆骨)的桡侧,掌后第1横纹上取穴。

太溪:位于足内侧内踝后方,当内踝尖与跟腱之间的凹陷处。由足内踝尖向后推至凹陷处(大约当内踝尖与跟腱间之中点)为取穴部位。

【拔罐方法】

方法一:1. 让患者取俯卧位,在背部的肾俞、八髎拔罐,分别留罐10分钟。注意观察罐内皮肤变化,等罐内皮肤充血或拔出瘀血时即可起罐。

2. 背部拔罐完毕后,再让患者取仰卧位,在关元、大赫、足三里、内关、神门、太溪拔罐,留罐10分钟。起罐后对穴位皮肤进行消毒处理。这样的治疗每日1次。

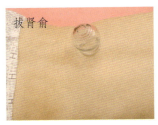
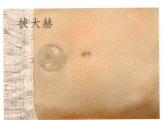

方法二:1. 让患者取仰卧位,对中极、关元、三阴交、足三里进行消毒。在操作过程中要注意对患者保暖,避免着凉感冒。

2. 用三棱针叩击已消毒的穴位皮肤。此步操作

温馨小贴士

遗精预防保健很重要,现介绍几点保健常识。

1. 勿把生理现象视为疾病,增加精神负担。成人未婚或婚后久别1～2周出现一次遗精,遗精后并无不适,这是生理现象。千万不要为此忧心忡忡,背上思想包袱,自寻烦恼。

2. 既病之后,不要过分紧张。遗精时不要中途忍精,不要用手捏住阴茎不使精液流出,以免败精贮留精宫,变生他病。遗精后不要受凉,更不要用冷水洗涤,以防寒邪乘虚而入。

3. 消除杂念。要调适情志,清心寡欲,陶冶情操,积极向上,惜精养身,节制房事,解除手淫。不看色情书画、录像、电影、电视。适当参加体育活动、体力劳动和文娱活动,增强体质,陶冶情操。

4. 慎起居。日常起居要有规律,晚餐不宜过饱,食物宜清淡,忌辛辣刺激性食物,加强营养,适当锻炼。少进烟、酒、茶、咖啡、葱蒜辛辣等刺激性物品。不用烫水洗澡,睡时宜屈膝侧卧位,被褥不宜过厚,内裤不宜过紧。

5. 遗精发生后,应在医生指导下进行有关检查,积极查治引发本病的其他疾病,由某些器质性疾病引起的遗精、滑精,应同时治疗原发病。

阳痿

阳痿是指成年男子阴茎不能勃起或勃起不坚，不能进行正常性生活的一种男性疾病。少数患者由器质性病变引起，如生殖器畸形、损伤及睾丸病证；大多数患者由精神、心理、神经功能、不良嗜好、慢性疾病等因素致病，如手淫、房事过度、神经衰弱、生殖腺功能不全、糖尿病、长期饮酒、过量吸烟等。大体可分为虚证阳痿及实证阳痿。中医认为阳痿是因男性阴阳平衡失调，因而出现的阴茎不能勃起、或者是勃起不坚或坚而不持久，以致不能完成性交的情况。在相关穴位拔罐可以疏通经络、滋养肾脏，从而治疗疾病。

【选穴定位】

曲泉：位于膝内侧，当膝关节内侧面横纹内侧端，股骨内侧髁的后缘，半腱肌、半膜肌止端的前缘凹陷处。取穴时，屈膝端坐，当膝内侧高骨（股骨内上髁）后缘，位于两筋前方，腘横纹头上方处为取穴部位。

三阴交：位于小腿内侧，当足内踝尖上3寸，胫骨内侧缘后方。取穴时以手4指并拢，小指下边缘紧靠内踝尖上，食指上缘所在水平线在胫骨后缘的交点，为取穴部位。

复溜：位于小腿内侧，太溪直上2寸，跟腱的前方。取穴时，正坐垂足或仰卧位，在太溪上2寸，当跟腱之前缘处取穴。

心俞：位于背部，当第5胸椎棘突下，旁开1.5寸。由平双肩胛骨下角之椎骨（第7胸椎），往上推2个椎骨，即第5胸椎棘突下缘，旁开约2横指（食、中指）处为取穴部位。

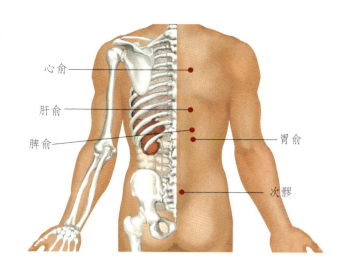

肝俞：位于背部，当第9胸椎棘突下，旁开1.5寸。由平双肩胛骨下角之椎骨（第7胸椎），往下推2个椎骨，即第9胸椎棘突下缘，旁开约2横指（食、中指）处为取穴部位。

脾俞：位于背部，当第11胸椎棘突下，旁开1.5寸。与肚脐中相对应处即为第2腰椎，由第2腰椎往上摸3个椎体，即为第11胸椎，其棘突下缘旁开约2横指（食、中指）处为取穴部位。

肾俞：位于腰部，当第2腰椎棘突下，旁开1.5寸。与肚脐中相对应处即为第2腰椎，其棘突下缘旁开约2横指（食、中指）处为取穴部位。

次髎：位于骶部，当髂后上棘内下方，适对第2骶后孔处。取穴时俯卧，骨盆后面，从髂嵴最高点向内下方骶角两侧循摸一高骨突起，即是髂后上棘，与之平齐，髂骨正中突起处是第1骶椎棘突，髂后上棘与第2骶椎棘突之间即第2骶后孔，此为取穴部位。

气海：位于下腹部，前正中线上，当脐中下1.5寸。取穴时，可采用仰卧的姿势，直线连结肚脐与耻骨上方，将其分为十等分，从肚脐3/10的位置，即为此穴。

关元：位于下腹部，前正中线上，在脐中下3寸。

大赫：位于下腹部，当脐中下4寸，前正中线旁开0.5寸。取穴时，患者可采用仰卧的姿势，从肚脐到耻骨上方画一线，将此线五等分，从肚脐往下4/5点的左右一指宽处，即为此穴。

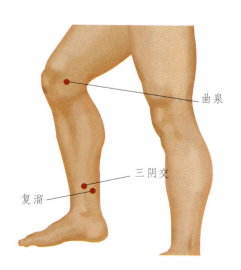

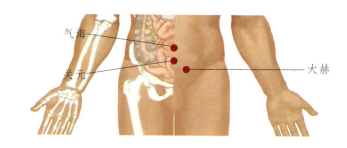

【拔罐方法】

方法一： 1. 让患者取俯卧位，把罐吸拔在肾俞穴上，留罐10~15分钟，注意观察罐皮肤变化，以皮肤充血为度。起罐后，要对皮肤进行消毒处理，以免皮肤感染。

2. 起罐后用艾条温灸肾俞穴10~15分钟。以皮肤有温热感为宜。同理，对气海、关元、三阴交进行同样的操作。这样的治疗每日1次，7次为1疗程。

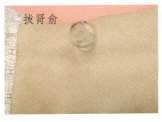
拔肾俞

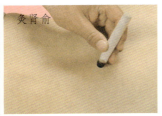
灸肾俞

方法二： 1. 让患者取俯卧位，充分暴露背部，把罐吸拔在心俞、肝俞、脾俞、肾俞、次髎，留罐10~15分钟。起罐后，对穴位皮肤进行消毒处理，以免皮肤感染。

2. 背上穴位吸拔完毕，再让患者取合适体位，在关元、大赫、曲泉、三阴交、复溜拔罐，留罐10~15分钟。这样的治疗每日1次，10次为1个疗程。

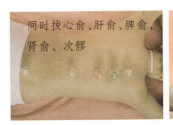
同时拔心俞、肝俞、脾俞、肾俞、次髎

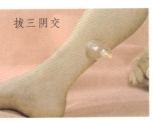
拔三阴交

温馨小贴士

拔罐疗法对本病有较好的疗效，但要坚持多疗程治疗，以巩固疗效。在预防和护理方面要注意以下几点：

首先患者要保持良好的心态，本病多数属于功能性，阳痿患者思想负担重，因此在治疗时要帮助患者疏导压力，解除不良的心理因素，树立治愈疾病的信心；

其次，要加强身体的锻炼，身体是革命的本钱，对于阳痿患者一定要加强体育锻炼，只有保持身体健康，疾病才不会趁虚而入。戒烟戒酒，性生活保持正常，注意节制房事和不进行性乱交；

另外，饮食也是非常关键的，阳痿患者在生活中应当遵循一个原则，就是多吃一些补肾壮阳之食物，从而达到温润肾脏、增补肾亏的目的。蔬菜类、肉食类、水果类都有许多具备补肾功能。比如肉食类的有羊肉、鹿肉、狗肉、鹌鹑肉、鸽子肉、乌鸡肉等等。菜类的有韭菜、山药、蒜黄等等。干果类有莲子、银杏、核桃等等。蔬菜类也有不少，在这里就不加以举例了。这些食物对男性的阳痿都有很好的预防和治疗功效，如果长期坚持使用，一定能起到很好的效果。

前列腺炎

前列腺炎是男性生殖系统的常见病。只有少数患者有急性病史，多表现为慢性、复发性经过。慢性前列腺炎有排尿延迟、尿后滴尿或滴出白色前列腺液、遗精、早泄、阳痿等症状。中医认为体内有寒积、热积、气积、血瘀等毒素在，这些毒素长期在体内蕴结，导致生理功能无法正常运转而发病。在相关穴位拔罐可以疏通经络、滋养肾脏，从而治疗疾病。

【选穴定位】

肾俞： 位于腰部，当第2腰椎棘突下，旁开1.5寸。与肚脐中相对应处即为第2腰椎，其棘突下缘旁开约2横指（食、中指）处为取穴部位。

膀胱俞： 位于骶部，当骶正中嵴旁1.5寸，平第2骶孔。

八髎： 位于骶椎。包括上髎、次髎、中髎和下髎，左右共八个穴位，分别在第一、二、三、四骶后孔中，合称"八髎"。

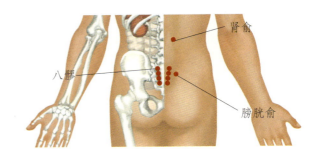

阴陵泉： 位于小腿内侧，当胫骨内侧髁后下方凹陷处。取穴时，坐位，用拇指沿小腿内侧骨内缘（胫骨内侧）由下往上推，至拇指抵膝关节下时，胫骨向内上弯曲之凹陷为取穴部位。

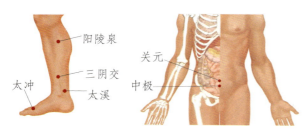

三阴交：位于小腿内侧，当足内踝尖上3寸，胫骨内侧缘后方。取穴时以手4指并拢，小指下边缘紧靠内踝尖上，食指上缘所在水平线在胫骨后缘的交点，为取穴部位）。

太冲：位于足背侧，当第1跖骨间隙的后方凹陷处。取穴时，由第1、第2趾间缝纹向足背上推，至其两骨联合缘凹陷中（约缝纹头上2横指）处，为取穴部位。

太溪：位于足内侧内踝后方，当内踝尖与跟腱之间的凹陷处。由足内踝尖向后推至凹陷处（大约当内踝尖与跟腱间之中点）为取穴部位。

关元：位于下腹部，前正中线上，在脐中下3寸。

中极：位于下腹部，前正中线上，当脐中下4寸。

【拔罐方法】

方法一：1. 让患者取俯卧位，对八髎穴区域皮肤进行消毒。

2. 消毒后，用三棱针针刺这八个穴位，使其微微出血。同时，施针者要缓解患者情绪，以免患者过于紧张影响治疗。

3. 针刺后，选择大小合适的罐具，吸拔在八髎穴上，留罐5分钟。起罐后，要用酒精棉珠对罐部位进行消毒，以防感染。

4. 操作结束后，再让患者取仰卧位，用同样的方法拔罐关元、阴陵泉、三阴交穴，留罐10~15分钟。这样的治疗每日1次，10次为1个疗程。

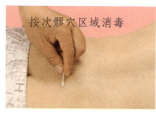
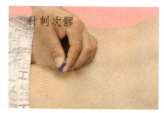
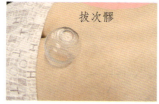
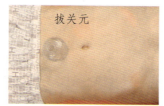

方法二：1. 让患者取坐位或仰卧（腹部），以方便舒适为宜。把罐吸拔在关元、中极、阴陵泉、三阴交、太冲，留罐10~15分钟。起罐后，要对穴位处皮肤进行消毒。

2. 操作结束后，再让患者取合适体位，把罐吸拔在肾俞、膀胱俞、太溪，留罐10~15分钟。起罐后，对穴位皮肤进行消毒。这样的治疗每日或隔日1次。

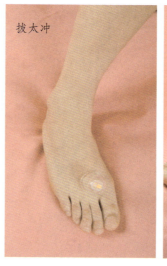
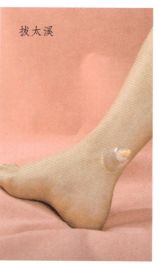

前列腺炎病人往往生活、饮食极不规律。因此在规范治疗的同时，尚需注意自我调护：

1. 正确认识前列腺炎，是常见病，多发病，并不是不治之症，更不用羞愧，减轻心理压力，只要积极治疗，做好自我调护，症状是可以缓解直至痊愈的；

2. 加强锻炼。根据个人情况选择爬山、慢跑、快走、游泳等易开展的运动，每次30~40分钟，每周3~4次；不仅能改善体质，而且运动后患者的精神状态也会明显好转；

3. 戒酒，忌食辛辣刺激性食物，但不主张严格限制饮食；

4. 避免手淫，提倡规律正常的性生活；

5. 避免过劳、感冒受凉、憋尿和骑车过久；

6. 避免久坐，坐位时间超过2小时时，可站立活动5~10分钟；

7. 保持大便通畅；

8. 坚持热水坐浴或热水袋热敷会阴。

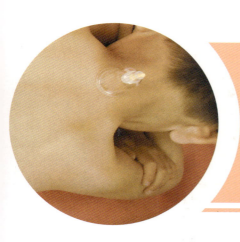

第六章 儿科疾病的拔罐疗法

小儿肺炎

小儿肺炎是小儿最常见的一种呼吸道疾病，四季均易发生，3岁以内的婴幼儿在冬、春季节患肺炎较多。如治疗不彻底，易反复发作、引起多种重症并发症，影响孩子发育。小儿肺炎临床表现为发热、咳嗽、气促、呼吸困难和肺部细湿啰音，也有不发热而咳喘重者。中医认为，小儿时期从形体到生理功能都没有发育完善，特别是卫外机能不固，外因是由于邪气的侵袭，内因则在于腠理疏松，肌肤薄弱，肺娇脾虚，痰浊内蕴而致。在相应穴位拔罐能够宣通肺气、祛除风邪，从而缓解症状。

【选穴定位】

大椎：位于颈部下端，背部正中线上，第7颈椎棘突下凹陷中。取穴时正坐低头，可见颈背部交界处椎骨有一高突，并能随颈部左右摆动而转动者即是第7颈椎，其下为大椎穴。

风门：位于背部，当第2胸椎棘突下，旁开1.5寸。大椎穴往下推2个椎骨，其下缘旁开约2横指（食、中指）处为取穴部位。

肺俞：位于背部，当第3胸椎棘突下，旁开1.5寸。大椎穴往下推3个椎骨，即为第3胸椎，其下缘旁开约2横指（食、中指）处为取穴部位。

曲池：位于肘横纹外侧端，屈肘时当尺泽与肱骨外上髁连线中点。取穴时，仰掌屈肘成45°，肘关节桡侧，肘横纹头为取穴部位。

尺泽：位于肘横纹中，肱二头肌肌腱桡侧凹陷处。取穴时先将手臂上举，在手臂内侧中央处有粗腱，腱的外侧外即是此穴（或在肘横纹中，肱二头肌桡侧凹陷处）。该穴上方3～4寸处用手强压会感到疼痛处，就是"上尺泽"。

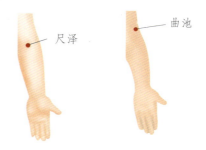

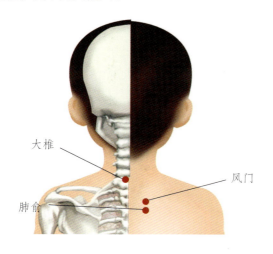

【拔罐方法】

方法一：1. 让患者取俯卧位，暴露背部，在大椎、风门、肺俞穴位皮肤周围涂上润滑油，以免拔伤患儿娇嫩皮肤。

2. 将罐吸拔在穴位上，吸力不要太强，留罐10分钟左右。起罐时，动作要轻柔。这样的治疗每日或隔日1次，10次为一个疗程。

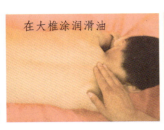
在大椎涂润滑油

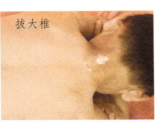
拔大椎

方法二： 1. 让患者取俯卧位，对大椎、风门、肺俞、曲池、尺泽穴位皮肤进行消毒。在消毒过程中，要转移患儿注意力，以免患者哭闹影响治疗。

2. 用三棱针点刺已消毒的穴位，以微出血为度。此步操作要求施罐者能够熟练使用针灸疗法。在针刺时要避免患儿乱动，以免刺伤皮肤。

3. 把罐吸拔在点刺过的穴位上，吸力不可太强，留罐3~5分钟。起罐后，要对穴位皮肤进行消毒。这样的治疗每日1次，10次为一个疗程。

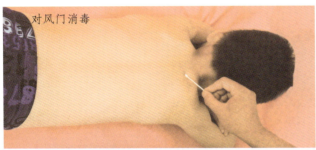
对风门消毒

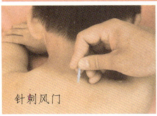
针刺风门

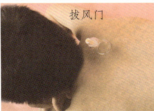
拔风门

温馨小贴士

小儿肺炎是小儿常见疾病中对生命威胁最大的疾患之一，年龄越小，并发症越多，病情越重。特别是春夏之交，空气湿度较大，病原体易传播，肺炎发病率很高，更应引起家长们的重视。

肺炎的发生，常常是由于感冒、气管炎等疾病没有及时治疗而向肺部蔓延成为肺炎。孩子患肺炎后多数表现有发热、咳嗽、气急、有时有鼻翼煽动、口唇青紫等现象。严重的肺炎可由于呼吸困难而造成严重缺氧，出现心跳加快、面色苍白或青紫、烦躁不安、嗜睡等症状，甚至出现高热抽搐、吐咖啡色物体、腹胀，这就非常危险了。新生儿特别是未成熟儿反应能力很差，患肺炎时症状不典型，不发热，也不咳嗽，体温正常或低于正常，因此大人往往容易忽视新生儿肺炎，导致发生不良后果。其实只要细心观察，还是可以发现一些症状的。患肺炎的新生儿常有口吐白色泡沫、不吃奶、哭声低、面色发灰、口唇周围青紫、皮肤灰白、四肢发凉、烦躁不安、呼吸浅表急促或不规则，还可以见到鼻翼煽动或鼻孔扩大等症状。家长如发现新生儿有上述症状，应特别警惕。

防止小儿肺炎的重点在于平时加强体格锻炼，及时治疗感冒和支气管炎。另外，还要给孩子必需和足够的营养，一定要争取母乳喂养至少4个月以后，并合理地添加辅食。平时孩子要去户外活动，多晒太阳，室内空气要新鲜、流通。传染病流行季节不带孩子到公共场所去，不要让孩子接触已感染的儿童和成人，天气变化时要为孩子适时增减衣服。再就是要积极预防佝偻病、贫血、营养不良、微量元素缺乏等病症。因为这些与肺炎的发生发展有密切关系。还要注意给孩子按程序进行计划免疫，因麻疹、百日咳、流感等传染病都可使小儿机体抵抗力降低而引起肺炎，所以不要忽视计划免疫。

小儿腹泻

婴幼儿腹泻，又名婴幼儿消化不良，是婴幼儿期的一种急性胃肠道功能紊乱，以腹泻、呕吐为主的综合征，以夏秋季节发病率最高。本病致病因素分为三方面：体质、感染及消化功能紊乱。临床主要表现为大便次数增多、排稀便和水电解质紊乱。中医认为腹泻主要是由感受外邪、内伤乳食、脾胃虚弱和脾肾阳虚而引起的，在相应穴位拔罐能够祛除风邪、健脾和胃，调和阴阳与脏腑功能，从而达到止泻的目的。

【选穴定位】

中脘： 位于前正中线上，脐上4寸处。取穴时，可采用仰卧位，脐中与胸剑联合部(心窝上边)的中点为取穴部位。

水分： 位于上腹部，前正中线上，当脐中上1寸。

天枢： 位于腹中部，距脐中2寸。取穴时，可采用仰卧的姿势，肚脐向左右3指宽处。

气海： 位于下腹部，前正中线上，当脐中下1.5寸。取穴时，可采用仰卧的姿势，直线连结肚脐与耻骨上

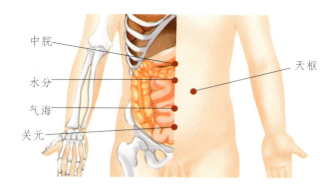

【拔罐方法】

方法一：1. 让患儿取俯卧位，把罐吸拔在气海俞、大肠俞、关元俞，留罐2~5分钟。因患者皮肤娇嫩，拔罐时吸力不要太强，以免拉伤皮肤。起罐时，动作要轻柔。

2. 起罐后，再让患儿取仰卧位，把罐吸拔在水分、天枢、神阙、气海、关元，留罐2~5分钟。以上穴位每次拔罐可选择3~5个，以免拔罐太多患儿无法耐受。

方，将其分为十等分，从肚脐3/10的位置，即为此穴。

关元：位于下腹部，前正中线上，在脐中下3寸。

足三里：位于小腿前外侧，当犊鼻下3寸，距胫骨前缘1横指（中指）。取穴时，站位，用同侧手张开虎口围住髌骨上外缘，余4指向下，中指尖处为取穴部位。

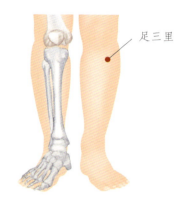

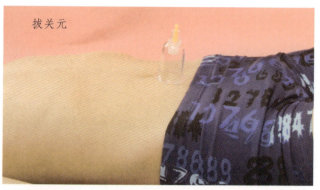

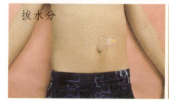

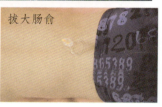

方法二：分两组穴位，第一组为大肠俞、天枢，第二组为气海、中脘、足三里，每次拔罐时任选一组穴位，将罐吸拔在穴位上，留罐5~10分钟。两组穴位交替使用，每日1次，5次为1个疗程。拔罐过程中要注意对患儿保暖，防止患儿着凉。拔罐时吸力不可太强，起罐时动作要轻柔，避免对患儿造成伤害。

气海俞：位于腰部，当第3腰椎棘突下，旁开1.5寸。取穴时俯卧，与肚脐中相对应处即为第2腰椎，第2腰椎往下摸1个椎体，即为第3腰椎，其棘突下缘旁开约2横指（食、中指）处为取穴部位。

大肠俞：位于腰部，当第4腰椎棘突下，旁开1.5寸。两侧髂前上棘之连线与脊柱之交点即为第4腰椎棘突下，其旁开约2横指（食、中指）处为取穴部位。

关元俞：位于身体骶部，当第5腰椎棘突下，左右旁开2指宽处。

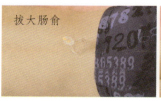

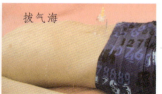

温馨小贴士

拔罐疗法对本病有较好的疗效，但要坚持多疗程治疗，以巩固疗效。在预防和护理方面要注意以下几点：

1. 注意休息，病重者应予卧床休息。
2. 注意气候变化，适当增减衣着，避免着凉与过热。居室保持清洁卫生，空气流畅，保持安静。

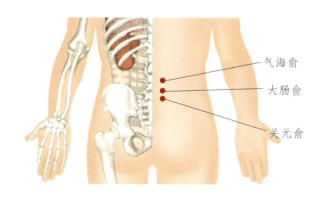

3. 饮食宜清淡富有营养，可给易消化的流汁及半流汁。小婴儿鼓励母乳喂养。

4. 适当控制饮食，减轻胃肠负担，吐泻严重者可禁食8~12小时，以后可据病情好转逐渐增加饮食量。

5. 随时注意观察病情变化，及时用药，防止变证的发生。

6. 注意幼儿臀部的清洁卫生，大便后宜用温开水清洗前后两阴。肛周潮红者可涂金黄膏。

小儿疳积

疳积是小儿时期，尤其是1~5岁儿童的一种常见病证。是指由于喂养不当，或寄生虫病等引起，使脾胃受损而导致全身虚弱、消瘦面黄、发枯等慢性病证。主要症状有：初起恶心呕吐、不思饮食、腹胀腹泻；继而烦躁哭闹、睡眠不好、喜俯卧、手足心发热、口渴、午后两颧骨发红、大便时干时稀；最后见面黄肌瘦、头发稀疏、头大颈细、肚脐突出、精神委靡。"积"是由于宝宝的脏腑娇嫩、脾胃消化功能尚未健全所致。中医认为，胃司受纳，脾主运化，脾胃调和方能知饥欲食，食而能化，宝宝才能健康快乐的成长。在相应穴位拔罐能够健脾和胃，增强机体抵抗疾病的能力，从而缓解症状。

【选穴定位】

中脘：位于前正中线上，脐上4寸处。取穴时，可采用仰卧位，脐中与胸剑联合部（心窝上边）的中点为取穴部位。

天枢：位于腹中部，距脐中2寸。取穴时，可采用仰卧的姿势，肚脐向左右3指宽处。

足三里：位于小腿前外侧，当犊鼻下3寸，距胫骨前缘1横指（中指）。取穴时，站位，用同侧手张开虎口围住髌骨上外缘，余4指向下，中指尖处为取穴部位。

章门：位于侧腹部，当第11肋游离端的下方。

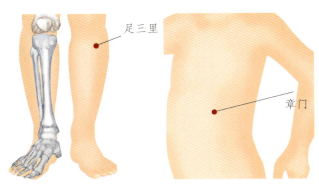

仰卧位或侧卧位，在腋中线上，合腋屈肘时，当肘尖止处是该穴。

四缝：位于第2至第5指掌侧，近端指关节的中央，每手4穴，左右各8穴（在手2、3、4、5指的掌面，当第2指关节横纹中点为取穴部位）。

身柱：位于背部，当后正中线上，第3胸椎棘突下凹陷中。

脾俞：位于背部，第11胸椎棘突下，两侧旁开1.5寸。与肚脐中相对应处即为第2腰椎，由第2腰椎往上摸3个椎体，即为第11胸椎，其棘突下缘旁开约2横指（食、中指）处为取穴部位。

胃俞：位于背部，当第12胸椎棘突下，旁开1.5寸。与肚脐中相对应处即为第2腰椎，由第2腰椎往上摸2个椎体，即为第12胸椎，其棘突下缘旁开约2横指（食、中指）处为取穴部位。

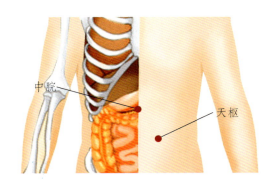

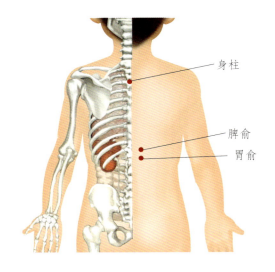

【拔罐方法】

方法一：让患儿取合适体位，把罐吸拔在身柱、中脘、天枢、脾俞、足三里，因小儿皮肤娇嫩，拔罐前要在穴位皮肤上涂上一层润滑油。拔罐时吸力不可太强，以免小儿身体不能承受。留罐时间为5~10分钟，起罐后要对拔罐部位进行消毒。可根据病情配相应穴位，对脾胃虚弱的患儿，加配胃俞、章门；对因感染虫疾引起疳积的患儿，应加配百虫窝穴。这样的治疗每日1次，10次为一个疗程。

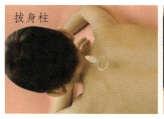
拔身柱

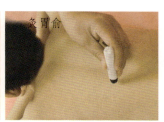
灸胃俞

方法二：1. 让患儿取坐位，用艾条温灸脾俞、胃俞、中脘、章门、四缝、足三里各10分钟，至皮肤有温热感。艾灸时间不宜过长，以免烫伤皮肤或小儿身体不能承受。

2. 把罐吸拔在已灸过的穴位上，注意四缝穴只艾灸不拔罐。留罐5~10分钟。起罐后，对穴位皮肤进行消毒，以免感染。

3. 用三棱针点刺四缝穴，以微微出血为度。每次拔罐两只手上的四缝穴交替操作。这样的治疗每日1次，10次为一个疗程。

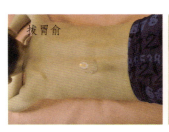
拔胃俞

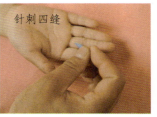
针刺四缝

温馨小贴士

拔罐疗法对本病有较好的疗效，但要坚持多疗程治疗，以巩固疗效。在预防和护理方面要注意以下几点：

1. 提倡母乳喂养，乳食定时定量，按时按序添加辅食，供给多种营养物质，以满足小儿生长发育的需要。

2. 合理安排小儿生活起居，保证充足的睡眠时间，经常户外活动，呼吸新鲜空气，多晒太阳，增强体质。

3. 重点调理小儿饮食，多种营养成分合理调配，克服患儿挑食、偏食的不良习惯，要定质、定量、定时，逐渐增加辅食，并且要掌握先稀后干、先素后荤、先少后多的原则，并注意饮食卫生，预防各种肠道传染病和寄生虫病的发生。

4. 发现体重不增或减轻，食欲减退时，要尽快查明原因，及时加以治疗。

5. 凡因肠道寄生虫病或结核病引起的小儿疳积，须及时治疗原发病。

小儿遗尿

遗尿，俗称"尿床"，是指3岁以上的小儿睡眠中小便自遗、醒后才知的一种病证。3岁以下的小儿大脑未发育完全，正常的排尿习惯尚未养成，尿床不属病态，而年长小儿因贪玩、过度疲劳、睡前多饮等偶然尿床者不属病态。现代医学认为，本病因大脑皮层、皮层下中枢功能失调而引起。中医认为小儿因先天禀赋不足或素体虚弱导致肾气不足，下元虚冷，不能温养膀胱，膀胱气化功能失调，闭藏失职，不能约制水道，而为遗尿。肺脾气虚时，上虚不能制下，下虚不能上承，致使无权约束水道，则小便自遗，或睡中小便自出。肝经湿热郁结，热郁化火，迫注膀胱而致遗尿。在相应穴位拔罐能够补脾益肾，从而改善症状。

【选穴定位】

肾俞：位于腰部，当第2腰椎棘突下，旁开1.5寸。与肚脐中相对应处即为第2腰椎，其棘突下缘旁开约2横指（食、中指）处为取穴部位。

命门：位于腰部，当后正中线上，第2腰椎棘突下凹陷处。取穴时采用俯卧的姿势，指压时，有强烈的压痛感。

气海俞：位于腰部，当第3腰椎棘突下，旁开1.5寸。取穴时俯卧，与肚脐中相对应处即为第2腰椎，第2腰椎往下摸1个椎体，即为第3腰椎，其棘突下缘旁开约2横指（食、中指）处为取穴部位。

腰阳关：位于腰部，当后正中线上，第4腰椎棘突下凹陷中。取穴时，俯卧位，腰部两髂嵴连线与后正中线相交处为取穴部位。

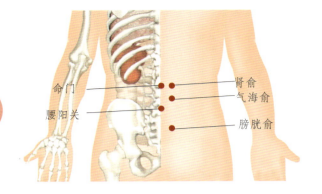

3. 拔罐后，用艾条温灸肾俞、关元5~10分钟。艾灸时要小心操作，以免烫伤患儿皮肤。这样的治疗每日1次。症状轻的患者1~2次即可见效。重症者4~5次后效果显著。

方法二：选择两组穴位，第一组：肾俞、膀胱俞、气海俞，第二组：命门、腰阳关、关元。每次治疗选择一组穴位，将罐吸拔在穴位上，留罐15分钟。每日或隔日治疗1次。待症状减轻后再改为3日1次。此法适用于病症较重的患儿，症状有精神不振、面色萎黄、尿频且色清等。

膀胱俞：位于骶部，当骶正中嵴旁1.5寸，平第2骶孔。

关元：位于下腹部，前正中线上，在脐中下3寸。

中极：位于下腹部，前正中线上，当脐中下4寸。

曲骨：位于腹下部耻骨联合上缘上方凹陷处。取穴时仰卧，于腹部中线，耻骨联合上缘凹陷处取穴。

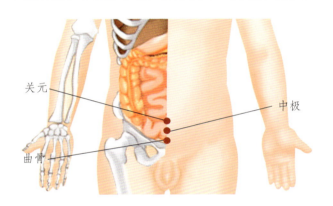

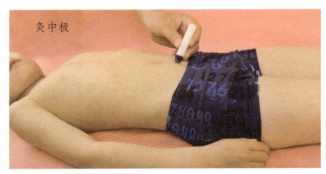

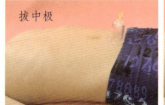
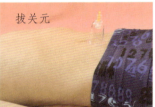

【拔罐方法】

方法一：1. 先让患儿取仰卧位，用食指按压中极、关元、曲骨。先轻轻按压再逐渐用力，每个穴位按压5~10次。

2. 把罐吸拔在按压后的穴位上，留罐5~10分钟。然后再让患者取俯卧位，对肾俞穴用同样的方法先按压再拔罐。

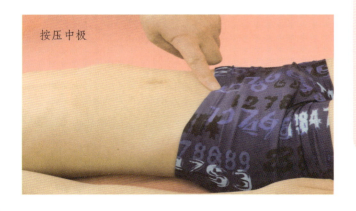

温馨小贴士

应从小为儿童建立良好的作息制度和卫生习惯，掌握夜间排尿规律，定时唤醒或使用闹钟，使儿童逐渐形成时间性的条件反射，并培养儿童生活自理能力。此外，应提供良好的生活环境，避免不良的环境刺激所造成的遗尿。当儿童面临挫折和意外时，家长应善于疏导，帮助儿童消除心理紧张，当儿童出现遗尿后，不应责备或体罚，应寻找原因，对症治疗。平时勿使孩子过度疲劳，注意适当加强营养，晚上临睡前不宜过多饮水。

在训练儿童排尿时，要先让其懂得"尿意"后有排尿的意愿，在尿湿后有不快的感觉。儿童的排尿训练要与其发育水平相协调，指导父母注意儿童对排尿训练的反应，如儿童拒绝，父母不要强制性地干预，应适当推迟训练时间。

百日咳

百日咳是儿童常见的急性呼吸道传染病,百日咳杆菌是本病的致病菌。其特征为阵发性痉挛性咳嗽,咳嗽末伴有特殊的吸气吼声,病程较长,可达数周甚至 3 个月左右,故有百日咳之称。中医认为,百日咳的原因主要为感染时邪病毒,肺失清肃,痰浊阻滞气道,肺气不能宜通,以致咳嗽频频。不仅如此,其病机尚与肝经郁热,气火上逆,影响肺系有关。在相应穴位拔罐能够补脾益肺、祛痰除湿,从而改善症状。

百日咳是儿童常见的急性呼吸道传染病,百日咳杆菌是本病的致病菌。其特征为阵发性痉挛性咳嗽,咳嗽末伴有特殊的吸气吼声,病程较长,可达数周甚至 3 个月左右,故有百日咳之称。中医认为,百日咳的原因主要为感染时邪病毒,肺失清肃,痰浊阻滞气道,肺气不能宜通,以致咳嗽频频。不仅如此,其病机尚与肝经郁热,气火上逆,影响肺系有关。在相应穴位拔罐能够补脾益肺、祛痰除湿,从而改善症状。

【选穴定位】

足三里:位于小腿前外侧,当犊鼻下 3 寸,距胫骨前缘 1 横指(中指)。取穴时,站位,用同侧手张开虎口围住髌骨上外缘,余 4 指向下,中指尖处为取穴部位。

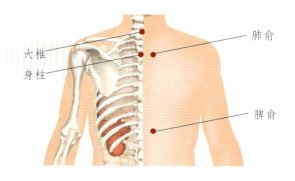

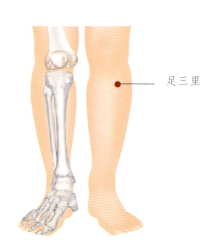

肺俞:位于背部,当第 3 胸椎棘突下,旁开 1.5 寸。大椎穴往下推 3 个椎骨,即为第 3 胸椎,其下缘旁开约 2 横指(食、中指)处为取穴部位。

脾俞:位于背部,第 11 胸椎棘突下,两侧旁开 1.5 寸。与肚脐中相对应处即为第 2 腰椎,由第 2 腰椎往上摸 3 个椎体,即为第 11 胸椎,其棘突下缘旁开约 2 横指(食、中指)处为取穴部位。

天突:位于颈部,当前正中线上。取穴时,可采用仰靠坐位的姿势,在两锁骨中间,胸骨上窝中央。

大椎:位于颈部下端,背部正中线上,第 7 颈椎棘突下凹陷中。取穴时正坐低头,可见颈背部交界处椎骨有一高突,并能随颈部左右摆动而转动者即是第 7 颈椎,其下为大椎穴。

身柱:位于背部,当后正中线上,第 3 胸椎棘突下凹陷中。

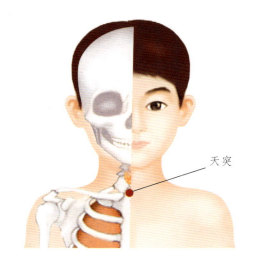

【拔罐方法】

方法一:1. 让患儿取俯卧位,对大椎、身柱、肺俞穴位皮肤进行消毒。因为患儿年龄较小,所以家长应抱紧其身体,并安抚情绪,防止乱动。

2. 用三棱针快速点刺已消毒的穴位,以出血 2~3 滴为度。针刺后用消毒棉球擦去血迹。施针者的针法要娴熟,以免伤害幼儿娇嫩皮肤。

3. 把罐拔在针刺后的穴位上,留罐 5~10 分钟,操作结束后,用同样的方法对天突穴进行拔罐。留罐 5~10 分钟。这样的治疗每日 1 次,5 次为 1 疗程。这种方法适用于疾病中期的治疗。

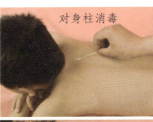
对身柱消毒

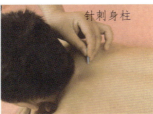
针刺身柱

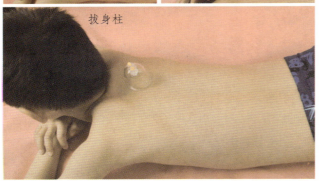
拔身柱

温馨小贴士

拔罐疗法对本病有较好的疗效。在预防和护理方面要注意以下几点：

1. 发现小儿患百日咳，应该马上隔离。如果小儿在托儿所、幼儿园或上学，患百日咳后需立即隔离1~5个月以上，以免传染给别人。患儿的鼻涕、唾液要吐在废纸里烧掉。患儿用过的物品如玩具、文具等可用2%～3%的来苏儿浸泡消毒。衣服、被褥等可在室外暴晒1～2小时。

2. 居室要求阳光充足，通风良好，环境安静，防止剧烈活动及异常气味刺激，以免诱发阵咳。

3. 尽量哄逗孩子，转移孩子的注意力，减少咳嗽的次数。孩子痉咳时，协助侧卧或坐起，轻拍背部，按压腹部或使用腹带包腹，以减轻腹痛，有助于痰液的排出。

4. 呕吐时要让患儿坐起或将其抱起，把头侧向一边，以免呕吐物呛入气管。

5. 每次痉咳或呕吐后要及时漱口，对年龄较小的患儿，家长需用干净的纱布蘸淡盐水为其清洗口腔以免发生溃疡。

6. 应给孩子吃富有营养的饭菜，如各种蔬菜、水果、面片汤、鸡蛋汤、挂面、米粥、米饭等。饮食的温度要适宜，过凉过热都可以引起患儿咳嗽和呕吐。改进喂食方法，每次少喂些，每天多喂几次，食品以偏干为宜，以减少呕吐次数，争取在痉咳导致呕吐后，稍等片刻即行重喂，大都可保住不吐。

方法二： 1. 让患儿取俯卧位，对大椎、脾俞、肺俞穴位皮肤进行消毒。在治疗过程中，一定要注意对患儿保暖，房间也要保持适宜的温度。

2. 用已消毒的三棱针点刺已消毒的穴位2~3下，以皮肤潮红或微微出血为度。在针刺过程中，要防止患儿乱动影响治疗。

3. 把罐吸拔在针刺后的穴位上，留罐5~10分钟。起罐后，对拔罐部位进行消毒，以免感染。操作完毕后，再用同样的方法对足三里穴拔罐。

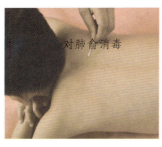
对肺俞消毒

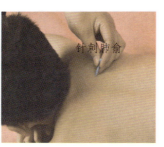
针刺肺俞

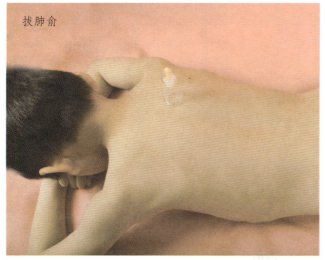
拔肺俞

流行性腮腺炎

流行性腮腺炎，简称腮腺炎或流腮，俗称"猪头皮""痄腮"，是指一个或两个腮腺（人类脸颊两旁的主要唾腺）发炎的疾病。多发于春季，是儿童和青少年中常见的呼吸道传染病，成人中也有发病，由腮腺炎病病毒所引起。腮腺炎一般发病比较急，开始有畏寒、发热、头痛、咽喉痛。不想吃东西、恶心、呕吐和全身疼痛等症状。一两天后，常生在一侧耳垂下方，肿大、疼痛，说话或咀嚼食物时加重，有时还会出现张口困难、流口水等。中医认为，流行性腮腺炎是由感受风湿邪毒所致，其发病机理为：风热上攻，阻遏少阳；胆热犯胃，气血亏滞和亏损；痰瘀阻留；邪退正虚，气阴亏耗等。因足少阳之脉起于内眦，上抵头角下耳后，绕耳而行，故见耳下腮部漫肿，坚硬作痛。在相应穴位拔罐能够散风解表、清热解毒，从而改善症状。

【选穴定位】

大椎： 位于颈部下端，背部正中线上，第7颈椎棘突下凹陷中。取穴时正坐低头，可见颈背部交界处椎骨有一高突，并能随颈部左右摆动而转动者即是第7颈椎，其下为大椎穴。

身柱： 位于背部，当后正中线上，第3胸椎棘突下凹陷中。

肺俞： 位于背部，当第3胸椎棘突下，旁开1.5寸。大椎穴往下推3个椎骨，即为第3胸椎，其下缘旁开约2横指（食、中指）处为取穴部位。

心俞： 位于背部，当第5胸椎棘突下，旁开1.5寸。由平双肩胛骨下角之椎骨（第7胸椎），往上推2个椎骨，即第5胸椎棘突下缘，旁开约2横指（食、中指）处为取穴部位。

脾俞： 位于背部，第11胸椎棘突下，两侧旁开1.5寸。与肚脐中相对应处即为第2腰椎，由第2腰椎往上摸3个椎体，即为第11胸椎，其棘突下缘旁开约2横指（食、中指）处为取穴部位。

肝俞： 位于背部，当第9胸椎棘突下，旁开1.5寸。由平双肩胛骨下角之椎骨（第7胸椎），往下推2个椎骨，即第9胸椎棘突下缘，旁开约2横指（食、中指）处为取穴部位。

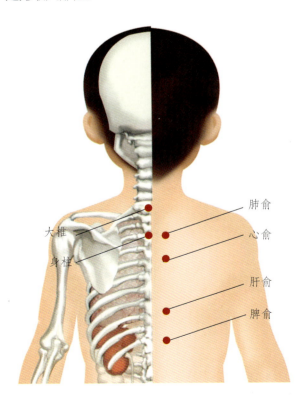

【拔罐方法】

方法一： 1. 在患病部位涂上凡士林。若两侧耳垂下均患病，应在两侧均涂上凡士林。涂凡士林的目的是为了防止皮肤拉伤，也为了增强罐与皮肤间的吸力。

2. 选择取大小适宜的罐具，把罐吸拔在患病部位上，留罐5~10分钟。每日1次。若两侧均患病，可两侧同时拔罐，也可拔完一侧再拔另一侧。

方法二： 1. 让患者取俯卧位，暴露背部皮肤。对大椎、肺俞、肝俞、身柱、心俞、脾俞穴位皮肤进行消毒。因患者可能伴有发热胃寒等症状，所以房间

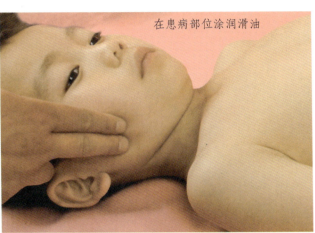

在患病部位涂润滑油

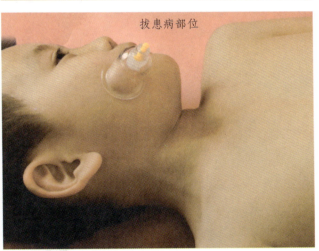

拔患病部位

应保持适宜的温度注意对患者进行保暖。

2. 用三棱针点刺已消毒的穴位，以皮肤潮红或微微出血为度。在针刺过程中，要缓解患者紧张情绪，适当转移其注意力。

3. 把罐吸拔在点刺过的穴位上，留罐5~10分钟，起罐后，对拔罐部位进行消毒，以免感染。这样的治疗每日或隔日1次。

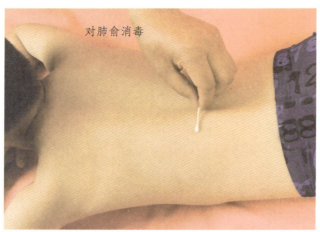

对肺俞消毒

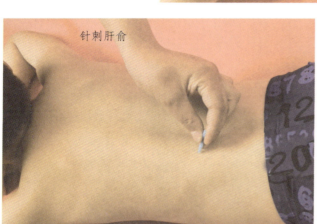

针刺肝俞

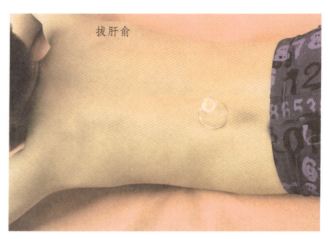

拔肝俞

温馨小贴士　居室要定时通风换气，保持空气流通。其次，要卧床休息。病情轻者或退热后可适当活动。饮食上要合理安排，多吃些富有营养、不要吃酸、辣、甜味及干硬食品，以免刺激唾液腺使之分泌增多，加重肿痛。饮食宜清淡，便于咀嚼吞咽的流质。如米汤、藕粉、桔子水、新鲜的水果汁、蔬菜汁、西瓜汁、梨汁、蔗汁、胡萝卜汁及牛奶、鸡蛋花汤、豆浆等。可多食香椿头（嫩芽叶）、马齿苋、芫荽、绿豆、赤豆、丝瓜等，可绞汁服用，也可外敷。另外，要多喝水，以利于毒素的排出。第三，要注意口腔卫生。经常用温盐水漱口，清除口腔内的食物残渣，防止继发细菌感染。另外接种腮腺炎疫苗也可预防流行性腮腺炎。

第七章 五官科疾病的拔罐疗法

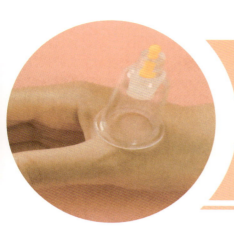

近视

近视眼也称短视眼，因为这种眼只能看近而视远不清。眼球在调节静止的状态下，来自5米以外的平等光线经过眼的屈光后，焦点恰好落在视网膜上，能形成清晰的像，具有这种屈光状态的眼称为正视眼。其焦点落在视网膜前，不能准确地在视网膜上形成清晰的像，称为轴性近视。对来自近处目标的分散光线却具有高度适应能力，只要目标向眼前移动到一定距离，就能获得清晰的视力。所以，近视眼看近距离目标清晰，看远模糊，以凹球面透镜可矫正。中医认为近视是眼部调节机能失常、脏腑功能失调、肝气不足、眼部气血不畅或后天用眼不当、久视伤目等导致的。在相应穴位拔罐能够补肝健脾、滋阴明目，从而改善症状。

【选穴定位】

足三里：位于小腿前外侧，当犊鼻下3寸，距胫骨前缘1横指（中指）。取穴时，站位，用同侧手张开虎口围住髌骨上外缘，余4指向下，中指尖处为取穴部位。

三阴交：位于小腿内侧，当足内踝尖上3寸，胫骨内侧缘后方。取穴时以手4指并拢，小指下边缘紧靠内踝尖上，食指上缘所在水平线在胫骨后缘的交点，为取穴部位。

风池：位于项部，在枕骨之下，与风府穴相平，胸锁乳突肌与斜方肌上端之间的凹陷处。（或当后头骨下，两条大筋外缘陷窝中，相当于耳垂齐平。）

翳明：位于项部，当翳风后1寸。（正坐位，头略前倾。在项部翳风穴后1寸。）

心俞：位于背部，当第5胸椎棘突下，旁开1.5寸。由平双肩胛骨下角之椎骨（第7胸椎），往上推2个椎骨，即第5胸椎棘突下缘，旁开约2横指（食、中指）处为取穴部位。

肝俞：位于背部，当第9胸椎棘突下，旁开1.5寸。由平双肩胛骨下角之椎骨（第7胸椎），往下推2个椎骨，即第9胸椎棘突下缘，旁开约2横指（食、中指）处为取穴部位。

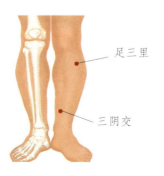
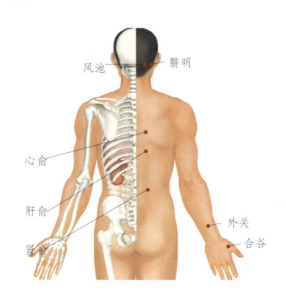

肾俞：位于腰部，当第2腰椎棘突下，旁开1.5寸。与肚脐中相对应处即为第2腰椎，其棘突下缘旁开约2横指（食、中指）处为取穴部位。

外关：位于前臂背侧，当阳池与肘尖的连线上，腕背横纹上2寸，尺骨与桡骨之间。

合谷：位于第1、第2掌骨间，当第2掌骨桡侧的中点处。取穴时，以一手的拇指掌面指关节横纹，放在另一手的拇、食指的指蹼缘上，屈指当拇指尖尽处为取穴部位。

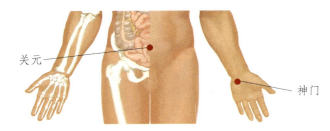

神门：位于腕部，腕掌侧横纹尺侧端，尺侧腕屈肌腱的桡侧凹陷处。取穴时仰掌，豌豆骨（手掌小鱼际肌近腕部有一突起圆骨）的桡侧，掌后第1横纹上取穴。

关元：位于下腹部，前正中线上，当脐中下3寸。

光明：位于小腿外侧，当外踝尖上5寸，腓骨前缘。

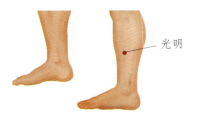

【拔罐方法】

方法一：让患者取坐位，选择翳明、风池、肝俞、肾俞、合谷、足三里、光明、三阴交中的5~6个穴位，将罐吸拔在穴位，留罐10~15分钟，每日或隔日1次。也可以根据个人体质在上述每个穴位都拔罐。

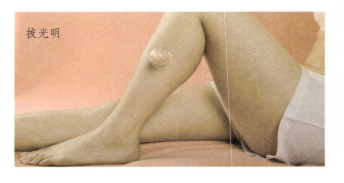

方法二：1. 让患者取合适姿势，把罐吸拔在神门、合谷、外关、足三里、关元5个穴位上，留罐10分钟左右，以皮肤潮红为度。

2. 上述操作结束后，让患者取俯卧位，用走罐法在心俞、肝俞、肾俞连续走罐，每日或隔日1次，10次为一个疗程。

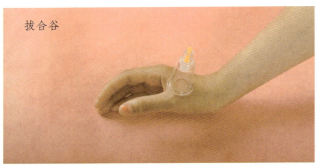

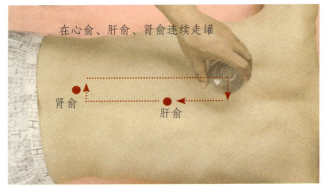

预防近视眼的方法已有很多，任何一种有利于减轻视力疲劳，放松眼调节的措施均可试用，当然还可以进行其他途径的探索，但均应科学合理，有益无害。

1. 改善饮食保护视力。经常食用补肝肾、益气血的食品，如动物肝、肾、眼、鱼类及龙眼、葡萄、桑椹、芝麻、胡桃及中药决明子、枸杞等，对防治近视眼有一定的效果。如：龙眼杞枣蒸仔鸡、芝麻胡桃乳蜜饮、牡蛎蘑菇紫菜汤和豆仁粳米八宝粥等。

2. 远离光污染。近年，医学界指出"视觉环境是形成近视的主要原因"。研究表明，受到光污染的视觉环境可对人眼的角膜和虹膜造成伤害，引起视疲劳和视力下降。

3. 睡前护眼。每人每天眨眼大约一万次，到了晚上，通常眼部肌肤会感觉非常疲惫。坚持每天用眼霜按摩是最好的舒缓方法。涂抹眼霜时搭配眼部按摩操，滋润效果更是得到加倍改善，不仅可以有效减退细纹、表情纹、年龄纹，眼袋及暗哑，还能同时收紧提升眼部肌肤，由内而外塑造幼滑柔嫩的眼周肌肤。以下"舒缓按摩4步"，可以搭配于晚间保养程序中：

（1）用无名指取绿豆粒大小眼霜抹于上下眼帘中部点上两点，打圈抹匀；

（2）从眼头开始，使用无名指指腹在上下眼帘打圈至眼尾；

（3）从眼头开始，使用无名指指腹在上下眼帘进行按压至眼尾；

（4）从眼头开始，使用无名指在下眼帘从眼头滑拉至眼尾并在眼尾进行按压。

青光眼

青光眼是指眼内压间断或持续升高的一种眼病，持续的高眼压可以给眼球各部分组织和视功能带来损害，如不及时治疗，视野可以全部丧失而至失明。青光眼是导致人类失明的三大致盲眼病之一，总人群发病率为1%，45岁以后为2%。中医认为青光眼是由风火痰郁及阴阳失调，引起气血失和，经脉不利，目中玄府闭塞，珠内气血津液不行所致。在相应穴位上拔罐能够调节脏腑气血功能，疏通经络，改善眼底缺血状态，扶助正气，提高新陈代谢能力，补益气血，修复激活视神经。快速去除体内症候，以达到除表固本的功效，可辅助治疗青光眼。

【选穴定位】

大椎：位于颈部下端，背部正中线上，第7颈椎棘突下凹陷中。取穴时正坐低头，可见颈背部交界处椎骨有一高突，并能随颈部左右摆动而转动者即是第7颈椎，其下为大椎穴。

心俞：位于背部，当第5胸椎棘突下，旁开1.5寸。由平双肩胛骨下角之椎骨（第7胸椎），往上推2个椎骨，即第5胸椎棘突下缘，旁开约2横指（食、中指）处为取穴部位。

肝俞：位于背部，当第9胸椎棘突下，旁开1.5寸。由平双肩胛骨下角之椎骨（第7胸椎），往下推2个椎骨，即第9胸椎棘突下缘，旁开约2横指（食、中指）处为取穴部位。

脾俞：位于背部，当第11胸椎棘突下，旁开1.5寸。与肚脐中相对应处即为第2腰椎，由第2腰椎往上摸3个椎体，即为第11胸椎，其棘突下缘旁开约2横指（食、中指）处为取穴部位。

胃俞：位于背部，当第12胸椎棘突下，旁开1.5寸。取穴时，可采用俯卧的取穴姿势，该穴位于背部，当第12胸椎棘突下，左右旁开二指宽处即是。

肾俞：位于腰部，当第2腰椎棘突下，旁开1.5寸。与肚脐中相对应处即为第2腰椎，其棘突下缘旁开约2横指（食、中指）处为取穴部位。

太阳：位于耳廓前面，前额两侧，外眼角延长线

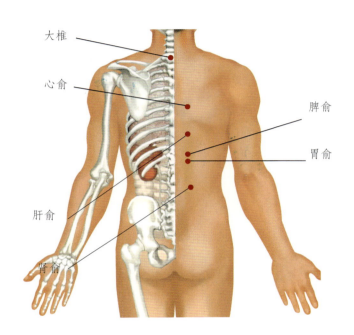

的上方，由眉梢到耳朵之间大约1/3的地方，用手触摸最凹陷处就是太阳穴。

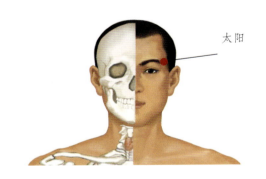

【拔罐方法】

方法一：1. 让患者采取俯卧位，对大椎、心俞、肝俞、太阳进行消毒。拔罐前要对患者说明在太阳穴拔罐会在面部留下罐印。

2. 消毒后，用三棱针在所选穴位上点刺，以皮

肤潮红为度。点刺力度不可过大,轻轻点刺即可,皮肤潮红即可停止。

3. 将罐吸拔在已点刺的穴位上,留罐15~20分钟,以出瘀血为度。起罐后,对拔罐部位皮肤进行消毒。这样的治疗每日或两日一次。

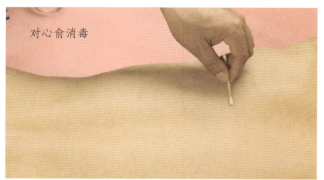

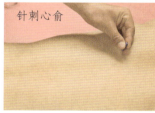
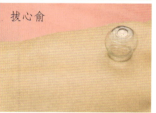

方法二：1. 让患者取俯卧并暴露背部,在背部涂抹润滑油,若有必要可在玻璃灌口也涂抹润滑油,以免走罐时拉伤皮肤。

2. 用闪火法将玻璃罐吸拔在背部,再用手握住罐体,按顺时针方向边旋转边向前推进,从肝俞穴推至肾俞穴。如此反复推至皮肤变得潮红为度。

3. 走罐完成后,分别把罐吸拔在肝俞、脾俞、胃俞、肾俞,留罐15~20分钟,3日1次,10次为一个疗程。

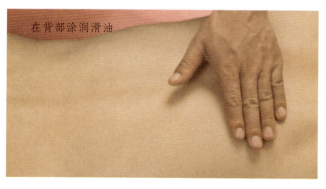

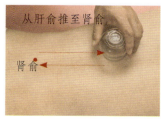
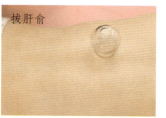

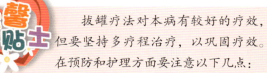

拔罐疗法对本病有较好的疗效,但要坚持多疗程治疗,以巩固疗效。在预防和护理方面要注意以下几点：

1. 少量多次饮水,总量不变。大量饮水会迅速升高眼压,建议大家少量多次饮水,总量不变。

2. 适量饮酒,同时戒烟。不鼓励患者多喝酒,可适量饮,建议喝点葡萄酒。注意戒烟,尼古丁对视网膜有毒害作用。

3. 有氧运动好,坚持控眼压。建议患者常做有氧运动,一次有效的有氧运动,如散步半个小时左右,可使眼压降低。

4. 不宜侧卧,适当抬高下肢。对高眼压性青光眼患者来说,侧卧会增加眼压,对正常眼压青光眼患者来说,平时应注意升高颅内压,如睡觉时抬高下肢。

白内障

白内障是发生在眼球里面晶状体上的一种疾病,任何晶状体的混浊都可称为白内障,但是当晶状体混浊较轻时,没有明显地影响视力而不被人发现或被忽略而没有列入白内障行列。根据调查,白内障是最常见的致盲和视力残疾的原因,人类约25%患有白内障。中医认为,老年性白内障多因老年人肝肾不足、脾气虚衰或是心气不足、气虚火衰,致使精气不能上荣于目,导致晶状体出现营养供给障碍而引起的。在相关穴位拔罐,可以补益肝脾肾,益气养血,从而达到治疗的目的。

【选穴定位】

风池：位于项部,在枕骨之下,与风府穴相平,胸锁乳突肌与斜方肌上端之间的凹陷处。(或当后头骨下,两条大筋外缘陷窝中,相当于耳垂齐平。)

肝俞：位于背部,当第9胸椎棘突下,旁开1.5寸。由平双肩胛骨下角之椎骨(第7胸椎),往下推2个椎骨,即第9胸椎棘突下缘,旁开约2横指(食、中指)处为取穴部位。

肾俞：位于腰部,当第2腰椎棘突下,旁开1.5寸。与肚脐中相对应处即为第2腰椎,其棘突下缘旁开约2横指(食、中指)处为取穴部位。

光明：位于小腿外侧,当外踝尖上5寸,腓骨前缘。

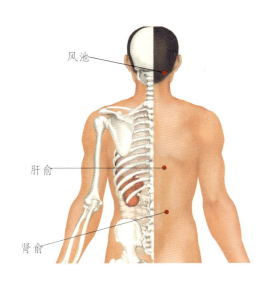
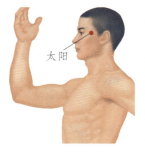
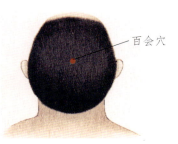

足三里：位于小腿前外侧，当犊鼻下3寸，距胫骨前缘1横指（中指）。取穴时，站位，用同侧手张开虎口围住髌骨上外缘，余4指向下，中指尖处为取穴部位。

攒竹：位于面部，当眉头陷中，眶上切迹处，取

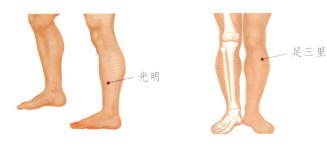

穴时应要求患者采用正坐或仰卧的姿势。

丝竹空：位于面部，眉梢凹陷处。

四白：位于面部，双眼平视时，瞳孔正中央下约2cm处（或瞳孔直下，当眶下孔凹陷处），取穴时通常采用正坐或仰靠、仰卧姿势。

太阳：位于耳廓前面，前额两侧，外眼角延长线

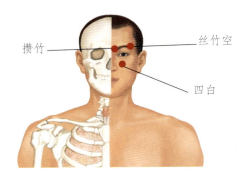

的上方，由眉梢到耳朵之间大约1/3的地方，用手触摸最凹陷处就是太阳穴。

百会：位于头部，当前发际正中直上5寸，或两耳尖连线的中点处。让患者采用正坐的姿势，可以通过两耳角直上连线中点，来简易取此穴。

【拔罐方法】

方法一： 让患者取坐位，把罐吸拔在风池、肝俞、肾俞、足三里上，留罐15分钟左右，以罐内皮肤充血。每日1次，病愈即止。

方法二： 1. 先选择两组穴位，第一组：肝俞、肾俞、

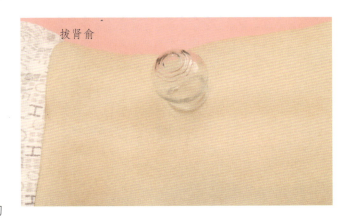

风池、光明；第二组：百会、攒竹、丝竹空、太阳、四白。让患者采取坐位，在第一组穴位和第二组穴位皮肤上均涂上刮痧油。

2. 用刮痧板刮拭上面两组穴位皮肤，直至皮肤

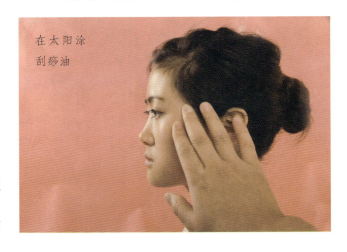

出现紫红色痧痕。刮痧后，擦去皮肤上的刮痧油。用酒精棉球对刮拭部位进行消毒。

3. 取第一组穴位，把罐吸拔在穴位，留罐15~20分钟。第二组穴位，只刮痧不拔罐。这样的治疗每两日一次，10次为一个疗程，每个疗程之间间隔5日。

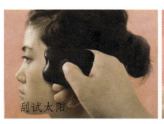

刮拭太阳

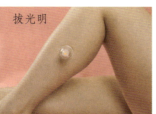

拔光明

温馨小贴士

拔罐疗法对本病有较好的疗效，但要坚持多疗程治疗，以巩固疗效。在预防和护理方面要注意以下几点：

1. 饮食起居要规律，注意劳逸结合。
2. 阅读和看电视时间应适当控制。老年人由于晶体的弹性减退，看书或写字时间长一些会引起眼睛胀痛，甚至头痛不适。
3. 要心胸开阔，性格开朗，遇到不顺心的事或烦恼的家庭琐事要注意控制情绪，正确对待，妥善处理。
4. 每晚保持充足的睡眠，有失眠症或神经衰弱者应用镇静安眠药或中成药调理。
5. 按时点用治疗白内障的眼药，要持之以恒，从不间断。

面神经麻痹

面神经麻痹又称为面神经炎、贝尔氏麻痹、亨特综合症，俗称"面瘫"、"歪嘴巴"、"歪歪嘴"、"吊线风"，是以面部表情肌群运动功能障碍为主要特征的一种常见病，一般症状是口眼歪斜，它是一种常见病、多发病，不受年龄限制。患者面部往往连最基本的抬眉、闭眼、鼓嘴等动作都无法完成。中医认为面神经炎、面神经麻痹多由于脉络空虚，风寒之邪乘虚侵袭阳明、少阳脉络，导致经气阻滞，经脉失养，筋肌纵缓不收而发病。在相关穴位拔罐可以疏散风邪，通络解痉，补足正气。

【选穴定位】

风池：位于项部，在枕骨之下，与风府穴相平，胸锁乳突肌与斜方肌上端之间的凹陷处。（或当后头骨下，两条大筋外缘陷窝中，相当于耳垂齐平。）

太阳：位于耳廓前面，前额两侧，外眼角延长线

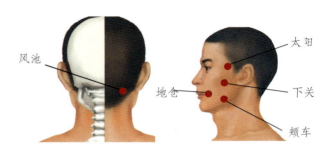

的上方，由眉梢到耳朵之间大约1/3的地方，用手触摸最凹陷处就是太阳穴。

下关：位于面部耳前方，当颧弓与下颌切迹所形成的凹陷中。取穴时，闭口，由耳屏向前摸有一高骨，其下方有一凹陷，若张口则该凹陷闭合和突起，此凹陷为取穴部位。

地仓：位于面部，口角外侧，上直对瞳孔。

颊车：位于头部侧面下颌骨边角上，向鼻子斜方向约1cm处的凹陷中。取穴时一般让患者采用正坐或仰卧仰靠姿势，以方便实施者准确的找寻穴道。

阳白：位于面部，瞳孔直上方，离眉毛上缘约2cm处。取穴时患者一般采用正坐或仰靠、仰卧的姿势，阳白穴位于面部，瞳孔直上方，离眉毛上缘约2cm处。

四白：位于面部，双眼平视时，瞳孔正中央下约2cm处（或瞳孔直下，当眶下孔凹陷处），取穴时通常采用正坐或仰靠、仰卧姿势。

合谷：位于第1、第2掌骨间，当第2掌骨桡侧的中点处。取穴时，以一手的拇指掌面指关节横纹，放在另一手的拇、食指的指蹼缘上，屈指当拇指尖尽处为取穴部位。

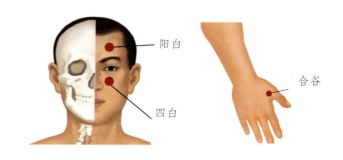

【拔罐方法】

方法一： 让患者取坐位，把罐吸拔在风池、下关、颊车上，留罐 10~15 分钟，至罐内皮肤充血。面部拔罐时会有罐印留下，影响美观，在拔罐前要对患者说明。

方法二： 1. 让患者取坐位，对地仓、颊车、太阳、四白、阳白、合谷进行按摩，每个穴位按摩 2~3 分钟。按摩可以起到促进血液循环的作用。

2. 在按摩过的穴位上拔罐，各留着 15~20 分钟。在罐内皮肤充血后即可起罐。这样的治疗每日 1 次，10 次为 1 个疗程。

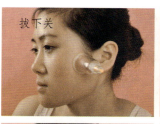
拔下关

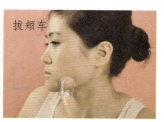
拔颊车

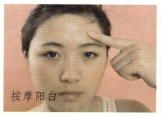
按摩阳白

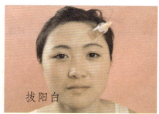
拔阳白

温馨小贴士

预防面神经麻痹，平时要注意体育活动，增强体质，避免受凉感冒。注意精神调养，避免不良精神刺激。注意饮食调养，避免过食辛辣、肥甘厚味，同时适当增加营养。对于患中耳炎、风湿性特发性面神经麻痹，或茎乳孔内的骨膜炎所致的面神经麻痹应及早治疗，消除致病因素。秋冬季节要注意防寒保暖，尽可能不要迎风走，尤其应避开风寒对面部的直接侵袭，尤其年老体弱、病后、过劳、酒后及患有高血压病、关节炎、神经痛等慢性疾病者。夏季居家、乘车、睡眠时注意不要让风直吹头面部，空调房间内温度调整在 28 度即可，不要过度贪凉。

患病期要注意休息，面部及耳旁注意保暖，避免寒冷刺激，注意保护眼睛，防止引起眼内感染，特别是角膜损害。入睡后以眼罩掩盖患侧眼睛，滴点眼药，减少感染。避免光源刺激，避免用眼过度，注意眼的休息，减少电视、电脑、紫外线等光源刺激。

患者多为突然起病，难免会产生紧张、焦虑、恐惧的心情，有的担心面容改变而羞于见人及治疗效果不好而留下后遗症，要根据患者的心理特征，耐心做好解释和安慰疏导工作，缓解其紧张情绪，使患者情绪稳定，身心处于最佳状态接受治疗及护理，以提高治疗效果。急性期患侧面部用温热毛巾外敷，水温 50~60 度，每日 3~4 次，每次 15~20 分钟，并于早晚自行按摩患侧，按摩用力应轻柔、适度、持续、稳重、部位准确。患者可对镜进行自我表情动作训练：进行皱眉、闭眼、吹口哨、示齿等运动，每日 2~3 次，每次 3~10 分钟。

慢性鼻炎

慢性鼻炎是指鼻腔黏膜及黏膜下层的慢性炎症。慢性鼻炎主要是因急性鼻炎反复发作或失治而造成。此外，慢性扁桃体炎、鼻中隔弯曲、鼻窦炎及邻近组织病灶的反复感染，有害气体、粉尘、花粉等长期刺激，皆可引发本病。主要症状有：突发性鼻痒、连续喷嚏、鼻塞流涕、分泌物增多、嗅觉减退、咽喉干燥、伴有头痛、头晕等。中医认为，慢性鼻炎主要是人体的气血阴阳失于平衡，寒、热之邪滞留，久病可以产生血瘀痰凝。在相应穴位拔罐能够驱除邪气、健脾和胃、补中益气，从而改善症状。

【选穴定位】

风池： 位于项部，当枕骨之下，与风府相平，胸锁乳突肌与斜方肌上端之间的凹陷处。

肺俞： 位于背部，当第 3 胸椎棘突下，旁开 1.5 寸。大椎穴往下推 3 个椎骨，即为第 3 胸椎，其下缘旁开约 2 横指（食、中指）处为取穴部位。

脾俞： 位于背部，第 11 胸椎棘突下，两侧旁开 1.5 寸。与肚脐中相对应处即为第 2 腰椎，由第 2 腰椎往上摸 3 个椎体，即为第 11 胸椎，其棘突下缘旁开约 2 横指（食、中指）处为取穴部位。

膈俞： 位于背部，当第 7 胸椎棘突下，旁开 1.5 寸。由平双肩胛骨下角之椎骨（第 7 胸椎），其棘突下缘旁开约 2 横指（食、中指）处为取穴部位。

印堂： 位于前额部，当两眉头连线的中点处。取穴位时，患者可以采用正坐或仰靠、仰卧姿势，两眉头连线中点即是。

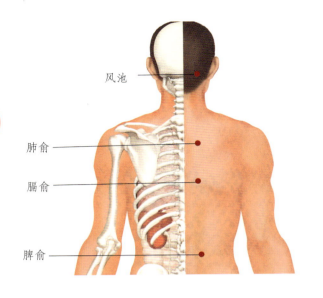

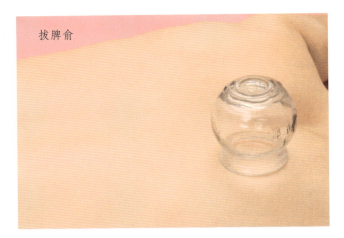

迎香：位于面部，鼻翼外缘中点旁，当鼻唇沟中。取穴时，一般采用正坐或仰卧姿势，眼睛正视，在鼻孔两旁五分的笑纹（微笑时鼻旁八字形的纹线）中取穴。

中府：位于胸前壁的外上方，云门穴下1寸，前正中线旁开6寸，平第1肋间隙处。

中脘：位于上腹部，前正中线上，当脐中上4寸。取穴时，可采用仰卧位，脐中与胸剑联合部（心窝上边）的中点为取穴部位。

组穴位交替使用。

方法二：1. 让患者取坐位，用大拇指按揉印堂穴和迎香穴，按压4分钟左右。

2. 让患者取仰卧位，把罐吸拔在肩部的中府穴，留罐10~15分钟。

3. 让患者取俯卧位，暴露背部，在肺俞穴刮痧，反复20次左右，出痧即止。

4. 把把罐吸拔在肺俞穴上，留罐10分钟左右。

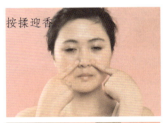
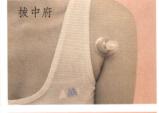
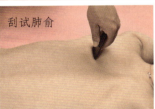
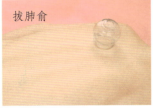

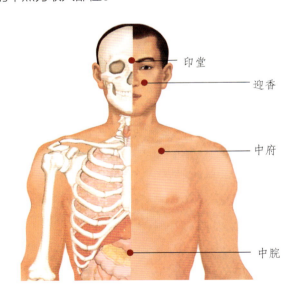

【拔罐方法】

方法一：有两组穴位，第一组：中脘、肺俞、膈俞。第二组：风池、脾俞、足三里。选择其中一组穴位，把罐吸拔在穴位上，留罐15~20分钟，每日1次，10次为一个疗程。每次拔罐选择其中一组穴位，两

温馨小贴士　拔罐疗法对本病有较好的疗效。在预防和护理方面要注意以下几点：

1. 饮食宜易消化吸收食物。忌食生冷、烟、酒、辛燥刺激之品。应多吃新鲜的食物或含蛋白质多的食物，如鱼、牛乳、蛋、大豆、肉等与谷类食物。

2. 用温开水将鼻腔结痂洗净，再以棉签蘸生蜂蜜涂鼻腔患处，每日1次，至鼻腔无痛痒，无分泌物结痂，嗅觉恢复为止。

3. 采用自我鼻按摩手法，用两手食指和中指同时按摩眼内角鼻梁处，由上到下为1次，共80次；用中指揉按在鼻翼两旁约1cm处，作旋转状按摩，共70次；两手食指、中指、无名指同时按摩眉心中央，然后沿眉毛向外按摩到两侧太阳穴，共60次。可反复按摩，早、中、晚各一次。能有效地防止鼻炎的发生与改善已患慢性鼻炎的病情。

4. 鼻塞时不可强行擤鼻，以免引起鼻腔毛细血管破裂而发生鼻出血，亦可防止带菌黏液逆入鼻咽部并发中耳炎。

5. 增加体育锻炼，选择医疗保健操、太极拳、五禽戏、打乒乓球、舞剑等项目，持之以恒，能增强体质，提高机体的抗病能力。从夏季开始，坚持用冷水洗面擦鼻，增加耐寒能力。寒冷或气候剧变时应避免受■，防止感冒，外出时要戴好口罩。尽量找出致病因素，及时预防与治疗。

6. 白芥子散外敷，取白芥子散（由生白芥子、炒白芥子、延胡索、细辛、白芷、辛夷、玉屏风散等，将以上药物研磨成粉）16克姜汁适量调膏，摊于敷料上，贴于俞穴，胶布固定。每年初、中、末伏的第1天起连续3天各贴药1次，连贴3年为一疗程。

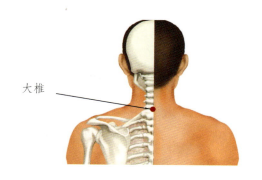

大椎

合谷：位于第1、第2掌骨间，当第2掌骨桡侧的中点处。取穴时，以一手的拇指掌面指关节横纹，放在另一手的拇、食指的指蹼缘上，屈指当拇指尖尽处为取穴部位。

少商：位于拇指末节桡侧，距指甲角0.1寸。

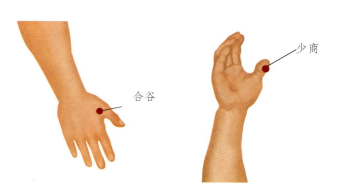

少商

合谷

迎香：位于面部，鼻翼外缘中点旁，当鼻唇沟中。取穴时一般采用正坐或仰卧姿势，眼睛正视，在鼻孔两旁五分的笑纹（微笑时鼻旁八字形的纹线）中取穴。

上星：位于头部，当前发际正中直上1寸。

关元：位于下腹部，前正中线上，在脐中下3寸。

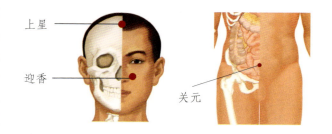

上星

迎香

关元

鼻出血

鼻出血可由外伤引起，也可由鼻病引起，如鼻中隔弯曲、鼻窦炎、肿瘤等；有些全身疾病也是诱因，如高热、高血压等；妇女内分泌失调，在经期易鼻出血，称为"倒经"；天气干燥、气温高也可引起鼻出血。临床症状鼻出血多见一侧发生，少的仅在鼻涕中带有血丝，多的则从一侧鼻孔流出鲜血，甚至从口中和另一侧鼻孔同时流出鲜血。鼻出血易引起患者紧张，但越紧张，出血越严重。中医认为，鼻出血主要是由于（肺、胃、肝）火热偏盛，迫血妄行，血溢清道而出血。也有妇女倒经，或击伤、碰伤等原因引起。在相应穴位拔罐能够清热去火、调理腑脏，从而改善症状。

【选穴定位】

大椎：位于颈部下端，背部正中线上，第7颈椎棘突下凹陷中。取穴时正坐低头，可见颈背部交界处椎骨有一高突，并能随颈部左右摆动而转动者即是第7颈椎，其下为大椎穴。

【拔罐方法】

方法一：1. 让患者取坐位，暴露腹部和颈部下端皮肤，对大椎和关元穴位皮肤消毒。

2. 用三棱针对已消毒穴位进行重刺，以出血为度。注意三棱针也要消毒，以免细菌感染皮肤。

3. 把罐吸拔在针刺后的穴位上，留罐10~15分钟。起罐后，要擦试掉拔罐部位的血迹，再用酒精棉球进行消毒。这样的治疗每3天1次。

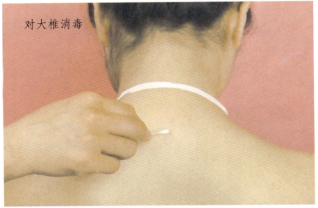

对大椎消毒

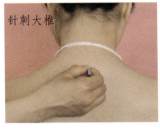

针刺大椎

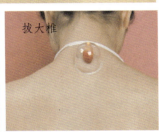

拔大椎

方法二：1. 在大椎、上星刮痧，每个穴位刮拭30次左右。上星穴在人体头部，刮拭时不要太用力。刮拭大椎穴时可涂上刮痧油，以免刮伤皮肤。特别提示：15岁以下的青少年不要刮拭上星穴。

2. 刮痧结束后把罐吸拔在大椎穴，留罐15~20分钟。上星穴在头部，有头发覆盖，操作不便且没有安全保障，不宜拔罐。

3. 拔罐结束后，再用刮痧板的一角点揉迎香、合谷、少商穴，每个穴位点揉30次左右，不拔罐。这样的治疗每日1次，5次为一个疗程。

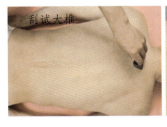

刮试大椎

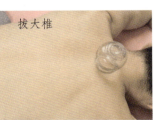

拔大椎

温馨小贴士

鼻出血除了进行必要的治疗外，日常的饮食保健也很重要。饮食宜选用清淡而富含维生素、蛋白质、矿物质的食物，如荠菜、青菜、马兰头、莲藕、苹果、香蕉、雪梨、萝卜、花生米以及首蓿、白茅根、鲜芦根、绿豆等。忌食辛辣刺激、湿热香燥的食物，忌烟、酒。此外，还可选用以下食疗方。

白茅根蜜饮：白茅根（鲜品）200克，蜂蜜20克。先将新鲜白茅根洗净，晾干，切成碎小段或切成片，放入砂锅，加水适量，中火浓煎30分钟，用洁净纱布过滤取汁，放入容器中，趁温热加入蜂蜜，拌匀即成。早晚2次分服。

绿豆鲜藕汤：绿豆50克，鲜藕200克。先将鲜藕洗净、切片备用。绿豆洗净，放入砂锅，足量加水，大火煮沸后，改用小火煨煮30分钟，待绿豆熟烂，放入藕片，继续用小火煨煮30分钟，至绿豆酥烂、藕熟、汤汁黏稠即成。早晚2次分服。

甘蔗雪梨汁：甘蔗2000克，雪梨1000克。先将甘蔗洗净，去皮，切成2cm长的小段，压榨取汁，过滤，备用。将雪梨洗净，去皮，切成小块，放入榨汁机中榨成浆汁，用洁净纱布过滤，取汁放入容器中，加入甘蔗汁，混合均匀即成。早晚2次分服。

百合黄芩蜂蜜饮：鲜百合100克，黄芩20克，蜂蜜20克。黄芩洗净，切片，放入砂锅，加水煎煮30分钟，过滤取汁。百合择洗干净，放入沙锅，加水适量，大火煮沸后，改用小火煨煮至百合酥烂，加入黄芩汁，再煮至沸，离火，趁温热调入蜂蜜，拌和均匀即成。早晚2次分服。本食疗方对肺热上壅型鼻出血尤为适宜。

慢性咽炎

慢性咽炎是指咽部黏膜、淋巴组织及黏液腺的弥漫性炎症。本病常反复发作，经久不愈，主要是急性咽炎治后病邪未完全清除，迁延而成；此外，上呼吸道感染、用嗓过度（唱歌、说话）、长期吸烟、饮酒等也可导致慢性咽炎。症状有咽部发干、发痒、灼热、疼痛、有异物感、吞咽不适、声音嘶哑或失音等，重症者伴有咳嗽、咳痰，晨起较甚。中医认为，慢性咽炎系风热喉痹反复发作，阴津暗耗、虚火上炎，熏灼咽部，或肺阴不足等所致。在相应穴位拔罐能够清润肺气、调和气血、滋养肝肾，从而改善症状。

【选穴定位】

风池： 位于项部，当枕骨之下，与风府相平，胸锁乳突肌与斜方肌上端之间的凹陷处。（或当后头骨下，两条大筋外缘陷窝中，相当于耳垂齐平。）

大椎：位于颈部下端，背部正中线上，第7颈椎棘突下凹陷中。取穴时正坐低头，可见颈背部交界处椎骨有一高突，并能随颈部左右摆动而转动者即是第7颈椎，其下为大椎穴。

大杼：位于背部，当第1胸椎棘突下，旁开1.5寸。取穴时低头，可见颈背部交界处椎骨有一高突，并能随颈部左右摆动而转动者即是第7颈椎，其下为大椎穴。由大椎穴再向下推1个椎骨，其下缘旁开2横指（食、中指）处为取穴部位。

肺俞：位于背部，当第3胸椎棘突下，旁开1.5寸。大椎穴往下推3个椎骨，即为第3胸椎，其下缘旁开约2横指（食、中指）处为取穴部位。

肾俞：位于腰部，当第2腰椎棘突下，旁开1.5寸。与肚脐中相对应处即为第2腰椎，其棘突下缘旁开约2横指（食、中指）处为取穴部位。

曲池：位于肘横纹的外侧端，屈肘时当尺泽与肱骨外上髁连线中点。取穴时，仰掌屈肘成45°，肘关节桡侧，肘横纹头为取穴部位。

照海：位于足内侧，内踝尖下方凹陷处。

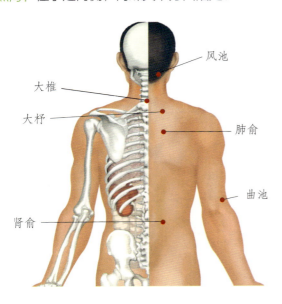

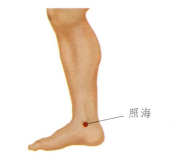

【拔罐方法】

方法一：1. 让患者取坐位或俯卧，暴露背部、肘部、脚踝，对大椎、肺俞、曲池、照海进行消毒。

2. 用三棱针点刺已消毒的穴位，以微出血为度。点刺时力度不能太大，太大容易刺伤皮肤；也不能太小，太小起不到治疗作用。

3. 将罐吸拔在点刺过的穴位上，留罐10~15分钟。起罐后，擦干净血迹，必要时涂上龙胆紫等消毒药水。这样的治疗每日1次，10次为一个疗程。

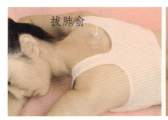
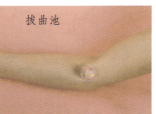

方法二：1. 让患者取俯卧位，充分暴露背部皮肤。对大杼、风池、肺俞、胃俞进行消毒。

2. 用消过毒的三棱针点刺已消毒的穴位，至微出血。在操作过程中，注意室内温度，防止患者身体受凉加重病性。

3. 将罐吸拔在点刺过的穴位上，留罐15~20分钟，起罐后注意对穴位皮肤进行消毒，以免感染。这样的治疗每2日1次，10次为一个疗程。

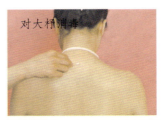
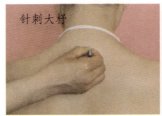
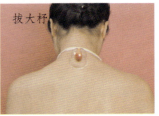

拔罐治疗本病疗程较长，要有耐心配合治疗。治疗期间注意以下事项：

1. 要尽量改善工作生活环境，减少粉尘、有害气体的刺激。

2. 日常生活中要适当控制用声，用声不当、过度，长期持续演讲和演唱对咽炎治疗不利。

3. 生活中注意戒烟戒酒，饮食注意清淡，避免辛辣、酸等强刺激调味品。

4. 要定期参加户外活动，努力提升自身抵抗力。

5. 多吃一些含维生素 C 的水果、蔬菜以及富含胶原蛋白和弹性蛋白的食物，如鱼、牛奶、豆类、动物肝脏、瘦肉等。

6. 生活习惯要有规律，早晚用淡盐水漱口或少量饮用，以改善咽部的环境，预防细菌感染。

7. 室内外温差不要相差太大，室内要保持通风换气。空调房间不适宜久留。

8. 餐后注意口腔清洁，坚持早晚及饭后刷牙，发现"口喉不适"的症状需及时就医，避免咽喉炎生成和向慢性病发展。

9. 积极治疗感冒、鼻，口腔炎症以及下呼吸道疾病。

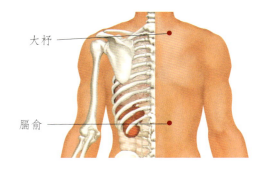

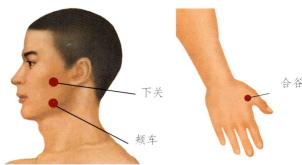

牙痛

牙痛，是口腔科牙齿疾病最常见的症状之一，其表现为牙龈红肿、遇冷热刺激痛、面颊部肿胀等。牙痛大多由牙龈炎、牙周炎、蛀牙或折裂牙而导致牙髓（牙神经）感染所引起的。其表现为：牙龈红肿、遇冷热刺激痛、面颊部肿胀等。中医认为牙痛是由于外感风邪、胃火炽盛、肾虚火旺、虫蚀牙齿等原因所致。在相应穴位拔罐能够清热去火、消肿止痛，从而改善症状。

【选穴定位】

大杼：位于背部，当第 1 胸椎棘突下，旁开 1.5 寸。取穴时低头，可见颈背部交界处椎骨有一高突，并能随颈部左右摆动而转动者即是第 7 颈椎，其下为大椎穴。由大椎穴再向下推 1 个椎骨，其下缘旁开 2 横指（食、中指）处为取穴部位。

膈俞：位于背部，当第 7 胸椎棘突下，旁开 1.5 寸。由平双肩胛骨下角之椎骨（第 7 胸椎），其棘突下缘旁开约 2 横指（食、中指）处为取穴部位。

下关：位于面部耳前方，当颧弓与下颌切迹所形成的凹陷中。取穴时，闭口，由耳屏向前摸有一高骨，其下方有一凹陷，若张口则该凹陷闭合和突起，此凹陷为取穴部位。

颊车：位于头部侧面下颌骨边角上，向鼻子斜方向约 1cm 处的凹陷中。取该穴道时一般让患者采用正坐或仰卧仰靠姿势，以方便实施者准确的找寻穴道。

合谷：位于第 1、第 2 掌骨间，当第 2 掌骨桡侧的中点处。取穴时，以一手的拇指掌面指关节横纹，放在另一手的拇、食指的指蹼缘上，屈指当拇指尖尽处为取穴部位。

【拔罐方法】

方法一：1. 让患者取坐位或俯卧，充分暴露背部，在玻璃罐口涂抹一层润滑油。若患者皮肤干燥，也要在穴位皮肤上涂抹润滑油，以免走罐时拉伤皮肤。

2. 沿背部足太阳膀胱经的大杼穴至胃俞穴自上而下走罐，至皮肤潮红为度，每周 2 次。操作时，在排气后应立即走罐，不可先拭探是否拔住再走罐，否则不易移动。

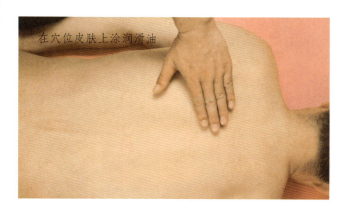

在穴位皮肤上涂润滑油

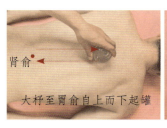
肾俞
大杼至胃俞自上而下起罐

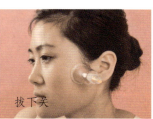
拔下关

方法二： 1. 让患者取坐位，在下关、颊车穴位皮肤上涂上风油精，风油精有缓解疼痛的作用，和拔罐结合使用，效果更显著。

2. 把罐吸拔在涂有风油精的穴位上，留罐10~15分钟。

3. 在上述拔罐结束后，对合谷穴用酒精棉球进行消毒。

4. 用消过毒的三棱针在合谷穴上点刺2~3下，以出现红晕为标准。若患者体质虚寒慎用刺络拔罐法。

5. 把罐吸拔在合谷穴上，留罐10~15分钟，起罐后要对罐印皮肤进行护理，擦去血迹，进行消毒。这样的治疗每日1次。

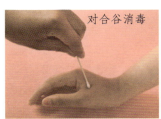
对合谷消毒

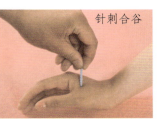
针刺合谷

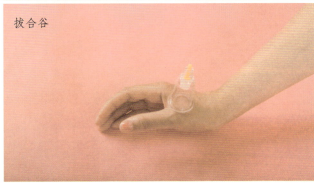
拔合谷

温馨小贴士

要预防牙痛，一要有效防止蛀牙；二要防止牙龈萎缩和保证龈下清洁，生活中要坚持做到以下几点：

1. 减少或消除病原刺激物。减少或消除菌斑，改变口腔环境，创造清洁条件是防龋的重要环节。最实际有效的办法是刷牙和漱口。应该加强宣传教育，从小养成口腔卫生习惯，学会合理刷牙方法。刷牙可以清除口腔中的大部分细菌，减少菌斑形成，尽可能做到早晚各刷一次、饭后漱口。睡前刷牙更重要，因为夜间间隔时间长，细菌容易大量繁殖，要顺刷"里里外外都刷到"，还要注意刷后牙的咬面，这样就可把牙缝和各个牙面上的食物残渣刷洗干净。刷牙后要漱口，不要横刷，横刷容易损伤牙龈，也刷不净牙缝里的残渣。

2. 多吃粗糙硬质和含纤维质的食物。多吃粗糙硬质和含纤维质的食物对牙面有磨擦洁净的作用，减少食物残屑堆积。硬质食物需要充分咀嚼，既增强牙周组织，又能磨擦牙齿咬面，可能使窝沟变浅，有利减少窝沟龋。

3. 减少或控制饮食中的糖。睡前不吃糖，多吃蔬菜水果和含钙磷维生素等多的食物，要尽可能吃些粗粮。

复发性口腔溃疡

复发性口腔溃疡是口腔粘膜疾病中常见的溃疡性损害疾病，发作时疼痛剧烈，灼痛难忍。中医学认为本病是由于情志不遂，素体虚弱，外感六淫之邪致使肝失条达、脾失健运、肝郁气滞、郁热化火、虚火上炎熏蒸于口而患病，长期的反复发作将直接影响患者整个机体的免疫功能，引起代谢紊乱，出现口臭、慢性咽炎、便秘、头痛、头晕、恶心、乏力、精力不集中、失眠、烦躁、发热、淋巴结肿大等全身症状，严重影响患者的工作、生活，甚至造成恶变或癌变。在相应穴位拔罐能够清热去火、消肿止痛、疏肝健脾，从而改善症状。

【选穴定位】

大椎： 位于颈部下端，背部正中线上，第7颈椎棘突下凹陷中。取穴时正坐低头，可见颈背部交界处椎骨有一高突，并能随颈部左右摆动而转动者即是第7颈椎，其下为大椎穴。

大杼： 位于背部，当第1胸椎棘突下，旁开1.5寸。取穴时低头，可见颈背部交界处椎骨有一高突，并能随颈部左右摆动而转动者即是第7颈椎，其下为大椎穴。由大椎穴再向下推1个椎骨，其下缘旁开2横指（食、中指）处为取穴部位。

身柱： 位于背部，当后正中线上，第3胸椎棘突下凹陷中。

心俞：位于背部，当第5胸椎棘突下，旁开1.5寸。由平双肩胛骨下角之椎骨（第7胸椎），往上推2个椎骨，即第5胸椎棘突下缘，旁开约2横指（食、中指）处为取穴部位。

灵台：位于背部，当后正中线上，第6胸椎棘突下凹陷中。

命门：位于腰部，当后正中线上，第2腰椎棘突下凹陷处。取穴时采用俯卧的姿势，指压时，有强烈的压痛感。

膀胱俞：位于骶部，当骶正中嵴旁1.5寸，平第2骶孔。

曲池：位于肘横纹的外侧端，屈肘时当尺泽与肱骨外上髁连线中点。取穴时，仰掌屈肘成45°，肘关节桡侧，肘横纹头为取穴部位。

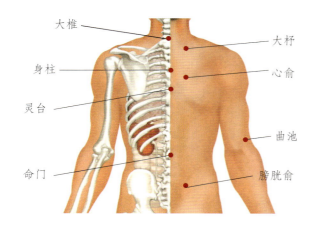

三阴交：位于小腿内侧，当足内踝尖上3寸，胫骨内侧缘后方。取穴时以手4指并拢，小指下边缘紧靠内踝尖上，食指上缘所在水平线在胫骨后缘的交点，为取穴部位。

足三里：位于小腿前外侧，当犊鼻下3寸，距胫骨前缘1横指（中指）。取穴时，站位，用同侧手张开虎口围住髌骨上外缘，余4指向下，中指尖处为取穴部位。

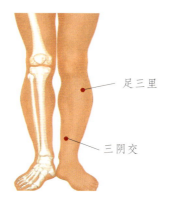

【拔罐方法】

方法一：1. 让患者取坐位或俯卧，充分暴露背部，在玻璃罐口涂抹一层润滑油。若患者皮肤干燥，也要在穴位皮肤上涂抹润滑油，以免走罐时拉伤皮肤。

2. 沿背部足太阳膀胱经的大杼穴和督脉的大椎至命门一段自上而下走罐，至皮肤潮红为度。操作时，在排气后应立即走罐，不可先拭探是否拔住再走罐，否则不易移动。

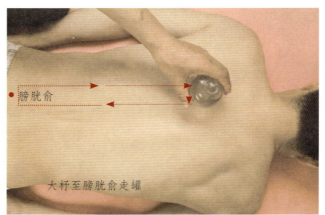

大杼至膀胱俞走罐

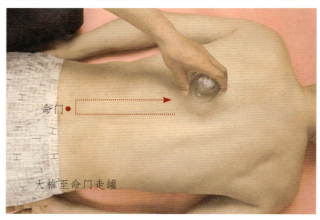

大椎至命门走罐

方法二：1. 让患者取坐位，对大椎、灵台、身柱、心俞、曲池、足三里、三阴交消毒可选全部或一部分穴位拔罐，根据患者体质而定。

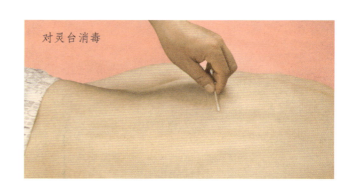

对灵台消毒

2. 用消过毒的三棱针在所选穴位点刺 2~3 下，以微微出血为度。若患者体质虚寒慎用刺络拔罐法。

3. 把罐吸拔在点刺过的穴位上，留罐 10~15 分钟，起罐后要对罐印皮肤进行护理，擦去血迹，进行消毒。这样的治疗每日或隔日 1 次。10 次为一个疗程。

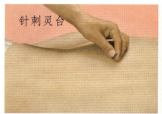
针刺灵台

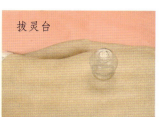
拔灵台

温馨小贴士

对口腔溃疡的治疗方法虽然很多，但基本上都是对症治疗，目的主要是减轻疼痛或减少复发次数，很难完全控制复发，口腔溃疡在很大程度上与个人身体素质有关，因此，要想完全避免其发生，可能性不大，但如果尽量避免诱发因素，仍可降低发生率。所以对本病预防尤为重要。在生活中应注意以下几个方面：

1. 注意口腔卫生，避免损伤口腔黏膜。
2. 保证充足的睡眠时间，避免过度疲劳。
3. 保持心情舒畅，乐观开朗，避免着急。
4. 注意生活起居规律性和营养均衡性，戒除烟酒，坚持体育锻炼，饮食清淡，多吃蔬菜水果，保持大便通畅，防止便秘。妇女经期前后要注意休息，保持心情愉快，避免过度疲劳，饮食要清淡，多吃水果，新鲜蔬菜，多饮水等等，以减少口疮发生的机会。

耳鸣

耳鸣是听觉功能紊乱而产生的一种临床症状，患者自觉耳内有声，鸣响不断，时发时止，重者可妨碍听觉。引发耳鸣的原因有很多，当耳部疾病，如外耳道阻塞、内耳压力增高等，患者容易出现耳鸣。此外，心肺病、高血压、药物过敏等原因，会使内部噪音增大，超过常规值，导致耳鸣。中医认为耳鸣的发生由于郁怒伤肝，肝火暴亢，循经上炎所致。在相应穴位拔罐能够疏肝泄胆、调整人体功能，从而改善症状。

【选穴定位】

听宫： 位于头部侧面耳屏前部，耳珠平行缺口凹陷中，耳门穴的稍下方即是。

听会： 位于面部，当耳屏间切迹的前方，下颌骨髁突的后缘，张口有凹陷处。

翳风： 位于头部侧面，耳朵下方耳垂后遮住之处（当耳后乳突与下颌角之间的凹陷处）。

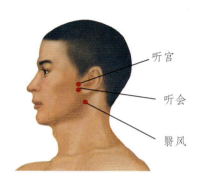

胆俞： 位于背部，当第 10 胸椎棘突下，旁开 1.5 寸。由平双肩胛骨下角之椎骨（第 7 胸椎），往下推 3 个椎骨，即第 10 胸椎棘突下缘，旁开约 2 横指（食、中指）处为取穴部位。

命门： 位于腰部，当后正中线上，第 2 腰椎棘突下凹陷处。取穴时采用俯卧的姿势，指压时，有强烈的压痛感。

肾俞： 位于腰部，当第 2 腰椎棘突下，旁开 1.5 寸。与肚脐中相对应处即为第 2 腰椎，其棘突下缘旁开约 2 横指（食、中指）处为取穴部位。

外关： 位于前臂背侧，当阳池与肘尖的连线上，腕背横纹上 2 寸，尺骨与桡骨之间。

中渚： 位于手背第四、五掌指关节后方凹陷中，液门穴直上 1 寸处。

少泽： 位于小指末节尺侧，距指甲角 0.1 寸。

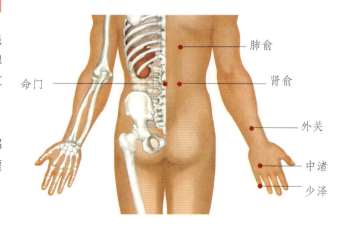

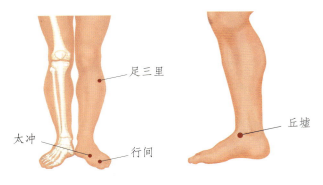

足三里：位于小腿前外侧，当犊鼻下3寸，距胫骨前缘1横指（中指）。取穴时，站位，用同侧手张开虎口围住髌骨上外缘，余4指向下，中指尖处为取穴部位。

太冲：位于足背侧，当第1跖骨间隙的后方凹陷处。取穴时，由第1、第2趾间缝纹向足背上推，至其两骨联合缘凹陷中（约缝纹头上2横指）处，为取穴部位。

行间：位于足背侧，当第1、第2趾间，趾蹼缘的后方赤白肉际处。

丘墟：位于足外踝的前下方，当趾长伸肌腱的外侧凹陷处。

【拔罐方法】

方法一：从听宫、听会、翳风、肾俞、命门、少泽、中渚、足三里，太冲中选择其中的5~6个穴位拔罐，留罐10分钟，隔日1次。所提供的穴位可交替使用，轮流拔罐。但身体强壮的患者也可一次拔完上述穴位，需依据个人身体状况而定。

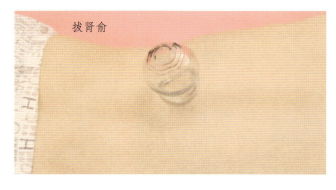

方法二：1. 让患者取合适体位，对胆俞、听宫、行间、外关、太冲、丘墟、翳风消毒。在进行过程中要与患者交谈，以缓解患者的紧张情绪，避免在接下来的操作中患者过于紧张。

2. 用三棱针重刺已消毒的各穴位，以鲜血点状流出为度。这步操作要求施针者要有一定的医学常识，并且掌握好针刺的力度，不可用蛮力。针刺后要擦去血迹。

3. 点刺后，对胆俞、听宫、行间、外关拔罐，留罐10~15分钟。太冲、丘墟、翳风不拔罐。这样的治疗隔日1次，5次为一个疗程。

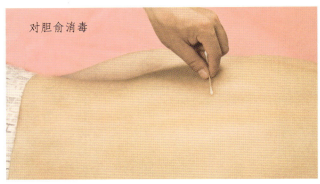
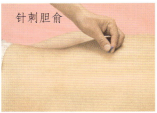
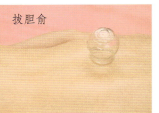

由于耳鸣起因较慢，病程都在非常短的时间内发生，故治疗一般也需要较长的时间。因此，病人在配合治疗过程中要有恒心，不要轻易放弃。在预防和护理方面要注意以下几点：

1. 预防本病，应避免水、泪进入耳内，擦鼻涕时两鼻翼用手指交替压紧释出。

2. 耳鸣患者特别要注意调适情志，不大喜大悲，不暴怒暴怨，保持心态平衡，心情舒畅。诊治过程中积极配合治疗，并且可积极主动发挥其他业余爱好来分散自己对耳鸣的注意力，调整生活节奏，多培养一些兴趣点。

3. 加强营养，劳逸结合，睡眠充足，节制房事。

4. 拔罐治疗耳聋对听力尚未完全丧失的患者有一定的疗效，对听力已经完全丧失的患者疗效较差。

5. 治疗期间要多注意休息，避免接触有高分贝噪声的环境，必要时要结合中西医综合疗法治疗。

6. 早期治疗，鼓膜可愈合，听力能恢复，多可治愈，如治疗不当，可转为慢性或变为他证。

7. 患者需要注意日常饮食，多吃含铁丰富的食物，如紫菜、虾皮、海蜇皮、黑芝麻、黄花菜、黑木耳、苋菜、香菜、木耳菜、豆制品等。多补充些含锌丰富的食物，如牡蛎、肝脏、粗粮、干豆类、坚果、蛋、肉和鱼，牛奶中含锌量比肉类少得多。多吃富含维生素C、E的蔬菜、硬干果，适当摄入含维生素D多的食物，多吃有活血作用的食物等。

耳聋

耳聋是指不同程度的听力减退，轻者耳失聪敏、听声不远或闻声不真，重则听力消失。本病常因内耳中耳炎、耳硬化、耳内肿瘤、药物中毒、内耳震荡及老年性耳聋等引发。中医认为突发性耳聋多为气滞血瘀，耳部经络被瘀血所阻塞，清阳之气不能上达于耳窍，使得耳部的正常生理功能减退，从而发生了耳鸣、耳聋等表现。在相应穴位拔罐能够调整人体功能，从而改善症状。

【选穴定位】

太阳：位于耳廓前面，前额两侧，外眼角延长线的上方，由眉梢到耳朵之间大约1/3的地方，用手触摸最凹陷处就是太阳穴。

耳门：位于耳屏上部缺口前，张口凹陷处。

听宫：位于头部侧面耳屏前部，耳珠平行缺口凹陷中，耳门穴的稍下方即是。

听会：位于面部，当耳屏间切迹的前方，下颌骨髁突的后缘，张口有凹陷处。

翳风：位于头部侧面，耳朵下方耳垂后遮住之处（当耳后乳突与下颌角之间的凹陷处）。

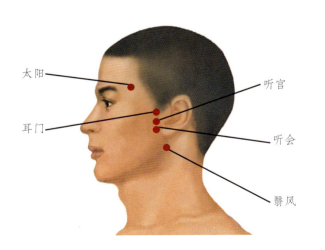

脾俞：位于背部，当第11胸椎棘突下，旁开1.5寸。与肚脐中相对应处即为第2腰椎，由第2腰椎往上摸3个椎体，即为第11胸椎，其棘突下缘旁开约2横指（食、中指）处取穴部位。

肾俞：位于腰部，当第2腰椎棘突下，旁开1.5寸。与肚脐中相对应处即为第2腰椎，其棘突下缘旁开约2横指（食、中指）处为取穴部位。

外关：位于前臂背侧，当阳池与肘尖的连线上，腕背横纹上2寸，尺骨与桡骨之间。

中渚：位于手背第四、五掌指关节后方凹陷中，液门穴直上1寸处。

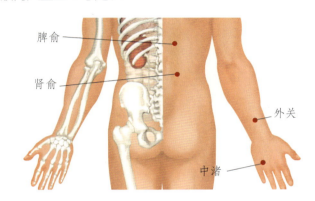

足三里：位于小腿前外侧，当犊鼻下3寸，距胫骨前缘1横指（中指）。取穴时，站位，用同侧手张开虎口围住髌骨上外缘，余4指向下，中指尖处为取穴部位。

三阴交：位于小腿内侧，当足内踝尖上3寸，胫骨内侧缘后方。取穴时以手4指并拢，小指下边缘紧靠内踝尖上，食指上缘所在水平线在胫骨后缘的交点，为取穴部位。

太溪：位于足内侧，内踝后方与脚跟骨筋腱之间的凹陷处。也就是说在脚的内踝与跟腱之间的凹陷处。双侧对称，也就是两个。

阳陵泉：位于小腿外侧，当腓骨头前下方凹陷处。取穴时，坐位，屈膝成90°，膝关节外下方，腓骨小头前缘与下缘交叉处的凹陷，为取穴部位。

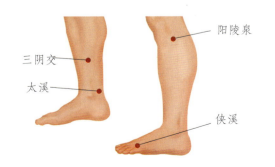

侠溪：位于足背部，第 4、5 趾缝间，趾蹼缘后方赤白肉际处。

曲泽：位于肘横纹中，当肱二头肌腱的尺侧缘。

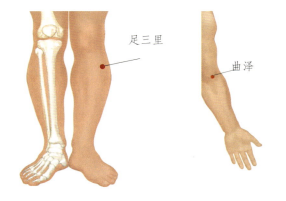

【拔罐方法】

方法一：让患者取坐位，选择大小合适的罐具，把罐吸拔在耳门、听宫、翳风、听会、脾俞、肾俞、外关、中渚、阳陵泉、足三里、三阴交、太溪、侠溪，留罐 10~15 分钟，隔日 1 次。注意拔的顺序，拔完一部位穴位再拔另外一部分，不是一次把罐全部吸拔在皮肤上，否则身体虚弱的人无法承受，还要注意面部拔罐会影响美观，拔罐前要对患者说明。

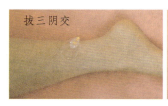
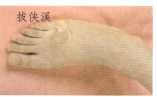

方法二：1. 让患者取合适体位，对太阳、耳门、听宫、曲泽进行消毒。同时，要和患者进行交流，以缓解其紧张情绪，避免给下面的操作带来不便。

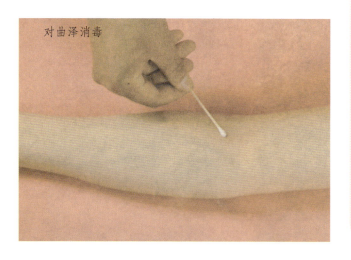

2. 用三棱针针刺已消毒的穴位，每穴点刺数下，以出血 1~2 滴为度。注意此步骤要求施针者手法熟练，针刺的力度适中。

3. 等血止后，擦去血迹，用小型抽气罐把罐吸拔在相应的穴位上。留罐 15~20 分钟，起罐后，要对穴位皮肤进行消毒处理。这样的治疗隔日 1 次，5 次为一个疗程。

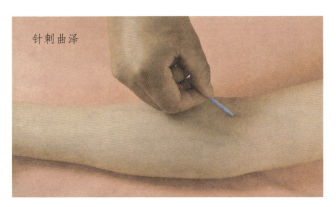

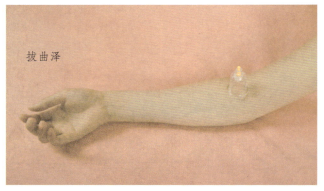

拔罐疗法对本病有较好的疗效，但要坚持多疗程治疗，以巩固疗效。在预防和护理方面要注意以下几点：

1. 耳聋患者特别要注意调适情志，不大喜大悲，不暴怒暴怨，保持心态平衡，心情舒畅。

2. 加强营养，劳逸结合，睡眠充足，节制房事。

3. 拔罐治疗耳聋对听力尚未完全丧失的患者有一定的疗效，对听力已经完全丧失的患者疗效较差。

4. 治疗期间要多注意休息，避免接触有高分贝噪声的环境，必要时要结合中西医综合疗法治疗。

5. 早期治疗，鼓膜可愈合，听力能恢复，多可治愈，如治疗不当，可转为慢性或变为他证。

6. 经久不愈者常需要手术根治。

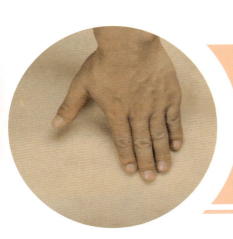

第八章 亚健康的拔罐调理法

失眠

失眠是以经常不能获得正常睡眠为特征的一种病证。轻者入睡困难，有入睡后易醒，有醒后不能再入睡，亦有时睡时醒等，严重者则整夜不能入睡。长期的失眠严重地影响人们的生活、工作、学习。随着现代生活节奏的加快及竞争的激烈，人们的精神处于高度紧张的状态，焦虑症、抑郁症等心理疾患发病率逐渐增高，失眠作为一个伴发症状给不少病人的身心带来困扰，对疾病的治疗和机体的康复带来不利的影响。中医认为失眠即"不寐"，是因为脏腑功能失调，人体阴阳、气血不调造成心神不安，以致经常不易入寐的一种病症。在相关穴位拔罐能够平衡阴阳、调和气色，从而达到治疗的目的。

【选穴定位】

心俞：位于背部，当第5胸椎棘突下，旁开1.5寸。由平双肩胛骨下角之椎骨（第7胸椎），往上推2个椎骨，即第5胸椎棘突下缘，旁开约2横指（食、中指）处为取穴部位。

肝俞：位于背部，当第9胸椎棘突下，旁开1.5寸。由平双肩胛骨下角之椎骨（第7胸椎），往下推2个椎骨，即第9胸椎棘突下缘，旁开约2横指（食、中指）处为取穴部位。

脾俞：位于背部，当第11胸椎棘突下，旁开1.5寸。与肚脐中相对应处即为第2腰椎，由第2腰椎往上摸3个椎体，即为第11胸椎，其棘突下缘旁开约2横指（食、中指）处为取穴部位。

胃俞：位于背部，当第12胸椎棘突下，旁开1.5

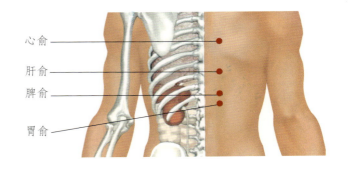

寸。与肚脐中相对应处即为第2腰椎，由第2腰椎往上摸2个椎体，即为第12胸椎，其棘突下缘旁开约2横指（食、中指）处为取穴部位。

神门：位于腕部，腕掌侧横纹尺侧端，尺侧腕屈肌肌腱的桡侧凹陷处。取穴时仰掌，豌豆骨（手掌小鱼际肌近腕部有一突起圆骨）的桡侧，掌后第1横纹上取穴。

三阴交：位于小腿内侧，当足内踝尖上3寸，胫骨内侧缘后方。取穴时以手4指并拢，小指下边缘紧靠内踝尖上，食指上缘所在水平线在胫骨后缘的交点，为取穴部位。

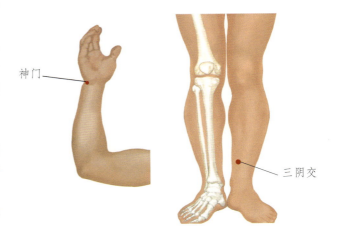

【拔罐方法】

方法一： 1. 让患者取俯卧位，暴露背部。在背部涂满润滑油。以免皮肤太过干燥，走罐时罐体不易移动，拉伤皮肤。

2. 选择大小合适的玻璃罐，用闪火法把罐吸拔于背部，来回走罐数次，至皮肤潮红，走罐时手法要轻，以免弄伤皮肤。

3. 走罐结束后，将罐吸拔在心俞穴，留罐10~15分钟。吸拔心俞穴可散发心室之热，滋养心脏。

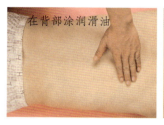
在背部涂润滑油

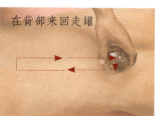
在背部来回走罐

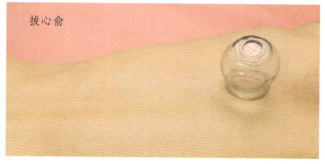
拔心俞

方法二： 1. 让患者取侧卧位，对神门、三阴交穴位皮肤进行消毒。此两处穴位有补益心气，健脾益血之功效。

2. 用三棱针针刺已消毒的穴位，至微微出血。这两处穴位只针刺不拔罐。针刺后，擦去血迹。

3. 让患者取俯卧位，将大小适宜的罐具吸拔于心俞、脾俞、胃俞、肝俞，留罐20分钟。这样的治疗每日1次，10次为一个疗程。

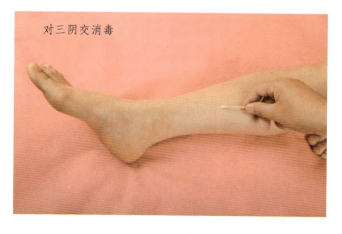
对三阴交消毒

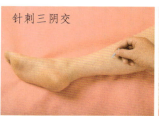
针刺三阴交

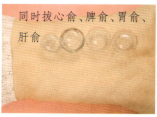
同时拔心俞、脾俞、胃俞、肝俞

温馨小贴士

拔罐疗法对本病有较好的疗效，但要坚持多疗程治疗，以巩固疗效。在预防和护理方面要注意以下几点：

1. 要心情放松，不要认为失眠是不治之症，经常与朋友、家人聊天，从紧张焦虑的情绪中解脱出来，消除孤独感、恐惧和焦虑不安的心理，树立信心，以积极的态度面对失眠，无形中会使失眠的症状得以改善。

2. 不要滥用安眠药，要针对病因采用药物治疗。

3. 配合适当的运动、音乐疗法，以找回睡眠的感觉，精神愉悦，提高生活质量。

便秘

便秘是指大便次数减少，排便间隔时间过长，粪质干结，排便艰难；或粪质不硬，虽有便意，但便出不畅，多伴有腹部不适的病证。引起病变的原因有久坐少动、食物过于精细、缺少纤维素等，使大肠运动缓慢，水分被吸收过多，粪便干结坚硬，滞留肠腔，排除困难。还有因年老体弱，津液不足；或贪食辛辣厚味，胃肠积热；或水分缺乏；或多次妊娠、过度肥胖等，皆可导致便秘。中医认为，便秘主要由燥热内结、气机郁滞、津液不足和脾肾虚寒所引起。在相关穴位拔罐能够调整脏腑功能，通便理气。

【选穴定位】

足三里： 位于小腿前外侧，当犊鼻下3寸，距胫骨前缘1横指（中指）。取穴时，站位，用同侧手张开虎口围住髌骨上外缘，余4指向下，中指尖处为取穴部位。

脾俞： 位于背部，当第11胸椎棘突下，旁开1.5寸。与肚脐中相对应处即为第2腰椎，由第2腰椎往上摸3个椎体，即为第11胸椎，其棘突下缘旁开约

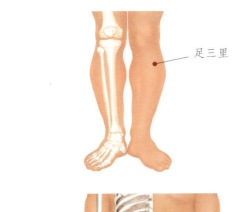
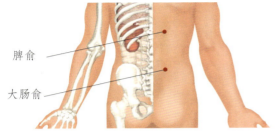
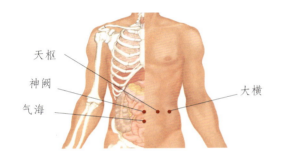

2横指（食、中指）处为取穴部位。

大肠俞：位于腰部，当第4腰椎棘突下，旁开1.5寸。两侧髂前上棘之连线与脊柱之交点即为第4腰椎棘突下，其旁开约2横指（食、中指）处为取穴部位。

天枢：位于腹中部，距脐中2寸。取穴时，可采用仰卧的姿势，肚脐向左右3指宽处。

神阙：位于腹中部，脐中央。

大横：位于腹中部，距脐中4寸。

气海：位于下腹部，前正中线上，当脐中下1.5寸。取穴时，可采用仰卧的姿势，直线连结肚脐与耻骨上方，将其分为十等分，从肚脐3/10的位置，即为此穴。

【拔罐方法】

方法一：1. 让患者采取仰卧位，对天枢、天横、气海、足三里穴位皮肤消毒。选择大小合适的玻璃罐，并对其消毒。

2. 用三棱针刺已消毒的穴位，待得气后留针。要求施灸者懂得针灸知识，针法熟练。在操作中也要注意，针柄不要过长，以免触及罐底，陷入体内。

3. 将罐吸拔在针刺过的穴位上，留针在罐内，停留10~15分钟。起罐后，将针轻轻拔出。上述操作完毕后，再让患者取俯卧位，用同样的方法对脾俞、大肠俞拔罐，留罐10~15分钟。这样的治疗每日1次。

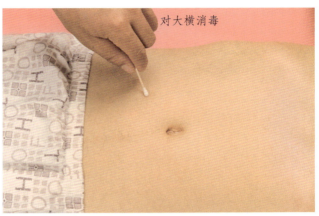
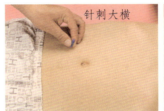
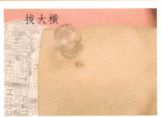

方法二：让患者取侧卧位，露出穴位皮肤。把罐吸拔在天枢、大肠俞、脾俞上，留罐10~15分钟，注意观察罐内皮肤变化，至皮肤充血时再起罐。起罐后对穴位皮肤进行消毒处理这样的治疗每日1次。

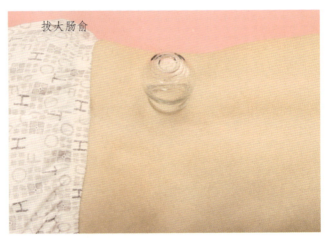
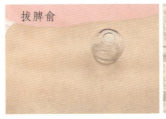
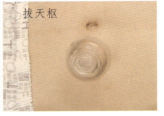

温馨小贴士

引起便秘的主要原因就是饮食的不当,可以通过饮食、锻炼、改变不良习惯等方面进行治疗。对于没有器质性病变的一般人来说,食疗是首选的,即在饮食中增加纤维食物,如麸糠、水果、蔬菜等;运动锻炼对于常人的排便很有帮助,多参加户外体育锻炼,常做收腹和提肛练习,增强肠蠕动功能。纠正生活中的紧张情绪,减缓工作节奏及纠正长期忍便等不良习惯,对某些便秘者也是至关重要的。治疗期间注意饮食节制,忌食生冷,忌暴饮暴食,忌辛辣油腻,养成定时排便习惯。

食疗良方

1. 杏仁当归炖猪肺

原料:杏仁15克,当归15克,猪肺250克。

做法:将猪肺洗净切片,在沸水中氽后捞起,与杏仁、当归一起炖熟即可。

功效:润肺,润肠通便。

2. 松子粥

原料:松子仁15~20克、粳米60克。

做法:松子仁研碎,同粳米煮粥。

功效:养阴润肠。

3. 杏仁芝麻糖

原料:甜杏仁60克、黑芝麻500克、白糖250克、蜂蜜250克。

做法:甜杏仁打碎成泥,黑芝麻淘洗干净,白糖、蜂蜜熬化,加入黑芝麻、甜杏仁搅匀,冷却即可。

功效:养阴润燥,润肠通便。

4. 鲜笋拌芹菜

原料:鲜嫩竹笋100克、芹菜100克。

制法:将竹笋煮熟切片。芹菜切段,用开水略焯,控尽水分与竹笋片相合,适当调味即可。

功效:清热,润肠,通便。

神经衰弱

神经衰弱属于心理疾病的一种,是由于大脑神经活动长期处于紧张状态,导致大脑兴奋与抑制功能失调而产生的一组以精神易兴奋,脑情绪不稳定等症状为特点的神经功能性障碍。主要表现为精神萎靡、疲乏无力、困倦思睡、头昏脑胀、注意力不集中、记忆力减退、近事遗忘等。中医认为神经衰弱多系心脾两虚或阴虚火旺所致,在相关穴位拔罐可以疏通气血、镇定安神,从而改善症状。

【选穴定位】

足三里:位于小腿前外侧,当犊鼻下3寸,距胫骨前缘1横指(中指)。取穴时,站位,用同侧手张开虎口围住髌骨上外缘,余4指向下,中指尖处为取穴部位。

三阴交:位于小腿内侧,当足内踝尖上3寸,胫骨内侧缘后方。取穴时以手4指并拢,小指下边缘紧靠内踝尖上,食指上缘所在水平线在胫骨后缘的交点,为取穴部位。

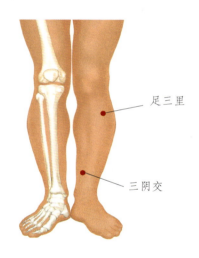

足三里

三阴交

身柱:位于背部,当后正中线上,第3胸椎棘突下凹陷中。

心俞:位于背部,当第5胸椎棘突下,旁开1.5寸。由平双肩胛骨下角之椎骨(第7胸椎),往上推2个椎骨,即第5胸椎棘突下缘,旁开约2横指(食、中指)处为取穴部位。

灵台:位于背部,当后正中线上,第6胸椎棘突下凹陷中。

脾俞:位于背部,当第11胸椎棘突下,旁开1.5寸。与肚脐中相对应处即为第2腰椎,由第2腰椎往上摸3个椎体,即为第11胸椎,其棘突下缘旁开约2横指(食、中指)处为取穴部位。

肾俞:位于腰部,当第2腰椎棘突下,旁开1.5寸。与肚脐中相对应处即为第2腰椎,其棘突下缘旁开约2横指(食、中指)处为取穴部位。

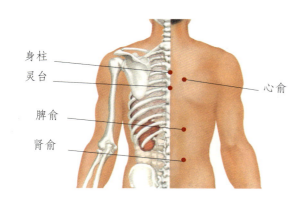

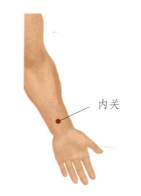

内关：位于前臂掌侧，当曲泽与大陵的连线上，腕横纹上2寸，掌长肌肌腱与桡侧腕屈肌肌腱之间。取穴时应要患者采用正坐或仰卧，仰掌的姿势，从近手腕之横皱纹的中央，往上约两指宽的中央。

【拔罐方法】

方法一：1. 让患者采取仰卧位，对天枢、天横、气海、足三里穴位皮肤消毒。选择大小合适的玻璃罐，并对其消毒。

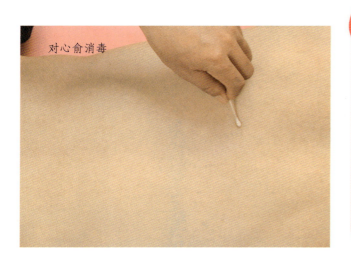

2. 用三棱针刺已消毒的穴位，待得气后留针。要求施灸者懂得针灸知识，针法熟练。在操作中也要注意，针柄不要过长，以免触及罐底，陷入体内。

3. 将罐吸拔在针刺过的穴位上，留针在罐内，停留10~15分钟。起罐后，将针轻轻拔出。上述操作完毕后，再让患者取俯卧位，用同样的方法对脾俞、大肠俞拔罐，留罐10~15分钟。这样的治疗每日1次。

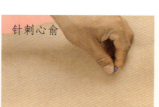 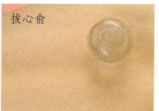

方法二：让患者取侧卧位，露出穴位皮肤。把罐吸拔在天枢、大肠俞、脾俞上，留罐10~15分钟，注意观察罐内皮肤变化，至皮肤充血时再起罐。起罐后对穴位皮肤进行消毒处理这样的治疗每日1次。

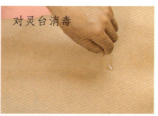

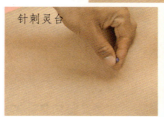 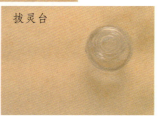

生活节奏紧张，工作压力大，稍不注意就会患上神经衰弱，神经衰弱对人体的危害极大，要选择合适的方法进行治疗。下面就为神经衰弱的朋友提几点建议：

1. 心理调整。神经衰弱的发生与各种社会心理因素有关，但与个人的心理素质以及性格特点也有很大关系。因此，要想预防神经衰弱，必须要不断完善自己的不良性格，提高心理素质，全面进行心理调整。

2. 情绪调节。不良情绪是导致神经衰弱发生和影响神经衰弱患者康复的重要因素。预防神经衰弱的关键措施就是要不断进行情绪调节，时刻保持良好的情绪，正确认识自己，理性面对挫折和失败。

3. 合理安排。合理安排工作与生活，使生活顺应人体生物钟的节拍，有利于神经系统功能的协调，对于预防神经衰弱具有重要意义。要养成有规律的工作和生活习惯，每天按时睡觉、按时起床、科学用脑、饮食合理等。

4. 加强锻炼。体育锻炼可以增强体质，提高抗病能力，也是治疗和预防神经衰弱的有效方法。可根据自身的情况，选择适合自己的体育锻炼方法，如跑步、健身体操、游泳、太极拳、乒乓球、羽毛球等。

食疗良方

天麻炖鸡

材料：母鸡1只（重约1500g），天麻15g，水发冻菇50g，鸡汤500g，调料适量。

烹制方法：将天麻洗净切片，放入碗中，上笼蒸10分钟取出。鸡去骨切成小块，用油氽一下，捞出。葱、姜用油煸出味，加入鸡汤和调料，倒入鸡块，用文火焖40分钟，加入天麻片，再焖5分钟，勾芡，淋上鸡油。

食法：佐餐或单食均可。

功能：平肝息风，养血安神。

偏头痛

偏头痛是一类有家族发病倾向的周期性发作疾病。表现为发作性的偏侧搏动性头痛，伴恶心、呕吐等，经一段歇期后再次发病。在安静、黑暗环境内或睡眠后头痛缓解。在头痛发生前或发作时可伴有神经、精神功能障碍。中医认为偏头痛的发病原因主要是感受外邪，情志内伤，饮食不节，久病致瘀的基础上造成肝、脾、肾等脏腑功能失调，风袭脑络，痰浊阻滞，瘀血阻络所引起的。在相关穴位拔罐可以祛风散寒、通络止痛、活血化瘀。

【选穴定位】

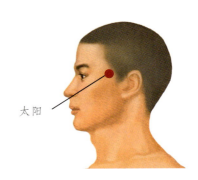

太阳：位于耳廓前面，前额两侧，外眼角延长线的上方，由眉梢到耳朵之间大约1/3的地方，用手触摸最凹陷处就是太阳穴。

风池：位于项部，在枕骨之下，与风府穴相平，胸锁乳突肌与斜方肌上端之间的凹陷处。（或当后头骨下，两条大筋外缘陷窝中，相当于耳垂齐平。）

大椎：位于颈部下端，背部正中线上，第7颈椎棘突下凹陷中。取穴时正坐低头，可见颈背部交界处椎骨有一高突，并能随颈部左右摆动而转动者即是第7颈椎，其下为大椎穴。

风门：位于背部，当第2胸椎棘突下，旁开1.5寸。大椎穴往下推2个椎骨，其下缘旁开约2横指（食、中指）处为取穴部位。

肺俞：位于背部，当第3胸椎棘突下，旁开1.5寸。大椎穴往下推3个椎骨，即为第3胸椎，其下缘旁开约2横指（食、中指）处为取穴部位。

肝俞：位于背部，当第9胸椎棘突下，旁开1.5寸。由平双肩胛骨下角之椎骨（第7胸椎），往下推2个椎骨，即第9胸椎棘突下缘，旁开约2横指（食、中指）处为取穴部位。

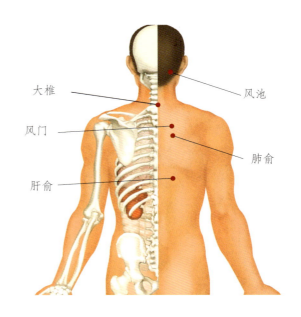

【拔罐方法】

方法一：1. 让患者取俯卧位，对大椎、风门、肝俞、肺俞进行消毒。

2. 用毫针针刺已消毒的穴位，得气后留针15分钟。此步操作要求施罐者能够熟练使用针灸疗法。

3. 15分钟后，将针轻轻拔出皮肤，然后将罐吸拔在留针后的穴位上，留罐10~15分钟。这样的治疗隔日1次。

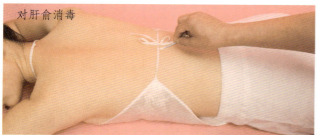
对肝俞消毒

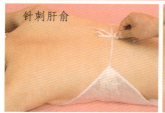
针刺肝俞

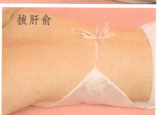
拔肝俞

方法二：1. 让患者取俯伏位，对风池、肝俞、太阳穴位皮肤进行消毒。拔罐前要向患者说明面部拔罐会留罐印，影响美观，但3~5天后即可消失。

2. 用三棱针点刺已消毒的穴位，以微微出血为度。若患者体质虚寒，不建议使用刺络拔罐法，直接拔罐即可。

3. 将罐吸拔在点刺过的穴位上。留罐5~10分钟，起罐后，擦去血迹，并对穴位皮肤进行消毒。这样的治疗每日1次，5次为1疗程。

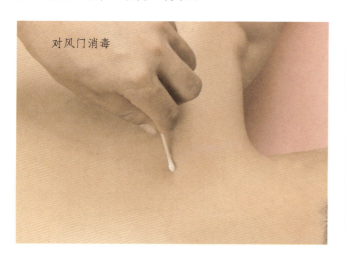
对风门消毒

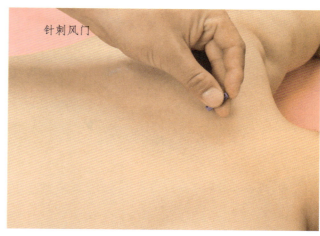
针刺风门

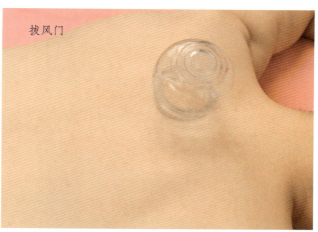
拔风门

第八章 亚健康的拔罐调理法

温馨小贴士

拔罐治疗头痛对缓解症状效果良好，但引发头痛的因素复杂多样，若多次拔治无效或症状加重，应考虑有其他病变因素，需到医院查治，以免延误病情。

偏头痛的预防与治疗密不可分，有些患者需要预防性用药，有些患者则需要改善生活习惯，远离偏头痛的诱因。日常做好预防工作，对减少偏头痛的发作有重要作用。下面介绍几个辅助治疗的小良方：

揉太阳穴：每天清晨醒来后和晚上临睡以前，用双手中指按太阳穴转圈揉动，先顺揉7~8圈，再倒揉7~8圈，这样反复几次，连续数日，偏头痛可以大为减轻。

热水浸手：头痛发作时，可将双手浸没于一壶热水中（水温以手入水后能忍受的极限为宜），坚持浸泡半个小时左右，便可使手部血管扩张，脑部血液相应减少，从而使偏头痛逐渐减轻。

中药塞鼻：取川芎、白芷、炙远志各15克焙干，再加冰片7克，共研成细粉后装瓶备用。在治疗偏头痛时，可用绸布包少许药粉塞右鼻，一般塞鼻后15分钟左右便可止痛。

吃含镁食物：偏头痛患者应经常吃些含镁比较丰富的食物，如核桃、花生、大豆、海带、橘子、杏仁、杂粮和各种绿叶蔬菜等，这对缓解偏头痛症状有一定作用。

饮浓薄荷茶：取干薄荷叶15克放入茶杯内，用刚烧开的开水冲泡5分钟后服用，早晚各服1次，对治疗偏头痛也有一定作用。

空调病

空调给人们带来舒爽的同时，也带来的一种"疾病"即空调病，长时间在空调环境下工作学习的人，因空气不流通，环境得不到改善，会出现鼻塞、头昏、打喷嚏、耳鸣、乏力、记忆力减退等症状，以及一些皮肤过敏的症状，如皮肤发紧发干、易过敏、皮肤变差等。这类现象在现代医学上称之为"空调综合症"或"空调病"。中医认为，外邪致病主要为风、寒、暑、湿、燥、火六淫所致，这六淫之邪均从肌表而入，空调引起的疾病正是暑湿内热基础上，风寒之邪束表，闭郁体内，气血瘀滞，使毒素不能排除。在相关穴位拔罐可以宣肺解表，清热健脾化湿，增强机体抵抗力，缓解症状。

【选穴定位】

太阳：位于耳廓前面，前额两侧，外眼角延长线的上方，由眉梢到耳朵之间大约1/3的地方，用手触摸最凹陷处就是太阳穴。

大椎：位于颈部下端，背部正中线上，第7颈椎棘突下凹陷中。取穴时正坐低头，可见颈背部交界处椎骨有一高突，并能随颈部左右摆动而转动者即是第7颈椎，其下为大椎穴。

肩井：位于大椎穴与肩峰连线中点，肩部最高处。取穴时一般采用正坐、俯伏或者俯卧的姿势，此穴位于肩上，前直乳中，当大椎与肩峰端连线的中点，即乳头正上方与肩线交接处。

风门：位于背部，当第2胸椎棘突下，旁开1.5寸。大椎穴往下推2个椎骨，其下缘旁开约2横指（食、中指）处为取穴部位。

肺俞：位于背部，当第3胸椎棘突下，旁开1.5寸。大椎穴往下推3个椎骨，即为第3胸椎，其下缘旁开约2横指（食、中指）处为取穴部位。

脾俞：位于背部，当第11胸椎棘突下，旁开1.5寸。与肚脐中相对应处即为第2腰椎，由第2腰椎往上摸3个椎体，即为第11胸椎，其棘突下缘旁开约2横指（食、中指）处为取穴部位。

胃俞：位于背部，当第12胸椎棘突下，旁开1.5寸。取穴时，可采用俯卧的取穴姿势，该穴位于背部，当第12胸椎棘突下，左右旁开2指宽处即是。

命门：位于腰部，当后正中线上，第2腰椎棘突下凹陷处。取穴时采用俯卧的姿势，指压时，有强烈的压痛感。

腰阳关：位于腰部，当后正中线上，第4腰椎棘突下凹陷中。取穴时，俯卧位，腰部两髂嵴连线与后正中线相交处为取穴部位。

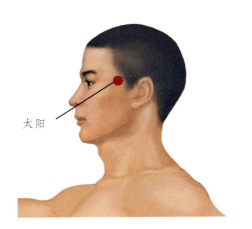

太阳

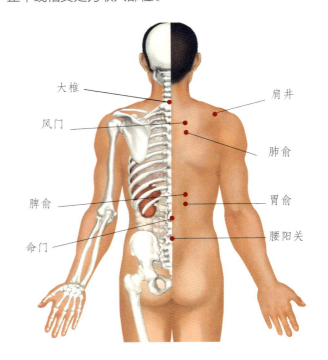

大椎　肩井　风门　肺俞　脾俞　胃俞　命门　腰阳关

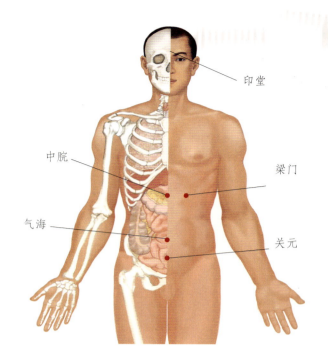

【拔罐方法】

方法一：1. 让患者取仰卧位，选择大小适中的罐具，把罐吸拔在太阳、印堂、中脘、梁门、三阴交、关元、气海。留罐 10~15 分钟。

2. 让患者取合适体位，把罐吸拔在肩井、大椎、肺俞、风门、脾俞、胃俞。留罐 10~15 分钟。这样的治疗每日 1 次，10 次为 1 个疗程。上述穴位可根据自身状况全部使用或每次只拔其中的部分穴位。

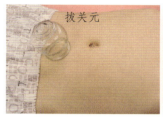
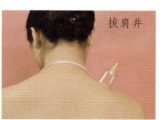

印堂：位于前额部，当两眉头连线的中点处。取穴位时，患者可以采用正坐或仰靠、仰卧姿势，两眉头连线中点即是。

中脘：位于上腹部，前正中线上，当脐中上 4 寸。取穴时，可采用仰卧位，脐中与胸剑联合部（心窝上边）的中点为取穴部位。

梁门：位于上腹，脐中上 4 寸，距前正中线 2 寸。取穴时，可采用仰卧的姿势，平肚脐与胸剑联合连线之中点，前正中线旁开 2 寸为取穴部位。

关元：位于下腹部，前正中线上，在脐中下 3 寸。

气海：位于下腹部，前正中线上，当脐中下 1.5 寸。取穴时，可采用仰卧的姿势，直线连结肚脐与耻骨上方，将其分为十等分，从肚脐 3/10 的位置，即为此穴。

三阴交：位于小腿内侧，当足内踝尖上 3 寸，胫骨内侧缘后方。取穴时以手 4 指并拢，小指下边缘紧靠内踝尖上，食指上缘所在水平线在胫骨后缘的交点，为取穴部位。

方法二：1. 让患者取俯卧位，在腰背部涂上适量的润滑油，以防止在走罐时因皮肤干燥而拉伤皮肤。选择大小适宜的罐具，如有必要，也要在罐口涂润滑油。

2. 将罐吸拔在背部，然后由背部脊柱正中及两侧经穴循环走罐，直至皮肤潮红。走罐时不可太用力，以免拉伤皮肤。

3. 走罐结束后，把罐吸拔在腰阳关和命门，留罐 10 分钟。起罐后，擦去皮肤上的润滑油，并对走罐部位皮肤进行消毒。

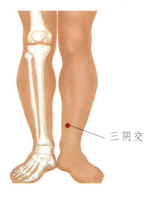

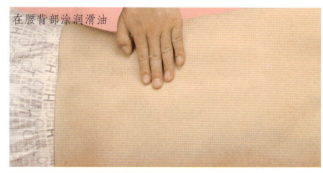

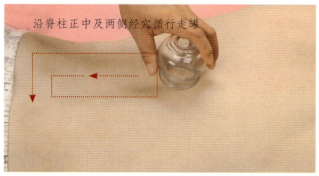

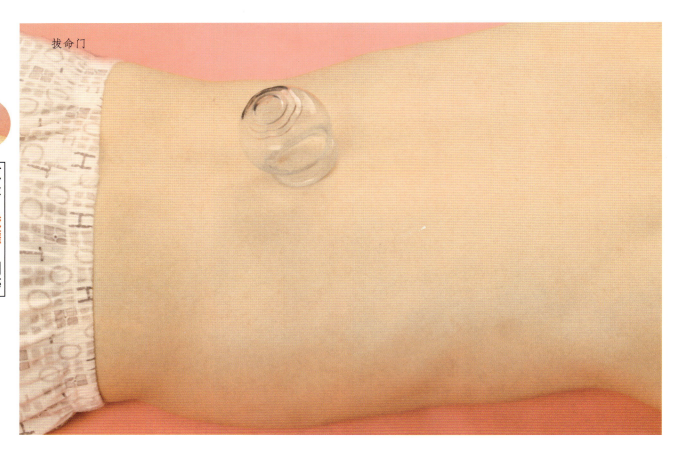

拔命门

温馨小贴士

应用空调时的室温究竟多少为宜呢？一般认为，既舒适又不影响健康的室温应该是26～27℃，室内外温度差以不超过5℃为宜。睡眠时还应再高1～2℃。即使天气再热，室温也不宜调到24℃以下。

对于身体虚弱、喜吃素食、冷饮、爱穿着单薄、血压及血糖偏低的人，尤其是有慢性疾病的人，往往是高危人群。特别需要提醒的是，不要在大汗淋漓时立即进入温度很低的空调房间，或直接让风扇劲吹，会造成汗闭，内热外感，寒闭郁体内，暑热往外加湿气，促使邪气入里。会造成暑湿感冒，出现发热、头疼、鼻塞恶心、身重如裹，周身不适。空调引起的不适，在性质上属于寒、热、湿夹杂，不是简单的食疗就能解决，应该到正规的中医院进行治疗。一般都以宣肺解表，清热健脾化湿为主。一般用中药效果较佳，如：银翘解毒颗粒，藿香正气等。

另外夏季饮食应以清淡为主，其中切忌过甜过油腻的食物。过甜的食物会生湿，过油腻的食物生痰，会影响消化系统的功能，夏天很多人胃口差是因为湿邪所困，如果再多食甜或油腻饮食，湿邪就会"内外加击"，影响人体的正常生理功能。可以常食用百合绿豆汤、银耳羹、扁豆粥、荷叶粥、苡米粥、酸梅汤；西瓜、冬瓜都对人体都是有益的。也可以用茯苓15克、淮山药20克、薏仁20克、芡实20克可以和大米一起煲煮成粥喝，可以起到对身体的保健作用。

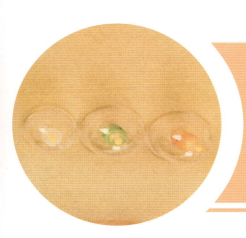

第九章 保健养生的拔罐调理法

养心安神

养心安神是指一种安神方法，用于治疗阴虚而造成的心神不安。心神不安的症状有心悸易惊，健忘失眠，精神恍惚，多梦遗精，口舌生疮，大便燥结。使用养心安神拔罐法可以治疗心神不安，消除以上一系列症状。

【选穴定位】

厥阴俞： 位于背部，当第4胸椎棘突下，旁开1.5寸。取穴时俯卧，在第4胸椎棘突下，旁开1.5寸处取穴。

心俞： 位于背部，当第5胸椎棘突下，旁开1.5寸。由平双肩胛骨下角之椎骨（第7胸椎），往上推2个椎骨，即第5胸椎棘突下缘，旁开约2横指（食、中指）处为取穴部位。

肝俞： 位于背部，当第9胸椎棘突下，旁开1.5寸。由平双肩胛骨下角之椎骨（第7胸椎），往下推2个椎骨，即第9胸椎棘突下缘，旁开约2横指（食、中指）处为取穴部位。

肾俞： 位于腰部，当第2腰椎棘突下，旁开1.5寸。与肚脐中相对应处即为第2腰椎，其棘突下缘旁开约2横指（食、中指）处为取穴部位。

三阴交： 位于小腿内侧，当足内踝尖上3寸，胫骨内侧缘后方。取穴时以手4指并拢，小指下边缘紧靠内踝尖上，食指上缘所在水平线在胫骨后缘的交点，为取穴部位。

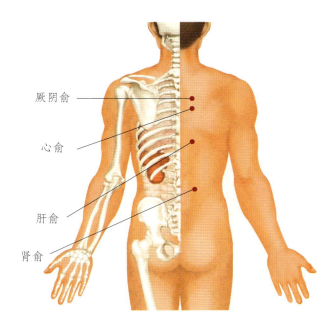

【拔罐方法】

选择厥阴俞、心俞、肝俞、肾俞、三阴交中的2~3个穴位，把罐吸拔在所选穴位上，留罐5~10分钟。这样的治疗隔日1次，1个月为1个疗程。

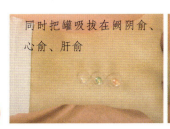
同时把罐吸拔在厥阴俞、心俞、肝俞

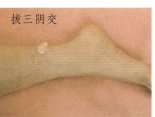
拔三阴交

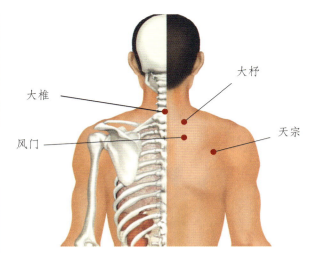

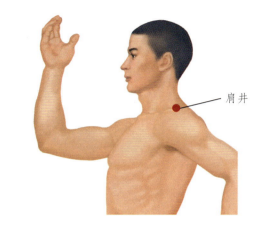

温馨小贴士

拔罐疗法对养心安神有较好的疗效。在饮食上注意多吃具有养心安神的食物，下面是具有养心安神的美食：

1. 杏为果类，性味酸温，食之有补心气作用。
2. 薤白：味甘辛，性温。食、药均宜，有理气通阳宽胸作用，为常用治冠心病药物。
3. 元肉：味甘性温，养心安神，补益心气。
4. 莲子：味甘性温，健脾安神。
5. 百合：味甘淡，润肺养心安神。
6. 羊心、猪心、鸡心等，同气相求，以脏补脏，具有养心安神功效，多配朱砂蒸服。

缓解疲劳

疲劳又称疲乏，是主观上一种疲乏无力的不适，感觉疲劳不是特异症状。常见的伴随症状有记忆力减退、头痛、咽喉痛、关节痛、睡眠紊乱及抑郁等多种躯体及精神神经症状。在相关穴位拔罐能够补中益气、促进气血运行，从而改善疲劳症状。

【选穴定位】

肩井：位于大椎穴与肩峰连线中点，肩部最高处。取穴时一般采用正坐、俯伏或者俯卧的姿势，此穴位于肩上，前直乳中，当大椎与肩峰端连线的中点，即乳头正上方与肩线交接处。

大椎：位于颈部下端，背部正中线上，第7颈椎棘突下凹陷中。取穴时正坐低头，可见颈背部交界处椎骨有一高突，并能随颈部左右摆动而转动者即是第7颈椎，其下为大椎穴。

大杼：位于背部，当第1胸椎棘突下，旁开1.5寸。取穴时低头，可见颈背部交界处椎骨有一高突，并能随颈部左右摆动而转动者即是第7颈椎，其下为大椎穴。由大椎穴再向下推1个椎骨，其下缘旁开2横指（食、中指）处为取穴部位。

风门：位于背部，当第2胸椎棘突下，旁开1.5寸。大椎穴往下推2个椎骨，其下缘旁开约2横指（食、中指）处为取穴部位。

天宗：位于肩胛部，当冈下窝中央凹陷处，与第4胸椎相平。取穴时，垂臂，由肩胛冈下缘中点至肩胛下角做连线，上1/3与下2/3交点处为取穴部位，用力按压有明显酸痛感。

【拔罐方法】

让患者取合适体位，选择大小合适的真空罐或者火罐，把罐吸拔在肩井、大椎、大杼、天宗、风门。留罐10~15分钟，每日或隔日1次，4日为一个疗程。患者也可以加拔足三里、三阴交、脾俞、心俞、命门等穴中的2~3个穴位，以补中益气，调理脏腑功能，增强机体抵抗力。

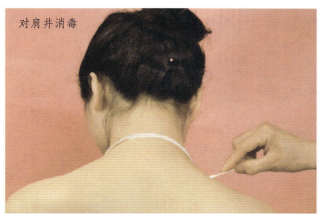
对肩井消毒

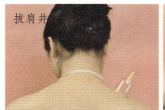
拔肩井

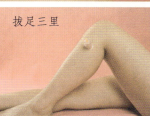
拔足三里

益智健脑

中医认为，"脑为元神之府"。脑是精髓和神明高度汇聚之处，人之视觉、听觉、嗅觉、感觉、思维记忆力等，都是由于脑的作用。这说明脑是人体极其重要的器官，是生命要害的所在。大脑清醒、思维活跃、精力充沛是人人都希望的，在相关穴位拔罐能够益气活血，醒脑开窍，补肾填精，健脑益智，延缓大脑衰老，还能预防老年痴呆。

【选穴定位】

心俞： 位于背部，当第5胸椎棘突下，旁开1.5寸。由平双肩胛骨下角之椎骨（第7胸椎），往上推2个椎骨，即第5胸椎棘突下缘，旁开约2横指（食、中指）处为取穴部位。

肝俞： 位于背部，当第9胸椎棘突下，旁开1.5寸。由平双肩胛骨下角之椎骨（第7胸椎），往下推2个椎骨，即第9胸椎棘突下缘，旁开约2横指（食、中指）处为取穴部位。

肾俞： 位于腰部，当第2腰椎棘突下，旁开1.5寸。与肚脐中相对应处即为第2腰椎，其棘突下缘旁开约2横指（食、中指）处为取穴部位。

温馨小贴士

拔罐疗法对缓解疲劳有较好的疗效。在预防和护理方面要注意以下几点：

1. 保障足够的睡眠。一般情况下，正常成年人每天睡眠时间应不少于7小时。睡眠时，人体可把体内蓄积的代谢产物，如二氧化碳、尿素等继续分解排泄出去。另外，睡眠时人体处于相对静止状态，各种生理功能普遍降低，合成代谢大于分解代谢，有利于营养供给，弥补损耗，储存能量，解除疲劳，恢复体力。

2. 戒烟、限酒。烟草的轻度麻痹作用能使人疲乏，酗酒会损害大脑，容易引发意外伤害。

3. 保持心态平衡，科学合理地安排工作和生活，从容不迫地面对工作及家务劳动，养成良好的行为习惯。以积极的态度面对一切，学会超脱，学会忘却，学会宽容大度。

4. 热爱生活，尊重他人，有问题及时解决。遇到挫折时，要正确对待。

5. 适当锻炼身体，培养兴趣爱好，放松心情。

6. 均衡营养，饮食合理，切勿暴饮暴食，做到定时定量。

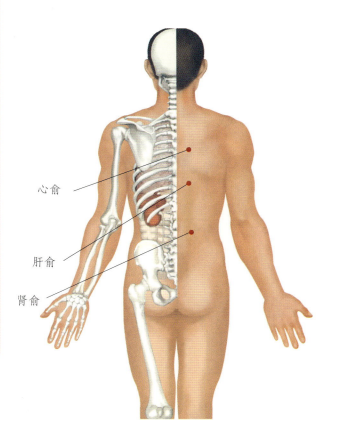

心俞

肝俞

肾俞

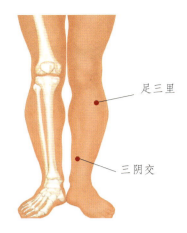

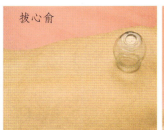
拔心俞

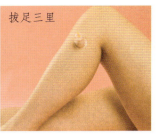
拔足三里

足三里：位于小腿前外侧，当犊鼻下3寸，距胫骨前缘1横指（中指）。取穴时，站位，用同侧手张开虎口围住髌骨上外缘，余4指向下，中指尖处为取穴部位。

三阴交：位于小腿内侧，当足内踝尖上3寸，胫骨内侧缘后方。取穴时以手4指并拢，小指下边缘紧靠内踝尖上，食指上缘所在水平线在胫骨后缘的交点，为取穴部位。

内关：位于前臂掌侧，当曲泽与大陵的连线上，腕横纹上2寸，掌长肌肌腱与桡侧腕屈肌肌腱之间。取穴时，患者采用正坐或仰卧，仰掌的姿势，从近手腕之横皱纹的中央，往上约两指宽的中央。

太阳：位于耳廓前面，前额两侧，外眼角延长线的上方，由眉梢到耳朵之间大约1/3的地方，用手触摸最凹陷处就是太阳穴。

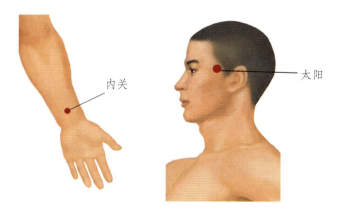

【拔罐方法】

选择太阳、心俞、肝俞、肾俞、内关、足三里、三阴交中的2~3个穴位，用大小合适的真空罐或者火罐吸拔在穴位上，留罐10~15分钟，每周治疗3次，1个月为1个疗程。

温馨小贴士

拔罐疗法对健脑益智有较好的保健作用。在平时要学会科学用脑：

大脑是全身耗氧量最大的器官，占人体总耗氧量的1/4，因此氧气充足有助于提高大脑的工作效率，保持高度的注意力。用脑时，需特别注重学习、工作环境的空气质量。

大脑80%以上由水组成，大脑所获取的所有信息都是通过细胞以电流形式进行传送，而水是电流传送的主要媒介。所以，在读书或做功课前，先饮1~2杯清水，有助于大脑运作。

听听舒缓的音乐，对大脑神经细胞代谢十分有利；与朋友或者陌生人聊天也会促进大脑的发育和锻炼大脑的功能；多读书多看报，不是用书来消遣时间，而是让你的大脑愈加丰富起来；观察周围的事物，并注意及时往大脑中储存信息，然后加以记忆，活跃思维。

食疗良方

健脑核桃粥

原料：粳米150克，核桃仁30克，干百合10克，黑芝麻20克，水适量。

制法：将粳米淘洗净，与核桃仁、干百合、黑芝麻一起放入沙锅中。加水适量煮滚，改用文火煮成粥即可。

功效：粳米补脾强智，核桃仁补肾健脑、补心益智，黑芝麻补肝肾、填脑髓；诸种材料相配，合成补虚滋阴、健脑益智之品。对思维迟钝，记忆力减退，尤其兼有肾虚腰疼、低热者极为适用。

补肾壮阳

一个人身体是不是强壮与肾的强弱有密切关系，当肾阳不足时人体会出现神疲乏力、精神不振、活力低下、易疲劳、畏寒怕冷、四肢发凉（重者夏天也凉）、身体发沉、腰膝酸痛等症状。在相关穴位拔罐具有培补元气，益肾固精，提高机体抗病能力的作用。

【选穴定位】

肾俞： 位于腰部，当第2腰椎棘突下，旁开1.5寸。与肚脐中相对应处即为第2腰椎，其棘突下缘旁开约2横指（食、中指）处为取穴部位。

关元俞： 位于身体骶部，当第5腰椎棘突下，左右旁开2指宽处。

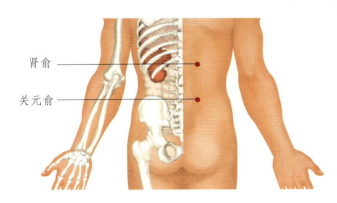

关元： 位于下腹部，前正中线上，在脐中下3寸。
太溪： 位于足内侧，内踝后方与脚跟骨筋腱之间的凹陷处。也就是说在脚的内踝与跟腱之间的凹陷处。双侧对称，也就是两个。

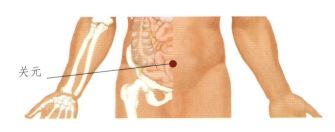

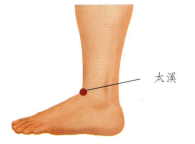

【拔罐方法】

先让患者取仰卧位，把罐吸拔在关元穴上。留罐10~15分钟。操作结束后，再让患者取俯卧位，把罐吸拔在肾俞、关元俞、太溪，留罐10~15分钟。每周3次，4周为一个疗程。

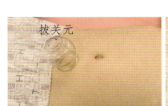
拔关元

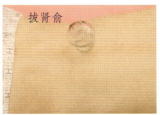
拔肾俞

温馨小贴士

现代人为防止未老先衰就应当加强身体锻炼，并及时滋补，改善肾虚衰老症状。日常护肾要注意：

1. 过度苦寒、冰凉的食物易伤肾，如苦瓜、猪肉、鹅肉、啤酒进食过多都伤肾；

2. 男性接触过多的洗涤剂也伤肾，家庭应少用洗涤剂清洗餐具及蔬果，以免洗涤剂残留物被过多摄入；

3. 适当运动可延缓衰老，但强度不宜太大，应选能力所及的运动项目，以促进血液循环，可改善血瘀、气损等情况。散步、慢跑、快步走，或在鹅卵石上赤足适当行走，都会促进血液循环，对肾虚有辅助治疗作用。

4. 可常饮强肾壮阳杜仲茶。将杜仲叶12克切碎，与绿茶3克一同放入茶杯内用沸水冲泡10分钟后饮用。据《本草纲目》中记载，杜仲味甘，性温、微辛，具有补肝、肾、强筋骨、益腰膝之功效。此方适用于治疗肾肝阳虚引起的腰膝酸痛、阳痿早泄、尿频尿急以及高血压、心脏病、肝硬化等。长期饮用具有抗衰防老、延年益寿之功效。

调理脾胃

脾胃虚弱是因为脾虚或饮食不节、情志因素、劳逸失调等原因引起脾的功能虚衰、不足的病症。使用拔罐疗法，可以增强脾运化食物、输布水液、统摄血液的作用，同时加强肠胃的消化吸收能力。

【选穴定位】

章门：位于侧腹部，当第 11 肋游离端的下方。仰卧位或侧卧位，在腋中线上，合腋屈肘时，当肘尖止处是该穴。

中脘：位于上腹部，前正中线上，当脐中上 4 寸位。取穴时，可采用仰卧位，脐中与胸剑联合部（心窝上边）的中点为取穴部位。

脾俞：位于背部，当第 11 胸椎棘突下，旁开 1.5 寸。与肚脐中相对应处即为第 2 腰椎，由第 2 腰椎往上摸 3 个椎体，即为第 11 胸椎，其棘突下缘旁开约 2 横指（食、中指）处为取穴部位。

胃俞：位于背部，当第 12 胸椎棘突下，旁开 1.5 寸。取穴时，可采用俯卧的取穴姿势，该穴位于背部，当第 12 胸椎棘突下，左右旁开 2 指宽处即是。

阳陵泉：位于小腿外侧，当腓骨头前下方凹陷处。取穴时，坐位，屈膝成 90°，膝关节外下方，腓骨小头前缘与下缘交叉处的凹陷，为取穴部位。

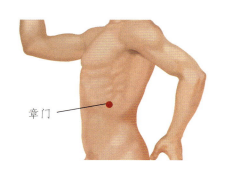
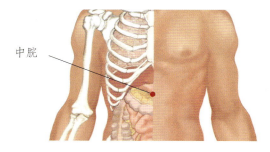
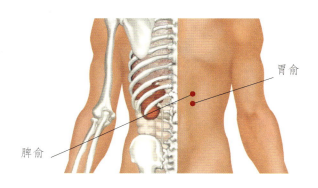
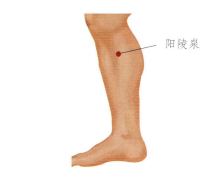

足三里：位于小腿前外侧，当犊鼻下 3 寸，距胫骨前缘 1 横指（中指）。取穴时，站位，用同侧手张开虎口围住髌骨上外缘，余 4 指向下，中指尖处为取穴部位。

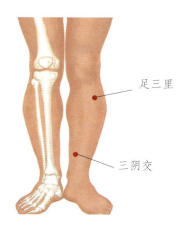

三阴交：位于小腿内侧，当足内踝尖上 3 寸，胫骨内侧缘后方。取穴时以手 4 指并拢，小指下边缘紧靠内踝尖上，食指上缘所在水平线在胫骨后缘的交点，为取穴部位。

【拔罐方法】

让患者取合适体位，用大小合适的罐具吸拔脾俞、胃俞、中脘、章门、阳陵泉、三阴交、足三里中的 2~3 个穴位，留罐 10~15 分钟，每周 2~3 次，1 个月为一个疗程。每次拔罐，以上各穴可交替使用。

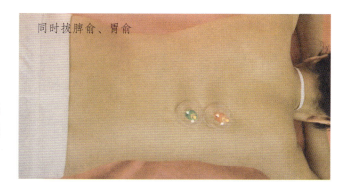

温馨小贴士

拔罐疗法对调理脾胃有较好的疗效。在预防和护理方面要注意以下几点：

1. 注意饮食调养。合理的膳食结构是健康的基础、"保胃"的前提。饮食应有规律，三餐定时、定量、不暴饮暴食；平时多吃易消化食物，如粥等；少吃有刺激性和难于消化的食物，如酸辣、油炸、干硬和黏性大的食物，生冷的食物也要尽量少吃。常见健脾养胃的食物，如粳米、薏苡仁、白扁豆、大枣，脾胃虚弱者可以经常食用。

2. 坚持适当的体育锻炼。适当的体育锻炼能增加人体的胃肠功能，使胃肠蠕动加强，消化液分泌增加，促进食物的消化和营养成分的吸收，并能改善胃肠道本身的血液循环，促进新陈代谢，推迟消化系统的老化。

3. 保持积极向上、轻松乐观的情绪。可以使人体阴阳平衡、气血畅通、神志清楚，使身体保持健康状态或促使疾病痊愈。现代医学研究也证明，当人的精神愉快时，中枢神经系统兴奋，指挥作用加强，人体内进行正常的消化吸收、分泌和排泄的调整，保持着旺盛的新陈代谢。

滋肝明目

肝与目通过经脉而互相联系，眼得肝血的濡养，才能维持正常的视力。肝血不足时，可出现两眼干涩、视力模糊；肝火上犯时可见眼红肿疼痛；肝阳上扰时可见头昏眼花等病状。通过拔罐可以疏通肝与眼连接的经脉，达到滋肝明目的效果。

【选穴定位】

风池：位于项部，在枕骨之下，与风府穴相平，胸锁乳突肌与斜方肌上端之间的凹陷处。（或当后头骨下，两条大筋外缘陷窝中，相当于耳垂齐平。）

肝俞：位于背部，当第9胸椎棘突下，旁开1.5寸。由平双肩胛骨下角之椎骨（第7胸椎），往下推2个椎骨，即第9胸椎棘突下缘，旁开约2横指（食、中指）处为取穴部位。

胆俞：位于背部，当第10胸椎棘突下，旁开1.5寸。由平双肩胛骨下角之椎骨（第7胸椎），往下推3个椎骨，即第10胸椎棘突下缘，旁开约2横指（食、中指）处为取穴部位。

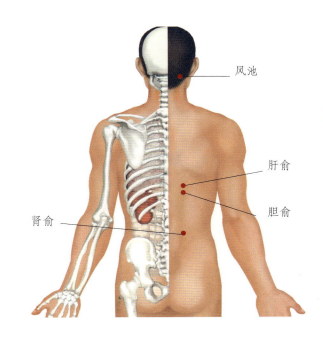

肾俞：位于腰部，当第2腰椎棘突下，旁开1.5寸。与肚脐中相对应处即为第2腰椎，其棘突下缘旁开约2横指（食、中指）处为取穴部位。

足三里：位于小腿前外侧，当犊鼻下3寸，距胫骨前缘1横指（中指）。取穴时，站位，用同侧手张开虎口围住髌骨上外缘，余4指向下，中指尖处为取穴部位。

血海：位于大腿内侧，髌底内侧端上2寸，当股四头肌内侧头的隆起处。取穴时，坐位，屈膝成90°，医者立于患者对面，用左手掌心对准右髌骨中央，手掌伏于其膝盖上，拇指尖所指处为取穴部位。

太阳：位于耳廓前面，前额两侧，外眼角延长线的上方，由眉梢到耳朵之间大约1/3的地方，用手触摸最凹陷处就是太阳穴。

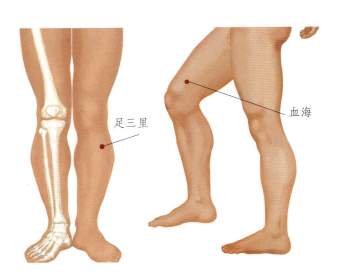

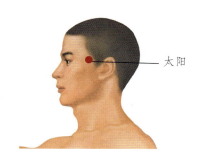

太阳

【拔罐方法】

让患者取合适体位，用大小合适的罐具吸拔风池、肝俞、胆俞、肾俞、足三里、血海、太阳中的2~3个穴位，留罐5~10分钟。每2~3天1次，1个月为1个疗程。上述穴位交替使用。注意吸拔太阳穴时吸力不要太大，留罐时间不要太长，皮肤潮红即可。

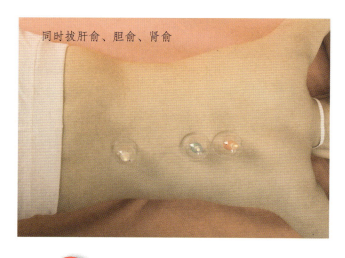

同时拔肝俞、胆俞、肾俞

温馨小贴士

拔罐疗法对滋养肝脏有较好的疗效。在预防和护理方面要注意以下几点：

1. 多补充水分。人们应多喝开水补充体液，增强血液循环，促进新陈代谢。多饮水还可促进腺体，尤其是消化腺和胰液、胆汁的分泌，以利消化、吸收和废物的排除，减少代谢产物和毒素对肝脏的损害。

2. 饮食平衡。饮食上要以清淡平和、营养丰富为宜，同时要保持均衡，食物中的蛋白质、碳水化合物、脂肪、维生素、矿物质等要保持相应的比例。避免多吃油腻、油炸、辛辣食物，这些食物难以消化，会加重胃肠和肝脏的负担。不要暴饮暴食或饥饿，这种饥饿不匀的饮食习惯，会引起消化液分泌异常，导致肝脏功能的失调。此外多食新鲜时令瓜果，绿色食品是保肝养肝的最佳选择，新鲜蔬菜，既可生食，也可以煮汤，每日交换食用。蔬菜不宜煎炸时间过长，以防营养物质破坏。

3. 保持心情舒畅。要想肝脏强健，要注意情志养生，学会制怒，要尽力做到心平气和、乐观开朗，从而使肝火熄灭，肝气正常升发、顺调。如果违反这一规律，就会伤及肝气，久之，容易导致肝病。

4. 适量运动。开展适合时令的户外活动，如做操、散步、踏青、打球、打太极拳、放风筝等，既能使人体气血通畅，促进吐故纳新，强身健体，又可以怡情养肝，达到护肝保健之目的。

培补元气

元气是维护人体生命活动所必需的精微物质，是推动人体脏腑组织机能活动的动力，它既是物质的代称，也是功能的表现。元气在人体有推陈出新、温煦脏腑、防御外邪、固摄精血等重要职能。"人之有生，全赖此气"。元气充足，运行正常，则人康健长寿；反之，元气不足，或升降出入失常，则百病皆生，可引发多器官多系统功能失调。通过拔罐疗法可以培补元气，增强身体免疫力，加强防病抗病的能力。

【选穴定位】

命门：位于腰部，当后正中线上，第2腰椎棘突下凹陷处。取穴时采用俯卧的姿势，指压时，有强烈的压痛感。

肾俞：位于腰部，当第2腰椎棘突下，旁开1.5寸。与肚脐中相对应处即为第2腰椎，其棘突下缘旁开约2横指（食、中指）处为取穴部位。

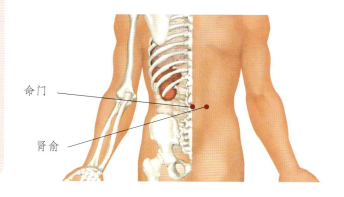

命门
肾俞

气海： 位于下腹部，前正中线上，当脐中下 1.5 寸。取穴时，可采用仰卧的姿势，直线连结肚脐与耻骨上方，将其分为十等分，从肚脐 3/10 的位置，即为此穴。

关元： 位于下腹部，前正中线上，在脐中下 3 寸。

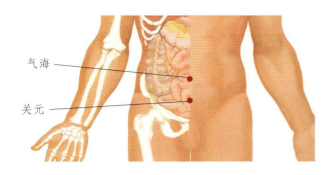

【拔罐方法】

让患者取合适体位，用大小合适的真空罐或火罐吸拔关元、气海、命门、肾俞中的 2~3 个穴位，留罐 10~15 分钟。隔日 1 次，1 个月为 1 个疗程。以上四穴都是人体中保健强身的重要穴位，可以益肾固精，培补元气。

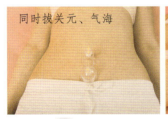
同时拔关元、气海

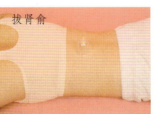
拔肾俞

温馨小贴士

日常生活中可通过调理饮食来固护元气，要重视营养的搭配，保持合理的营养组成，不能偏嗜。如《素问六节脏象论》说："五味入口，藏于肠胃。味有所藏，以养五气，气和而生，津液相成，神乃自生。"在食物的选择上，应注意选择一些脂肪和胆固醇含量较低，而维生素、食物纤维含量较高，并有降血脂、抗凝血作用的食物。同时应注意体育锻炼，还应特别注意避免过劳、外感及情志因素刺激，以顾护元气，防止元气的损伤。

祛除浊气

五脏六腑在经络运行过程中会产生许多的浊气，如果不设法将这些浊气排出，势必也会危害我们的健康。湿浊如果不及早排出，循经上头则头痛眩晕，滞塞毛孔则引发皮炎湿疹，遇肝火则化痰，逢脾虚则腹泻，遗患无穷，必须及早清除。使用拔罐疗法拔相应穴位可以排出体内湿浊之气，加速代谢，促进血液循环，从而达到精力充沛、身体强健的目的。

【选穴定位】

涌泉： 位于足前部凹陷处第 2、3 趾趾缝纹头端与足跟连线的前 1/3 处。取穴时，可采用正坐或仰卧、跷足的姿势。

足三里： 位于小腿前外侧，当犊鼻下 3 寸，距胫骨前缘 1 横指（中指）。取穴时，站位，用同侧手张开虎口围住髌骨上外缘，余 4 指向下，中指尖处为取穴部位。

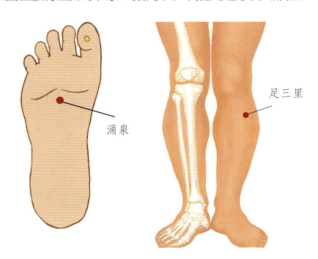

【拔罐方法】

让患者取合适体位，选择大小合适的罐具吸拔涌泉和足三里，留罐 10~15 分钟，两日 1 次，1 个月为 1 个疗程。经常在涌泉穴拔罐，可以祛除体内的湿毒浊气，疏通肾经，使经络气血通畅。加拔配穴足三里更可使人精力充沛，有强身健体的功效。

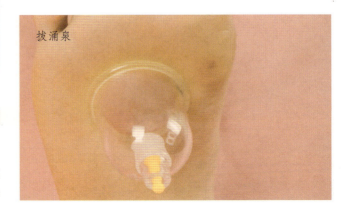
拔涌泉

拔足三里

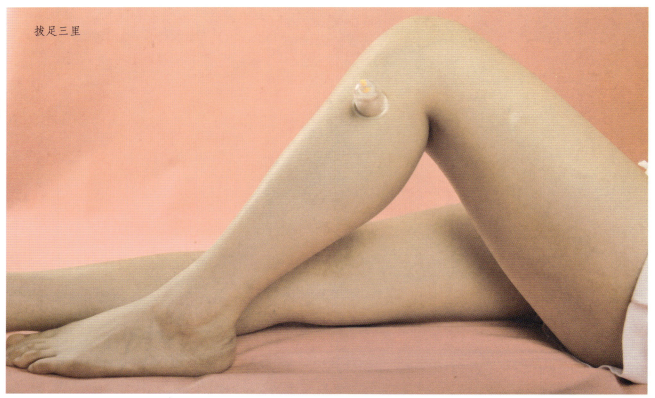

艾灸·拔罐·刮痧
祛病养生全书

温馨小贴士 平时多吃些具有清浊解毒功能的食物，对身体健康是大有裨益的。绿豆性味甘、寒，对重金属、农药中毒以及其他各种食物中毒均有防治作用。猪血有利肠通便、清除肠垢之功效。海带性寒、味咸，功能软坚散结，清热利水，去脂降压，海带中的褐藻酸能减慢放射性元素锶被肠道吸收，并能排出体外，对进入体内的镉也有排泄作用。此外，茶、无花果、胡萝卜、菌类植物、果汁、蔬菜汁等食物，均具有较好的清除体内毒物的作用，人们在日常饮食中不妨适量多吃。

艾灸·拔罐·刮痧

祛病养生全书

主编 于志远

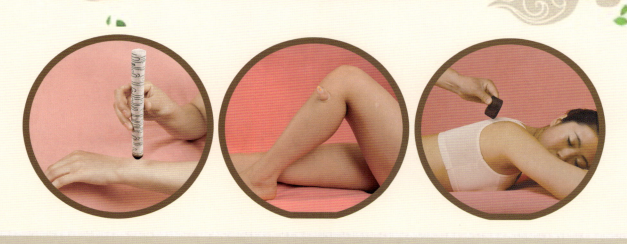

中医古籍出版社

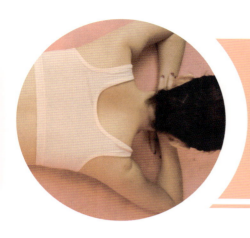

第一章 刮痧：中华医学里的瑰宝

刮痧疗法的基础知识

▶ 痧的概念

"痧"是经络气血中的"瘀秽"，俗称痧毒。它包含两方面的含义，从广义来讲，一方面是指"痧"疹征象，即痧象；另一方面是指痧疹的形态外貌，即皮肤小现红点如粟，它以指循皮肤，稍有阻碍的疹点。清代邵新甫在《临证指南医案》中说："痧者，疹之通称，有头粒如。"它是许多疾病在发展变化过程中，反映在体表皮肤的一种共性表现。它不是一种独立的病，许多疾病都可以出现痧象，痧是许多疾病的共同证候，统称之为"痧证"，故有"百病皆可发痧"之说。

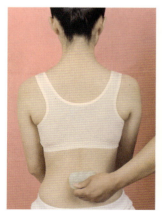
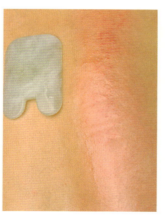

痧病相当于现代医学的什么病？目前尚难确定。痧证所包括的范围很广，现存中医古籍中，有关痧证的记载涉及到内、外、妇、儿等多种疾病。《痧惊合璧》一书就介绍了40多种痧证，连附属的共计100多种。根据其所描述的症状分析："角弓反张痧"类似现代医学的破伤风；"坠肠痧"类似腹股沟斜疝；"产后痧"似指产后发热；"膨胀痧"类似腹水；"盘肠痧"类似肠梗阻；"头疯痧"类似偏头痛；"缩脚痈痧"类似急性阑尾炎等。此外民间还有所谓寒痧、热痧、暑痧、风痧、暗痧、闷痧、白毛痧、冲脑痧、吊脚痧、青筋痧等，名目繁多。

从狭义来讲，痧证是特指一种疾病。古人认为，痧证主要是内风、湿、火之气相搏而为病。天有八风之邪，地有湿热之气，人有饥饱劳逸。夏秋之际，风、湿、热三气盛，人若劳逸失度，则外邪侵袭肌肤，阳气不得宣通透泄，而常发痧证。一年四季都有发生痧证的可能，但以夏秋季为多见。痧证的主要特征有二：一是痧点，二是酸胀感。根据病情轻重，其临床表现可分为一般表现与急重表现：（1）一般表现：多表现为头昏脑胀，心烦郁闷，全身酸胀，倦意无力，胸腹灼热，四肢麻木，甚则厥冷如冰。邪入气分则作肿作胀；入血分则为蓄为瘀；遇食积痰火，结聚而不散，则皖腹痞满。甚则恶心、呕吐。（2）急重表现：起即心胸憋闷烦躁，胸腔大痛，或吐或泻，或欲吐不吐、欲泻不泻，甚则卒然眩晕昏例，面唇青白，口噤不语，昏厥如尸，手足厥冷，或头额冷汗如珠，或全身无汗，青筋外露，针放无血，痧点时现时隐，唇舌青黑，均为病情危重的表现。

现代医学认为，痧是皮肤或皮下毛细血管破裂，是一种自然溶血现象，易出现在经络不通畅，血液循环较差的部位，它不同于外伤瘀血、肿胀。相反，刮痧可使经络通畅，瘀血肿胀吸收加快，疼痛减轻或消失，所以刮痧可以促进疾病的早日康复。它阻碍气血的运行、营养物质和代谢产物的交换、引发组织器官的病变，故中医有"百病皆可发痧"之说。临床上我们把患者皮肤上用特制的刮痧器具刮出的红色、紫红色斑点、斑块称之为痧。"痧"是形成诸多疾病和加速人体衰老的有害毒素，也可以说从微循环中分离出来的瘀血及病理产物称为痧。

▶ 刮痧疗法的渊源

刮痧疗法的雏形可追溯到旧石器时代，人们患病时往往会本能地用手或石片抚摩、捶击体表某一部位，有时竟使疾病获得缓解。通过长期的发展与积累，逐步形成了砭石治病的方法。砭石是针刺术、刮痧法的萌芽阶段，刮痧疗法可以说是砭石疗法的延续、发展或另一种存在形式。随历史之发展，刮痧未能像针灸等疗法一样得以系统发展，而是流于民间。

相传在远古时期，人类在发明火的时候，在用火取暖时发现火在烤到身体的某些部位时，会很舒服。后来人类又发现当石头被烘烤热了刺激身体时，可以治疗风湿、肿毒（以前的人类都居住在原始的山洞中，很容易患风湿、肿毒）。再后来人类又发现用砭石烤热后来刺破脓肿。渐渐地，当时的人类就觉得用热的石头可以治愈一些疾病。这就是"刮痧"治病的雏形。

到了青铜器时代，人们发明了冶金技术，随着冶金技术的发展，可以冶炼出铁。铁比砭石更加精细。当时的人类把铁制作成像现代人用的针。随着针灸经络理论的发展，在民间开始流传用边沿钝滑的铜钱、汤匙、瓷杯盖、钱币、玉器、纽扣等器具，在皮肤表面相关经络部位反复刮动，直到皮下出现红色或紫色痧斑，来达到开泄腠理，祛邪外出调理痧证的方法。在不断的实践中，被演绎成一种自然疗法——刮痧健康疗法。

较早有文字记载刮痧的，是元代医家危亦林在公元1337年撰成的《世医得效方》。"痧"字从"沙"衍变而来。最早"沙"是指一种病证。刮痧使体内的痧毒，即体内的病理产物得以外排，从而达到治愈痧证的目的。因很多病症刮拭过的皮肤表面会出现红色、紫红色或暗青色的类似"沙"样的斑点，人们逐渐将这种疗法称为"刮痧疗法"。

宋代王裴《指述方瘴疟论》称之为"挑草子"。《保赤推拿法》记载："刮者，医指挨皮肤，略加力而下也。"它多用于治疗痧症，即夏季外感中暑或湿热温疟疫毒之疾，皮肤每每出现花红斑点，亦称"夏法"。元明以后，民间治疗痧病的经验引起医学家的注意。如，危亦林的《世医得效方》就对"搅肠沙"进行了记述："心腹绞痛，冷汗出，胀闷欲绝，欲谓搅肠沙。"又如，杨清叟《仙传外科秘方》、王肯堂《证治准绳》、虞博《医学正传》、龚廷肾《寿世保元》、张景岳《景岳全书》等均记载有关痧症及治痧的经验。至清代，郭志邃撰写了第一部刮痧专著《痧胀玉衡》，从痧的病源、流行、表现、分类、刮痧方法、工具以及综合治疗方法等方面都做了较为详细的论述。例如，在治疗方面指出："背脊颈骨上下，及胸前胁肋，两背肩痧，用铜钱蘸香油刮之。头额腿上痧，用棉沙线或麻线蘸香油刮之。大小腹软肉内痧，用食盐以手擦之。"此后又有另一部刮痧专著—陆乐山的《养生镜》问世。此二书成为能使刮痧跃为一门专科技术的基石。从此，清代论述痧病的专著日渐增多，有10多部，其他著作中记载刮痧医术的则更多。

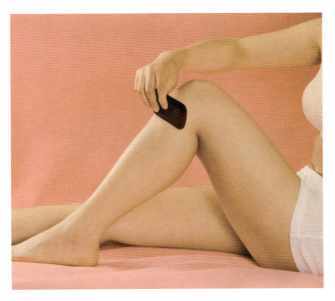
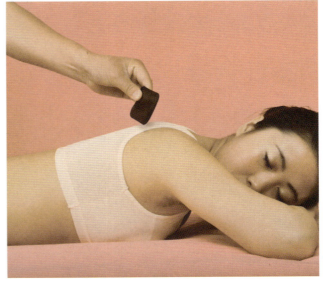

▶ 刮痧的奥妙

刮痧是以中医经络腧穴理论为指导，通过特制的刮痧器具和相应的手法，蘸取一定的介质，在体表进行反复刮动、摩擦，使皮肤局部出现红色粟粒状，或暗红色出血点等"出痧"变化，从而达到活血透痧的作用。因其简、便、廉、效的特点，临床应用广泛，适合医疗及家庭保健。还可配合针灸、拔罐、刺络放血等疗法使用，加强活血化瘀、驱邪排毒的效果。

奥妙一：刮痧可保健防病

刮痧疗法的预防保健作用又包括健康保健预防与疾病防变两类。刮痧疗法作用部位是体表皮肤，皮肤是机体暴露于外的最表浅部分，直接接触外界，且对外界气候等变化起适应与防卫作用。健康人常做刮痧（如取背俞穴、足三里穴等）可增强卫气，卫气强则护表能力强，外邪不易侵表，机体自可安康。若外邪侵表，出现恶寒、发热、鼻塞、流涕等表证，及时刮痧（如取肺俞、中府等）可将表邪及时祛除，以免表邪不祛，蔓延进入五脏六腑而生大病。

奥妙二：刮痧可活血祛瘀

刮痧可调节肌肉的收缩和舒张，使组织间压力得到调节，以促进刮拭组织周围的血液循环。增加组织流量，从而起到"活血化瘀"、"祛瘀生新"的作用。

奥妙三：刮痧可调整阴阳

刮痧对内脏功能有明显的调整阴阳平衡的作用，如肠蠕动亢进者，在腹部和背部等处使用刮痧手法可使亢进者受到抑制而恢复正常。反之，肠蠕动功能减退者，则可促进其蠕动恢复正常。这说明刮痧可以改善和调整脏腑功能，使脏腑阴阳得到平衡。

奥妙四：刮痧可舒筋通络

肌肉附着点和筋膜、韧带、关节囊等受损伤的软组织，可发出疼痛信号，通过神经的反射作用，使有关组织处于警觉状态，肌肉的收缩、紧张直到痉挛便是这一警觉状态的反映，其目的是为了减少肢体活动，从而减轻疼痛，这是人体自然的保护反应。此时，若

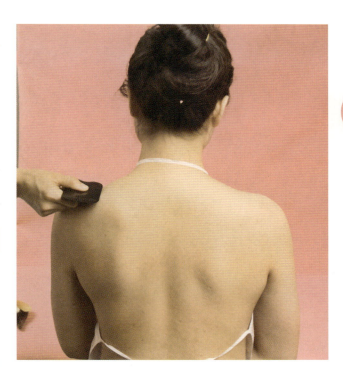

不及时治疗，或是治疗不彻底，损伤组织可形成不同程度的粘连、纤维化或疤痕化，以致不断地发出有害的冲动，加重疼痛、压痛和肌肉收缩紧张，继而又可在周围组织引起继发性疼痛病灶，形成新陈代谢障碍，进一步加重"不通则痛"的病理变化。

奥妙五：刮痧可信息调整

人体的各个脏器都有其特定的生物信息（各脏器的固有频率及生物电等），当脏器发生病变时有关的生物信息就会发生变化，而脏器生物信息的改变可影响整个系统乃至全身的机能平衡。

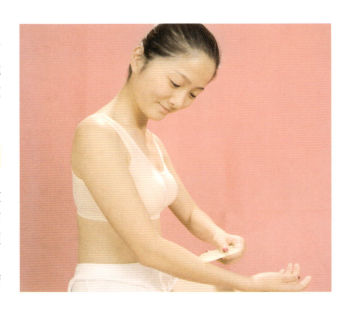

通过各种刺激或各种能量传递的形式作用于体表的特定部位，产生一定的生物信息，通过信息传递系统输入到有关脏器，对失常的生物信息加以调整，从而起到对病变脏器的调整作用。这是刮痧治病和保健的依据之一。如用刮法、点法、按法刺激内关穴，输入调整信息，可调整冠状动脉血液循环，延长左心室射血时间，使心绞痛患者的心肌收缩力增强，心输出量增加，改善冠心病心电图的S-T段和T波，增加冠脉流量和血氧供给等。

奥妙六：刮痧可排除毒素

刮痧过程（用刮法使皮肤出痧）可使局部组织形成高度充血，血管神经受到刺激使血管扩张，血流增快，吞噬作用及搬运力量加强，使体内废物、毒素加速排除，组织细胞得到营养，从而使血液得到净化，增加了全身抵抗力，可以减轻病情，促进康复。

奥妙七：行气活血

气血（通过经络系统）的传输对人体起着濡养、温煦等作用。刮痧作用于肌表，使经络通畅，气血通达，则瘀血化散，凝滞固塞得以崩解消除，全身气血通达无碍，局部疼痛得以减轻或消失。

现代医学认为，刮痧可使局部皮肤充血，毛细血管扩张，血液循环加快；另外刮痧的刺激可通过神经—内分泌调节血管舒、缩功能和血管壁的通透性，增强局部血液供应而改善全身血液循刮痧出痧的过程是一种血管扩张渐至毛细血管破裂，血流外溢，皮肤局部形成瘀血斑的现象，此等血凝块（出痧）不久即能溃散，而起自体溶血作用，形成一种新的刺激素，能加强局部的新陈代谢，有消炎的作用。

自家溶血是一个延缓的良性弱刺激过程，其不但可以刺激免疫机能，使其得到调整，还可以通过向心性神经作用于大脑皮质，继续起到调节大脑的兴奋与抑制过程和内分泌系统的平衡。

刮痧禁忌症

1. 凡危重病症，如急性传染病、重症心脏病、高血压、中风等，应即送医院治疗，禁用本疗法。

2. 凡刮治部位的皮肤有溃烂、损伤、炎症均不能用本疗法，如初愈也不宜采用。

3. 饱食后或饥饿时，以及对刮痧有恐惧者忌用本疗法。

刮痧注意事项

1. 治疗时，室内要保持空气流通，如天气转凉或天冷时应用本疗法要注意避免感受风寒。

2. 不能干刮，工具必须边缘光滑，没有破损。

3. 初刮时试3～5下即见皮肤青紫而患者并不觉痛者，为本疗法适应证。如见皮肤发红患者呼痛，则非本方法适应证，应送医院诊治。

4. 要掌握手法轻重，由上而下顺刮，并时时蘸植物油或水保持润滑，以免刮伤皮肤。

5. 刮痧疗法的体位可根据需要而定，一般有仰卧、俯卧、仰靠、俯靠等，以患者舒适为度。

6. 刮痧的条数多少，应视具体情况而定，一般每处刮2～4条，每条长约2～3寸即可。

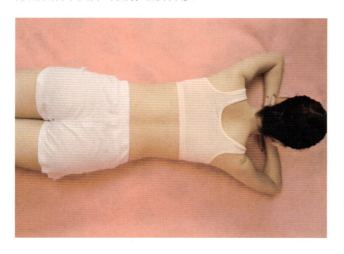
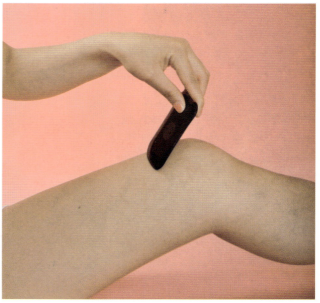

7. 刮完后应擦干油或水渍，并在青紫处抹少量驱风油，让患者休息片刻。如患者自觉胸中郁闷，心里发热等，再在患者胸前两侧第三、四肋间隙处各刮一道即可平静。

8. 刮痧后患者不宜发怒、烦躁或忧思焦虑，应保持情绪平静。同时，忌食生冷瓜果和油腻食品。

9. 如刮痧后，病情反而更加不适者，应即送医院诊治。

> 本疗法长期为人们所喜用，方便易行，副作用小，疗效亦较明显，具有独到的优势。尤其在不能及时服药或不能进行其他治疗方法时，更能发挥它的治疗效用。故值得进一步总结推广，扩大应用范围。

▶ 刮痧时的不同反应所表示的健康状况

刮痧时有出痧与不出痧的区别，刮痧板下会有平顺、不平顺、砂砾、结节、肌肉紧张僵硬或松弛痿软等不同的感觉，这些感觉统称为"阳性反应"。刮痧时出现的这些不同反应分别提示刮拭部位不同的健康状况。

不出痧：身体健康

刮痧时不出现痧斑，也没有疼痛或刮痧板下不平顺的感觉，提示经脉气血通畅，身体健康。

出现痧斑：血脉瘀滞

刮痧时出痧，当刮拭停止，出痧也立即停止。提示局部血流缓慢，经脉有气滞血瘀现象。痧象颜色深浅、形态疏密、范围大小与局部血脉瘀滞时间长短、瘀滞的严重程度、瘀滞的范围有关。血脉瘀滞时间越长，血液中代谢产物越多，痧色越深，痧象越密集，范围越大。

出现阳性反应：经脉缺氧

阳性反应就是刮痧时感觉刮痧板下不平顺，有砂砾、结节等障碍阻力。同是经脉气血不畅，组织器官细胞缺氧，为什么有的部位会出痧，有的部位却出现不平顺、砂砾、结节等阳性反应呢？这主要是局部血液循环状态决定的。因血流受阻，血脉空虚而气血不足所致细胞缺氧，局部组织会出现增生或粘连反应，刮拭就不会出痧，却有不平顺的阳性反应物。

经脉气血运行障碍的部位，因其障碍的原因、性质和程度不同，阳性反应的状态、性质则有所区别。经脉缺氧的时间越长，阳性反应越明显。刮痧时皮肤的涩感、轻微疼痛、刮痧板下发现气泡、砂砾样感觉是经络气血轻度瘀滞的表现。出现结节，说明经络气血瘀滞时间较长。结节越大、越硬，说明组织粘连或纤维化、钙化的程度越高，病变的时间越长。

疼痛：亚健康症状

疼痛也是阳性反应的一种表现。当气血瘀滞或血脉空虚而气血不足，细胞缺氧影响到神经失调时，刮痧还会出现疼痛反应，即中医所说"不通则痛"。疼痛多提示目前正是有亚健康症状表现的时候。

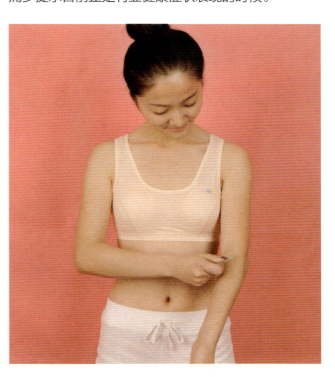

▶ 身体会说话——透过痧象看健康

中医有句话叫：有诸内必形诸外。这也是由于经络的运行气血、沟通表里、联络肢节的作用之体现，将体内的病变通过经脉的作用反应于体表，所以我们通过出痧情况就能知道身体的健康状况。

痧的色泽、形态、多少与人的体质及病性有密切关系。痧象颜色鲜红、光泽度好，提示血脉瘀滞的时间短，也提示热证、炎症；痧象紫红色提示经脉瘀滞时间相对较长的瘀证；紫黑色或青黑色痧提示经脉瘀滞时间长的瘀证；寒证或陈旧性病症，以及晦暗无光的痧象，不但提示瘀证、寒证也提示正气虚弱。同样的病症，出痧多而快为实证、热证、血瘀证、血寒证、痰湿证，可以按以上的痧象分类判断经脉的瘀滞程度。出痧慢而少，或者刮痧后毛孔张开，却不出痧，可以见于有症状表现的气血不足之虚证、寒证，以及骨骼、肌腱韧带的病变部位，这种情况则不按以上的痧象分类、判断病情的轻重程度。

刮痧治疗后出痧由多变少，由密变疏，由斑块变成散点，痧色由深变浅，由暗变红。阳性反应的结节，由大变小，由硬变软。疼痛由重变轻，说明治疗有效，为健康状况好转或疾病向痊愈的变化。对于气血不足之虚证，刮后出痧先少后多，再由多变少的过程，也可视为健康状况好转或疾病向愈的变化。

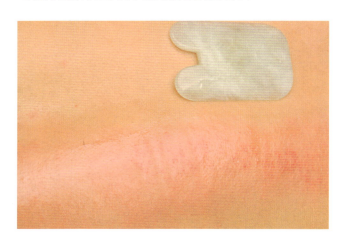

刮痧工具介绍

古代用汤勺、铜钱、嫩竹板等作为刮痧器具，用麻油、水、酒作为润滑剂。这些器具虽然取材方便，能起到一些刮痧治疗作用，但因其简陋，很难达到对经穴应有的刺激强度，本身也无药物治疗作用，现在均已很少应用，现代刮痧之所以有显著的效果是因为有专用的刮痧板、刮痧油和美容刮痧乳，既能对经穴达到应有的刺激强度又能减轻刮拭疼痛，增加舒适感。

器具的选择直接关系刮痧治病保健美容养颜的效果。刮痧治病保健美容养颜选用经过专门设计加工的有药物治疗作用而没有副作用的刮痧板。刮痧的润滑剂选用专门研制加工的刮痧油和美容刮痧乳，所选器具能发挥双重作用，既能作为刮痧器具使用，其本身又有治疗作用，可以明显提高刮痧的疗效。

▶ 刮痧板

刮痧板是刮痧的主要器具，是一种治病防病的非药物无损伤的自然健康疗法器具。常用的刮痧板有半圆形、鱼形、三角形、椭圆形等。根据刮痧板的材质不同，分为不同类别的刮痧板，如牛角刮痧板、玉质刮痧板等等。那么，刮痧板什么材质的好？有哪些治病养生功效呢？

▶ 刮痧板的种类

牛角类

特点与功效 是民间传统最好的刮痧器具，所用的材质有水牛角、黄牛角、牦牛角、绵羊角等，各具作用。其中以水牛角刮痧板使用最为广泛。水牛角味辛、咸、寒。辛可发散行气、活血润养；咸能软坚润下；寒能清热解毒；具有发散、行气、清热、凉血、解毒，以及活血、化瘀的作用。

注意事项 忌热水长时间浸泡、火烤或电烤；刮痧后需立即把刮板擦干，涂上橄榄油，并存放于刮板套内。

玉石类

特点与功效 玉性味甘平，入肺经，润心肺，清肺热。据《本草纲目》介绍，玉具有清音哑，止烦渴，定虚喘，安神明，滋养五脏六腑的作用，是具有清纯之气的良药，可避秽浊之病气。玉石含有人体所需的多种微量元素，有滋阴清热、养神宁志、健身祛病的作用。玉质刮痧板有助于行气活血、疏通经络而没有副作用。

注意事项 用完后要注意清洁；避免碰撞；避免与化学试剂接触。

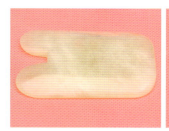 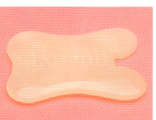

砭石类

特点与功效 又称砭板，是用泗滨砭石（泗滨浮石）制成的可用作刮痧的保健砭具，几乎适用于砭术十六法中的所有砭术，是所有款式砭具中用途最广泛的。分大中小三种型号，尤其是大号砭板，刮痧效果尤其好。需要注意的是砭板和刮痧板的概念不完全相同。首先，砭板是用泗滨浮石制作，具有特殊的能量场，直接或间接接触人体均可以改善人体微循环，起到活血化瘀、治疗疾病的作用；再者，由于泗滨浮石的特性，使用砭板进行治疗时，并不要求出痧，就能达到较好的疏通经络、排宣热毒的作用；还有，由于泗滨浮石具有微晶结构，质地光滑细腻，作用于人体有非常舒服的感觉，不需要润滑油等介质，隔一层棉织物作用于人体，患者在接受治疗以后，皮肤不会有不适的反应。这就是使用多功能砭板实施刮法的特点。

注意事项 因砭石可能含有有害物质，购买时需认真辨别真伪，购买经国家权威部门检测不含有害物质的砭石。

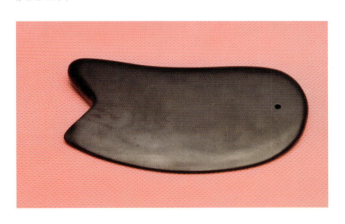

磁疗类

特点与功效 磁疗刮痧板是结合传统工艺与现代磁疗技术一体的刮痧器具，以水牛角磁疗刮痧板使用最为广泛。"磁"是一种金属氧化物，我国用磁治病已有悠久历史。汉代司马迁《史记·扁鹊仓公传列》记载就已发现一种称之为"磁石"的天然矿物，具有磁性并可治疗疾病。唐代著名医药学家孙思邈在《千金方》中记述：用磁石朱砂六曲制成的蜜丸，治疗眼病时"常顺益眼力，众方不及"，还说"主明目，百岁可读论书"。中国四大发明之一的"指南针"就是利用磁制成的。在《本草纲目》、《中药大辞典》等著名药书中，用磁治病的药方多有记载，"磁疗法"早已被医务界普遍采用，它可引起人体神经、体液代谢等一系列变化。具有活血、化瘀、消肿、止痛、消炎、镇痛等作用。经过几千年的医学的发展，近年来国内外医学专家对磁疗有了更深的认识。

注意事项 用完后要注意清洁；避免碰撞；避免与化学试剂接触。

▶ 刮痧板的样式

刮痧板的选择其次就是形状，从形状上来说，刮痧板有鱼形、长方形、三角形还有这几种形状的变形，如齿梳形等等。一般来说，鱼形和三角形的更适合来点擦式，如找一些相关的穴位等等。其次不管什么形状的，最好是选择两边厚薄不一致的，厚的一边可以做为日常保健用，薄的一边可以理疗用。

鱼形

根据人体面部生理结构设计的面部专用刮痧板。水牛角精制而成，外型似鱼，符合人体面部的骨骼结构，便于刮拭及疏通经络。鱼形刮痧板常用两只，左右手各一只配合使用。面部刮痧是以鼻梁为中线，用刮痧板分别向左右两侧刮拭，从上到下，由内向外，先刮前额部，再刮两颧，最后刮下颌部。刮后面部会有热烘烘的感觉，这是气血运行的正常反应。用面部刮痧会收到意想不到的效果，面部刮痧不仅能改善面部血管的微循环，增加血液、淋巴液及体液的流量，使皮肤中的细胞得到充分的营养和氧气，加速细胞的新陈代谢，起到了排毒养颜，舒缓皱纹，行气消斑，保健养颜的功效。同时对眼、鼻、口腔、面部也能起到很好的保健作用。

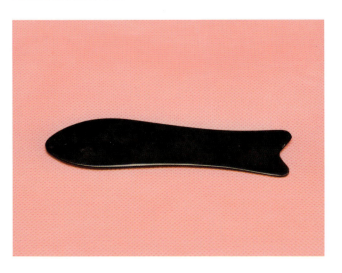

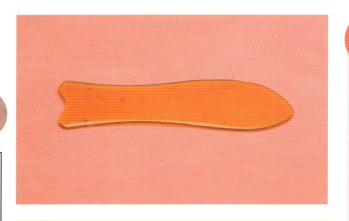

梳形

梳型的一端可用于头部经络的疏通,另一端为波浪型,可作用于点按头部相应的穴位。梳形刮痧板用于刮拭头部活跃大脑皮层,点按百会穴及四神聪穴,增加记忆和思维能力,帮助缓解不安与焦虑,同时刺激毛囊,减少脱发,激发毛发再生,促使白发变黑,具有美发护发的功效。

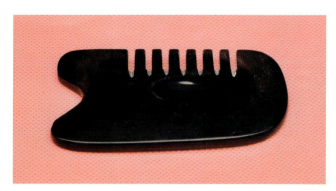

三角形

用于四肢及颈部刮拭、穴位的打通。可通利关节、疏通盘脉,使四肢活动自如,抗寒抵暖。并可活跃颈部网络组织细胞,防止颈部皮肤下垂,减缓衰老。

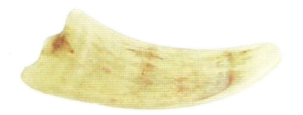

温馨小贴士

如何保养保存刮痧板呢?

牛角和玉制的刮痧板,刮拭完毕可用肥皂水洗净擦干或以酒精擦拭。角制品刮痧板系天然材料手工制作,具有生物活性,保健功效好,制品具有脆性,忌摔,忌用力拉折,忌热水长时间浸泡。最好不要长时间放置在浴室中、或者长年累月扔在桌子上,制品暴露在空气当中会慢慢的氧化、老化影响使用寿命,就可能出现轻度弯曲现象,严重的会出现裂纹。所以使用完之后最好擦上橄榄油、润肤霜之类的保护剂,最好放在塑料袋或专用皮套内保存。玉制的刮痧板在保存时要避免磕碰。

刮痧油、刮痧乳

刮痧油 刮痧油是中医外用药,红棕色澄清液体,配合刮痧疗法使用。专业的刮痧油应选用具有活血化瘀、清热解毒、消炎镇痛而没有毒副作用的中草药及渗透性强、润滑性好的植物油加工而成。中药的治疗作用有助于疏经通络、活血化瘀、排毒驱邪,而植物油有助于滋润皮肤的作用。请勿使用其他药剂代替刮痧油,以免发生不良副作用。刮痧油属于外用药,切不可内服。刮痧油中含有乙醇,应避火使用和保存。

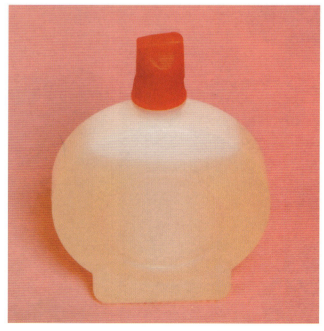

刮痧乳　因为刮痧油涂在面部会流进眼睛或顺面颊而下流至脖颈，所以面部刮痧选用特制的美容刮痧乳。美容刮痧乳渗透性及润滑性好，其中的中药成分有活血化瘀，改善面部微循环，滋养皮肤的功效。

温馨小贴士

如何自制刮痧油？

生姜 150 克，葱白 150 克，丹皮 30 克，薄荷 30 克，红花 15 克，连翘 30 克，薄荷脑 3 克，冰片 3 克，95% 酒精 1000ml，甘油 300ml。

将葱姜切碎，另 4 味打成粗粉，浸泡于 95% 酒精中 7 天，过滤后加入薄荷脑冰片，再加入甘油，摇匀即可，用小瓶分装使用。

毛巾或洁净的纸巾

用于刮拭前的清洁、刮拭过程中和刮拭后的擦拭。要选用清洁卫生、质地柔软，对皮肤无刺激、无伤害的棉质毛巾。

▶ 刮痧操作常识

刮痧板是刮痧使用的工具，只有正确地使用刮痧板，才能起到保健治病的作用。刮痧板分为厚面、薄面和棱角。治疗疾病时多用薄面刮拭皮肤，保健多用厚面刮拭皮肤，关节附近穴位和需要点按穴位时多用棱角刮拭。操作时要掌握好"三度一向"，促使出痧，缩短刺激时间，控制刺激强度，减少局部疼痛的感觉，下面向大家详细介绍如何使用刮痧板。

持板方法

正确的持板方法是用手握着刮痧板，将刮痧板的长边横靠在手掌心部位，大拇指及其他四个手指弯曲，分别握住刮痧板的两侧，刮痧时用手掌心部位施加向下的按压力。刮拭时应单方向刮，不要来回刮。身体平坦部位和凹陷部位的刮拭手法不同，持板的方法也有区别，下面会详细地介绍。

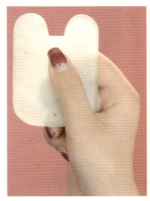 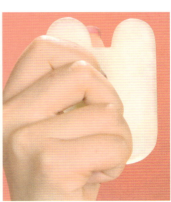

面刮法

面刮法是刮痧最常用、最基本的刮拭方法。手持刮痧板，向刮拭的方向倾斜 30°～60°，以 45°角应用最为广泛，根据部位的需要，将刮痧板的 1／2 长边或整个长边接触皮肤，自上而下或从内到外均匀地向同一方向直线刮拭。面刮法适用于身体比较平坦部位的经络和穴位。

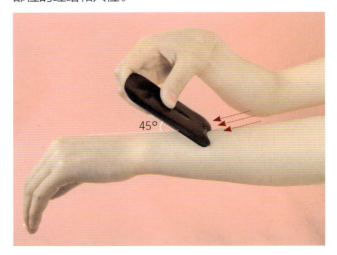

平刮法

操作方法与面刮法相似，只是刮痧板向刮拭的方向倾斜的角度小于15°，并且向下的渗透力比较大，刮拭速度缓慢。平刮法是诊断和刮拭疼痛区域的常用方法。

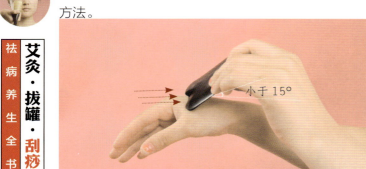

推刮法

操作方法与面刮法相似，刮痧板向刮拭的方向倾斜的角度小于45°（面部刮痧小于15°），刮拭的按压力大于平刮法，刮拭的速度也慢于平刮法，每次刮拭的长度要短。推刮法可以发现细小的阳性反应，是诊断和刮拭疼痛区域的常用方法。

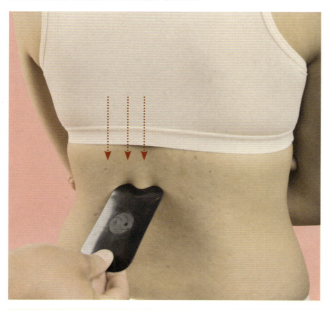

单角刮法

用刮痧板的一个角部在穴位处自上而下刮拭，刮痧板向刮拭方向倾斜45°。这种刮拭方法多用于肩部肩贞穴，胸部膻中、中府、云门穴，颈部风池穴。

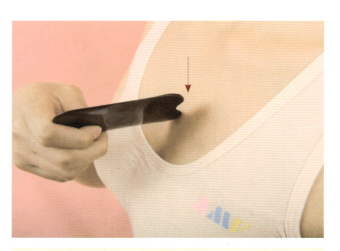

双角刮法

用刮痧板凹槽处的两角部刮拭，以凹槽部位对准脊椎棘突，凹槽两侧的双角放在脊椎棘突和两侧横突之间的部位，刮痧板向下倾斜45°，自上而下的刮拭。这种刮拭方法常用于脊椎部位的诊断、保健和治疗。

点按法

将刮痧板角部与穴位呈90°垂直，向下按压，由轻到重，逐渐加力，片刻后迅速抬起，使肌肉复原，多次重复，手法连贯。这种刮拭方法适用于无骨骼的软组织处和骨骼缝隙、凹陷部位，如人中、膝眼穴。

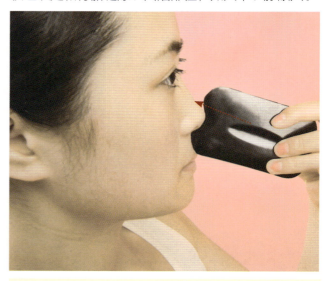

厉刮法

用刮痧板角部与穴区呈90°垂直，刮痧板始终不离皮肤，并施以一定的压力，作短距离（约1寸长）前后或左右摩擦刮拭。这种刮拭方法适用于头部全息穴区的诊断和治疗。

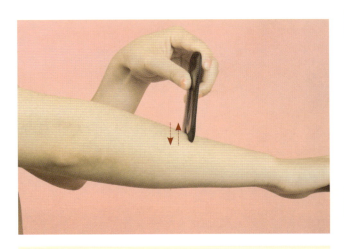

拍打法

以痧板面为工具拍击需施治穴位或部位，称为拍法。施术者以单手紧握刮痧板一端，以刮痧板面为着力点在腕关节自然屈伸的带动下，一落一起有节奏地拍而打之。一般以腕为中心活动带动刮痧板拍打为轻力，以肘为中心活动带动刮痧板拍打为中力，在拍打施力时，臂部要放松，着力大小应保持均匀、适度，忌忽快忽慢。此法常用于肩背部、腰部及上下肢如肘窝和膝窝。

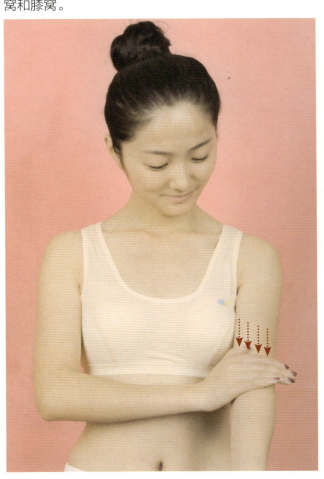

平面按揉法

用刮痧板角部的平面以小于20°按压在穴位上，做柔和、缓慢的旋转运动，刮痧板角部平面始终不离开所接触的皮肤，按揉压力应渗透至皮下组织或肌肉。这种刮拭方法常用于对脏腑有强壮作用的穴位，如合谷、足三里、内关穴以及手足全息穴区、后颈、背腰部全息穴区中疼痛敏感点的诊断和治疗。

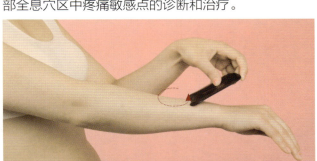

垂直按揉法

垂直按揉法将刮痧板的边缘以90°按压在穴区上，刮痧板始终不离开所接触的皮肤，作柔和的慢速按揉。垂直按揉法适用于骨缝部穴位，以及第2掌骨桡侧全息穴区的诊断和治疗。

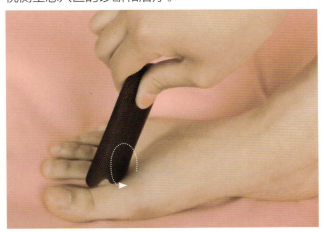

提拉法

两手各持一块刮痧板，放在面部一侧，用刮痧板整个长边接触皮肤，刮痧板向刮拭的方向倾斜，倾斜的角度为20°～30°，两块刮痧板交替从下向上刮拭，刮拭的按压力渗透到肌肉的深部，以肌肉运动带动皮肤向上提升，边提升边刮拭。向上提升的拉力和向下按压力度相等。各提拉法有防止肌肤下垂，运动肌肉，促进肌肉收缩的作用。

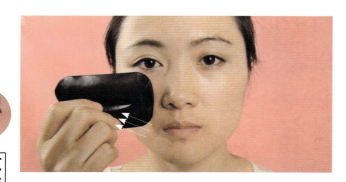

疏理经气法

按经络走向，用刮板自下而上或自上而下循经刮拭，用力轻柔均匀，平稳和缓，连续不断。一次刮拭面宜长，一般从肘膝关节部位刮至指趾尖。常用于治疗刮痧结束后或保健刮痧时对经络进行整体调理，松弛肌肉，消除疲劳。

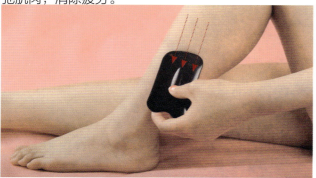

▶ 刮痧的补泻手法

刮拭补泻手法是根据刮拭力量和速度两种因素决定的。在进行治疗时，对不同体质与不同病证者应采用不同的刮拭补泻手法。一般分为三种手法：补法、泻法和平补平泻法。

补法

补法刮拭按压力小，速度慢，能激发人体正气，使低下的机能恢复旺盛。临床多用于年老、体弱，久病、重病或形体瘦弱之虚证患者。

具有以下特点的刮法为补法。

（1）刺激时间短，对皮肤、肌肉、细胞有兴奋作用；

（2）作用时间较长的轻刺激，能活跃器官的生理机能；

（3）刮拭速度较慢；

（4）选择痧痕点数少；

（5）刮拭顺经脉循行方向；

（6）刮拭后加温灸。

泻法

泻法刮拭按压力大，速度快，能疏泄病邪、使亢进的机能恢复正常。临床多用于年轻、体壮，新病、急病或形体壮实的实证患者。

具有以下特点的刮法为泻法。

（1）刺激时间长、作用深，对皮肤、肌肉、细胞有抑制作用；

（2）作用时间较短的重刺激，能抑制器官的生理机能；

（3）刮拭速度较快；

（4）选择痧痕点数多；

（5）刮拭逆经脉循行方向；

（6）刮拭后加拔罐。

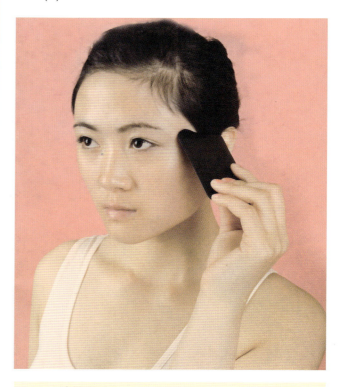

平补平泻法

平补平泻法亦称平刮法，有三种刮拭手法。第一种为按压力大，速度慢；第二种为按压力小，速度快；第三种为按压力中等，速度适中。具体应用时可根据患者病情和体质而灵活选用。其中按压力中等，速度适中的手法易于被患者接受。平补平泻法介于补法和泻法之间，常用于正常人保健或虚实兼见证的治疗。

介于补法和泻法之间,具体有3种。
(1) 刮拭按压力大,速度慢;
(2) 刮拭按压力小,速度快;
(3) 刮拭按压力及速度适中。

补泻手法的具体运用

一般都是根据患者的体质和病情确定刮拭手法。但不论何种证型,均应以补刮开始,然后根据体质和部位决定按压力的大小,再逐渐向平刮、泻刮法过渡,使患者有适应的过程。虚证型患者,以补刮法为主,治疗过程中在补刮的基础上,对主要经络穴位,可以短时间运用平刮法,以增强治疗效果。实证型患者可以泻刮法治疗后,以补刮法收尾。或在治疗结束后,对所治经络采用疏经理气法调补气血。掌握脏腑辨证方法者,可据病情灵活运用,如虚实夹杂型,对经气实的经脉施以泻刮,经气虚的经脉施以补刮。

刮痧的常用体位

刮痧时对体位的选择,应以医者能够正确取穴,施术方便,患者感到舒适自然,并能持久配合为原则,这便是刮痧时选择正确体位的重要作用。

仰卧位:适用于胸腹部、头部、面部、颈部、四肢前侧的刮痧。

俯卧位:适用于头、颈、肩、背、腰、四肢的后侧刮痧。

侧卧位:适用于侧头部,面颊一侧,颈项和侧腹、侧胸以及上下肢该侧的刮痧。

仰靠坐位:适用于前头、颜面、颈前和上胸部的刮痧。

俯伏坐位:适用于头顶、后头、项背部的刮痧。

侧伏坐位:适用于侧头、面颊、颈侧、耳部的刮痧。

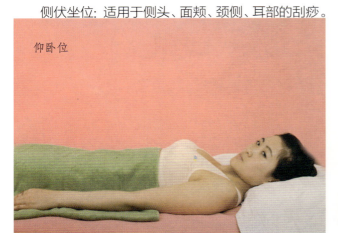

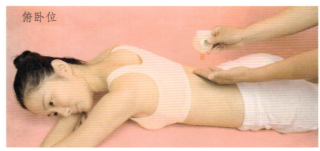

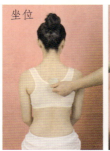 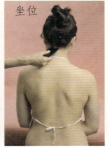 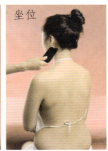

人体各部位的刮拭方法

根据人体各部位的解剖特点选用刮拭方法,根据病症需要决定刮拭顺序。治疗过程中,同一部位的经穴刮拭完毕后,再进行另一部位的经穴刮拭。治疗时应使患者体位舒适,有利于配合治疗,尽量减少穿脱衣服的次数。

头部

头部有头发覆盖,须在头发上面用面利法刮拭。不必涂刮痧润滑剂。为增强刮拭效果可使用刮板薄面边缘或刮板角部刮拭,每个部位刮30次左右,刮至头皮有发热感为宜。

太阳穴:太阳穴用刮板角部从前向后或从上向下刮拭。

头部两侧:刮板竖放在头维穴至下鬓角处,沿耳上发际向后下方刮至后发际处。

头顶部:头顶部以百会穴为界,向前额发际处或从前额发际处向百会穴处,由左至右依次刮拭。

后头部:后头部从百会穴向下刮至后颈部发际处,

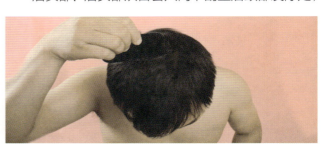

从左至右依次刮拭。风池穴处可用刮板角部刮拭。

头部也可采取以百会穴为中心，向四周呈放射状刮拭。

全息穴区：额顶带从前向后或从后向前刮拭。顶枕带及枕下旁带从上向下刮拭。顶颈前斜带或顶颈后斜带及顶后斜带从上向下刮拭。额中带、额旁带治疗呈上下刮拭，保健上下或左右方向刮拭均可。全息穴区的刮拭采用厉刮法。

面部

面部由内向外按肌肉走向刮拭。面部出痧影响美观，因此手法须轻柔，忌用重力大面积刮拭。眼、口腔、耳、鼻病的治疗须经本人同意，才可刮出痧。刮拭的按力、方向、角度、次数均以刮拭方便和病患局部能耐受为准则。

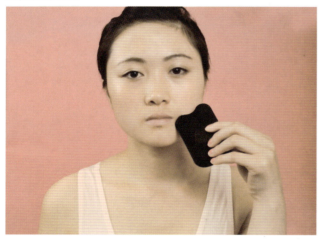

背部

背部由上向下刮拭。一般先刮后背正中线的督脉，再刮两侧的膀胱经和夹脊穴。肩部应从颈部分别向两侧肩峰处刮拭。用全息刮痧法时，先对穴区内督脉及两侧膀胱经附近的敏感压痛点采用局部按揉法，再从上向下刮拭穴区内的经脉。

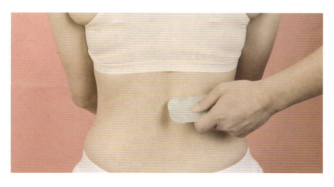

胸部

胸部正中线任脉天突穴到膻中穴，用刮板角部自上向下刮拭。

胸部两侧以身体前正中线任脉为界，分别向左右（先左后右）用刮板整个边缘由内向外沿肋骨走向刮拭，注意隔过乳头部位。中府穴处宜用刮板角部从上向下刮拭。

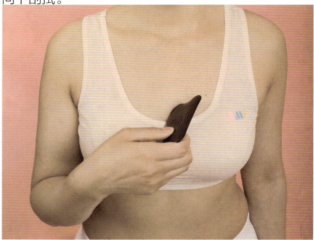

腹部

腹部由上向下刮拭。可用刮板的整个边缘或 1/3 边缘，自左侧依次向右侧刮。有内脏下垂者，应由下向上刮拭。

四肢

四肢由近端向远端刮拭，关节骨骼凸起部位应顺势减轻力度，下肢静脉曲张及下肢浮肿者，应从肢体末端向近端刮拭。

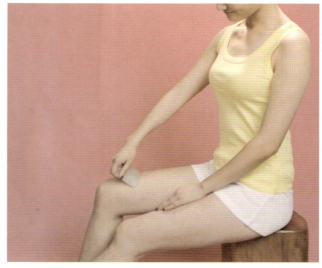

刮拭要领及技巧

按压力要适中

刮痧时除向刮拭方向用力外，更重要的是要有对肌肤向下的按压力，因为经脉和全息穴区在人体有一定的深度，须使刮拭的作用力传导到深层组织，才有治疗作用。刮板作用力透及的深度应达到皮下组织或肌肉，如作用力大，可达到骨骼和内肌。刮痧最忌不使用按力，仅在皮肤表面摩擦，这种刮法，不但没有治疗效果，还会因反复摩擦，形成表皮水肿。但并不是按压力越大越好，人的体质、病情不同，治疗时按压力强度也不同。各部位的局部解剖结构不同，所能承受的压力强度也不相同，在骨骼凸起部位按压力应较其他部位适当减轻。力度大小可根据患者体质、病情及承受能力决定。正确的刮拭手法，应始终保持按压力。

速度应均匀、平稳

刮拭速度决定舒适度以及对组织的刺激强度。速度越慢疼痛越轻，刮拭速度过快会增加疼痛，也不能发现阳性反应，从而无法进行阳性反应诊断，更不能使刮痧的渗透力达到病所，产生刮痧疗效。正确的刮拭手法应慢速均匀，力度平稳。这样可以减轻疼痛，利于诊断和消除阳性反应，产生疗效。每次刮拭应速度均匀，力度平稳，切忌快速，或忽快忽慢、忽轻忽重、头轻尾重和头重尾轻。

点、面、线相结合

点即穴位，穴位是人体脏腑经络之气输注于体表的部位。面即指刮痧治疗时刮板边缘接触皮肤的部分，约有1寸宽。这个面，在经络来说是其皮部；在全息穴区来说，即为其穴区。线即指经脉，是经络系统中的主干线，循行于体表并连及深部，约有1mm宽。点、面、线相结合的刮拭方法，是在疏通经脉的同时，加强重点穴位的刺激，并掌握一定的刮拭宽度。因为刮拭的范围在经脉皮部的范围之内，经脉线就在皮部范围之下，刮拭有一定的宽度，便于准确地包含经络，而对全息穴区的刮拭，更是具有一定面积的区域。刮痧法，以疏通调整经络为主，重点穴位加强为辅。经络、穴位相比较，重在经络，刮拭时重点是找准经络，宁失其穴，不失其经。只要经络的位置准确，穴位就在其中，始终重视经脉整体疏通调节的效果。点、面、线相结合的方法是刮痧的特点，也是刮痧简便易学、疗效显著的原因之一。

长度要适宜

在刮拭经络时，应有一定的刮拭长度，约8~15cm，如需要治疗的经脉较长，可分段刮拭。重点穴位的刮拭除凹陷部位外，也应有一定长度。一般以穴位为中心，上下总长度8~15cm，在穴位处重点用力。在刮拭过程中，一般须一个部位刮拭完毕后，再刮拭另一个部位。遇到病变反应较严重的经穴或穴区，刮拭反应较大时，为缓解疼痛，可先刮拭其他经穴处。让此处稍事休息后，再继续治疗。

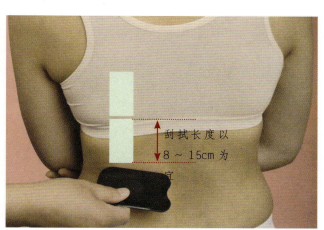

刮拭长度以8~15cm为宜

顺序方向有讲究

整体刮拭的顺序是自上向下，先头部、背、腰部或胸、腹部，后四肢。背、腰部及胸、腹部可根据病情决定刮拭的先后顺序。每个部位一般先刮阳经，再刮阴经，先刮拭身体左侧，再刮拭身体右侧。

时间掌控好

一般每个部位刮3~5分钟，最长不超20分钟。对于一些不出痧或出痧少的患者，不可强求出痧，以感到舒服为原则。刮痧次数一般是第一次刮完等3~5天，痧退后再进行第二次刮治。出痧后1~2天，皮肤可能轻度疼痛、发痒，这些反应属正常现象。还应根据患者的年龄、体质、病情、病程以及刮痧的施术部位而灵活掌握刮拭时间。

刮痧后的人体反应

正常反应

由于个体的差异，刮痧后皮肤表面出现红、紫、黑斑或疱的现象，临床上称为"出痧"，是一种正常刮痧治疗反应，数天即可自行消失，毋须作特殊处理。刮痧，尤其是出痧后1~2天出现被刮拭的皮肤部位轻度疼痛、发痒、虫行感、自感体表冒冷、热气、皮肤表面出现风疹样变化等情况，均是正常现象。

晕刮

如在刮痧过程中，患者出现头晕、目眩、心慌、出冷汗、面色苍白、四肢发冷、恶心欲吐或神昏扑倒等晕刮现象，应及时停止刮拭，迅速让患者平卧，取头低脚高体位。让患者饮用一杯温糖开水，并注意保温。迅速用刮痧板刮拭患者百会穴（重刮），人中穴（棱角轻刮）、内关穴（重刮）、足三里（重刮）、涌泉穴（重刮）。静卧片刻即可恢复。

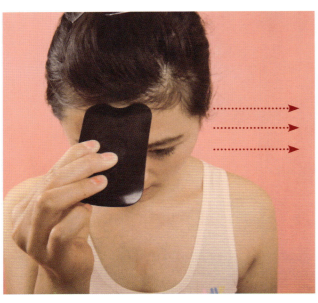

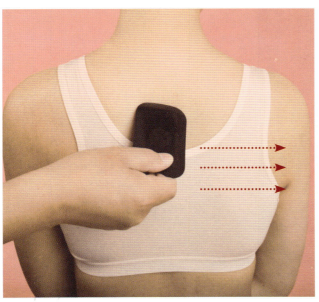

对于晕刮应注意预防

如初次接受刮痧治疗、精神过度紧张或身体虚弱者，应做好解释工作，消除患者对刮痧的顾虑，同时手法要轻。若饥饿、疲劳、大渴时，不要对其刮痧，应令进食、休息、饮水后再予刮拭。医者在刮痧过程中要精神专注，随时注意病人的神色，询问病人的感受，一旦有不适情况应及时纠正或及早采取处理措施，防患于未然。

刮痧的注意事项

刮痧治疗和保健时若需要暴露患者皮肤，应注意室内保暖，尤其是在冬季应避寒冷与风口。若在冬季或暴露皮肤不便时，可隔一单衣进行刮法、揉法、点法、按法等手法进行保健。夏季刮痧时，应回避风扇和空调直接吹暴露皮肤之刮拭部位。

刮痧出痧后3小时以内忌洗凉水澡。

体弱年迈、儿童、特别紧张怕痛的患者宜用刮法之补法手法进行，宜轻手法刮拭或用按法、揉法、推法、擦法等手法。随时注意观察病人的面色表情及全身情况，以便及时发现和处理意外情况。

病情重、病灶深、但体质好或疼痛性疾病患者，刮痧宜用刮法之泻法或平补平泻法手法刮拭。病情轻、病灶浅、但体质较差的患者，宜用刮法之补法手法刮拭。冬季或天气寒冷时刮痧操作时间宜稍长，夏季或天气热时则刮痧操作时间宜缩短。

前一次刮痧部位的痧斑未退之前，不宜在原处进行再次刮拭出痧。再次刮痧时间需间隔3~6天，以皮肤上痧退为标准。

肌肉丰满处（如背部、臀部、胸部、腹部、四肢）可用刮痧板的边（薄边、厚边均可）进行施术，如用刮法、边揉法等手法或用棱角进行点、按、推等手法。对一些关节处、手脚指部、头面部等肌肉较少、凹凸较多处宜用刮痧板棱角进行如点、按等手法。

刮痧禁忌范围与慎用证

孕妇的腹部、腰骶部、妇女的乳头禁刮。

有出血倾向的疾病如白血病、血小板减少等需慎用刮法或只能用刮法之补法且用刮痧板厚边进行刮拭，不要求出痧，或用按、揉、推等手法但亦需轻手法。

皮肤高度过敏，皮肤病如皮肤上破损溃疡、疮的疮头，新鲜或未愈合的伤口，或外伤骨折处禁用刮痧手法。

久病年老、极度虚弱、消瘦者需慎用刮法（或只能用轻手法保健刮拭）。

病人患有重度的心脏病出现心力衰竭者，肾脏病出现肾功能衰竭者，肝硬化腹水者的腹部，全身重度

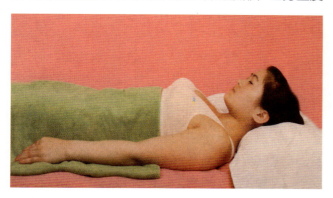

浮肿者，禁用刮痧。

大血管显现处禁用刮痧手法，可用棱角避开血管用点按轻手法。下肢静脉曲张、下肢浮肿的患者，刮拭方向应从下向上刮拭（用刮痧板厚边），用轻手法。

眼睛、耳孔、鼻孔、舌、口唇五官处、前后二阴、肚脐（神阙穴）处禁用刮痧手法。

醉酒、过饥、过饱、过渴、过度疲劳者禁用刮法，以免出现晕刮现象。

小儿囟门未合时，头颈部禁用刮痧手法。

对尿潴留患者的小腹部慎用刮痧之泻刮或平补平泻之手法，以轻力揉按推等手法为宜。

刮痧步骤演示

选择工具

刮痧板应边缘光滑，边角钝圆，厚薄适中。应仔细检查其边缘有无裂纹及粗糙处，以免伤及皮肤。

让刮痧对象放松

应先向初次刮痧者介绍刮痧的一般常识。对精神紧张、疼痛敏感者，更应作好解释安抚工作，以便取得病人的积极配合。

选择体位

应选择便于刮痧者操作，既能充分暴露所刮的部位，又能使患者感到舒适，有利于刮拭部位肌肉放松，可以持久配合的体位。

一般采取坐位，选用有靠背的椅子。刮腰背部，男士面向椅背骑坐，女士侧坐，使其身体有所依靠。刮胸腹部、上肢及下肢前侧采取正坐位。刮下肢后侧采取双手扶靠椅背的站立姿势，病情重或体力衰弱的虚证病人可采取卧位，根据刮拭部位的需要仰卧、俯卧或侧卧。被刮拭部位肌肉放松有利于操作。

涂刮痧润滑剂

暴露出所刮拭的部位，在刮拭的经络穴位处涂刮痧润滑剂。使用活血润肤脂可从管口中挤出少量，涂抹在被刮拭部位，用刮板涂匀即可。如使用刮痧活血剂则将瓶口朝下，使刮痧活血剂从小孔中自行缓慢滴出，忌用手挤压。因刮痧活血剂过多，不利于刮拭，还会顺皮肤流下弄脏衣服。

刮拭

手持刮板，先用刮板边缘将滴在皮肤上的刮痧润滑剂自下向上涂匀，再用刮板薄面约1寸宽的边缘，沿经络部位自上向下，或由内向外多次向同一方向刮拭。注意每次刮拭开始至结束力量要均匀一致，每条经络或穴区依病情需要刮20～30次左右。

刮痧后的处理

刮痧后一般不需特殊处理。用于净手纸或毛巾将刮拭部位刮痧疏经活血剂拭干即可。亦可用手掌在刮拭部位进行按摩，使活血剂被皮肤充分吸收，可增加疗效。刮痧出痧后最好让患者饮一杯温开水（最好为淡糖盐水），休息15～20分钟即可离开。

▶ 专家答疑

刮痧时不出痧是什么原因？

从中医来讲，泄法主要针对实症，把身体多余的能量、毒素通过刮痧等方式加快排泄出体外。刮痧主要是以治病为主，其次才是保健作用。如果过度使用泄法，有可能使人更加疲惫，甚至还可能加重疾病。现在很多人会自行刮痧，但有的人一刮就出痧，有的人皮肤都刮破了也没有痧出来。这到底是为什么呢？

中医专家解释说，不出痧不是因为刮的力量不够，而是体质偏虚，气血不够充盛，顶不出痧来。刮痧、放血都比较适于治疗实性体质的人和实性的疾病，比如嗓子疼、扁桃体发炎化脓等。刮出的痧、放出的血，其实是自己的气血宣透了出来，随着宣透把病邪带了出来。

中医讲"久病无实"、"久病必虚"，慢性病一般会导致气血不足，需要用补的办法，穴位贴或者是

艾灸使用的药物都是温热的，再选择有补益作用的穴位，效果和吃补药类似。而急性病很多属于气血瘀滞，可以通过放血、刮痧等办法，通过激化矛盾驱邪。

如果在治疗头疼时刮不出痧，可以试试用吹风机里的热风对着脖子后面吹吹，人体和受风有关的穴位都在那个部位，吹热风有散风的效果。

因此，刮痧时不出痧，不要着急，更不要过久、过重刮痧以致出痧才罢休。

刮痧如何掌握好刺激度？

刮痧要注意掌握好刺激度。刮痧操作简便，适用范围广泛，正确的刮痧，可活血化瘀、祛湿除邪等。然而专家表示，不正确地刮痧，会使被刮拭者出现身体不适症状，或者加重原有病情，尤其在刮痧时一定要掌握好刺激度。

刮痧疗法和针灸、按摩等方法是一样的，都是对人体穴位进行刺激，只不过使用的工具不同而已。所以病人在刮痧过程中也可能出现不适症状。此时，应迅速停止刮痧，让患者平卧，并喝点温开水或温糖水，休息片刻，很快会好转，若不奏效，可迅速用刮痧板刮拭患者百会穴、人中穴、内关穴、足三里穴、涌泉穴急救。

原来，刮痧过程中可能和针灸一样，有可能像晕针一样出现晕刮。晕刮出现的症状为头晕、面色苍白、心慌、出冷汗、四肢发冷、恶心欲吐或头晕等。为预防刮痧出现意外，医生要特别注意掌握好刺激度，即病人所能够承受的强度和力度。另外，医生应做好预防措施和把握好刮痧的禁忌症，空腹、过度疲劳患者忌刮，身体瘦弱、皮肤失去弹力者，施治局部痛肿、疮疡、溃烂或肿瘤患者，患有心脏病，水肿的病人，血友病、出血性和其他出血疾患者则不能进行刮痧治疗。低血压、低血糖、过度虚弱和神经紧张特别怕痛的患者需要轻刮。

由于刮痧多少对皮肤存在一定的损伤，所以一次刮完后要等过一段时间，一般为5~7天左右，再进行第二次刮痧。当皮肤有破损时，不宜刮痧。

刮痧是越痛越黑越好吗？

刮痧不是越痛越黑越好。刮痧是中医疗法的一种，通过刮痧可调整阴阳平衡，提高机体免疫力和抗病能力，还能解表祛邪、开窍醒脑、舒经通络、行气活血、祛湿化浊等。需注意的是，刮痧并不是越痛越黑越好。

刮痧是以中医皮部理论为基础，用器具（牛角、玉石、火罐）等在皮肤相关部位刮拭，以达到疏通经络、活血化瘀之目的。但值得注意的就是，很多人以为刮痧一定是感觉到疼痛难忍、刮得惨不忍睹才是最高境界。

其实这是错误观点，刮痧并非愈痛愈有效，也不是刮得又黑又紫才好。其实，刮拭部位出痧后呈现微红色或紫红色就可以停止。刮痧部位、力道等若掌握不当，片面追求出痧的颜色，不仅无效，还可以造成皮肉损伤。

有些病人刮不出痧，除了方法错误外，也可能是最近常刮或者病得太严重、身体太虚弱而不易刮出痧等原因造成，切忌用力过猛造成伤害。刮痧的相对适应症主要有感冒、发烧、中暑、落枕、肩周炎、头痛、肠胃病、肌肉痉挛、腰肌劳损、风湿性关节炎等病症。

可见，刮痧并不是刮得越痛越黑越好，也并不是一定要刮到出痧为止。

刮痧是刮的血印子越多越好吗？

刮痧部位、力道等若掌握不当，片面追求出痧的颜色，不仅无效，还可以造成皮肉损伤。一般来说，有问题的部位刮痧才会较痛且很慢才出现红痧，褪色速度也慢。而正常部位红得快褪色也快。另外，刮痧部位、力道若不对，出现的皮肤红紫是微血管破裂的现象，不仅无效，还可能造成皮肉之伤。

其实，无论是否为穴位经络部位，只要重复拍打、按压，本来就会产生疼痛。不健康的部位刮起来会感到不平滑，痛也只是"普通的痛"。

刮痧后喝什么水利于保健养生？

在家刮痧，出痧以后喝一杯温开水，最好是淡盐水或者淡糖水。人体在刮痧过程中损失了一些津液，喝盐水和糖水一方面能够补充津液，另一方面还可以加速身体的新陈代谢，促进体内废物的排出，从而加强刮痧的功效。

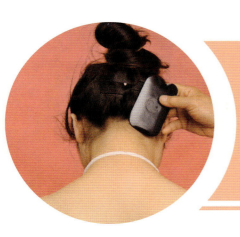

第二章 内科疾病的刮痧疗法

感冒

感冒是呼吸道常见疾病，四季均可发生。主要由于患者免疫功能下降，卫外功能减弱而导致风寒、风热、暑湿外感。常见有头痛、四肢酸痛、发热、畏寒、乏力、鼻塞、流涕、咳嗽。部分患者还伴有食欲差、恶心、腹泻、呕吐等症状。

中医认为感冒是因外邪侵袭卫表，机体正气不足，卫表不固致邪内侵所致。用刮痧方法能够宣通肺气，发散表邪，舒缓筋脉，驱赶走身体的暑湿，感冒便可快速治愈。

▶ 重点刮拭部位

刮拭风池穴

【选穴定位】风池：位于项部，在枕骨之下，与风府穴相平，胸锁乳突肌与斜方肌上端之间的凹陷处。（或当后头骨下，两条大筋外缘陷窝中，相当于耳垂齐平。）

【刮拭体位】颈背部刮痧时，可让被刮拭者面向椅背骑坐，手臂放在椅背上。

【刮拭方法】用单角刮法，自上而下刮拭风池穴。

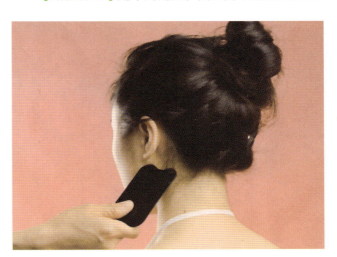

刮拭肺俞穴，颈部大椎穴

【选穴定位】大椎穴：位于颈部下端，背部正中线上，第7颈椎棘突下凹陷中。取穴时正坐低头，可见颈背部交界处椎骨有一高突，并能随颈部左右摆动而转动者即是第7颈椎，其下为大椎穴。

肺俞穴：位于背部，当第3胸椎棘突下，旁开1.5寸。大椎穴往下推3个椎骨，即为第3胸椎，其下缘旁开约2横指（食、中指）处为取穴部位。

【刮拭体位】被刮拭者面向椅背骑坐，手臂放在椅背上。

【刮拭方法】用面刮法自上而下刮拭肺俞穴、大椎穴。

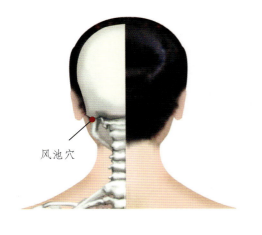

风池穴

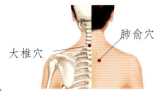
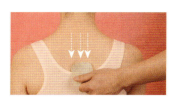

刮拭足三里穴

【选穴定位】足三里：位于小腿前外侧，当犊鼻下3寸，距胫骨前缘1横指（中指）。取穴时，站位，用同侧手张开虎口围住髌骨上外缘，余4指向下，中指尖处为取穴部位。

【刮拭体位】可采用坐位（自己刮拭）或仰卧体位（别人刮拭）。

【刮拭方法】用面刮法从上向下刮拭下肢足三里穴。

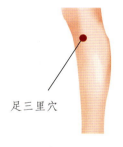
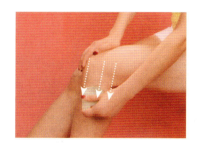

▶ 刮拭提醒

刮痧时力度要适中，不能太轻也不能太重，太轻没作用，太重容易弄伤皮肤，以感觉刮痧的部位稍有疼痛感为宜。

温馨小贴士

在需刮痧部位先涂抹适量刮痧油。对于感冒较轻者，刮拭一次即可。感冒较重或缠绵不愈者，可多刮几次，直至症状全部消失（出痧重者，待痧退后再刮拭；出痧少或无痧者，可每日或每隔一日刮拭一次）。

咳嗽

咳嗽是机体对侵入气道的病邪的一种保护性反应。古人以有声无痰为之咳，有痰无声为之嗽。临床上二者常并见，通称为咳嗽。根据发作时特点及伴随症状的不同，一般可以分为风寒咳嗽、风热咳嗽及风燥咳嗽3型。中医认为咳嗽病证的病位在肺，由于肺失宣降，肺气上逆，肺气宣降功能失常所致。大杼至肺俞可以疏风，宣肺解表，尺泽为肺经合穴，列缺为肺经络穴，刮拭诸穴既可疏散肺经风寒，又可清泻肺热而达宣肺止咳化痰的效果。

▶ 重点刮拭部位

刮拭背部的大杼穴、肺俞穴

【选穴定位】大杼：位于背部，当第1胸椎棘突下，旁开1.5寸。取穴时低头，可见颈背部交界处椎骨有一高突，并能随颈部左右摆动而转动者即是第7颈椎，其下为大椎穴。由大椎穴再向下推1个椎骨，其下缘旁开2横指（食、中指）处为取穴部位。

肺俞：位于背部，当第3胸椎棘突下，旁开1.5寸。大椎穴往下推3个椎骨，即为第3胸椎，其下缘旁开约2横指（食、中指）处为取穴部位。

【刮痧体位】被刮拭者面向椅背骑坐或者俯卧位。

【刮拭方法】用面刮法从上向下刮拭双侧大杼穴至肺俞穴。

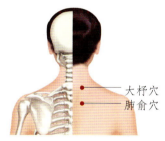
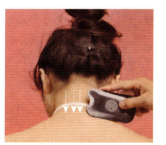

刮拭尺泽穴

【选穴定位】尺泽：位于肘横纹中，肱二头肌肌腱桡侧凹陷处。取穴时先将手臂上举，在手臂内侧中央处有粗腱，腱的外侧外即是此穴（或在肘横纹中，肱二头肌桡侧凹陷处）。该穴上方3～4寸处用手强压会感到疼痛处，就是"上尺泽"。

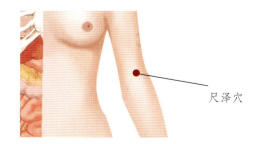

【刮痧体位】刮拭上肢尺泽穴时，可自己刮拭，或者继续由他人帮助刮拭，患者自己调整一个舒适的坐姿或者仰卧体位。

【刮拭方法】用面刮法从上向下刮拭两侧手臂的尺泽穴。

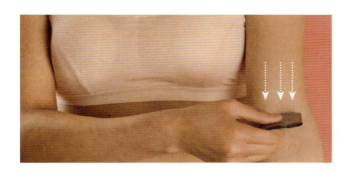

刮拭列缺穴

【选穴定位】列缺：位于前臂桡侧缘，桡骨茎突上方，腕横纹上1.5寸处。拇短伸肌腱与拇长展肌腱之间，拇长展肌腱沟的凹陷。

【刮痧体位】刮拭列缺穴时，可自己刮拭，或者继续由他人帮助刮拭，患者自己调整一个舒适的坐姿或者仰卧体位。

【刮拭方法】用面刮法从上向下刮拭两侧手臂的列缺穴。

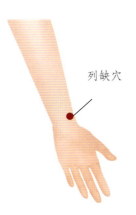
列缺穴

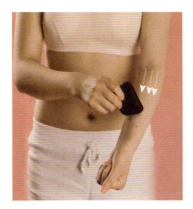

▶ 刮拭提醒

背部刮痧用力可稍重些，如果患者体力较好，可用力刮至患者能够忍受的程度；如果体质较弱，则刮拭力量要柔和，刮至皮肤出痧即可。一般刮拭1~2次即可痊愈。

温馨小贴士

普通咳嗽通过刮痧即可治愈，同时还可配合饮用如下止咳汤：将白萝卜1个、梨1个、生姜3片，一同入锅并加适量水同煮，煮熟盛出稍凉，调入适量蜂蜜即可服食。

对于不明原因、长时期的慢性咳嗽（尤其是超过两周的慢性咳嗽），千万不要草率地喝点咳嗽药水了事，更不能置之不理，一定要去医院，在医生的帮助下找出咳嗽病因，对症治疗。

腹泻

腹泻是一种常见症状，俗称"拉肚子"，是指排便次数明显超过平日习惯的频率，粪质稀薄，水分增加，每日排便量超过200g，或含未消化食物或脓血、黏液。腹泻常伴有排便急迫感、肛门不适、失禁等症状。腹泻分急性和慢性两类。急性腹泻发病急剧，病程在2~3周之内。慢性腹泻指病程在两个月以上或间歇期在2~4周内的复发性腹泻。患有急慢性肠炎、肠结核、肠道紊乱、直肠炎等都会出现腹泻情况。腹泻在夏季常常发生，这是因为人们在夏季会不自觉地食用生冷的食物。刮痧能够清理肠胃，止泻，促进身体康复。

▶ 重点刮拭部位

刮拭背腰部脾俞穴、肾俞穴、大肠俞穴

【选穴定位】脾俞：位于背部，当第11胸椎棘突下，旁开1.5寸。与肚脐中相对应处即为第2腰椎，由第2腰椎往上摸3个椎体，即为第11胸椎，其棘突下缘旁开约2横指(食、中指)处为取穴部位。

肾俞：位于腰部，当第2腰椎棘突下，旁开1.5寸。与肚脐中相对应处即为第2腰椎，其棘突下缘旁开约2横指(食、中指)处为取穴部位。

大肠俞：位于腰部，当第4腰椎棘突下，旁开1.5寸。两侧髂前上棘之连线与脊柱之交点即为第4腰椎棘突下，其旁开约2横指(食、中指)处为取穴部位。

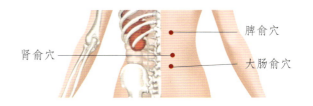
肾俞穴　脾俞穴　大肠俞穴

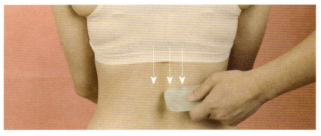
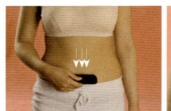
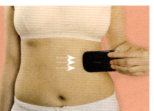

【刮痧体位】可采用坐位或俯卧，以方便刮拭为宜。

【刮拭方法】用面刮法从上到下刮拭背部的脾俞穴至大肠俞穴。

▶ 刮拭提醒

双侧脾俞到大肠腧处在背部，此处用补法轻刮的方式刮痧，直到出现痧痕为止。

刮拭腹部中脘穴、建里穴，气海穴，章门穴

【选穴定位】中脘：位于上腹部，前正中线上，当脐中上4寸位。取穴时，可采用仰卧位，脐中与胸剑联合部（心窝上边）的中点为取穴部位。

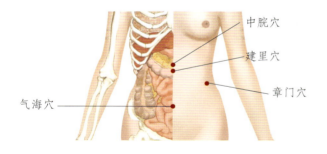

建里：位于上腹部，前正中线上，当脐中上3寸。在脐上3寸，腹中线上，仰卧取穴。

章门：位于侧腹部，当第11肋游离端的下方。仰卧位或侧卧位，在腋中线上，合腋屈肘时，当肘尖止处是该穴。

气海：位于下腹部，前正中线上，当脐中下1.5寸。取穴时，可采用仰卧的姿势，直线连结肚脐与耻骨上方，将其分为十等分，从肚脐3/10的位置，即为此穴。

【刮痧体位】可采取坐位（自己刮拭）或仰卧（别人刮拭），以方便刮拭为宜。

【刮拭方法】用面刮法从上到下刮拭腹部中脘穴至气海穴、双侧章门穴。

▶ 刮拭提醒

腹部上面三个穴位，同样可以用补法轻刮的方式来刮痧，直到出现痧痕为止。

刮拭下肢足三里穴、上巨虚穴

【选穴定位】足三里：位于小腿前外侧，当犊鼻下3寸，距胫骨前缘1横指（中指）。取穴时，站位，用同侧手张开虎口围住髌骨上外缘，余4指向下，中指尖处为取穴部位。

上巨虚：位于小腿前外侧，当犊鼻下6寸，距胫骨前缘一横指（中指）。取穴时，在犊鼻穴向下，直量两次4横指处，当胫、腓骨之间为取穴部位。

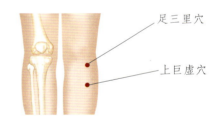
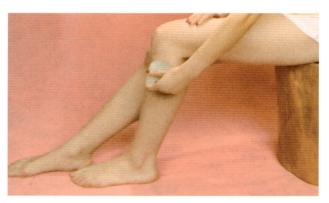

【刮痧体位】可采取坐位（自己刮拭）或仰卧（别人刮拭），以方便刮拭为宜。

【刮拭方法】用面刮法从上到下刮拭足三里穴至上巨虚穴。

刮拭提醒

足三里、上巨虚属于胃经，要轻刮至感受到气感为宜。

刮拭下肢阴陵泉穴、公孙穴

【选穴定位】阴陵泉：位于小腿内侧，当胫骨内侧髁后下方凹陷处。取穴时，坐位，用拇指沿小腿内侧骨内缘（胫骨内侧）由下往上推，至拇指抵膝关节下时，胫骨向内上弯曲之凹陷为取穴部位。

公孙：位于足内侧缘，第1跖骨基底部的前下方，赤白肉际处。

【刮痧体位】可采取坐位（自己刮拭）或仰卧（别人刮拭），以方便刮拭为宜。

【刮拭方法】用平面按揉法按揉侧阴陵泉穴、公孙穴。

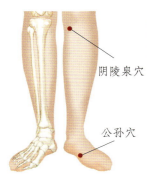
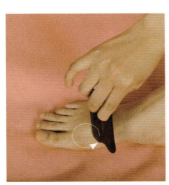

阴陵泉穴
公孙穴

刮拭提醒

刮痧辅助治疗腹泻时，可每日刮拭1次、3次为一个疗程，一般患者一个疗程后便可止泻。

温馨小贴士

腹泻时由于大量排便，导致身体严重缺水和电解质紊乱，此时必须补充大量水分。含有氯化钠、氯化钾和葡萄糖的补液是理想的选择，因为它们能补充体内流失的葡萄糖、矿物质，并且调节钾、钠电解质、水分酸碱平衡；而胡萝卜汁、苹果汁、西瓜汁等不仅能补充水分，而且可以补充必需的维生素，也是很好的补充品。它们都是防止机体因腹泻脱水和虚脱的良方。

腹胀

腹胀是一种常见的消化系统症状。可以是一种主观上的感觉，感到腹部的一部分或全腹部胀满，通常伴有相关的症状，如呕吐、腹泻、嗳气等；也可以是一种客观上的检查所见，发现腹部一部分或全腹部膨隆。常见于消化不良、肠功能紊乱、肠道菌丛失调、各类肠炎、肠结核、肠梗阻、慢性肝、胆、胰腺疾患，以及心肾功能不全等疾病。中医认为腹胀是因为饮食、废气凝结于肠胃所致，刮拭胃肠区相关穴位，可以调理肠胃不适，帮助废气排出，快速解决腹胀。

重点刮拭部位

刮拭背部至阳穴至悬枢穴段、肝俞穴至胃俞穴段，大肠俞穴至小肠俞穴段

【选穴定位】至阳：位于背部，当后正中线上，第7胸椎棘突下凹陷中。取穴时低头，颈后隆起的骨突即为第7颈椎，由此往下数到第7个骨突即第7胸椎，其下方凹陷处就是至阳穴。

肝俞：位于背部，当第9胸椎棘突下，旁开1.5寸。由平双肩胛骨下角之横骨（第7胸椎），往下推2个椎骨，即第9胸椎棘突下缘，旁开约2横指（食、中指）处为取穴部位。

胃俞：位于背部，当第12胸椎棘突下，旁开1.5寸。取穴时，可采用俯卧的取穴姿势，该穴位于背部，当第12胸椎棘突下，左右旁开2指宽处即是。

悬枢：位于腰部，当后正中线上，第1腰椎棘突下凹陷中。

大肠俞：位于腰部，当第4腰椎棘突下，旁开1.5寸。两侧髂前上棘之连线与脊柱之交点即为第4腰椎棘突下，其旁开约2横指（食、中指）处为取穴部位。

小肠俞：位于在骶部，当骶正中嵴旁1.5寸，平第一骶后孔。

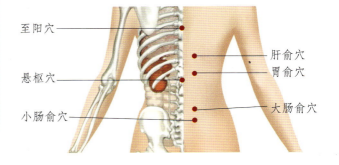

至阳穴
悬枢穴
小肠俞穴
肝俞穴
胃俞穴
大肠俞穴

【刮痧体位】可采用坐位或俯卧，以方便刮拭为宜。

【刮拭方法】以面刮法，先从上向下刮拭背部至阳穴到悬枢穴段，再以同样方法刮拭肝俞穴至胃俞穴，然后仍用面刮法刮拭大肠俞至小肠俞穴段。

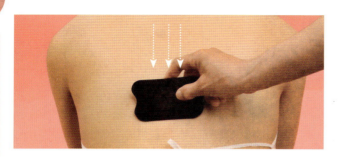

刮拭腹部上脘穴至下脘穴段、气海穴、天枢穴

【选穴定位】上脘：位于腹部，前正中线上，当脐中上5寸。

下脘：位于上腹部，前正中线上，当脐中上2寸。

天枢：位于腹中部，距脐中2寸。取穴时，可采用仰卧的姿势，肚脐向左右3指宽处。

气海：位于下腹部，前正中线上，当脐中下1.5寸。取穴时，可采用仰卧的姿势，直线连结肚脐与耻骨上方，将其分为十等分，从肚脐3/10的位置，即为此穴。

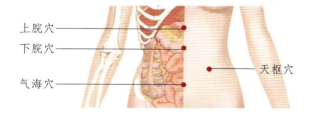

【刮痧体位】可采取坐位（自己刮拭）或仰卧（别人刮拭）以方便刮拭为宜。

【刮拭方法】以面刮法刮拭腹部上脘穴至下脘穴段。继续以面刮法从上向下刮拭气海穴、天枢穴。

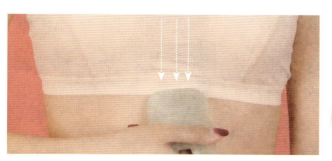

刮拭下肢足三里穴、太冲穴

【选穴定位】足三里：位于小腿前外侧，当犊鼻下3寸，距胫骨前缘1横指（中指）。取穴时，站位，用同侧手张开虎口围住髌骨上外缘，余4指向下，中指尖处为取穴部位。

太冲：位于足背侧，当第1跖骨间隙的后方凹陷处。取穴时，由第1、第2趾间缝纹向足背上推，至其两骨联合缘凹陷中（约缝纹头上2横指）处，为取穴部位。

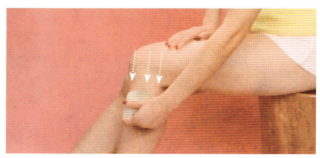

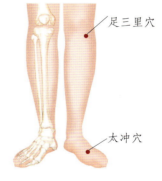
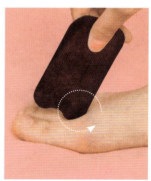

【刮痧体位】可采取坐位（自己刮拭）或仰卧（别人刮拭）以方便刮拭为宜。

【刮拭方法】用平面按揉法按揉足三里穴；用垂直按揉法按揉太冲穴。

▶ 刮拭提醒

轻度腹胀患者，一般刮拭2次便可治愈。如果持续腹胀超过3天，并且没有其他诱因，还伴有严重腹痛，可能是阑尾炎发作；若伴有右上腹痛，可能是患上了胆结石或胃溃疡。如有此类情况应立即到医院就诊。

刮痧疗法对本症有较好的疗效。在预防和护理方面要注意以下几点：

1. 胀气大部分是饮食所引起的，首先必须改变饮食习惯，吃东西时，细嚼慢咽，而且不要一次吃得太多、太撑。建议少食多餐。

2. 平时避免喝碳酸饮料，并且最好不要用吸管喝饮料，因为这些都会无形中增加气体的摄入。

3. 少吃含有果糖或是山梨醇(糖)的食物或甜点，因为这也是产气的元凶。豆类食品一定要煮到熟烂了再吃，因为太硬的豆子，不但不好消化还容易造成胀气。有些人对某种食物特别容易产气或是胀气，就必须根据以往的经验避开某些特定的食物。饭后不要一直闷坐在沙发上，可以起身走一走，洗个碗，或是散个步，温和轻缓的运动都有助于帮助消化。

头痛

头痛是临床常见症状，发于各种急、慢性疾病，如感冒、高血压、颈椎病、发热性疾病、颅内、五官等疾病均可导致。多为风邪袭入经络，肝阳上亢，气血亏损以及瘀血阻络。神经性头痛系长期焦虑、紧张和疲劳；偏头痛是颅脑血管神经功能紊乱所致。无论何种原因引起的头痛，都和头部的经脉气血失调，气滞血瘀有关。因此，用刮痧方法刮拭并疏通头部对应区的疼痛区域，可以快速缓解头痛症状。

▶ 重点刮拭部位

刮拭头维穴

【选穴定位】头维：位于头侧部，当额角发际上0.5寸，头正中线旁开4.5寸。取头维穴时，一般采用正坐或仰靠、仰卧姿势，此穴在头侧部发际里，位于发际点向上一指宽，嘴动时肌肉也会动之处。

【刮痧体位】给他人头部刮痧，可让被刮拭者坐在椅子上，体质虚弱者可采取卧位。自我刮痧时，体位以自我感觉舒适为宜。

【刮拭方法】手持刮痧板梳，以面刮法从前向后刮拭头维穴（从头维穴刮至侧头部下面发际边缘处）。

刮拭以百会穴开始向前后刮至前后头发际处

【选穴定位】百会：位于头部，当前发际正中直上5寸，或两耳尖连线的中点处。让患者采用正坐的姿势，可以通过两耳角直上连线中点，来简易取此穴。

【刮痧体位】给他人头部刮痧，可让被刮拭者坐在椅子上，体质虚弱者可采取卧位。自我刮痧时，体位以自我感觉舒适为宜。

【刮拭方法】用刮痧板梳，以面刮法从百会穴开始向前刮至前头发际处；用刮痧板梳，以面刮法从百会穴开始向后刮至后头发际处。

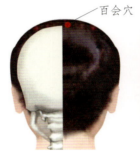
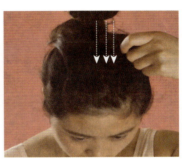

刮拭头部疼痛部位

【刮痧体位】给他人头部刮痧，可让被刮拭者坐在椅子上，体质虚弱者可采取卧位。自我刮痧时，体位以自我感觉舒适为宜。

【刮拭方法】刮拭时注意寻找有疼痛感觉的区域，对疼痛部位要重点刮拭，每个部位刮拭20～30下至头皮处有热感。

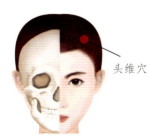
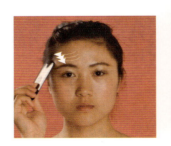
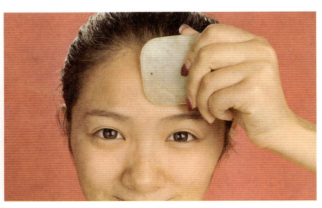

刮拭提醒

由于头部有头发覆盖，可不涂刮痧油，如头发稀少，可涂适量刮痧油。头部刮痧宜每日刮拭1~2次，12天为一个疗程。一般患者可于3~5次刮痧后病情好转，头痛减轻。注意，刮拭头部时，应避开有疖肿的头皮处。

温馨小贴士

头痛患者应禁食火腿、干奶酪、保存过久的野味食物，少吃牛奶、巧克力、乳酪、啤酒、咖啡、茶叶等食物。还应禁烟、禁酒、禁喝浓茶，因为这些食物可导致心率加快、小动脉痉挛，而导致头痛加重。紧张性头痛，多与肝脾有关，饮食方面，注意晚饭可进食早一些或适当减少晚餐的量。

高血压

高血压病是高级神经活动障碍所引起的疾病。中医认为本病多因精神紧张、忧思郁结，或多食肥甘、饮酒过度，使肝肾阴阳失去平衡所致。现代医学认为本病有一定的遗传性。在治疗高血压上，除应用各类降压药物以外，可采用中医的刮痧疗法，有一定的效果。刮试背部对应穴区，可以调理全身阳气，起到辅助降压的功效；刮拭手足部的相关穴区，可以调节心肾功能，有助于降低血压。无论是原发性高血压或继发性高血压，皆可照此刮痧治疗。

重点刮拭部位

刮拭背部大椎穴、肺俞穴、心俞穴、长强穴

【选穴定位】大椎：位于颈部下端，背部正中线上，第7颈椎棘突下凹陷中。取穴时正坐低头，可见颈背部交界处椎骨有一高突，并能随颈部左右摆动而转动者即是第7颈椎，其下为大椎穴。

肺俞：位于背部，当第3胸椎棘突下，旁开1.5寸。大椎穴往下推3个椎骨，即为第3胸椎，其下缘旁开约2横指（食、中指）处为取穴部位。

心俞：位于背部，当第5胸椎棘突下，旁开1.5寸。由平双肩胛骨下角之椎骨（第7胸椎），往上推2个椎骨，即第5胸椎棘突下缘，旁开约2横指（食、中指）处为取穴部位。

长强：位于尾骨尖端下，尾骨尖端与肛门连线的中点处。取穴时，跪伏或胸膝位，于尾骨尖与肛门连线之中点取穴。

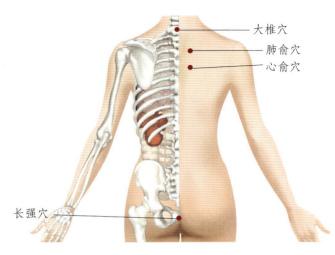

【刮痧体位】可采用坐位或俯卧位，以方便刮拭为宜。

【刮拭方法】用面刮法先分段刮拭背部督脉大椎穴至长强穴，然后以疏理经气法疏通督脉气血。再用面刮法刮拭背部双侧肺俞穴至心俞穴。

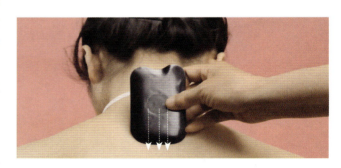

刮拭曲池穴、风市穴

【选穴定位】曲池：位于肘横纹外侧端，屈肘时当尺泽与肱骨外上髁连线中点。取穴时，仰掌屈肘成45°，肘关节桡侧，肘横纹头为取穴部位。

风市：位于大腿外侧部的中线上，当腘横纹上七寸，或直立垂手时，中指尖处。

【刮痧体位】采用坐位（自己刮拭）或仰卧体位（别人刮拭），以方便刮拭为宜。

【刮拭方法】用面刮法从上向下刮拭双侧曲池穴，下肢外侧风市穴。

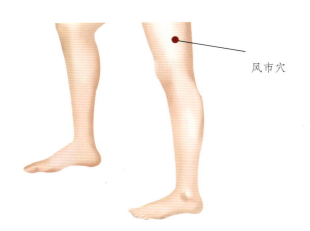
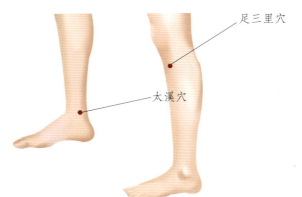

第二章 内科疾病的刮痧疗法

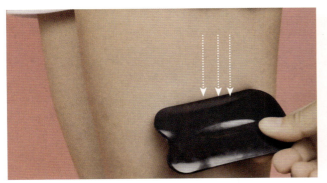
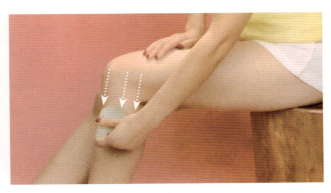

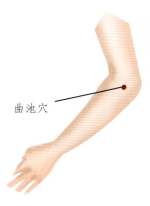
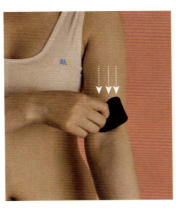

刮拭太冲穴

【选穴定位】太冲：位于足背侧，当第1跖骨间隙的后方凹陷处。取穴时，由第1、第2趾间缝纹向足背上推，至其两骨联合缘凹陷中（约缝纹头上2横指）处，为取穴部位。

【刮痧体位】采用坐位（自己刮拭）或仰卧体位（别人刮拭），以方便刮拭为宜。

【刮拭方法】用垂直按揉法按揉太冲穴。

刮拭足三里穴、太溪穴

【选穴定位】足三里：位于小腿前外侧，当犊鼻下3寸，距胫骨前缘1横指（中指）。取穴时，站位，用同侧手张开虎口围住髌骨上外缘，余4指向下，中指尖处为取穴部位。

太溪：位于足内侧内踝后方，当内踝尖与跟腱之间的凹陷处。由足内踝尖向后推至凹陷处（大约当内踝尖与跟腱间之中点）为取穴部位。

【刮痧体位】采用坐位（自己刮拭）或仰卧体位（别人刮拭），以方便刮拭为宜。

【刮拭方法】用平面按揉法按揉足三里，足部双侧太溪穴。

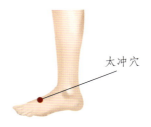
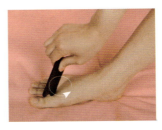

▶ 刮拭提醒

两次刮拭间隔应为5~7天，连续刮拭7~10天为1个疗程，再过10天进行2个疗程。一般患者2个疗程后便能明显缓解高血压症状，若无效果应改用其他方法治疗。

301

> 保持好的心情也可以帮助降血压。此外，在秋冬季节高血压患者需格外注意保养。冬天阳气回归，人把阳气都藏到了肾里，新陈代谢缓慢起来，血液黏稠，加上天冷血管收缩，心脏需要更多的压力推动血液，这样血压就高了。所以，秋冬季节要注意保暖，饮食也要以清淡为主，忌食大补的食物。

高血脂症

血脂是人体血浆内所含脂质的总称，其中包括胆固醇、甘油三脂、胆固醇脂、β-脂蛋白、磷脂、未脂化的脂酸等。当血清胆固醇超过正常值230mg/100ml，甘油三脂超过140mg/100ml，β-脂蛋白超过390mg/100ml以上时，即可称之为高血脂症。高血脂症与体内阴阳失衡、气血失调、血脉瘀滞有关，刮拭大椎穴可疏泻体内热积；刮拭心俞穴、膈俞穴可增强心脏功能；刮拭脾俞穴可健脾利湿，刮拭肾俞穴、膻中穴，可促进体内血液、水液的代谢和运行；刮拭郄门穴至内关穴是心包经上经穴，可理气活血；刮拭曲池穴是大肠经的和穴，与胃经合穴足三里穴和胃经络穴丰隆穴配合可调和气血、健脾利湿、化痰清热；刮拭脾经上两要穴血海穴、公孙穴，可通经活血。

▶ 重点刮拭部位

刮拭背部大椎穴、心俞穴至膈俞穴段，脾俞穴至肾俞穴段

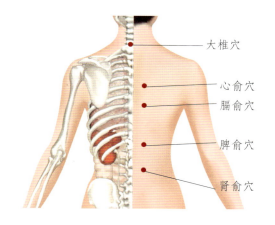

【选穴定位】大椎：位于颈部下端，背部正中线上，第7颈椎棘突下凹陷中。取穴时正坐低头，可见颈背部交界处椎骨有一高突，并能随颈部左右摆动而转动者即是第7颈椎，其下为大椎穴。

膈俞：位于背部，当第7胸椎棘突下，旁开1.5寸。由平双肩胛骨下角之椎骨（第7胸椎），其棘突下缘旁开约2横指（食、中指）处为取穴部位。

心俞：位于背部，当第5胸椎棘突下，旁开1.5寸。由平双肩胛骨下角之椎骨（第7胸椎），往上推2个椎骨，即第5胸椎棘突下缘，旁开约2横指（食、中指）处为取穴部位。

肾俞：位于腰部，当第2腰椎棘突下，旁开1.5寸。与肚脐中相对应处即为第2腰椎，其棘突下缘旁开约2横指（食、中指）处为取穴部位。

【刮痧体位】可采取坐位。若别人帮助刮拭，也可采取俯卧姿势，以自我感觉舒适为宜。

【刮拭方法】手握刮痧板，用按压力较大、速度慢的手法，以面刮法刮拭大椎穴；再以面刮法刮拭背部双侧膀胱经的心俞穴至膈俞穴段，以及脾俞穴至肾俞穴段。

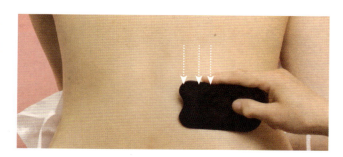

刮拭胸部膻中穴至中庭穴段

【选穴定位】膻中：位于胸部，前正中线上，两乳头连线的中点。

中庭：位于胸部，当前正中线上，平第5肋间，即胸剑结合部。

【刮痧体位】可采取坐位。若别人帮助刮拭，也可采取仰卧姿势，以自我感觉舒适为宜。

【刮拭方法】用单角刮法刮拭胸部膻中穴至中庭穴段。

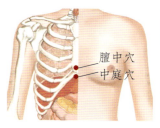 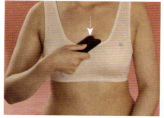

刮拭上肢郄门穴至内关穴段、曲池穴

【选穴定位】曲池：位于肘横纹外侧端，屈肘时当尺泽与肱骨外上髁连线中。取穴时，仰掌屈肘成45°，肘关节桡侧，肘横纹头为取穴部位。

郄门：位于前臂掌侧，当曲泽穴与大陵穴的连线上，腕横纹上5寸。

内关：位于前臂掌侧，当曲泽与大陵的连线上，腕横纹上2寸，掌长肌肌腱与桡侧腕屈肌肌腱之间。取穴时，患者采用正坐或仰卧，仰掌的姿势，从近手腕之横皱纹的中央，往上约两指宽的中央。

【刮痧体位】可采取坐位。若别人帮助刮拭，也可采取仰卧姿势，以自我感觉舒适为宜。

【刮拭方法】以面刮法刮拭上肢腕部郄门穴至内关穴段，肘部曲池穴。

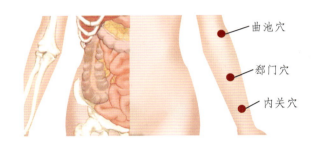

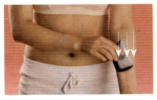 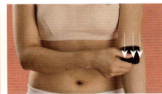

刮拭下肢血海穴、足三里穴、公孙穴、丰隆穴

【选穴定位】气海：位于下腹部，前正中线上，当脐中下1.5寸。取穴时，可采用仰卧的姿势，直线连结肚脐与耻骨上方，将其分为十等分，从肚脐3/10的位置，即为此穴。

足三里：位于小腿前外侧，当犊鼻下3寸，距胫骨前缘1横指（中指）。取穴时，站位，用同侧手张开虎口围住髌骨上外缘，余4指向下，中指尖处为取穴部位。

公孙：位于足内侧缘，第一跖骨基底部的前下方，赤白肉际处。

丰隆：位于小腿前外侧，外踝尖上8寸，条口穴外，距胫骨前缘二横指（中指）。

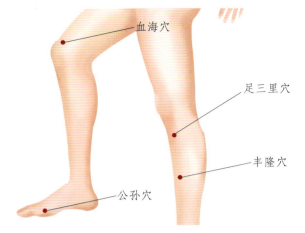

【刮痧体位】可采取坐位。

【刮拭方法】以面刮法刮拭下肢血海穴，再用面刮法刮拭足三里穴、公孙穴、丰隆穴。

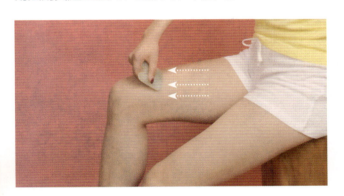

▶ 刮拭提醒

用刮痧疗法治疗高脂血症一般7次为1个疗程，治疗的时间根据病程的长短和患者体质决定，需长期坚持治疗方可见效。

温馨小贴士

刮痧疗法对本症有较好的疗效，但要坚持多疗程治疗，以巩固疗效。在预防和护理方面要注意以下几点：

1. 建立良好的生活习惯。戒烟、戒酒，加强体育锻炼，选择适合于本人的轻中度体育活动，劳逸结合，解除各种思想顾虑，心情舒畅，以静养生。

2. 运用饮食疗法。要限制高胆固醇食物的过多摄入，如动物脂肪、动物脑子、内脏、奶油、软体类、贝壳类动物的摄入。饮食结构应合理调配，其比例为蛋白质15%，脂肪20%，碳水化合物（糖类）

为65%。还要补充优质蛋白质，多吃新鲜蔬菜并进食适当的水果。可多吃茄子、洋葱、山楂、番茄、豆制品、大豆、玉米、核桃和牛奶等。

3. 避免过度紧张。情绪紧张、过度兴奋，可以引起血中胆固醇及甘油三酯含量增高。凡有这种情况，可以应用小剂量的镇静剂（遵医嘱）。

糖尿病

糖尿病是一组以高血糖为特征的代谢性疾病。高血糖则是由于胰岛素分泌缺陷或其生物作用受损，或两者兼有引起。糖尿病时长期存在的高血糖，导致各种组织，特别是眼、肾、心脏、血管、神经的慢性损害、功能障碍。中医谓之"消渴"，并据多饮、多食、多尿的轻重不同，而分为上消、中消、下消。刮拭背部和腹部的相关经穴，可以调理脾胃，补肾纳气，可辅助治疗糖尿病；刮拭四肢相关经穴可以改善机体代谢功能。尿崩症和神经性多饮多尿症可照此刮痧治疗。

▶ 重点刮拭部位

刮拭背部肺俞穴、胰俞穴、脾俞穴至肾俞穴段、阳纲穴至意舍穴段

【选穴定位】肺俞：位于背部，当第3胸椎棘突下，旁开1.5寸。大椎穴往下推3个椎骨，即为第3胸椎，其下缘旁开约2横指（食、中指）处为取穴部位。

胰俞：位于背部，当第8胸椎棘突下旁开1.5寸，膈俞穴与肝俞穴之间。

脾俞：位于背部，当第11胸椎棘突下，旁开1.5寸。与肚脐中相对应处即为第2腰椎，由第2腰椎往上摸3个椎体，即为第11胸椎，其棘突下缘旁开约2横指（食、中指）处为取穴部位。

阳纲：位于背部，当第10胸椎棘突下，旁开3寸。俯卧位，平第十胸椎棘突下，中枢（督脉）旁开3寸处取穴。

意舍：位于背部，当第11胸椎棘突下，旁开3寸。

肾俞：位于腰部，当第2腰椎棘突下，旁开1.5寸。与肚脐中相对应处即为第2腰椎，其棘突下缘旁开约2横指（食、中指）处为取穴部位。

【刮痧体位】可采取坐位，也可采取俯卧姿势，以方便刮拭和自我感觉舒适为宜。

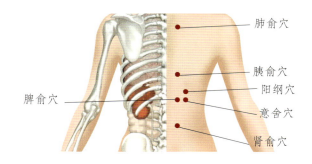

【刮拭方法】以面刮法从上向下刮拭背部双侧肺俞穴、胰俞穴、脾俞穴至肾俞穴段，以及阳纲穴至意舍穴段。

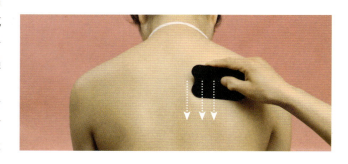

刮拭腹部中脘穴、气海穴

【选穴定位】中脘：位于上腹部，前正中线上，当脐中上4寸。取穴时，可采用仰卧位，脐中与胸剑联合部（心窝上边）的中点为取穴部位。

气海：位于下腹部，前正中线上，当脐中下1.5寸。取穴时，可采用仰卧的姿势，直线连结肚脐与耻骨上方，将其分为十等分，从肚脐3/10的位置，即为此穴。

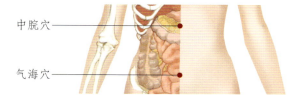

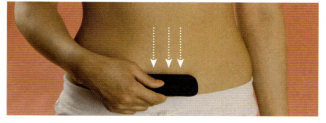

【刮痧体位】可采取坐位，也可采取仰卧姿势，以方便刮拭和自我感觉舒适为宜。

【刮拭方法】腹部以神阙（肚脐）为界，分上下两段用面刮法从上向下刮拭腹部中脘穴至气海穴。

刮拭上肢阳池穴

【选穴定位】阳池：位于手腕部位，即腕背横纹上，前对中指、无名指指缝。（或在腕背横纹中，当指伸肌腱的尺侧缘凹陷处。）

【刮痧体位】可采取坐位，以方便刮拭和自我感觉舒适为宜。

【刮拭方法】用平面按揉法按揉腕部阳池穴。

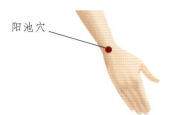
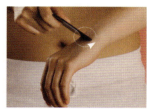

刮拭下肢足三里穴、三阴交穴

【选穴定位】足三里：位于小腿前外侧，当犊鼻下3寸，距胫骨前缘1横指（中指）。取穴时，站位，用同侧手张开虎口围住髌骨上外缘，余4指向下，中指尖处为取穴部位。

三阴交：位于小腿内侧，当足内踝尖上3寸，胫骨内侧缘后方。取穴时以手4指并拢，小指下边缘紧靠内踝尖上，食指上缘所在水平线在胫骨后缘的交点，为取穴部位。

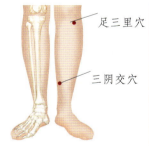
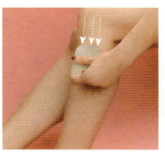

【刮痧体位】可采取坐位，以方便刮拭和自我感觉舒适为宜。

【刮拭方法】以面刮法刮拭足三里穴、三阴交穴。

▶ 刮拭提醒

刮痧为治疗轻症糖尿病的辅助方法，需配合适当的药物治疗同时进行。糖尿病患者抵抗力较差，治疗时应严格消毒，防止感染。一个疗程一般为7次，再次刮拭应相隔5~7天。治疗情况由病情和体质决定，治疗期间需调整和控制饮食，一般2个疗程后便有所好转。

专家指出，糖尿病患者只要掌握"每天总量要量化、营养搭配合理化、食物种类丰富化、烹调过程清淡化"四大原则，健康、美味可以兼得。患者一定要合理控制饮食，不吃过甜过油的东西，少吃多餐。营养要均衡，限制脂肪摄入，增加一定量的优质蛋白质。同时每日至少饮水2000毫升以上，多次少饮，以利于体内代谢毒物的排泄，改善血循环和微循环，降低血黏度，减少糖尿病并发症的形成。此外，合理的运动和良好的心态，对病情的好转都有积极的推动作用。

胃炎

胃炎是胃粘膜炎症的统称，可分为急性和慢性两类。急性胃炎常见的为单纯性和糜烂性两种。前者表现为上腹不适、疼痛、厌食和恶心、呕吐；后者消化道出血为主要表现，有呕血和黑便。慢性胃炎通常又可分为浅表性胃炎、萎缩性胃炎和肥厚性胃炎。慢性胃炎病程迁延，大多无明显症状和体征，一般仅见饭后饱胀、泛酸、嗳气、无规律性腹痛等消化不良症状。确诊主要依赖胃镜检查和胃粘膜活组织检查。本病常见于成人，许多病因可刺激胃，如饮食不当。病毒和细菌感染、药物刺激等均可能引发本病。刮拭背部相关穴位，可以强健肝、胆、脾，促进胃功能恢复正常，其中膈俞穴为血之海，可活血化淤，有助于胃部气血的流通；刮拭腹部上脘、中脘、下脘穴位，可以调理胃脏功能；刮拭手足部的相关穴位，可以宽胸解郁。

▶ 重点刮拭部位

刮拭背部膈俞穴、胆俞穴、脾俞穴、胃俞穴

【选穴定位】膈俞：位于背部，当第7胸椎棘突下，旁开1.5寸。由平双肩胛骨下角之椎骨（第7胸椎），其棘突下缘旁开约2横指（食、中指）处为取穴部位。

胆俞：位于背部，当第10胸椎棘突下，旁开1.5寸。由平双肩胛骨下角之椎骨（第7胸椎），往下推3个

椎骨，即第10胸椎棘突下缘，旁开约2横指（食、中指）处为取穴部位。

脾俞：位于背部，当第11胸椎棘突下，旁开1.5寸。与肚脐中相对应处即为第2腰椎，由第2腰椎往上摸3个椎体，即为第11胸椎，其棘突下缘旁开约2横指（食、中指）处为取穴部位。

胃俞：位于背部，当第12胸椎棘突下，旁开1.5寸。取穴时，可采用俯卧的取穴姿势，该穴位于背部，当第12胸椎棘突下，左右旁开2指宽处即是。

【刮痧体位】可采取坐位，也可采取俯卧姿势，以自我感觉舒适为宜。

【刮拭方法】以面刮法从上向下刮拭背部膈俞穴、胆俞穴、脾俞穴、胃俞穴。

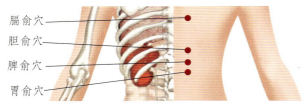

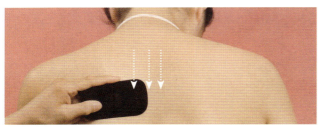

刮拭腹部上脘穴、中脘穴、下脘穴

【选穴定位】上脘：位于腹部，前正中线上，当脐中上5寸。

中脘：位于上腹部，前正中线上，当脐中上4寸。取穴时，可采用仰卧位，脐中与胸剑联合部（心窝上边）的中点为取穴部位。

下脘：位于上腹部，前正中线上，当脐中上2寸。

【刮痧体位】可采取坐位，也可采取仰卧姿势，以自我感觉舒适为宜。

【刮拭方法】用面刮法从上向下刮拭腹部上脘穴、中脘穴、下脘穴。

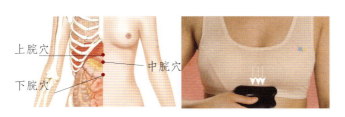

刮拭上肢内关穴

【选穴定位】内关：位于前臂掌侧，当曲泽与大陵的连线上，腕横纹上2寸，掌长肌肌腱与桡侧。取此穴道时应要患者采用正坐或仰卧，仰掌的姿势，从近手腕之横皱纹的中央，往上约两指宽的中央。

【刮痧体位】可采取坐位，也可采取仰卧姿势，以自我感觉舒适为宜。

【刮拭方法】用面刮法从上向下刮拭手臂内关穴。

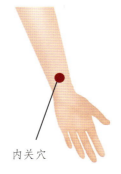
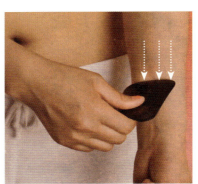

刮拭下肢足三里穴、三阴交、公孙穴、太冲穴

【选穴定位】足三里：位于小腿前外侧，当犊鼻下3寸，距胫骨前缘1横指（中指）。取穴时，站位，用同侧手张开虎口围住髌骨上外缘，余4指向下，中指尖处为取穴部位。

三阴交：位于小腿内侧，当足内踝尖上3寸，胫骨内侧缘后方。取穴时以手4指并拢，小指下边缘紧靠内踝尖上，食指上缘所在水平线在胫骨后缘的交点，为取穴部位。

公孙：位于足内侧缘，第1跖骨基底部的前下方，赤白肉际处。

太冲：位于足背侧，当第1跖骨间隙的后方凹陷处。取穴时，由第1、第2趾间缝纹向足背上推，至其两骨联合缘凹陷中（约缝纹头上2横指）处，为取穴部位。

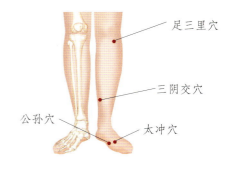

【刮痧体位】可采取坐位，也可采取仰卧姿势，以自我感觉舒适为宜。

【刮拭方法】以面刮法从上向下刮拭足三里穴、三阴交穴、公孙穴；再用垂直按揉法按揉太冲穴。

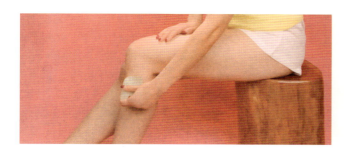

刮拭提醒

治疗胃炎须隔日刮痧1次，坚持治疗2周以上，便可见到成效。

温馨小贴士

人们常说"人食五谷杂粮，孰能无疾"。由于在慢性胃炎发病中饮食因素占有重要地位，因此养成良好的饮食习惯是防治胃炎的关键，这也是与其他疾病不同的地方。总的来说进食时做到以下几点，慢性胃炎可以说已治愈了一半。

1. 应按时就餐，细嚼慢咽，最好一日三餐定时定量，胃炎发作时可少吃多餐，平常尽量不吃零食，以减少胃的负担，便于食物消化。
2. 注意进食的温度，避免进食过烫、过冷或忽热忽冷的食物。
3. 避免进食不易消化的食物，如坚硬、粗糙、细腻及纤维过多的食品。
4. 避免进食刺激性食品及戒烟酒等。
5. 此外，还要保持心情舒畅，避免劳累过度。

心绞痛

心绞痛是冠状动脉供血不足，心肌急剧的、暂时缺血与缺氧所引起的以发作性胸痛或胸部不适为主要表现的临床综合征。多表现为闷痛、压榨性疼痛或胸骨后、咽喉部紧缩感，有些患者仅有胸闷。典型的心绞痛发作，多在劳动或兴奋时、受寒或饱餐后突然发生，疼痛位于胸骨上段或中段之后，亦可波及大部分心前区，可放射至肩、上腰、颈或背，以左肩或左上肢由前臂内侧直达小指与无名指较多见。有些患者夜间发生疼痛，发作时面色苍白，表情焦虑，严重的可出冷汗，多种心脏疾病都可出现心绞痛。刮拭背部至阳穴与心俞穴，可有效改善心肌缺血和胸部疼痛；刮拭胸部膻中穴，可调理心脏功能失调；手腕部大陵穴与内关穴，都是调理心脏气血、止心痛的重要经穴。

重点刮拭部位

刮拭背部至阳穴、心俞穴

【选穴定位】至阳：位于背部，当后正中线上，第7胸椎棘突下凹陷中。取穴时低头，颈后隆起的骨突即为第7颈椎，由此往下数到第7个骨突即第7胸椎，其下方凹陷处就是至阳穴。

心俞：位于背部，当第5胸椎棘突下，旁开1.5寸。由平双肩胛骨下角之椎骨（第7胸椎），往上推2个椎骨，即第5胸椎棘突下缘，旁开约2横指（食、中指）处为取穴部位。

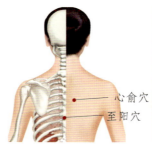
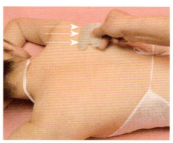

心俞穴
至阳穴

【刮痧体位】可采取坐位，也可采取俯卧姿势，以自我感觉舒适为宜。

【刮拭方法】手握刮痧板，用按压力大的手法从上向下刮拭背部至阳穴或按揉至阳穴；用面刮法刮拭双侧心俞穴。

刮拭胸部膻中穴

【选穴定位】膻中：位于胸部，前正中线上，两乳头连线的中点。

【刮痧体位】可采取坐位，也可采取仰卧姿势，以自我感觉舒适为宜。

【刮拭方法】用单角刮法从上向下刮拭胸部膻中穴。

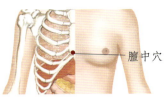
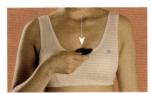

膻中穴

刮拭手腕部大陵穴、内关穴

【选穴定位】内关：位于前臂掌侧，当曲泽与大陵的连线上，腕横纹上2寸，掌长肌肌腱与桡侧腕屈肌肌腱之间。取穴时，患者采用正坐或仰卧，仰掌的姿势，从近手腕之横皱纹的中央，往上约两指宽的中央。

大陵：位于腕掌横纹的中点处，当掌长肌腱与桡侧腕屈肌腱之间。

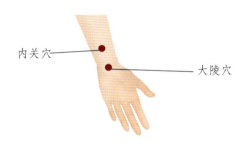

内关穴　　大陵穴

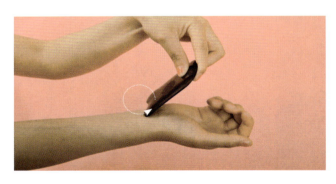

【刮痧体位】可采取坐位，也可采取仰卧姿势，以自我感觉舒适为宜。

【刮拭方法】用平面按揉法按揉手腕部大陵穴、双侧内关穴。

▶ 刮拭提醒

刮痧治疗心绞痛应在缓解期进行操作，一般7~10次为1个疗程，根据病程的长短及症型的虚实而决定。患者还应及时服药，定期检查，以免贻误治疗时机。

温馨小贴士

良好的习惯对防治心绞痛非常关键，平时要注意以下几点：

1. 控制盐的摄入。少吃盐，盐的主要成分是氯化钠，长期大量食用氯化钠，会使血压升高、血管内皮受损。心绞痛的患者每天的盐摄入量应控制在6g以下。

2. 控制脂肪的摄入。少吃脂肪、减少热量的摄取。高脂饮食会增加血液黏稠度，增高血脂，高脂血症是心绞痛的诱因。

3. 避免食用动物内脏。动物内脏含有丰富的脂肪醇，例如肝、心、肾等。

4. 戒烟戒酒。众所周知，烟酒对人体有害，它不仅诱发心绞痛，也诱发急性心肌梗死。

5. 多吃富含维生素和膳食纤维的食物。如新鲜蔬菜、水果、粗粮等，多吃海鱼和大豆有益于冠心病的防治。

6. 多吃利于改善血管的食物。如大蒜、洋葱、山楂、黑木耳、大枣、豆芽、鲤鱼等。

7. 避免吃刺激性食物和胀气食物。如浓茶、咖啡、辣椒、咖喱等。

8. 注意少食多餐，切忌暴饮暴食。晚餐不宜吃得过饱，以免诱发急性心肌梗死。

面部神经麻痹

面部神经麻痹又称为面神经炎，俗称"面瘫"、"歪嘴巴"、"歪歪嘴"、"吊线风"，是以面部表情肌群运动功能障碍为主要特征的一种常见病，一般症状是口眼歪斜，它是一种常见病、多发病，它不受年龄限制。本病有中枢性和周围性之分，可见一侧面部板滞、麻木、瘫痪，不能作蹙额、皱眉、露齿、鼓颊等动作，口角向健侧歪斜，漱口病侧漏水，进食常有食物停留于齿颊间，或眼睑闭合不全，迎风流泪。中医认为面神经麻痹多由于脉络空虚，风寒之邪乘虚侵袭阳明，少阳脉络，导致经气阻滞，经脉失养，筋肌纵缓不收而发病。刮拭面部阳白穴可治眼睑闭合不全，刮拭迎香穴，翳风穴可治面神经麻痹，刮拭地仓穴、颊车穴可治口角歪斜、流口水；刮拭太阳穴和牵正穴对治疗神经麻痹有显著的功效；刮拭手部养老穴、合谷穴可治对侧神经麻痹，刮拭内庭穴、昆仑穴可治口角歪斜。

▶ 重点刮拭部位

刮拭面部阳白穴、迎香穴、地仓穴、颊车穴

【选穴定位】阳白：位于面部，瞳孔直上方，离眉毛上缘约2cm处。取穴时患者一般采用正坐或仰靠、仰卧的姿势，阳白穴位于面部，瞳孔直上方，离眉毛上缘约2cm处。

迎香：位于面部，鼻翼外缘中点旁，当鼻唇沟中。取穴时一般采用正坐或仰卧姿势，眼睛正视，在鼻孔两旁五分的笑纹（微笑时鼻旁八字形的纹线）中取穴。

地仓：位于面部，口角外侧，上直对瞳孔。

颊车：位于头部侧面下颌骨边角上，向鼻子斜方向约1cm处的凹陷中。取该穴道时一般让患者采用正坐或仰卧仰靠姿势，以方便实施者准确的找寻穴道。

【刮痧体位】可采取坐位，以自我感觉舒适为宜。

【刮拭方法】以平面按揉法按揉阳白穴、迎香穴、地仓穴，并从地仓穴刮至颊车穴。

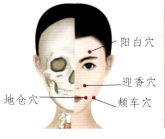
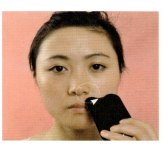

刮拭头部翳风穴、风池穴、太阳穴、牵正穴

【选穴定位】太阳：位于耳廓前面，前额两侧，外眼角延长线的上方，由眉梢到耳朵之间大约1/3的地方，用手触摸最凹陷处就是太阳穴。

风池：位于项部，在枕骨之下，与风府穴相平，胸锁乳突肌与斜方肌上端之间的凹陷处。（或当后头骨下，两条大筋外缘陷窝中，相当于耳垂齐平。）

牵正：面颊部，耳垂前方0.5寸，与耳中点相平处。

翳风：位于头部侧面，耳朵下方耳垂后遮住之处。当耳后乳突与下颌角之间的凹陷处。

【刮痧体位】可采取坐位，以自我感觉舒适为宜。

【刮拭方法】以单角刮法刮拭翳风穴、风池穴。再以平面按揉法按揉太阳穴、牵正穴。

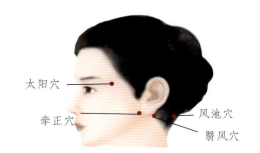
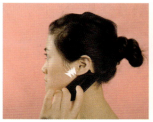
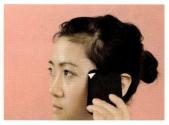

刮拭手部养老穴、合谷穴

【选穴定位】合谷：位于第1、第2掌骨间，当第2掌骨桡侧的中点处。取穴时，以一手的拇指掌面指关节横纹，放在另一手的拇、食指的指蹼缘上，屈指当拇指尖尽处为取穴部位。

养老：位于前臂背面尺侧，当尺骨小头近端桡侧凹陷中。取穴时，屈肘，掌心向胸，在尺骨小头的桡侧缘上，与尺骨小头最高点平齐的骨缝中。

【刮痧体位】可采取坐位，以自我感觉舒适为宜。

【刮拭方法】用面刮法从上向下刮拭养老穴，再以平面按揉法刮拭上肢合谷穴。

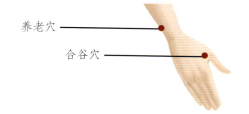
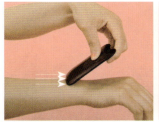
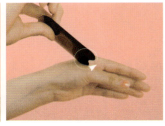

刮拭足部昆仑穴、内庭穴

【选穴定位】昆仑：位于外踝后方，当外踝尖与跟腱之间的凹陷处。

内庭：位于足背，当第2、第3趾间，趾蹼缘后方赤白肉际处。取穴时，可采用正坐或仰卧，跷足的姿势，在第2趾根部，脚趾弯曲时趾尖碰到处，约第2趾趾根下约3cm处。

【刮痧体位】可采取坐位，以自我感觉舒适为宜。

【刮拭方法】以平面按揉法按揉昆仑穴，再以垂直按揉法按揉内庭穴。

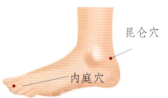
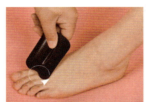

▶ 刮拭提醒

刮痧治疗面部神经麻痹，一般一个疗程需要刮5次，需治疗3周以上，方可见成效。病程持久者需长时间治疗。

温馨小贴士

面瘫不会对患者的生命和日常生活造成严重威胁，一旦治疗效果不佳，就会因表情功能的丧失而容貌受损。因此，对于面瘫的治疗预防不容忽视。面瘫要早发现、早治疗。为防止面瘫，专家建议，一是要注意保暖，出门尽量戴口罩；二是开车或坐车时，最好不要摇下车窗；三是在疲劳之时或洗浴后，不能再受风；四是尽量不要开窗睡觉；五是适当锻炼，多食蔬菜水果。

中风后遗症

中风后遗症是指中风（即脑血管意外）经治疗后遗留下来的口眼歪斜，语言不利，半身不遂等症状的总称。常因本体先虚，阴阳失衡，气血逆乱，痰瘀阻滞，肢体失养所致。痰瘀为本病的主要病理因素，痰瘀阻滞脉络而致肢体不能随意运动，久则患肢枯瘦、麻木不仁。中风后遗症属中医"偏瘫"、"偏枯"、"偏废"等病证范畴。刮拭头部百会、风池等穴位可以振奋阳气；刮拭腰背部大椎穴、夹脊穴、腰阳关穴，可以活血通络，有助于偏瘫的康复。

▶ 重点刮拭部位

刮拭头部疼痛部位

【刮痧体位】可采取坐位，以自我感觉舒适为宜。

【刮拭方法】放松头部，手握刮痧板梳，用面刮法刮拭全头，寻找疼痛点，做重点刮拭。

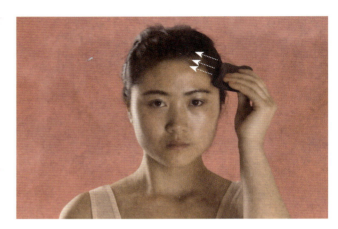

刮拭头部百会穴、风府穴、风池穴

【选穴定位】百会：位于头部，当前发际正中直上5寸，或两耳尖连线的中点处。让患者采用正坐的姿势，可以通过两耳角直上连线中点，来简易取此穴。

风府：位于项部，当后发际正中直上1寸，枕外隆凸直下，两侧斜方肌之间凹陷处。取此穴时通常采用俯伏、俯卧或正坐的取穴姿势，风府穴位于后颈部，两风池穴连线中点，颈顶窝处。

风池：位于项部，在枕骨之下，与风府穴相平，胸锁乳突肌与斜方肌上端之间的凹陷处。（或当后头骨下，两条大筋外缘陷窝中，相当于耳垂齐平。）

【刮痧体位】可采取坐位，以自我感觉舒适为宜。

【刮拭方法】以单角刮法刮拭头部百会穴、风池穴；用面刮法从上向下刮拭风府穴。

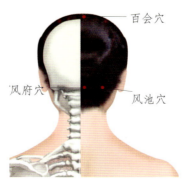
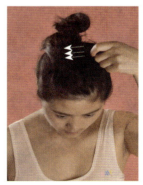

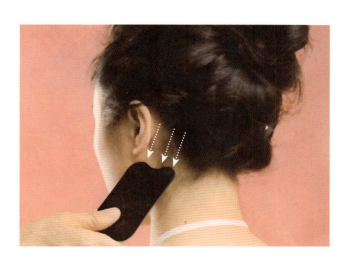
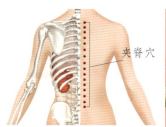
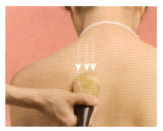

刮拭腰背部大椎穴、腰阳关穴

【选穴定位】**大椎**：位于颈部下端，背部正中线上，第7颈椎棘突下凹陷中。取穴时正坐低头，可见颈背部交界处椎骨有一高突，并能随颈部左右摆动而转动者即是第7颈椎，其下为大椎穴。

腰阳关：位于腰部，当后正中线上，第4腰椎棘突下凹陷中。取穴时，俯卧位，腰部两髂嵴连线与后正中线相交处为取穴部位。

【刮痧体位】可采取坐位，也可采取俯卧姿势，以自我感觉舒适为宜。

【刮拭方法】暴露背部，涂抹适量的刮痧油，用面刮法从上向下刮拭大椎穴至腰阳关穴段。

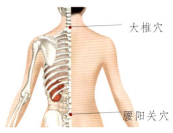
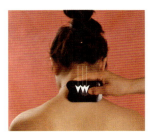

刮拭腰背部夹脊穴

【选穴定位】**夹脊**：位于背腰部，当第1胸椎至第5腰椎棘突下两侧，后正中线旁开0.5寸，一侧17个穴位，左右共34穴。

【刮痧体位】可采取坐位，也可采取俯卧姿势，以自我感觉舒适为宜。

【刮拭方法】双角刮法从上向下刮拭脊柱两侧夹脊穴。

▷ 刮拭提醒

对于有中风后遗症的患者来说，早期的康复治疗非常重要，尤其是在发病后的前3个月，是恢复的最佳时期。对于病程超过2年的患者，恢复得会缓慢一些，并且对其刮痧治疗时，应当使用轻柔的手法，禁用泻法刮拭。

呃逆

呃逆俗称"打嗝"，是指气逆上冲，喉间呃呃连声，声短而频繁，不能自制的一种病证，甚则妨碍谈话、咀嚼、呼吸、睡眠等。常见于胃肠神经官能症，或某些胃肠、腹膜、纵隔、食道的疾病。呃逆可单独发生，持续数分钟至数小时后不治而愈，但也有个别病例反复发生，虽经多方治疗仍迁延数月不愈。多在寒凉刺激，饮食过急、过饱，情绪激动，疲劳，呼吸过于深频等诱因下引发。中医认为呃逆主要由于饮食不节，正气亏虚，导致胃气上逆所致。刮拭背部膈俞穴与膈关穴可以舒解痉挛的膈肌；刮拭腹部气海穴与关元穴有助于体内气体的运行；点按足部太溪穴有助于调整体内气体运行的通路。

▷ 重点刮拭部位

刮拭背部膈俞穴、膈关穴

【选穴定位】**膈俞**：位于背部，当第7胸椎棘突下，旁开1.5寸。由平双肩胛骨下角之椎骨（第7胸椎），其棘突下缘旁开约2横指（食、中指）处为取穴部位。

膈关：位于背部，当第7胸椎棘突下，旁开3寸。

【刮痧体位】可采取坐位，也可采取俯卧姿势，以自我感觉舒适为宜。

【刮拭方法】手握刮痧板，用面刮法自上而下刮拭背部膈俞穴、膈关穴。

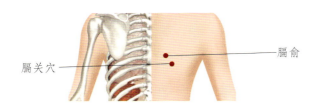

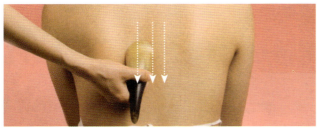

刮拭腹部气海穴、关元穴

【选穴定位】气海：位于下腹部，前正中线上，当脐中下1.5寸。取穴时，可采用仰卧的姿势，直线连结肚脐与耻骨上方，将其分为十等分，从肚脐3/10的位置，即为此穴。

关元：位于下腹部，前正中线上，在脐中下3寸。

【刮痧体位】可采取坐位，也可采取仰卧姿势，以自我感觉舒适为宜。

【刮拭方法】用面刮法从上向下刮拭腹部气海穴至关元穴。

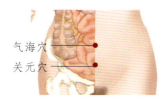
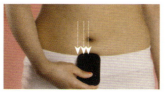

刮拭足部太溪穴

【选穴定位】太溪：位于足内侧内踝后方，当内踝尖与跟腱之间的凹陷处。由足内踝尖向后推至凹陷处（大约当内踝尖与跟腱间之中点）为取穴部位。

【刮痧体位】可采取坐位，也可采取仰卧姿势，以自我感觉舒适为宜。

【刮拭方法】用平面按揉法按揉足部双侧太溪穴。

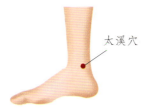
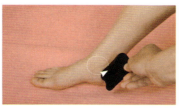

▶ 刮拭提醒

一般刮拭一次便可见效。刮痧后，患者要注意保暖、休息，精神要安宁，不吃生冷难消化的食物。如果长时间连续不断，可能提示有疾患或病情恶化，需引起注意。

中暑

中暑是高温环境下，人体产生的严重不良反应。正常人的体温由大脑皮层、间脑、延髓及视丘脑下部的体温调节中枢管理。人体产生的热通过传导、辐射、对流和蒸发而散失，从而维持适当的体温。当外界温度过高，长时间日晒、湿热或空气不流通的高温环境等阻碍了散热时，就会发生中暑，可以分为先兆中暑、轻度中暑还有重度中暑。中暑会出现头痛、耳鸣、头晕、发热、血压下降、恶心、呕吐、肢体痉挛、昏迷等症状。中暑刮痧要选择在阴凉通风的地方，让患者平躺，为其解开衣领皮带，以风扇等来使其散热。刮拭头部人中穴、百会穴，具有清热、开窍、醒脑的功效；刮拭背部大椎穴至至阳穴段可宁心开窍、宽中理气；刮拭肺俞穴至心俞穴，可清解肺热；刮拭手部内关穴、曲池穴可以宣通毛窍，有助于暑热之邪得以宣散。

▶ 重点刮拭部位

刮拭面部人中穴

【选穴定位】人中：位于上嘴唇沟的上1/3与下2/3交界处，为急救昏厥要穴。

【刮痧体位】可采取坐位，以自我感觉舒适为宜。

【刮拭方法】放松身体，手握刮痧板以重力连续点按人中穴。

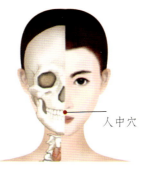
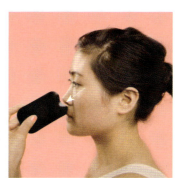

刮拭头部百会穴

【选穴定位】百会：位于头部，当前发际正中直上5寸，或两耳尖连线的中点处。让患者采用正坐的姿势，可以通过两耳角直上连线中点，来简易取此穴。

【刮痧体位】可采取坐位，以自我感觉舒适为宜。

【刮拭方法】以单角刮法刮拭头部百会穴。

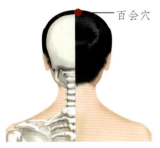
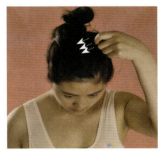

刮拭背部大椎穴、至阳穴、肺俞穴、心俞穴

【选穴定位】大椎：位于颈部下端，背部正中线上，第7颈椎棘突下凹陷中。取穴时正坐低头，可见颈背部交界处椎骨有一高突，并能随颈部左右摆动而转动者即是第7颈椎，其下为大椎穴。

肺俞：位于背部，当第3胸椎棘突下，旁开1.5寸。大椎穴往下推3个椎骨，即为第3胸椎，其下缘旁开约2横指（食、中指）处为取穴部位。

心俞：位于背部，当第5胸椎棘突下，旁开1.5寸。由平双肩胛骨下角之椎骨（第7胸椎），往上推2个椎骨，即第5胸椎棘突下缘，旁开约2横指（食、中指）处为取穴部位。

至阳：位于背部，当后正中线上，第7胸椎棘突下凹陷中。取穴时低头，颈后隆起的骨突即为第7颈椎，由此往下数到第7个骨突即第7胸椎，其下方凹陷处就是至阳穴。

【刮痧体位】可采取坐位，也可采取俯卧姿势，以自我感觉舒适为宜。

【刮拭方法】用面刮法从上向下刮拭背部大椎穴至至阳穴，双侧肺俞穴至心俞穴。

刮拭面部上肢内关穴、曲池穴

【选穴定位】曲池：位于肘横纹外侧端，屈肘时当尺泽与肱骨外上髁连线中点。取穴时，仰掌屈肘成45°，肘关节桡侧，肘横纹头为取穴部位。

内关：位于前臂掌侧，当曲泽与大陵的连线上，腕横纹上2寸，掌长肌肌腱与桡侧腕屈肌肌腱之间。取穴时，患者采用正坐或仰卧，仰掌的姿势，从近手腕之横皱纹的中央，往上约两指宽的中央。

【刮痧体位】可采取坐位，以自我感觉舒适为宜。

【刮拭方法】用面刮法从上向下刮拭手部内关穴、曲池穴。

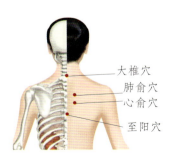
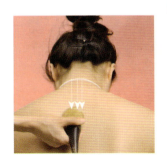
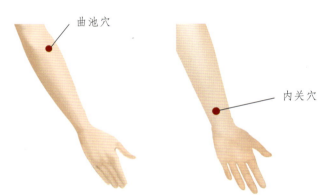
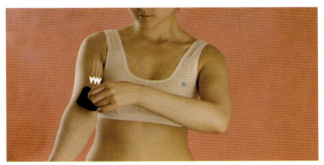

▶ 刮拭提醒

每个部位通常要刮约3～5分钟，直到出现紫红色的刮痕为佳。每次刮痧都应该相隔3～6天，要根据皮肤上面的刮痕来判断是否需要再次刮痧，刮痕褪去之后才能刮痧。

温馨小贴士

中暑是一种急性损伤性疾病，我们可以采取以下措施进行防护：

1. 做好户外防护工作，比如选用透气的帽子，选择在清晨或黄昏的时候从事劳动；
2. 饮食宜均衡清淡，适时补充水分，服清暑饮料（如绿豆汤、西瓜汁、凉茶、海带汤等）及盐类饮料，多吃水果蔬菜，避免烟酒，忌酸辣等刺激性食物；
3. 加强体质锻炼，宜穿浅淡色的衣服，若一定要在高温高湿环境下活动，须定时到阴凉通风处休息并补充能量；
4. 常备清暑药品，如藿香正气水、风油精等。

胆囊炎

胆囊炎是胆囊因细菌感染发炎，发病多与胆囊存在结石、胆囊管阻塞，致使胆汁排出不畅有关。常见致病菌为大肠杆菌。有急性和慢性之分。急性胆囊炎，多表现为突然发作，右上腹疼痛，阵发性加重，恶心、呕吐和发热，体检右上腹出现压痛、肌紧张，偶可摸到肿大的胆囊等。慢性胆囊炎可见胆囊区轻度触痛，消化不良、胃部饱胀、嗳气等。中医认为此病是由肝胆湿热、气滞血瘀、肝气横逆等引发，刮拭身体相关穴位，可以疏肝利胆，行气止痛。

▶ 重点刮拭部位

刮拭背部肝俞穴、胆俞穴、胃俞穴

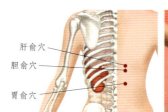

【选穴定位】肝俞：位于背部，当第9胸椎棘突下，旁开1.5寸。由平双肩胛骨下角之椎骨（第7胸椎），往下推2个椎骨，即第9胸椎棘突下缘，旁开约2横指（食、中指）处为取穴部位。

胆俞：位于背部，当第10胸椎棘突下，旁开1.5寸。由平双肩胛骨下角之椎骨（第7胸椎），往下推3个椎骨，即第10胸椎棘突下缘，旁开约2横指（食、中指）处为取穴部位。

胃俞：位于背部，当第12胸椎棘突下，旁开1.5寸。取穴时，可采用俯卧的取穴姿势，该穴位于背部，当第12胸椎棘突下，左右旁开2指宽处即是。

【刮痧体位】可采取坐位，也可采取俯卧姿势，以自我感觉舒适为宜。

【刮拭方法】手握刮痧板，用面刮法从上向下刮拭背部肝俞穴、胆俞穴、胃俞穴。

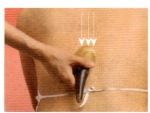

刮拭胸腹部上脘穴、中脘穴、期门穴、日月穴、章门穴

【选穴定位】上脘：位于腹部，前正中线上，当脐中上5寸。

中脘：位于上腹部，前正中线上，当脐中上4寸位。取穴时，可采用仰卧位，脐中与胸剑联合部（心窝上边）的中点为取穴部位。

期门：位于胸部，当乳头直下，第6肋间隙，前正中线旁开4寸。（男性可取任意体，女性取卧位，乳头直下，往下数两根肋骨处为取穴部位。）

日月穴：位于上腹部，乳头正下方的肋骨和肚子交接处"期门"之下，第7肋间隙中。（或乳头直下，第7肋间隙，前正中线旁开4寸。）

章门：位于侧腹部，当第11肋游离端的下方。仰卧位或侧卧位，在腋中线上，合腋屈肘时，当肘尖止处是该穴。

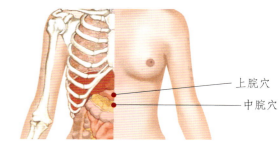

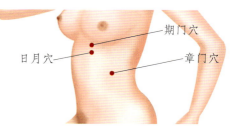

【刮痧体位】可采取坐位，也可采取仰卧姿势，以自我感觉舒适为宜。

【刮拭方法】用面刮法刮拭腹部上脘穴至中脘穴段；再从内向外以面刮法刮拭胸腹部期门穴、日月穴、章门穴。

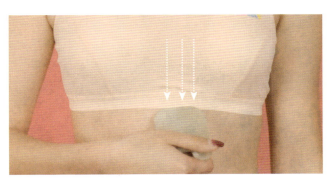
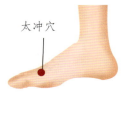
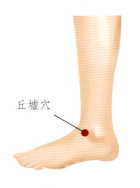

刮拭下肢阳陵泉穴、胆囊穴、足三里穴

【选穴定位】足三里：位于小腿前外侧，当犊鼻下3寸，距胫骨前缘1横指（中指）。取穴时，站位，用同侧手张开虎口围住髌骨上外缘，余4指向下，中指尖处为取穴部位。

阳陵泉：位于小腿外侧，当腓骨头前下方凹陷处。取穴时，坐位，屈膝成90°，膝关节外下方，腓骨小头前缘与下缘交叉处的凹陷，为取穴部位。

胆囊：位于小腿外侧上部，当腓骨小头前下方凹陷处（阳陵泉）直下2寸。

【刮痧体位】可采取坐位，以自我感觉舒适为宜。

【刮拭方法】以平面按揉法按揉右下肢阳陵泉穴、胆囊穴；再用按压力大、速度慢的手法刮拭双侧足三里穴。

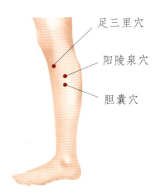
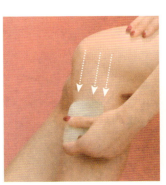

刮拭下肢丘墟穴、太冲穴

【选穴定位】丘墟：位于足外踝的前下方，当趾长伸肌腱的外侧凹陷处。

太冲：位于足背侧，当第1跖骨间隙的后方凹陷处。取穴时，由第1、第2趾间缝纹向足背上推，至其两骨联合缘凹陷中（约缝纹头上2横指）处，为取穴部位。

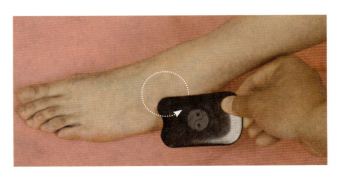

【刮痧体位】可采取坐位，以自我感觉舒适为宜。

【刮拭方法】以平面按揉法按揉足部双侧丘墟穴，再用垂直按揉法按揉双侧太冲穴。

▶ 刮拭提醒

刮痧治疗胆囊炎，一般7次为1个疗程，根据疾病的缓急，病程的长短而决定治疗时间。每次刮拭时可变换着交替取穴，不必全取。

温馨小贴士

积极预防和治疗细菌感染及并发症，注意饮食卫生，防止胆道寄生虫病的发生，并积极治疗肠蛔虫症。生活起居有节制，注意劳逸结合、寒温适宜，保持乐观情绪及大便通畅。经常保持左侧卧位，有利于胆汁排泄。本病若有结石，或经常发作，可考虑手术治疗。应选用低脂肪餐，以减少胆汁分泌，减轻胆囊负担。

胃痉挛

胃痉挛就是胃部肌肉抽搐，主要表现为上腹痛，呕吐等。胃痉挛本身是一种症状，不是疾病，出现胃痉挛时，主要对症解痉止痛止呕，如果常常出现胃痉挛，应注意寻找原因，从根源上治疗。中医认为胃部肌肉抽搐是寒邪客胃、饮食不节、情志失调、肝气郁结、素体阴虚，又复感外寒而致病。气机郁滞、失于和降是其共同病机。胃为水谷之海，主受纳和腐熟水谷，宜通而不宜滞。气机郁滞，失于和降，则胃痛频作。应用刮痧疗法可疏通经络、运行气血，使胃部痛疼缓解。

▶ 重点刮拭部位

刮拭背部脾俞穴、胃俞穴

【选穴定位】脾俞：位于背部，当第11胸椎棘突下，旁开1.5寸。与肚脐中相对应处即为第2腰椎，由第2腰椎往上摸3个椎体，即为第11胸椎，其棘突下缘旁开约2横指（食、中指）处为取穴部位。

胃俞：位于背部，当第12胸椎棘突下，旁开1.5寸。取穴时，可采用俯卧的取穴姿势，该穴位于背部，当第12胸椎棘突下，左右旁开2指宽处即是。

【刮痧体位】可采取坐位，也可采取俯卧姿势，以方便刮拭，自我感觉舒适为宜。

【刮拭方法】以面刮法从上向下刮拭脾俞穴至胃俞穴段。

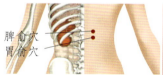
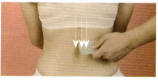

刮拭胸腹部中脘穴、天枢穴

【选穴定位】中脘：位于上腹部，前正中线上，当脐中上4寸。取穴时，可采用仰卧位，脐中与胸剑联合部（心窝上边）的中点为取穴部位。

天枢：位于腹中部，距脐中2寸。取穴时，可采用仰卧的姿势，肚脐向左右3指宽处。

【刮痧体位】可采取坐位，也可采取仰卧姿势，以方便刮拭，自我感觉舒适为宜。

【刮拭方法】以面刮法从上向下刮拭腹部中脘穴、天枢穴。

刮拭上肢内关穴、手三里穴

【选穴定位】内关：位于前臂掌侧，当曲泽与大陵的连线上，腕横纹上2寸，掌长肌肌腱与桡侧腕屈肌肌腱之间。取穴时，患者采用正坐或仰卧，仰掌的姿势，从近手腕之横皱纹的中央，往上约两指宽的中央。

手三里：位于前臂背面桡侧，当阳溪与曲池连线上，肘横纹下2寸。

【刮痧体位】可采取坐位，以方便刮拭，以自我感觉舒适为宜。

【刮拭方法】以面刮法刮拭上肢内关穴、手三里穴。

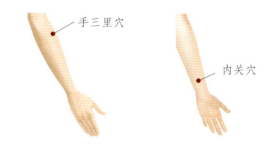

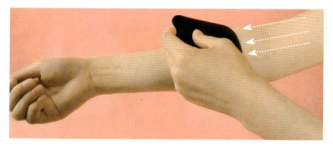

刮拭下肢足三里穴

【选穴定位】足三里：位于小腿前外侧，当犊鼻下3寸，距胫骨前缘1横指（中指）。取穴时，站位，用同侧手张开虎口围住髌骨上外缘，余4指向下，中指尖处为取穴部位。

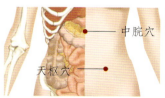
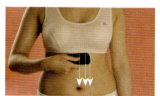

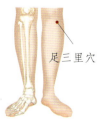
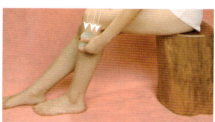

【刮痧体位】可采取坐位，以方便刮拭，以自我感觉舒适为宜。

【刮拭方法】以面刮法从上向下刮拭下肢足三里穴。

▶ 刮拭提醒

刮痧法缓解胃痉挛，用热毛巾擦洗准备刮痧的部位，最好用 75% 的酒精作常规消毒。施术者手持刮痧工具在润滑剂中蘸湿，沿选定的经穴，顺一个方向，用力均匀、缓慢地刮。一般每处刮抹 20 次左右，以皮下出微紫红或紫黑色即可，刮拭 2~5 分钟便可见效，具体刮拭时可视个人的具体情况处理。

泌尿系统感染

泌尿系统感染是指因细菌等感染所造成的泌尿系统急性炎症，包括尿道炎、膀胱炎、肾盂肾炎等。主要表现为尿频、尿急、尿痛，可伴有发热、畏寒，炎症侵及肾盂时可伴腰痛。尿液镜检有白血球或脓球。中医将泌尿系感染归属于"淋证"范畴。认为本病的发生主要是由于感受湿热之邪，邪蕴下焦，膀胱气化失常所致。刮拭身体相关穴区，可以祛湿热，通淋利尿，活血化瘀，从而促进病症的康复。

▶ 重点刮拭部位

刮拭背腰部肾俞穴、膀胱俞穴

【选穴定位】肾俞：位于腰部，当第 2 腰椎棘突下，旁开 1.5 寸。与肚脐中相对应处即为第 2 腰椎，其棘突下缘旁开约 2 横指（食、中指）处为取穴部位。

膀胱俞：位于骶部，当骶正中嵴旁 1.5 寸，平第 2 骶孔。

【刮痧体位】采取俯卧姿势，以方便刮拭，以自我感觉舒适为宜。

【刮拭方法】以面刮法刮拭背腰部肾俞穴至膀胱俞穴段。

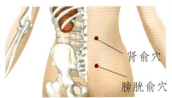
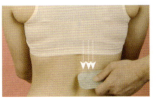

肾俞穴
膀胱俞穴

刮拭腹部关元穴、中极穴、水道穴、归来穴

【选穴定位】关元：位于下腹部，前正中线上，在脐中下 3 寸。

中极：位于下腹部，前正中线上，当脐中下 4 寸。

水道：位于下腹部，当脐中下 3 寸，距前正中线 2 寸。

归来：位于下腹部，当脐中下 4 寸，距前正中线 2 寸（前正中线上，耻骨联合上缘上 1 横指处，再旁开 2 横指处为取穴部位）。

【刮痧体位】采取仰卧姿势，以方便刮拭，以自我感觉舒适为宜。

【刮拭方法】以面刮法从上向下刮拭腹部关元穴至中极穴段，水道穴至归来穴段。

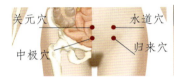
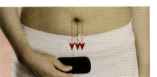

关元穴　水道穴
中极穴　归来穴

刮拭下肢阳陵泉穴、三阴交穴

【选穴定位】阴陵泉：位于小腿内侧，当胫骨内侧髁后下方凹陷处。取穴时，坐位，用拇指沿小腿内侧骨内缘（胫骨内侧）由下往上推，至拇指抵膝关节下时，胫骨向内上弯曲之凹陷为取穴部位。

三阴交：位于小腿内侧，当足内踝尖上 3 寸，胫骨内侧缘后方。取穴时以手 4 指并拢，小指下边缘紧靠内踝尖上，食指上缘所在水平线在胫骨后缘的交点，为取穴部位）。

【刮痧体位】采取坐位，以方便刮拭，以自我感觉舒适为宜。

【刮拭方法】以面刮法从上向下刮拭下肢阳陵泉穴、三阴交穴。

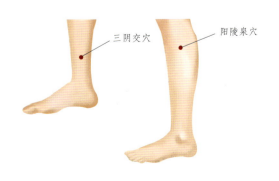

三阴交穴　　阳陵泉穴

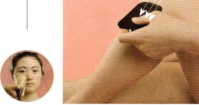 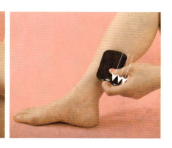

刮拭下肢复溜穴、太溪穴

【选穴定位】复溜：位于小腿内侧，太溪直上2寸，跟腱的前方。取穴时，正坐垂足或仰卧位，在太溪上2寸，当跟腱之前缘处取穴。

太溪：位于足内侧内踝后方，当内踝尖与跟腱之间的凹陷处。由足内踝尖向后推至凹陷处（大约当内踝尖与跟腱间之中点）为取穴部位。

【刮痧体位】采取坐姿，以方便刮拭，以自我感觉舒适为宜。

【刮拭方法】以面刮法从上向下刮拭复溜穴至太溪穴段。

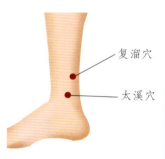 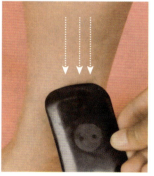

▶ 刮拭提醒

刮痧治疗泌尿系统感染，一般3~7次为1个疗程，根据疾病的缓急，病程的长短而决定。

心悸

心悸是一种患者自觉的心脏的跳动不适感或类似心慌的感觉。一般是当心率加快时感到心脏跳动不适，心率减慢时感到心脏搏动有力。心悸时心率可快可慢或心率不齐，但也有人心悸时心率是正常的。心悸发作时常伴有胸闷、憋气、头晕、全身发抖、手足出汗等症状。一般呈阵发性，每因情绪波动或劳累过度而发作。本症可见于各种原因引起的心律失常，如各类心脏病、甲亢、贫血、神经官能症等。中医认为心悸是因气血亏虚，阴阳失调，失心所养、心脉不畅所致，刮拭胸背部及上肢相关穴位，可调节心脏功能，有效地缓解心悸引发的胸闷、绞痛。

▶ 重点刮拭部位

刮拭背部心俞穴、天宗穴、至阳穴、胆俞穴

【选穴定位】天宗：位于肩胛部，当冈下窝中央凹陷处，与第4胸椎相平。取穴时，垂臂，由肩胛冈下缘中点至肩胛下角做连线，上1/3与下2/3交点处为取穴部位，用力按压有明显酸痛感）。

心俞：位于背部，当第5胸椎棘突下，旁开1.5寸。由平双肩胛骨下角之椎骨（第7胸椎），往上推2个椎骨，即第5胸椎棘突下缘，旁开约2横指（食、中指）处为取穴部位。

至阳：位于背部，当后正中线上，第7胸椎棘突下凹陷中。取穴时低头，颈后隆起的骨突即为第7颈椎，由此往下数到第7个骨突即第7胸椎，其下方凹陷处就是至阳穴。

胆俞：位于背部，当第10胸椎棘突下，旁开1.5寸。由平双肩胛骨下角之椎骨（第7胸椎），往下推3个椎骨，即第10胸椎棘突下缘，旁开约2横指（食、中指）处为取穴部位。

【刮痧体位】可采取坐位，也可采取俯卧姿势，以方便刮拭和自我感觉舒适为宜。

【刮拭方法】用面刮法从上向下刮拭背部心俞穴、天宗穴、至阳穴、胆俞穴。

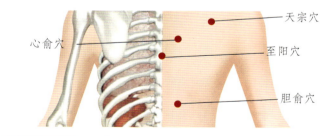
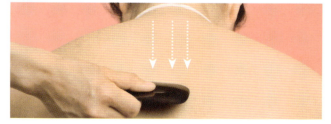

刮拭胸部膻中穴、中庭穴、鸠尾穴、巨阙穴

【选穴定位】膻中：位于胸部，前正中线上，两乳头连线的中点。

中庭：位于胸部，当前正中线上，平第5肋间，即胸剑结合部。

鸠尾：位于脐上7寸，剑突下半寸。

巨阙：位于上腹部，前正中线上，当脐中上6寸。取穴时通常让患者采用仰卧的姿势，左右肋骨相交之处，再向下2指宽即为此穴。

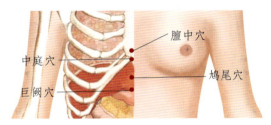

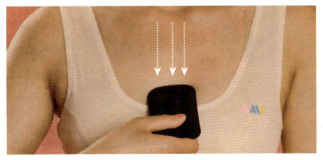

【刮痧体位】可采取坐位，也可采取仰卧姿势，以方便刮拭和自我感觉舒适为宜。

【刮拭方法】以面刮法刮拭膻中穴至巨阙穴段。

刮拭上肢内关穴、神门穴

【选穴定位】内关：位于前臂掌侧，当曲泽与大陵的连线上，腕横纹上2寸，掌长肌肌腱与桡侧。取此穴道时应要患者采用正坐或仰卧，仰掌的姿势，从近手腕之横皱纹的中央，往上约两指宽的中央。

神门：位于腕部，腕掌侧横纹尺侧端，尺侧腕屈肌腱的桡侧凹陷处。取穴时仰掌，豌豆骨（手掌小鱼际肌近腕部有一突起圆骨）的桡侧，掌后第1横纹上取穴。

【刮痧体位】可采取坐位，以方便刮拭和自我感觉舒适为宜。

【刮拭方法】用面刮法刮拭内关穴、神门穴。

刮拭提醒

刮痧治疗心悸，一般7~10次为1个疗程，根据病程的长短及证型的虚实而决定。

温馨小贴士：心悸患者应保持精神乐观，情绪稳定，坚持治疗，坚定信心。应避免惊恐刺激及忧思恼怒等。生活作息要有规律，饮食有节，宜进食营养丰富而易消化吸收的食物，宜低脂、低盐饮食，忌烟酒、浓茶。轻症可从事适当体力活动，以不觉劳累、不加重症状为度，避免剧烈活动。重症心悸应卧床休息，还应及早发现变证、坏病先兆症状，做好急救准备。

哮喘

哮喘是一种常见的反复发作性的呼吸系统疾病。喉中痰鸣声谓之哮，呼吸急促困难谓之喘。哮和喘常相伴发生，难以严格划分，故称为哮喘。中医认为哮喘病的发生在于本虚、宿痰内伏于肺。肺有虚，在受到外因感染，饮食失调、情志不畅、劳倦伤身等因素时，导致痰阻气道，肺气上逆，出现一系列哮喘的症状和体征。在相关穴位区刮痧可以有效缓解症状。刮拭风门穴主治气喘；刮拭定喘穴、气喘穴为治疗哮喘的经验效穴；刮拭肺俞穴可调解肺气，脾俞穴、志室穴、肾俞穴可补脾、肾之气；刮拭太渊穴可以宣肺止咳、化痰；刮拭足三里可调理脾胃。

重点刮拭部位

刮拭背部风门穴、定喘穴、气喘穴、肺俞穴、志室穴、肾俞穴

【选穴定位】定喘：位于背部，第7颈椎棘突下，旁开0.5寸。患者俯卧位或正坐低头，穴位于后正中线上，第7颈椎棘突下定大椎穴，旁开0.5寸处。

风门：位于背部，当第2胸椎棘突下，旁开1.5寸。大椎穴往下推2个椎骨，其下缘旁开约2横指（食、中指）处为取穴部位。

肺俞：位于背部，当第3胸椎棘突下，旁开1.5寸。大椎穴往下推3个椎骨，即为第3胸椎，其下缘旁开

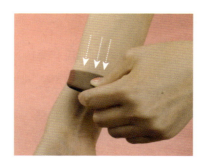

约2横指（食、中指）处为取穴部位。

气喘：位于背部，第七胸椎棘突下，旁开1.5寸。

志室：位于腰部，当第2腰椎棘突下，旁开3寸（与肚脐中相对应处即为第2腰椎，其棘突下缘旁开4横指处为取穴部位）。

脾俞：位于背部，当第11胸椎棘突下，旁开1.5寸。与肚脐中相对应处即为第2腰椎，由第2腰椎往上摸3个椎体，即为第11胸椎，其棘突下缘旁开约2横指（食、中指）处为取穴部位。

肾俞：位于腰部，当第2腰椎棘突下，旁开1.5寸。与肚脐中相对应处即为第2腰椎，其棘突下缘旁开约2横指（食、中指）处为取穴部位。

【刮痧体位】可采取坐位，也可采取俯卧姿势，以方便刮拭和自我感觉舒适为宜。

【刮拭方法】用面刮法自上而下刮拭背部风门穴、定喘穴、气喘穴、肺俞穴、脾俞穴、志室穴、肾俞穴。

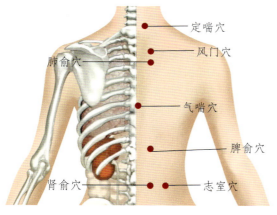
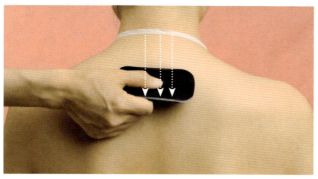

刮拭上肢太渊穴、尺泽穴

【选穴定位】太渊：位于腕掌侧横纹桡侧端，桡动脉搏动处。

尺泽：位于肘横纹中，肱二头肌肌腱桡侧凹陷处。取穴时先将手臂上举，在手臂内侧中央处有粗腱，腱的外侧外即是此穴（或在肘横纹中，肱二头肌桡侧凹陷处）。该穴上方3～4寸处用手强压会感到疼痛处，就是"上尺泽"。

【刮痧体位】可采取坐位，以方便刮拭和自我感觉舒适为宜。

【刮拭方法】用面刮法从上向下刮拭上肢尺泽穴至太渊穴，重点刮太渊穴。

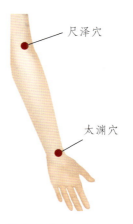
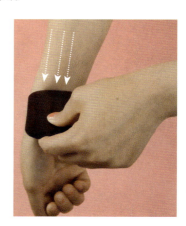

刮拭下肢穴足三里穴

【选穴定位】足三里：位于小腿前外侧，当犊鼻下3寸，距胫骨前缘1横指（中指）。取穴时，站位，用同侧手张开虎口围住髌骨上外缘，余4指向下，中指尖处为取穴部位。

【刮痧体位】可采取坐位，以方便刮拭和自我感觉舒适为宜。

【刮拭方法】用面刮法从上向下刮拭足三里穴。

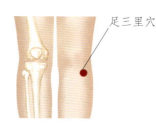
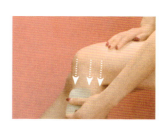

▶ **刮拭提醒**

病重者应配合用止喘药。刮拭结束后应尽量避风寒，休息片刻后方能外出。

温馨小贴士

刮痧疗法对本症有较好的疗效，但要坚持多疗程治疗，以巩固疗效。在预防和护理方面要注意以下几点：

1. 吸烟的患者首先要戒烟，吸烟者比不吸烟者慢性支气管炎发病率高许多倍，戒烟后病人的肺功能有较大改善，同时也要避免被动吸烟。

2. 加强身体锻炼，增强机体的抵抗力。运动量要根据自己的身体情况而定。每天早晨可散步、打拳、慢跑等，这样能呼吸新鲜空气，促进血液循环，冬季锻炼能提高呼吸道黏膜对冷空气的适应能力。

3. 合理调节室温，预防感冒，冬季室内温度不宜过高，否则与室外温差大，易患感冒。夏天，不宜贪凉，使用空调温度要适中，否则外出易患"热伤风"诱发支气管炎发作，流感流行季节，尽量少到人群中去，大量出汗不要突然脱衣，以防受凉，注意随季节改变增减衣服，老年人可注射流感疫苗，减少流感感染机会。

4. 选择必要的多功能治疗及防护措施。

低血压

低血压是指收缩压低于12千帕，舒张压低于6.7千帕，常常表现为头晕、倦怠乏力、精神不振、胃寒、四肢不温、抵抗力和免疫力下降，易感冒等等。中医认为低血压多见于脾胃虚弱者；脑力劳动者；或脆弱的老年心脏病人。多由于气虚阳虚，阴血亏虚或气阴两虚所致。在相关穴位区刮痧能促进血液循环，益气补阴，健脾补肾，改善脏腑功能。刮拭头部百会穴可醒脑提神，快速缓解低血压引起的头晕、乏力、疲倦感；刮拭背部相关穴位，可促进气血运行，减轻低血压症状；刮拭上肢内关穴，可增强心脏的供血能力，刺激劳宫穴可快速提神，缓解疲劳。

▶ 重点刮拭部位

刮拭头部百会穴

【选穴定位】百会：位于头部，当前发际正中直上5寸，或两耳尖连线的中点处。让患者采用正坐的姿势，可以通过两耳角直上连线中点，来简易取此穴。

【刮痧体位】可采取坐位，以方便刮拭和自我感觉舒适为宜。

【刮拭方法】放松身体，持刮痧板用补法轻轻揉头顶百会穴。

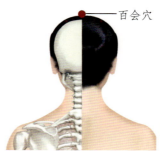
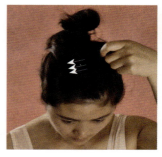

百会穴

刮拭背部心俞穴、脾俞穴、肾俞穴

【选穴定位】心俞：位于背部，当第5胸椎棘突下，旁开1.5寸。由平双肩胛骨下角之椎骨（第7胸椎），往上推2个椎骨，即第5胸椎棘突下缘，旁开约2横指（食、中指）处为取穴部位。

脾俞：位于背部，当第11胸椎棘突下，旁开1.5寸。与肚脐中相对应处即为第2腰椎，由第2腰椎往上摸3个椎体，即为第11胸椎，其棘突下缘旁开约2横指（食、中指）处为取穴部位。

肾俞：位于腰部，当第2腰椎棘突下，旁开1.5寸。与肚脐中相对应处即为第2腰椎，其棘突下缘旁开约2横指（食、中指）处为取穴部位。

【刮痧体位】可采取坐位，以方便刮拭和自我感觉舒适为宜。

【刮拭方法】以面刮法从上向下刮拭背部心俞穴、脾俞穴、肾俞穴。

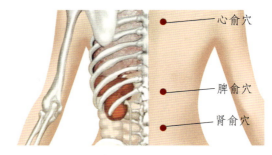

心俞穴
脾俞穴
肾俞穴

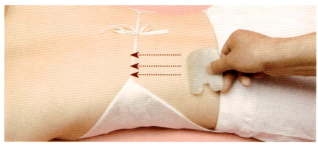

刮拭上肢内关穴、劳宫穴

【选穴定位】内关：位于前臂掌侧，当曲泽与大陵的连线上，腕横纹上2寸，掌长肌肌腱与桡侧。取此穴道时应要患者采用正坐或仰卧，仰掌的姿势，从近手腕之横皱纹的中央，往上约两指宽的中央。

劳宫：位于手掌心，当第2、3掌骨之间偏于第3掌骨，握拳屈指时中指尖处。

【刮痧体位】可采取坐位，以方便刮拭和自我感觉舒适为宜。

【刮拭方法】以平面按揉内关穴，并用平面按揉法按揉劳宫穴。

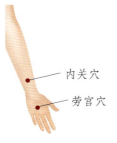
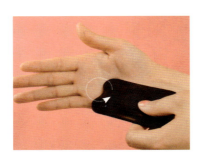

▶ 刮拭提醒

用刮痧方法治疗低血压，一般10次为1个疗程，根据疾病种类的不同，疗效及治疗时间亦不同。低血压患者刮拭时禁用泻法，宜用补法，以培补、生化气血。

温馨小贴士

低血压患者可以通过适当参加体力活动来增强体质，如医疗体操、保健操、太极拳、气功、按摩以及理疗等有助于改善心肺功能，提升血压。饮食营养方面应给予高营养、易消化和富含维生素的饮食，适当补充维生素C、维生素B族和烟酰胺等。适当饮用咖啡、可可和浓茶，有助于提高中枢神经系统的兴奋性，改善血管舒缩中枢功能，有利于提升血压和改善临床症状。此外，饮用蜂蜜或蜂王浆也有裨益。

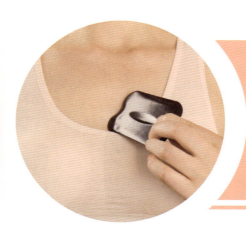

第三章 外科疾病的刮痧疗法

落枕

落枕是指急性颈部肌肉痉挛、强直、酸胀、疼痛，头颈转动障碍等，轻者可自行痊愈，重者能迁延数周。可因劳累过度、睡眠时头颈部位置不当、枕头高低软硬不适，使颈部肌肉长时间处于过度伸展或紧张状态，引起颈部肌肉静力性损伤或痉挛；也可因风寒湿邪侵袭，或因外力袭击，或因肩扛重物等导致。中医认为落枕常因颈筋受挫，气滞血瘀，不通则痛，或素体肝肾亏虚，筋骨萎弱，气血运行不畅，加之夜间沉睡，颈肩外露，感受风寒，气血痹阻，经络不通，遂致本病。在相关穴位区刮痧可以活血化瘀通络，祛风散寒，活血止痛。风府穴是治疗风邪病症的要穴；大椎穴可疏风散寒，解表通阳；风池、肩井均为祛风要穴，是治疗颈项强痛的常用穴；落枕穴是治疗落枕的奇效穴；后溪穴、中渚穴可治颈项强痛；阳陵泉与悬钟穴相配，可治颈项疼痛。

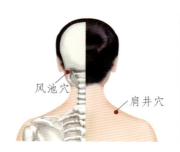
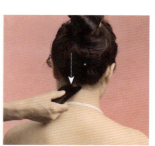

【刮痧体位】可采取坐位，以方便刮拭和自我感觉舒适为宜。

【刮拭方法】放松身体，用单角刮法刮拭风池穴，面刮法从风池穴刮至肩井穴，重点从内向外刮拭肩井穴。

▶ 重点刮拭部位

刮拭颈背部风池穴、肩井穴

【选穴定位】风池：位于项部，在枕骨之下，与风府穴相平，胸锁乳突肌与斜方肌上端之间的凹陷处。（或当后头骨下，两条大筋外缘陷窝中，相当于耳垂齐平。）

肩井：位于大椎穴与肩峰连线中点，肩部最高处。取穴时一般采用正坐、俯伏或者俯卧的姿势，此穴位于肩上，前直乳中，当大椎与肩峰端连线的中点，即乳头正上方与肩线交接处。

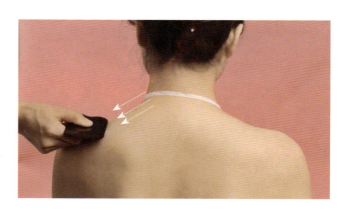

刮拭颈背部风府穴、大椎穴、天柱穴、风门穴

【选穴定位】风府：位于项部，当后发际正中直上1寸，枕外隆凸直下，两侧斜方肌之间凹陷处。取此穴时通常采用俯伏、俯卧或正坐的取穴姿势，风府穴位于后颈部，两风池穴连线中点，颈顶窝处。

大椎：位于颈部下端，背部正中线上，第7颈椎

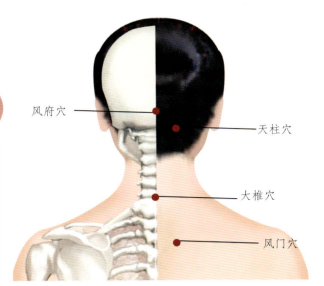

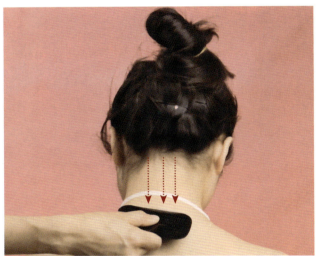

棘突下凹陷中。取穴时正坐低头，可见颈背部交界处椎骨有一高突，并能随颈部左右摆动而转动者即是第7颈椎，其下为大椎穴。

天柱：位于项部，当枕骨之下，与风府穴相平，胸锁乳突肌与斜方肌上端之间的凹陷处。

风门：位于背部，当第2胸椎棘突下，旁开1.5寸。大椎穴往下推2个椎骨，其下缘旁开约2横指（食、中指）处为取穴部位。

【刮痧体位】可采取坐位，以方便刮拭和自我感觉舒适为宜。

【刮拭方法】用面刮法从上向下分段刮拭风府穴至大椎穴段，以及天柱穴至风门穴段。

刮拭手部落枕穴、中渚穴、后溪穴

【选穴定位】落枕：位于手背上。在手背上食指和中指的骨之间，用手指朝手腕方向触摸，从骨和骨变狭的手指尽头之处起，大约1指宽的距离上，一压，有强烈压痛之处，就是落枕穴。

中渚：位于手背第四、五掌指关节后方凹陷中，液门穴直上1寸处。

后溪：位于第5指掌关节后尺侧的远侧掌横纹头赤白肉际。具体在小指尺侧，第5掌骨小头后方，当小指展肌起点外缘。

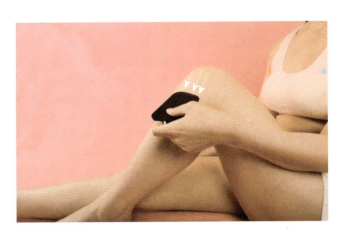

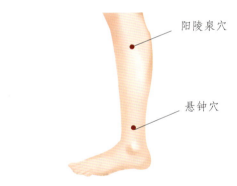

【刮痧体位】可采取坐位，以方便刮拭和自我感觉舒适为宜。

【刮拭方法】垂直按揉落枕一段的手背上的落枕穴、中渚穴、刮拭后溪穴。

刮拭下肢阳陵泉穴、悬钟穴

【选穴定位】阳陵泉：位于小腿外侧，当腓骨头前下方凹陷处。取穴时，坐位，屈膝成90°，膝关节外下方，腓骨小头前缘与下缘交叉处的凹陷，为取穴部位。

悬钟：位于小腿外侧，当外踝尖上3寸，腓骨前缘。或定于腓骨后缘与腓骨长、短肌之间凹陷处。

【刮痧体位】可采取坐位，以方便刮拭和自我感觉舒适为宜。

【刮拭方法】用面刮法或平面按揉法刮拭患侧阳陵泉穴，然后从阳陵泉向下刮至悬钟穴。

▶ 刮拭提醒

用刮痧法治疗落枕，疗效显著，一般1~2次为1个疗程。注意，刮拭时手法不宜过重，以免造成皮肤损伤。

温馨小贴士

落枕症状缓解后可行颈部功能锻炼，以增强颈部力量，减少复发机会。方法如下：两脚开立，与肩同宽，双手叉腰。分别作抬头望月，低头看地、头颈向前或后转，眼看右方、头颈向左后转，眼看左后方、头颈向左侧弯、头颈向左后转，眼看左后方、头颈向左侧弯、头颈向右侧弯、头颈前伸并侧转向左前下方、头颈前伸并侧转向左前下方、头颈转向右后方上方、头颈转向左后上方、头颈各左右各环绕1周。以上动作宜缓慢，并尽力作到所能达到的范围。落枕起病较快，病程也很短，1周以内多能痊愈。及时治疗可缩短病程，不治疗者也可自愈，但复发机会较多。落枕症状反复发作或长时间不愈的应考虑颈椎病的存在，应找专科医生检查，以便及早发现、治疗。

颈椎病

颈椎病又称颈椎综合征，是由于颈部长期劳损，颈椎及其周围软组织发生病理改变或骨质增生等，导致颈神经根、颈部脊髓、椎动脉及交感神经受到压迫或刺激而引起的一组复杂的症候群。一般出现颈僵，活动受限，一侧或两侧颈、肩、臂出现放射性疼痛，头痛头晕，肩、臂、指麻木，胸闷心悸等症状。多由外感风寒湿邪，致督脉受损，气血滞涩，或气血不足所致，另外各种慢性损伤也会造成颈椎及其周围不同程度损伤。刮拭颈部与四肢相关穴位，能够疏风散寒，温经通络，行气活血，有效缓解颈部疼痛，防止颈椎病变。

▶ 重点刮拭部位

刮拭颈背部风府穴、天柱穴、大杼穴、身柱穴

【选穴定位】风府：位于项部，当后发际正中直上1寸，枕外隆凸直下，两侧斜方肌之间凹陷处。取此穴时通常采用俯伏、俯卧或正坐的取穴姿势，风府穴位于后颈部，两风池穴连线中点，颈顶窝处。

天柱：位于项部，当枕骨之下，与风府穴相平，胸锁乳突肌与斜方肌上端之间的凹陷处。

大杼：位于背部，当第1胸椎棘突下，旁开1.5寸。取穴时低头，可见颈背部交界处椎骨有一高突，并能随颈部左右摆动而转动者即是第7颈椎，其下为大椎穴。由大椎穴再向下推1个椎骨，其下缘旁开2横指（食、中指）处为取穴部位。

身柱：位于背部，当后正中线上，第3胸椎棘突下凹陷中。

【刮痧体位】可采取坐位，也可采取俯卧姿势，以方便刮拭和自我感觉舒适为宜。

【刮拭方法】放松身体，用面刮法从上向下分段刮拭颈部风府穴至身柱穴；用刮痧板双角部从上向下分段刮拭颈部两侧的天柱穴至大杼穴。

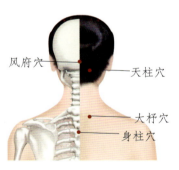
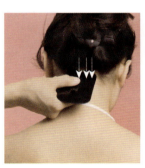
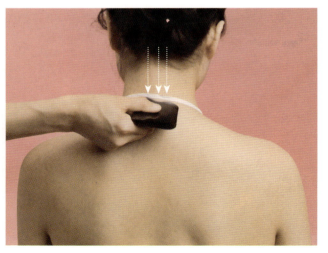

刮拭颈背部风池穴、肩井穴

【选穴定位】风池：位于项部，在枕骨之下，与风府穴相平，胸锁乳突肌与斜方肌上端之间的凹陷处。（或当后头骨下，两条大筋外缘陷窝中，相当于耳垂齐平。）

肩井：位于大椎穴与肩峰连线中点，肩部最高处。取穴时一般采用正坐、俯伏或者俯卧的姿势，此穴位于肩上，前直乳中，当大椎与肩峰端连线的中点，即乳头正上方与肩线交接处。

【刮痧体位】可采取坐位，也可采取俯卧姿势，以方便刮拭和自我感觉舒适为宜。

【刮拭方法】用单角刮法刮拭风池穴，再用面刮法分段刮拭双侧风池穴至肩井穴，重点刮拭肩井穴。刮拭过程中对有疼痛、结节和肌肉紧张僵硬的区域应重点刮拭。

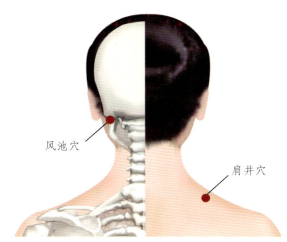

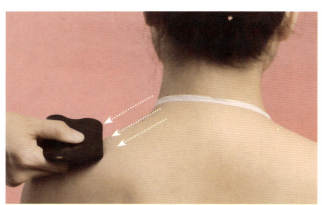

刮拭上肢中渚穴、外关穴

【选穴定位】外关：位于前臂背侧，当阳池与肘尖的连线上，腕背横纹上2寸，尺骨与桡骨之间。

中渚：位于手背第4、5掌指关节后方凹陷中，液门穴直上1寸处。

【刮痧体位】可采取坐位，以方便刮拭和自我感觉舒适为宜。

【刮拭方法】用面刮法从上向下刮拭上肢外关穴；用垂直按揉法按揉手背中渚穴。

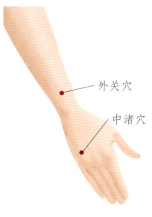
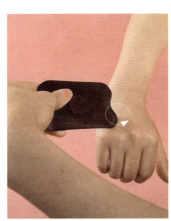

刮拭下肢阳陵泉穴、悬钟穴

【选穴定位】阳陵泉：位于小腿外侧，当腓骨头前下方凹陷处。取穴时，坐位，屈膝成90°，膝关节外下方，腓骨小头前缘与下缘交叉处的凹陷，为取穴部位。

悬钟：位于小腿外侧，当外踝尖上3寸，腓骨前缘。或定于腓骨后缘与腓骨长、短肌之间凹陷处。

【刮痧体位】可采取坐位，以方便刮拭和自我感觉舒适为宜。

【刮拭方法】用面刮法从上向下分段刮拭阳陵泉穴至悬钟穴。

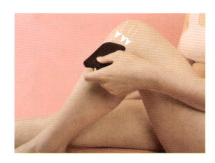
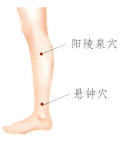

▶ 刮拭提醒

治疗颈椎病，一般刮拭3~7次为1个疗程。刮痧的部位不仅仅局限于"点"和"线"，可随着颈肩病变部位的不同，相应扩大治疗"面"。

温馨小贴士

刮痧疗法对本症有较好的疗效，但要坚持多疗程治疗，以巩固疗效。在预防和护理方面要注意以下几点：

1. 颈椎病患者需定时改变头颈部体位，注意休息，劳逸结合。抬起头并向四周各方向适当地轻轻活动颈部，不要老是让颈椎处于弯曲状态。伏案工作不宜一次持续很长时间，超过2个小时以上的持续低头工作，则难以使颈椎椎间隙内的高压在短时间内得到有效的恢复缓解，这样会加重加快颈椎的退变。

2. 已经有颈椎病症状的患者，应当减少工作量，适当休息。症状较重、发作频繁者，应当停止工作，绝对休息，而且，最好能够卧床休息。这样在颈椎病的治疗期间，有助于提高治疗的效果，促使病情早日缓解，机体早日康复。

3. 颈椎病患者在工作中应该避免长时间吹空调，电风扇。由于颈椎病的发病是多种因素共同作用的结果，寒冷和潮湿容易加重颈椎病的症状。应当尽量减少在气温过低或者寒冷潮湿的条件下长期低头伏案工作的时间，以防止颈椎病症状的出现，或者颈椎病诱发颈肩背部酸痛的症状。

4. 颈椎病患者应当避免参加重体力劳动，提取重物等等，平常应当注意保护颈部，防止其受伤。上肢应该避免提取重物，当上肢提重物时，力量可以经过悬吊上肢的肌肉传递到颈椎，从而使颈椎受到牵拉，增加了颈椎之间的相互压力。颈椎病患者在参加重体力劳动后症状有可能会加重。

的症状。

▶ 重点刮拭部位

刮拭肩背部肩井穴、大椎穴、身柱穴、天宗穴

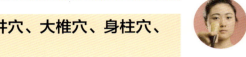

【选穴定位】大椎：位于颈部下端，背部正中线上，第7颈椎棘突下凹陷中。取穴时正坐低头，可见颈背部交界处椎骨有一高突，并能随颈部左右摆动而转动者即是第7颈椎，其下为大椎穴。

肩井：位于大椎穴与肩峰连线中点，肩部最高处。取穴时一般采用正坐、俯伏或者俯卧的姿势，此穴位于肩上，前直乳中，当大椎与肩峰端连线的中点，即乳头正上方与肩线交接处。

身柱：位于背部，当后正中线上，第3胸椎棘突下凹陷中。

天宗：位于肩胛部，当冈下窝中央凹陷处，与第4胸椎相平。取穴时，垂臂，由肩胛冈下缘中点至肩胛下角做连线，上1／3与下2／3交点处为取穴部位，用力按压有明显酸痛感）。

【刮痧体位】可采取坐位，也可以俯卧位，以方便刮拭和自我感觉舒适为宜。

【刮拭方法】用面刮法从内向外刮拭肩井穴，并滑向肩下，对有疼痛和结节的部位重点刮拭；用面刮法从上向下刮拭大椎穴至身柱穴，两侧天宗穴。

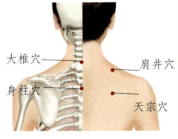
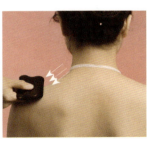

刮拭上肢曲池穴

【选穴定位】曲池：位于肘横纹的外侧端，屈肘时当尺泽与肱骨外上髁连线中点。取穴时，仰掌屈肘成45°，肘关节桡侧，肘横纹头为取穴部位。

【刮痧体位】可采取坐位，以方便刮拭和自我感觉舒适为宜。

【刮拭方法】用面刮法从上向下刮拭上肢曲池穴。

肩周炎

肩周炎又称漏肩风、五十肩、冻结肩，是以肩关节疼痛和活动不便为主要症状的常见病证。早期肩关节呈阵发性疼痛，常因天气变化及劳累而诱发，以后逐渐发展为持续性疼痛，并逐渐加重，昼轻夜重，夜不能寐，不能向患侧侧卧，肩关节向各个方向的主动和被动活动均受限。肩部受到牵拉时，可引起剧烈疼痛。肩关节可有广泛压痛，并向颈部及肘部放射，还可出现不同程度的三角肌的萎缩。中医认为肩周炎之发病与气血不足，外感风寒及闪挫劳伤有关，伤及肩周筋脉，致使气血不通而痛，遂生骨痹，刮拭身体相关穴位，可以温经通络、行气活血，从而改善肩周炎

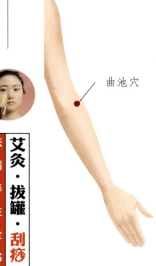
曲池穴

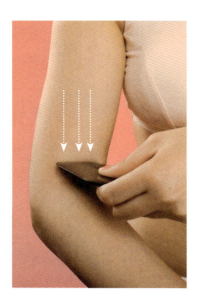

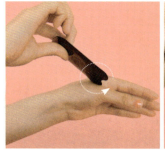
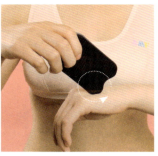

刮拭下肢阳陵泉穴

【选穴定位】阳陵泉：位于小腿外侧，当腓骨头前下方凹陷处。取穴时，坐位，屈膝成90°，膝关节外下方，腓骨小头前缘与下缘交叉处的凹陷，为取穴部位。

【刮痧体位】可采取坐位，以方便刮拭和自我感觉舒适为宜。

【刮拭方法】用面刮法从上向下刮拭阳陵泉穴。

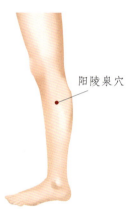
阳陵泉穴

刮拭上肢外关穴、合谷穴、中渚穴

【选穴定位】合谷：位于第1、第2掌骨间，当第2掌骨桡侧的中点处。取穴时，以一手的拇指掌面指关节横纹，放在另一手的拇、食指的指蹼缘上，屈指当拇指尖尽处为取穴部位。

外关：位于前臂背侧，当阳池与肘尖的连线上，腕背横纹上2寸，尺骨与桡骨之间。

中渚：位于手背第四、五掌指关节后方凹陷中，液门穴直上1寸处。

【刮痧体位】可采取坐位，以方便刮拭和自我感觉舒适为宜。

【刮拭方法】用平面按揉法按揉外关穴、合谷穴；用垂直按揉法按揉中渚穴。

▶ 刮拭提醒

刮痧治疗肩周炎一般7次为1个疗程。在进行刮拭时，可适当地让患者活动肩膀，以通经气。

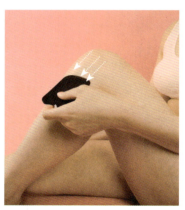

温馨小贴士

刮痧疗法对本症有较好的疗效，但要坚持多疗程治疗，以巩固疗效。在预防和护理方面要注意以下几点：

1. 加强体育锻炼是预防和治疗肩周炎的有效方法，但贵在坚持。如果不坚持锻炼，不坚持做康复治疗，则肩关节的功能难以恢复正常。

2. 营养不良可导致体质虚弱，而体质虚弱又常

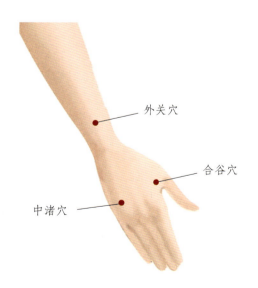
外关穴
合谷穴
中渚穴

导致肩周炎。如果营养补充得比较充分，加上适当锻炼，肩周炎常可不药而愈。

3. 受■常是肩周炎的诱发因素，因此，为了预防肩周炎，中老年人应重视保暖防寒，勿使肩部受■。一旦着■也要及时治疗，切忌拖延不治。

慢性腰痛

腰痛是以腰部一侧或两侧疼痛为主要症状的一种病证。由于劳累、外伤、风湿、受寒等各种原因引起的腰部一侧、两侧或正中部位疼痛。腰为肾之府，足少阴肾经循行"贯脊属肾"，腰痛与肾及腰脊部经脉、经筋、络脉病损相关。腰痛是由多种疾病引起的症候，如腰部肌肉、韧带和关节损伤或病变，某些疾病如风湿病、肾脏疾患、骨骼劳损、腰椎增生乃至盆腔疾患均可致腰痛。刮拭背腰部相关穴位，可以改善腰部血液循环，疏经活络，对腰部肌肉慢性损伤、炎症、骨质增生以及肾虚腰痛有治疗作用；刮拭委阳穴、阴谷穴、委中穴，可疏通膀胱经，对腰部、肾脏和生殖器官起到调节作用，可以治疗各种原因引起的腰部疼痛。

▶ 重点刮拭部位

刮拭背腰部命门穴、肾俞穴、志室穴

【选穴定位】命门：位于腰部，当后正中线上，第2腰椎棘突下凹陷处。取穴时采用俯卧的姿势，指压时，有强烈的压痛感。

肾俞：位于腰部，当第2腰椎棘突下，旁开1.5寸。与肚脐中相对应处即为第2腰椎，其棘突下缘旁开约2横指（食、中指）处为取穴部位。

志室：位于腰部，当第2腰椎棘突下，旁开3寸（与肚脐中相对应处即为第2腰椎，其棘突下缘旁开4横指处为取穴部位）。

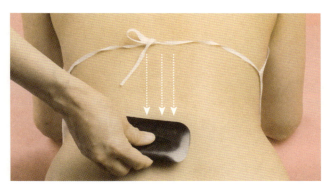

【刮痧体位】可采取俯卧姿势，也可采用坐位，主要以方便刮拭和自我感觉舒适为宜。

【刮拭方法】用面刮法从上向下刮拭命门穴，再分别刮拭两侧肾俞穴、志室穴。

刮拭背腰部腰眼穴

【选穴定位】腰眼：位于腰部，在第4腰椎棘突下，旁开约3.5寸凹陷中。

【刮痧体位】可采取俯卧姿势，也可采用坐位，主要以方便刮拭和自我感觉舒适为宜。

【刮拭方法】用面刮法分别从上向下刮拭两侧腰眼穴。

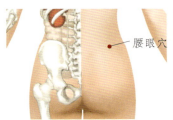
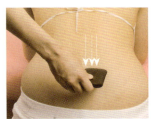

腰眼穴

刮拭下肢委阳穴、阴谷穴、委中穴

【选穴定位】委阳：位于腘横纹外侧端，当股二头肌腱的内侧。取穴时俯卧，在腘横纹外侧端，股二头肌腱内缘取穴。

委中：位于腘横纹中点，当股二头肌肌腱与半腱肌肌腱的中间。

阴谷：位于腘窝内侧，屈膝时，当半腱肌肌腱与半膜肌肌腱之间。

【刮痧体位】可采取俯卧姿势，主要以方便刮拭和自我感觉舒适为宜。

【刮拭方法】用面刮法刮拭下肢委阳穴、阳谷穴、委中穴。也可用拍打法拍打这几处穴位，注意拍打力度由轻渐重，两次拍打要有间歇。

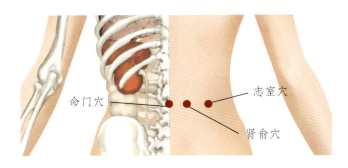

命门穴　志室穴　肾俞穴

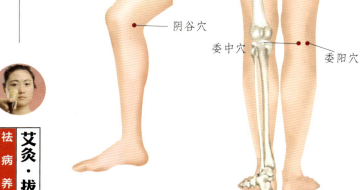

素的作用下，椎间盘的纤维环破裂，髓核组织从破裂之处突出（或脱出）于后方或椎管内，导致相邻脊神经根遭受刺激或压迫，从而产生腰部疼痛，一侧下肢或双下肢麻木、疼痛等一系列临床症状。腰椎间盘突出症以腰4～5、腰5～骶1发病率最高，约占95%。中医认为腰椎间盘突出症是经络不调、气血瘀滞、筋骨失养，血气不通而引起的，多累及督脉和循行于腿部的经脉等。刮拭背部和下肢相关穴，可以温经通络，行气活血，散风止痛。

▶ 重点刮拭部位

刮拭背腰部肾俞穴、命门穴、腰俞穴

【选穴定位】命门：位于腰部，当后正中线上，第2腰椎棘突下凹陷处。取穴时采用俯卧的姿势，指压时，有强烈的压痛感。

肾俞：位于腰部，当第2腰椎棘突下，旁开1.5寸。与肚脐中相对应处即为第2腰椎，其棘突下缘旁开约2横指（食、中指）处为取穴部位。

腰俞：位于骶部，当后正中线上，适对骶管裂孔。（取穴时一般采用俯卧姿势，腰俞穴位于腰部，臀沟分开处即是。）

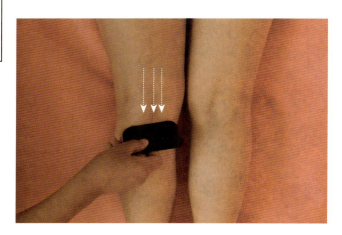

▶ 刮拭提醒

刮痧法治疗腰痛，一般10次为1个疗程。注意，不明的腰痛应先查明原因，如有器质性疾病，应先治本。

温馨小贴士

预防腰痛应避免坐卧湿地，若涉水、淋雨或身劳汗出后即应换衣擦身，暑天湿热郁蒸时应避免夜宿室外或贪冷喜水。勿事勉力举重，不作没有准备动作的剧烈运动。本证本在肾虚，故应避免房事及劳役过度。腰痛的护理，可作自我按摩，活动腰部，打太极拳，勤洗澡或用热水洗澡。

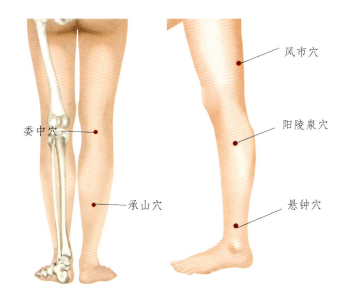

腰椎间盘突出

腰椎间盘突出症是较为常见的疾患之一，主要是因为腰椎间盘各部分（髓核、纤维环及软骨板），尤其是髓核，有不同程度的退行性改变后，在外力因

【刮痧体位】可采取坐位或俯卧姿势，主要是以方便刮拭和自我感觉舒适为宜。

【刮拭方法】用面刮法从上向下刮拭背部肾俞穴、命门穴、腰俞穴。

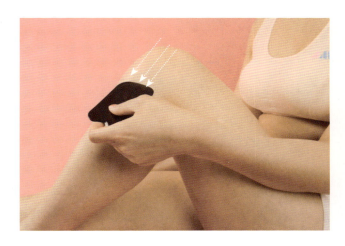

刮拭下肢风市穴、阳陵泉穴、委中穴、承山穴、悬钟穴

【选穴定位】委中：位于腘横纹中点，当股二头肌肌腱与半腱肌肌腱的中间。

承山：位于小腿后面正中，委中与昆仑之间，当伸直小腿或足跟上提时腓肠肌肌腹下出现尖角凹陷处。腘横纹中点至外踝尖平齐处连线的中点为取穴部位。

风市：位于大腿外侧部的中线上，当腘横纹上七寸，或直立垂手时，中指尖处。

阳陵泉：位于小腿外侧，当腓骨头前下方凹陷处。取穴时，坐位，屈膝成 90°，膝关节外下方，腓骨小头前缘与下缘交叉处的凹陷，为取穴部位。

悬钟：位于小腿外侧，当外踝尖上 3 寸，腓骨前缘。或定于腓骨后缘与腓骨长、短肌之间凹陷处。

【刮痧体位】刮拭下肢风市穴时可采用侧卧位。其余部位刮拭时，可采取坐位或俯卧姿势，主要是以方便刮拭和自我感觉舒适为宜。

【刮拭方法】以面刮法从上向下刮拭风市穴、阳陵泉穴、委中穴、承山穴、悬钟穴。

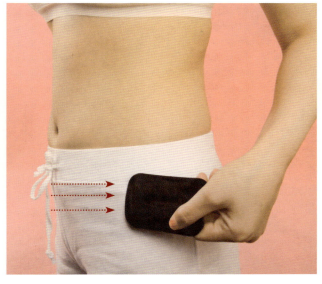

刮拭下肢环跳穴、承扶穴

【选穴定位】环跳：位于股外侧部，侧卧屈股，当股骨大转子最凸点与骶骨裂孔连线的外 1／3 与中 1／3 交点处。取穴时，侧卧位，下面的腿伸直，以拇指指关节横纹按在大转子头上，拇指指向尾骨尖端，当拇指尖所指处为取穴部位。

承扶：位于大腿后面，臀下横纹的中点。

【刮痧体位】刮拭下肢环跳穴、阳陵泉穴时可采用侧卧位，主要是以方便刮拭和自我感觉舒适为宜。

【刮拭方法】以面刮法从里向外刮拭环跳穴、承扶穴。

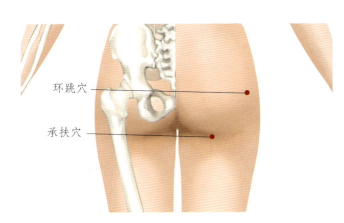

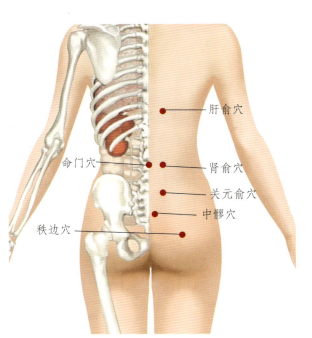

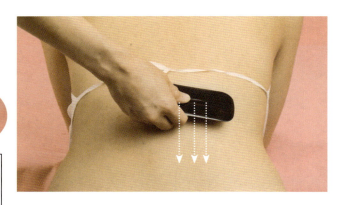

刮拭提醒

治疗腰椎间盘突出，一般10次为1个疗程。刮拭力度要以患者感觉舒适为宜，对选择的刮痧的部位反复刮痧，直至刮拭出痧斑为止。

温馨小贴士

腰椎间盘突出症是在退行性变基础上积累伤所致，积累伤又会加重椎间盘的退变，因此预防的重点在于减少积累伤。平时要有良好的坐姿，睡眠时的床不宜太软。长期伏案工作者需要注意桌、椅高度，定期改变姿势。职业工作中需要常弯腰动作者，应定时伸腰、挺胸活动，并使用宽的腰带。应加强腰背肌训练，增加脊柱的内在稳定性，长期使用腰围者，尤其需要注意腰背肌锻炼，以防止失用性肌肉萎缩带来不良后果。如需弯腰取物，最好采用屈髋、屈膝下蹲方式，减少对腰椎间盘后方的压力。

坐骨神经痛

坐骨神经痛以疼痛放射至一侧或双侧臀部、大腿后侧为特征，是由于坐骨神经根受压所致。疼痛可以是锐痛，也可以是钝痛，有刺痛，也有灼痛，可以是间断的，也可以是持续的。通常只发生在身体一侧，可因咳嗽、喷嚏、弯腰、举重物而加重。中医认为坐骨神经痛与肝肾亏虚有关。如果病人血气虚弱，肝肾亏虚，加上劳累过度或有外感寒湿之邪导致寒湿闭阻经脉，血气瘀滞而形成坐骨神经痛。刮拭背腰部和下肢相关穴位可以清热利湿，疏经活络，散风止痛，有效缓解症状。

▶ 重点刮拭部位

刮拭背腰部肝俞穴、肾俞穴、命门穴、关元俞穴、中髎穴、秩边穴

【选穴定位】肝俞：位于背部，当第9胸椎棘突下，旁开1.5寸。由平双肩胛骨下角之椎骨（第7胸椎），往下推2个椎骨，即第9胸椎棘突下缘，旁开约2横指（食、中指）处为取穴部位。

肾俞：位于腰部，当第2腰椎棘突下，旁开1.5寸。与肚脐中相对应处即为第2腰椎，其棘突下缘旁开约2横指（食、中指）处为取穴部位。

命门：位于腰部，当后正中线上，第2腰椎棘突下凹陷处。取穴时采用俯卧的姿势，指压时，有强烈的压痛感。

关元俞：位于身体骶部，当第5腰椎棘突下，左右旁开2指宽处。

中髎：位于骶部，当次髎下内方，适对第4骶后孔处。

秩边：位于臀部，平第4骶后孔，骶正中嵴旁开3寸。取穴时，俯卧位，胞肓直下，在骶管裂孔旁开3寸处取穴。

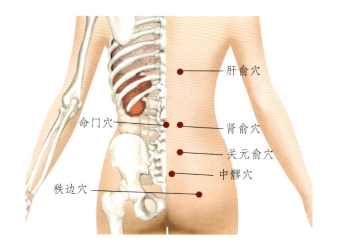

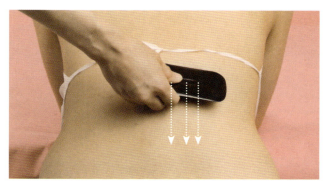

【刮痧体位】可采用坐位或俯卧姿势，以方便刮拭与自我感觉舒适为宜。

【刮拭方法】以面刮法从上向下刮拭腰背部肝俞穴、肾俞穴、命门穴、关元俞穴、中髎穴、秩边穴。

刮拭下肢环跳穴、风市穴

【选穴定位】环跳：位于股外侧部，侧卧屈股，当股骨大转子最凸点与骶骨裂孔连线的外1/3与中1/3交点处。取穴时，侧卧位，下面的腿伸直，以拇指指关节横纹按在大转子头上，拇指指向尾骨尖端，当拇指尖所指处为取穴部位。

风市：位于大腿外侧部的中线上，当腘横纹上七寸，或直立垂手时，中指尖处。

【刮痧体位】可采用侧卧位，以方便刮拭与自我感觉舒适为宜。

【刮拭方法】以面刮法从里向外刮拭环跳穴，再以面刮法从上向下刮拭风市穴。

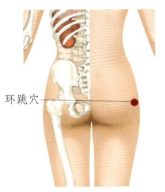
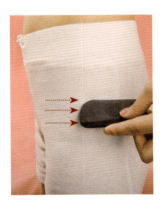
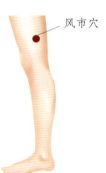
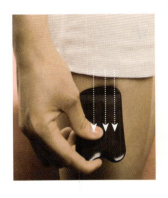

刮拭下肢委中穴、承山穴

【选穴定位】委中：位于腘横纹中点，当股二头肌肌腱与半腱肌肌腱的中间。

承山：位于小腿后面正中，委中与昆仑之间，当伸直小腿或足跟上提时腓肠肌肌腹下出现尖角凹陷

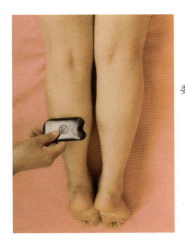
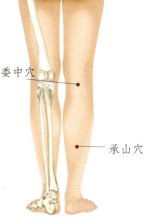

处。腘横纹中点至外踝尖平齐处连线的中点为取穴部位。

【刮痧体位】可采用坐位或俯卧姿势，以方便刮拭与自我感觉舒适为宜。

【刮拭方法】以面刮法从上向下刮拭委中穴、承山穴。

▶ 刮拭提醒

刮痧治疗坐骨神经痛一般7次为1个疗程，可明显减轻疼痛。只表现为臀部或腿部某一部分疼痛的患者，在侧重病变部位刮拭治疗的同时，也不应忽视整体刮痧治疗。

温馨小贴士

在家可适当做伸延运动来减少疼痛和预防坐骨神经痛，但是，因为人和人的不同，每个人的运动也有所不同。对我们大多数人来说，行走和游泳可强化后背肌肉。坐着、站着和躺着的方式可能有重要影响。如果长时间站立，你的头应该向前，背部应该挺直。均匀分配两脚重力，保持腿部直立。坐着时你的腰背部应该有支撑，背部保持伸直状态。臀部略高于膝部，让脊椎下部自然弯曲，给予神经活动的充足空间，脚应该平放于地面——如必要使用一个脚凳。如果感觉舒服的话，使用一个小垫子或者成卷的毛巾支撑腰背部。过去，那些背痛的人被要求睡硬床垫，但是有研究显示，选择硬度适中的床垫最好。如果你的床垫太软，那就在床基上面和床垫下面放一个硬板。使用枕头支撑你的头部，但是，要确保你的颈部不会大角度上扬。

痔疮

痔疮是指直肠下端黏膜和肛管远侧段皮下的静脉曲张团块呈半球状隆起的肉球。如发生在肛门内的叫内痔，在肛门外的叫外痔，内外均有的为混合痔。外痔在肛门边常有增生的皮瓣，发炎时疼痛；内痔便后可见出血，颜色鲜红，附在粪便外部；痔核可出现肿胀、疼痛、瘙痒、流水、出血等，大便时会脱出肛门。中医认为痔疮是由于热迫血下行，瘀结不散所致。在相关穴位刮痧可以疏散风邪、培元补气，对病症的治疗有很好的疗效。刮拭头部百会穴可以疏散风邪，配腰俞、长强、关元、中极可清湿热、培元气，有助治疗痔疮；手三里穴、下廉穴为大肠经上穴位，可清热散风，和胃利肠；血海穴配三阴交穴可调和气血，宣通下焦，有助于治疗痔疮。

▶ 重点刮拭部位

刮拭头部百会穴

【选穴定位】百会：位于头部，当前发际正中直上5寸，或两耳尖连线的中点处。让患者采用正坐的姿势，可以通过两耳角直上连线中点，来简易取此穴。

【刮痧体位】可采取坐位，以方便刮拭与自我感觉舒适为宜。

【刮拭方法】放松身体，用单角刮法刮拭头顶百会穴。

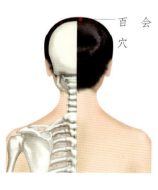
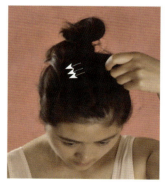

刮拭背腰部痔疮穴、腰俞穴、长强穴、关元穴、中极穴

【选穴定位】痔疮：位于前臂伸侧面，尺挠骨之间，前臂背侧腕关节至肘关节连线的上1/3处。

腰俞：位于骶部，当后正中线上，适对骶管裂孔。取穴时一般采用俯卧姿势，腰俞穴位于腰部，臀沟分开处即是。

长强：位于尾骨尖端下，尾骨尖端与肛门连线的中点处。取穴时，跪伏或胸膝位，于尾骨尖与肛门连线之中点取穴。

关元：位于下腹部，前正中线上，在脐中下3寸。

中极：位于下腹部，前正中线上，当脐中下4寸。

【刮痧体位】背胸部刮拭可分别采用俯卧位与仰卧位，以方便刮拭与自我感觉舒适为宜。

【刮拭方法】以面刮法刮拭背部腰俞穴至长强穴，及腰部奇穴痔疮穴。然后用面刮法从上向下刮拭腹部关元穴至中极穴。

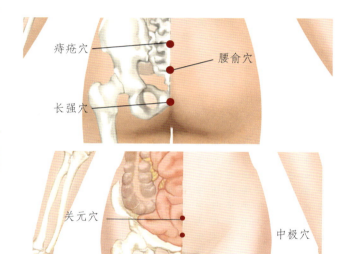

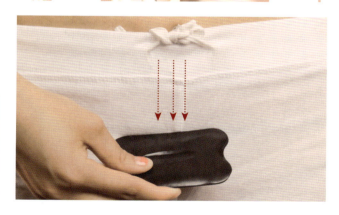

刮拭上肢手三里穴、下廉穴、商阳穴

【选穴定位】手三里：位于前臂背面桡侧，当阳溪与曲池连线上，肘横纹下2寸。

下廉：位于前臂背面桡侧，当阳溪与曲池连线上，肘横纹下4寸处。

商阳：位于手食指末节桡侧，距指甲角0.1寸。

【刮痧体位】采取坐位，以方便刮拭与自我感觉舒适为宜。

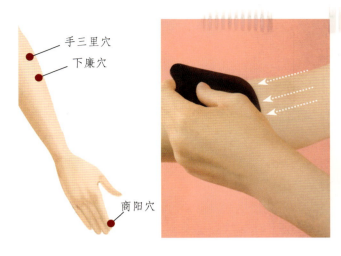

【刮拭方法】以面刮法刮拭上肢手三里穴至下廉穴。

刮拭下肢血海穴、三阴交穴

【选穴定位】**血海**：位于大腿内侧，髌底内侧端上2寸，当股四头肌内侧头的隆起处。取穴时，坐位，屈膝成90°，医者立于患者对面，用左手掌心对准右髌骨中央，手掌伏于其膝盖上，拇指尖所指处为取穴部位。

三阴交：位于小腿内侧，当足内踝尖上3寸，胫骨内侧缘后方。取穴时以手4指并拢，小指下边缘紧靠内踝尖上，食指上缘所在水平线在胫骨后缘的交点，为取穴部位。

【刮痧体位】可采取坐位，以方便刮拭与自我感觉舒适为宜。

【刮拭方法】用面刮法刮拭下肢血海穴和三阴交穴。

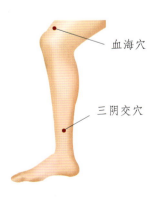
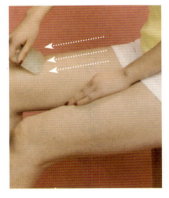

▶ 刮拭提醒

刮痧治疗痔疮，一般7次为1个疗程。患者还要注意养成便后清洗肛门的习惯，这对及早治愈病症十分重要。

温馨小贴士　痔疮患者在平时要多注意饮食的调节，多喝水，多吃富含膳食纤维的食物，并且养成定时排便的好习惯。此外，要避免久坐久站，还要加强锻炼，因为体育锻炼有益于血液循环，可以调和人体气血，促进胃肠蠕动，改善盆腔充血，防止大便秘结，能有效预防痔疮。

类风湿性关节炎

类风湿性关节炎是一种以关节病变为主要特征的慢性、全身性、免疫系统异常的疾病。早期有游走性的关节疼痛、肿胀和功能障碍，晚期则出现关节僵硬、畸形、肌肉萎缩和功能丧失。本病多发于青壮年人群，女性多于男性，起病缓慢，前期有反复性的上呼吸道感染史，而后先有单个关节疼痛，然后发展成多个关节疼痛；病变常从四肢远端的小关节开始，且左右基本对称；病程大多迁延多年，在进程中有多次缓解和复发交替的特点，有时缓解期可持续很长时间。中医认为，本病属"痹证"范畴，该病主要是由风寒湿邪，气血失运，经络痹阻所致，刮拭身体相关穴位，可以散寒除湿，温经通络，行气活血，从而达到治疗的目的。

▶ 重点刮拭部位

刮拭背腰部大椎穴、腰俞穴

【选穴定位】**大椎**：位于颈部下端，背部正中线上，第7颈椎棘突下凹陷中。取穴时正坐低头，可见颈背部交界处椎骨有一高突，并能随颈部左右摆动而转动者即是第7颈椎，其下为大椎穴。

腰俞：位于骶部，当后正中线上，适对骶管裂孔。（取穴时一般采用俯卧姿势，腰俞穴位于腰部，臀沟分开处即是。）

【刮痧体位】采用俯卧位或坐位，以方便刮拭与自我感觉舒适为宜。

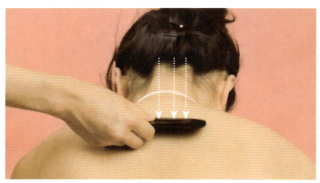
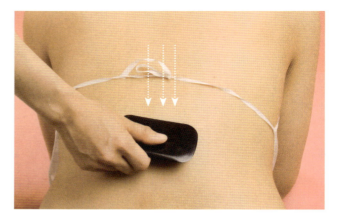

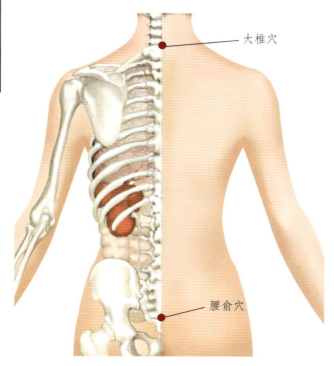

自我感觉舒适为宜。

【刮拭方法】以面刮法从上向下刮拭肾俞穴。

刮拭肘关节与膝关节疼痛点

【刮痧体位】刮拭肘关节与膝关节时可采用坐位。

【刮拭方法】寻找肘关节与膝关节疼痛点，以面刮法从上向下或从里向外做重点刮拭。

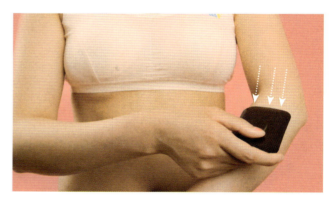

【刮拭方法】用面刮法从上向下刮拭大椎穴至腰俞穴段。

刮拭背腰部肾俞穴

【选穴定位】肾俞：位于腰部，当第2腰椎棘突下，旁开1.5寸。与肚脐中相对应处即为第2腰椎，其棘突下缘旁开约2横指（食、中指）处为取穴部位。

【刮痧体位】采用俯卧位或坐位，以方便刮拭与

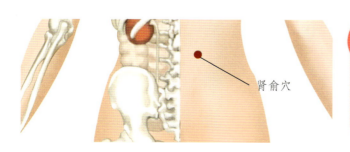

▶ 刮拭提醒

刮痧治疗类风湿性关节炎一般10次为一个疗程，应同时配合药物治疗。一般刮拭治疗1个疗程便可明显减轻疼痛。

温馨小贴士　到目前为止，类风湿关节炎的发病原因还没有彻底明确，所以，还缺乏明确的预防措施。以下是根据国内外有关文献及医生的临床经验，提出的一些预防措施：

1. 加强锻炼，增强身体素质。经常参加体育锻

炼或生产劳动，如保健体操、练气功、太极拳、做广播体操、散步等，凡是能坚持体育锻炼的人，身体就强壮，抗病能力就强，很少患病，抗御风寒湿邪侵袭的能力比一般没经过体育锻炼者强得多。《内经》说过的"正气存内，邪不可干"、"邪之所凑、其气必虚"，正是这个道理。

2. 避免受风、受潮、受寒。大部分患者发病前或疾病复发前都有受■、受潮等病史，提出了这些因素在本病的发生发展过程中起着重要作用。春季雨水较多，是"百病好发"之际，也是类风湿性关节炎的好发季节，要防止受寒、淋雨和受潮，关节处要注意保暖，不穿湿衣、湿鞋、湿袜等。夏季不要贪■、空调不能直吹、不要暴饮冷饮等，秋冬季节要防止受风寒侵袭，注意保暖是最重要的。

3. 注意劳逸结合。活动与休息要适度，过于疲劳，人的免疫力也会随之下降，容易引发一些疾病。

4. 保持精神愉快。疾病的发生与发展与人的精神活动状态有密切的关系。保持精神愉快也是预防类风湿关节炎的一个方面，遇事要注意不可过于激动或长期闷闷不乐。要善于节制不良情绪，努力学习，积极工作，心胸开阔，生活愉快，进而使身体健康，要记住"正气存内，邪不可干"。保持正常的心理状态，对维持机体的正常免疫功能是重要的。

5. 预防和控制感染。实验研究表明细菌或病毒的感染可能是诱发类风湿关节炎的发病因素之一，有些类风湿性关节炎是在患了扁桃体炎、咽喉炎、鼻窦炎、慢性胆囊炎、龋齿等感染性疾病之后而发病的。所以，预防感染和控制体内的感染病灶也是重要的。

膝关节痛

膝关节疼痛的常见症状包括疼痛、胀痛、僵硬，上下楼梯、蹲下和站起来等动作难以完成。当气温变化大时，患者的膝部也会有明显的不适感。本症见于风湿性或类风湿性关节炎、膝关节韧带损伤、膝关节半月板损伤、膝关节骨质增生、关节周围纤维组织炎等，其他凡是因寒、热、风、湿等因素而引起的膝关节痛，中医认为该病属于"痹症"范畴。刮拭腿腰相关经穴可祛风散寒，活血通络，能有效治疗关节疼痛。其中膝眼穴与鹤顶穴是治疗膝关节疼痛的奇效穴，有通利关节、祛风除湿、活络止痛、强壮腰膝的作用。

▶ 重点刮拭部位

刮拭下肢膝眼穴

【选穴定位】膝眼：位于髌韧带两侧凹陷处；内侧的称内膝眼，外侧的称外膝眼。

【刮痧体位】可采取坐位，以方便刮拭和自我感觉舒适为宜。

【刮拭方法】用点按法点按双膝膝眼穴。

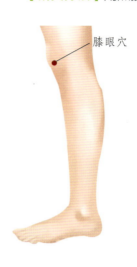
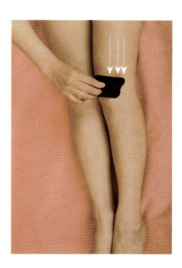

刮拭下肢鹤顶穴

【选穴定位】鹤顶：位于膝上部，屈膝，髌底的中点上方凹陷处。

【刮痧体位】可采取坐位，以方便刮拭和自我感觉舒适为宜。

【刮拭方法】用面刮法从鹤顶穴上方向膝下方滑动刮拭。

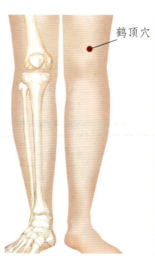
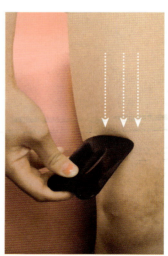

刮拭下肢梁丘穴、足三里穴、膝阳关穴、阳陵泉穴

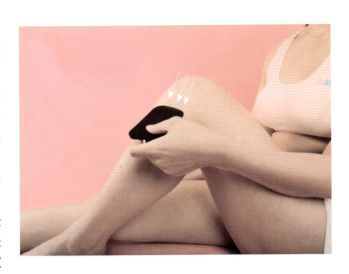

【选穴定位】梁丘：位于大腿前面，当髂前上棘与髌底外侧端连线上，髌底上2寸。取穴时，下肢用力蹬直，髌骨外上缘上方可见一凹陷，此凹陷正中处为取穴部位。

膝阳关：位于膝外侧，当股骨外上髁上方的凹陷处。

足三里：位于小腿前外侧，当犊鼻下3寸，距胫骨前缘1横指（中指）。取穴时，站位，用同侧手张开虎口围住髌骨上外缘，余4指向下，中指尖处为取穴部位。

阳陵泉：位于小腿外侧，当腓骨头前下方凹陷处。取穴时，坐位，屈膝成90°，膝关节外下方，腓骨小头前缘与下缘交叉处的凹陷，为取穴部位。

【刮痧体位】可采取坐位，以方便刮拭和自我感觉舒适为宜。

【刮拭方法】以面刮法从上向下刮拭膝关节外上方梁丘穴，再刮拭足三里穴，膝阳关穴至阳陵泉穴。

刮拭下肢血海穴、阴陵泉穴

【选穴定位】血海：位于大腿内侧，髌底内侧端上2寸，当股四头肌内侧头的隆起处。取穴时，坐位，屈膝成90°，医者立于患者对面，用左手掌心对准右髌骨中央，手掌伏于其膝盖上，拇指尖所指处为取穴部位。

阴陵泉：位于小腿内侧，当胫骨内侧髁后下方凹陷处。取穴时，坐位，用拇指沿小腿内侧骨内缘（胫骨内侧）由下往上推，至拇指抵膝关节下时，胫骨向内上弯曲之凹陷为取穴部位。

【刮痧体位】可采取坐位，以方便刮拭和自我感觉舒适为宜。

【刮拭方法】用面刮法从上向下刮拭血海穴、阴陵泉穴。

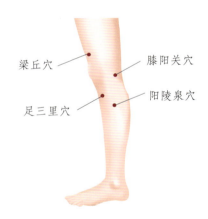

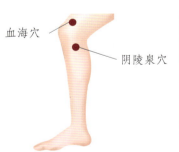

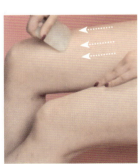

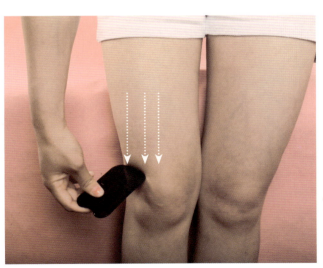

▶ 刮拭提醒

刮痧治疗膝关节痛，一般10次为1个疗程，应配合药物治疗，疗效显著。初次治疗后，如患者疼痛加重，应及时就医，进行适当的对症处理。

> 平常做适量的揉膝动作锻炼膝盖，肌肉会更加强壮，膝关节可以承受更多压力，避免膝盖酸疼，腿膝无力的情形出现。经常揉膝会增强肝肾功能，能使关节液分泌增多，关节滑利，强健韧带功能，起到矫正关节畸形、增宽关节间隙和增强关节周围软组织张力和弹性的作用，从而消除病症，恢复关节功能，且疗效显著。

腓肠肌痉挛

腓肠肌痉挛，即"小腿抽筋"。是痛性痉挛中最常见的一种，其特点是腓肠肌突然发作的强直性痛性痉挛、牵掣、痛如扭转，持续数十秒至数分钟或更久，其痛楚难以名状。中医认为，该病发病原因，多由肝血不足，筋脉失养，或受风冷寒湿之邪侵袭所致，点按人中可快速缓解腓肠肌痉挛；液门穴有调通水气的功效；承筋穴、承山穴是最靠近腓肠肌的穴位，可舒筋活血，主治小腿转筋；刮拭阳陵泉至悬钟、阴陵泉至三阴交均可通调水湿，通筋活络。

▶ 重点刮拭部位

刮拭头部人中穴

【选穴定位】人中：位于上嘴唇沟的上 1/3 与下 2/3 交界处，为急救昏厥要穴。

【刮痧体位】采取坐位或俯卧位，以方便刮拭和自我感觉舒适为宜。

【刮拭方法】放松身体，持刮痧板，以点按法用重力连续点按鼻唇沟人中穴。

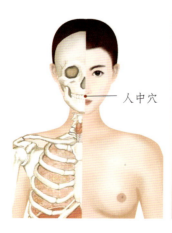
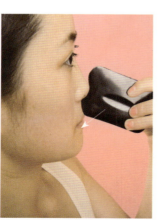

刮拭手部液门穴

【选穴定位】液门：位于手背部，当第4、5指间，指蹼缘后方赤白肉际处。

【刮痧体位】采取坐位或俯卧位，以方便刮拭和自我感觉舒适为宜。

【刮拭方法】用垂直按揉法按揉手背液门穴。

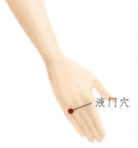
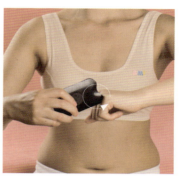

刮拭下肢委中穴

【选穴定位】委中：位于腘横纹中点，当股二头肌肌腱与半腱肌肌腱的中间。

【刮痧体位】采用俯卧位，以方便刮拭和自我感觉舒适为宜。

【刮拭方法】涂抹适量刮痧油，以面刮法自上而下刮拭膝窝部委中穴。

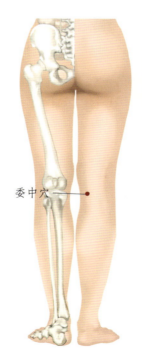
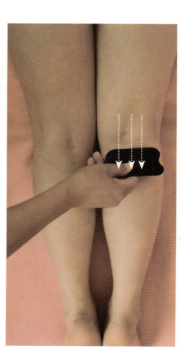

刮拭下肢阳陵泉穴、悬钟穴、承筋穴、承山穴、阴陵泉穴、三阴交穴

【选穴定位】承筋：位于小腿后面，当委中与承山的连线上，腓肠肌肌腹中央，委中下5寸。

承山：位于小腿后面正中，委中与昆仑之间，当伸直小腿或足跟上提时腓肠肌肌腹下出现尖角凹陷处。腘横纹中点至外踝尖平齐处连线的中点为取穴部位。

阴陵泉：位于小腿内侧，当胫骨内侧髁后下方凹陷处。取穴时，坐位，用拇指沿小腿内侧骨内缘（胫骨内侧）由下往上推，至拇指抵膝关节下时，胫骨向内上弯曲之凹陷为取穴部位。

三阴交：位于小腿内侧，当足内踝尖上3寸，胫骨内侧缘后方。取穴时以手4指并拢，小指下边缘紧靠内踝尖上，食指上缘所在水平线在胫骨后缘的交点，为取穴部位。

阳陵泉：位于小腿外侧，当腓骨头前下方凹陷处。取穴时，坐位，屈膝成90°，膝关节外下方，腓骨小头前缘与下缘交叉处的凹陷，为取穴部位。

悬钟：位于小腿外侧，当外踝尖上3寸，腓骨前缘。或定于腓骨后缘与腓骨长、短肌之间凹陷处。

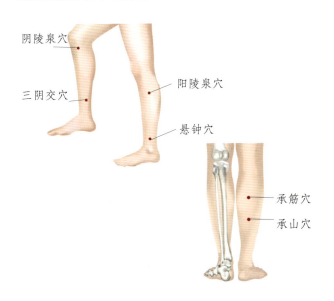

【刮痧体位】刮拭承山穴可采用俯卧位，其他部位刮痧时均可采取坐位或俯卧位，以方便刮拭和自我感觉舒适为宜。

【刮拭方法】用面刮法自上而下刮拭承筋穴至承山穴。以同样方法刮拭阳陵泉穴至悬钟穴，及阴陵泉穴至三阴交穴。

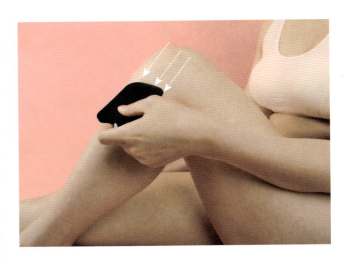

刮拭提醒

急性腓肠肌痉挛刮痧1次即可见效，病程长的需要刮拭治疗3~5次以上。刮拭力度要轻柔，不必非要刮出紫色痧斑，淡红色即可。

温馨小贴士 容易出现腓肠肌痉挛的患者，平时要加强锻炼，注意下肢保暖（可在睡前用热水烫脚），每日对小腿肌肉进行按摩，促进局部血液循环。还要多补充一些含钙量高的营养食品，如牛奶、大豆、虾米、芝麻酱、海带等，也可在食品中加骨粉、乳酸钙等钙盐，必要时也可补充一些维生素E。

足跟痛

足跟痛又称脚跟痛。足跟一侧或两侧疼痛，不红不肿，行走不便。是由于足跟的骨质、关节、滑囊、筋膜等处病变引起的疾病。足跟痛症多见于中、老年人，轻者走路、久站才出现疼痛，重者足跟肿胀，不能站立和行走，平卧时亦有持续酸胀或刺样、灼热样疼痛，疼痛甚至牵涉及小腿后侧。病因与骨质增生、跗骨窦内软组织劳损，跟骨静脉压增高等因素有关。中医认为，足跟痛多属肝肾阴虚、痰湿、血热等因所致。肝主筋、肾主骨，肝肾亏虚，筋骨失养，复感风寒湿邪或慢性劳损便导致经络瘀滞，气血运行受阻，使筋骨肌肉失养而发病。刮拭大陵穴与足部相关穴位，可以疏通局部经脉气血，调节阳气，益肾补虚，从而达到治疗足跟部疼痛的目的。

▶ 重点刮拭部位

刮拭上肢大陵穴

【选穴定位】大陵：位于腕掌横纹的中点处，当掌长肌腱与桡侧腕屈肌腱之间。

【刮痧体位】可采取坐位，以方便刮拭和自我感觉舒适为宜。

【刮拭方法】放松身体，以面刮法从上向下刮拭患侧上肢大陵穴。

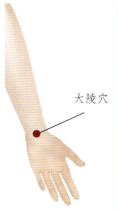
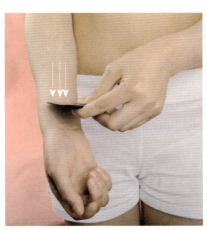

刮拭下肢委中穴、承山穴、跗阳穴、申脉穴

【选穴定位】委中：位于腘横纹中点，当股二头肌肌腱与半腱肌肌腱的中间。

申脉：位于足外侧部位，脚外踝中央下端1cm凹处。

承山：位于小腿后面正中，委中与昆仑之间，当伸直小腿或足跟上提时腓肠肌肌腹下出现尖角凹陷处。腘横纹中点至外踝尖平齐处连线的中点为取穴部位。

跗阳：位于小腿后面，外踝后，昆仑穴直上3寸。

【刮痧体位】可采取坐位，以方便刮拭和自我感觉舒适为宜。

【刮拭方法】以面刮法从上向下刮拭患侧下肢委中穴至承山穴、跗阳穴至申脉穴。

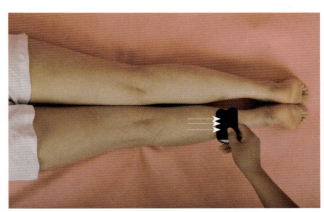
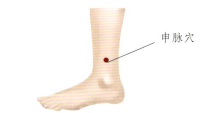
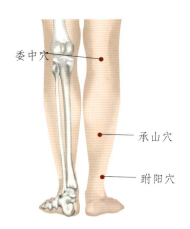

刮拭下肢太溪穴、水泉穴、照海穴

【选穴定位】太溪：位于足内侧内踝后方，当内踝尖与跟腱之间的凹陷处。由足内踝尖向后推至凹陷处（大约当内踝尖与跟腱间之中点）为取穴部位。

照海：在足内侧，内踝尖下方凹陷处。

水泉：位于足内侧，内踝后下方，当太溪直下1寸，跟骨结节的内侧凹陷处。

【刮痧体位】可采取坐位，以方便刮拭和自我感觉舒适为宜。

【刮拭方法】用平面按揉法刮拭患侧足部太溪穴、水泉穴，照海穴。

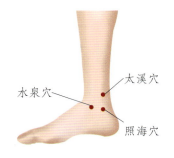

第三章 外科疾病的刮痧疗法

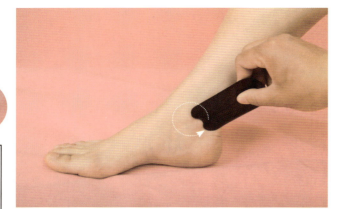

以理疗，可以减轻局部炎症，缓解疼痛；当有持续性疼痛时，应该口服一些非甾体类抗炎镇痛药物治疗；如果疼痛剧烈，严重影响行走时，局部封闭治疗是疗效最快的治疗方法。

老年性骨质疏松症

老年性骨质疏松症是指发生在老年和绝经期后妇女的骨质疏松症。最常见的症状是腰痛，疼痛沿脊柱向两侧扩散，仰卧位或坐位时疼痛减轻，直立后疼痛加剧，日间疼痛减轻，夜间和清晨醒来时疼痛加重，弯腰、肌肉运动、咳嗽和大便用力疼痛亦加重。中医认为老年性骨质疏松症的主要病机是肾虚，并与肝肾阴虚、脾胃虚弱、外邪侵袭、瘀血痰浊等因素关系密切。刮拭腰部及下肢相关穴位，能够起到补肾益精填髓的功效，从而达到治疗的目的。

▶ 重点刮拭部位

刮拭腰部命门穴、肾俞穴、志室穴、腰阳关穴

刮拭足底涌泉穴

【选穴定位】涌泉：位于足前部凹陷处第2、3趾趾缝纹头端与足跟连线的前1/3处。取穴时，可采用正坐或仰卧、跷足的姿势。

【刮痧体位】可采取坐位，以方便刮拭和自我感觉舒适为宜。

【刮拭方法】以单角刮法刮拭患侧足底涌泉穴。

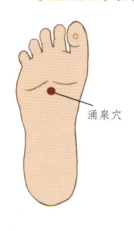
涌泉穴

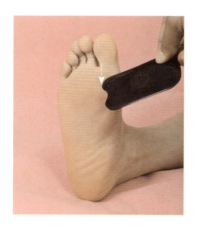

【选穴定位】肾俞：位于腰部，当第2腰椎棘突下，旁开1.5寸。与肚脐中相对应处即为第2腰椎，其棘突下缘旁开约2横指（食、中指）处为取穴部位。

命门：位于腰部，当后正中线上，第2腰椎棘突下凹陷处。取穴时采用俯卧的姿势，指压时，有强烈的压痛感。

志室：位于腰部，当第2腰椎棘突下，旁开3寸（与肚脐中相对应处即为第2腰椎，其棘突下缘旁开4横指处为取穴部位）。

▶ 刮拭提醒

刮痧治疗足跟痛一般7次为1个疗程。刮拭时手法要轻柔、适度。

温馨小贴士：足跟痛患者平时尽量避免穿着软的薄底布鞋；在足跟部应用厚的软垫保护，也可以应用中空的跟痛垫来空置骨刺部位，以减轻局部摩擦、损伤；经常做脚底蹬踏动作，增强跖腱膜的张力，加强其抗劳损的能力，减轻局部炎症；温水泡脚，有条件时辅

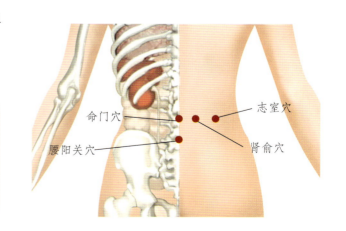
命门穴　　志室穴
腰阳关穴　　肾俞穴

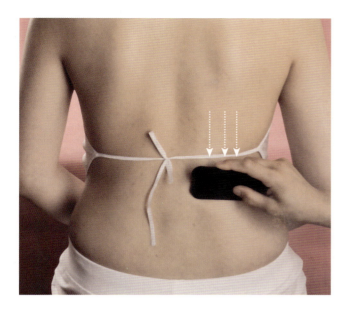

腰阳关：位于腰部，当后正中线上，第4腰椎棘突下凹陷中。取穴时，俯卧位，腰部两髂嵴连线与后正中线相交处为取穴部位。

【刮痧体位】采取坐位或俯卧位，以方便刮拭和自我感觉舒适为宜。

【刮拭方法】以面刮法从上向下刮拭腰部命门穴、两侧肾俞穴与志室穴、腰阳关穴。

刮拭下肢承扶穴、委中穴、承山穴

【选穴定位】承扶：位于大腿后面，臀下横纹的中点。

委中：位于腘横纹中点，当股二头肌肌腱与半腱肌肌腱的中间。

承山：位于小腿后面正中，委中与昆仑之间，当伸直小腿或足跟上提时腓肠肌肌腹下出现尖角凹陷处。腘横纹中点至外踝尖平齐处连线的中点为取穴部位。

【刮痧体位】可采用俯卧位，以方便刮拭和自我感觉舒适为宜。

【刮拭方法】以面刮法由里而外刮拭承扶穴，再以面刮法从上向下刮拭委中穴、承山穴。

刮拭下肢阳陵泉穴、三阴交穴

【选穴定位】阳陵泉：位于小腿外侧，当腓骨头前下方凹陷处。取穴时，坐位，屈膝成90°，膝关节外下方，腓骨小头前缘与下缘交叉处的凹陷，为取穴部位。

三阴交：位于小腿内侧，当足内踝尖上3寸，胫骨内侧缘后方。取穴时以手4指并拢，小指下边缘紧靠内踝尖上，食指上缘所在水平线在胫骨后缘的交点，为取穴部位。

【刮痧体位】采取坐位或俯卧位，以方便刮拭和自我感觉舒适为宜。

【刮拭方法】以面刮法从上向下刮拭下肢阳陵泉穴、三阴交穴。

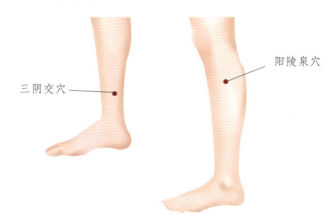

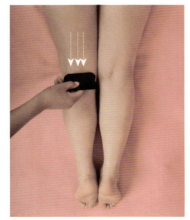

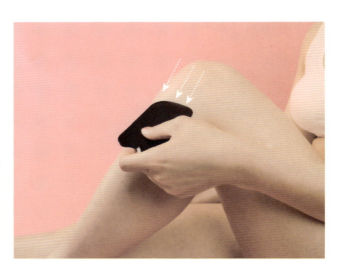

刮拭下肢太溪穴

【选穴定位】太溪：位于足内侧内踝后方，当内踝尖与跟腱之间的凹陷处。由足内踝尖向后推至凹陷处（大约当内踝尖与跟腱间之中点）为取穴部位。

【刮痧体位】采取坐位或俯卧位，以方便刮拭和自我感觉舒适为宜。

【刮拭方法】以平面按揉法按揉太溪穴。

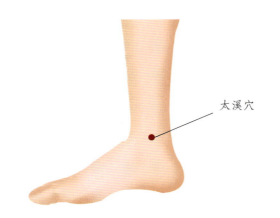

太溪穴

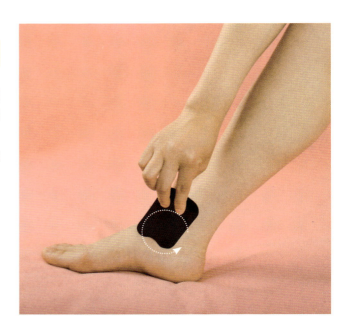

▶ 刮拭提醒

刮痧治疗老年性骨质疏松症，一般 10 次为 1 个疗程，需配合药物及饮食调养。一般 2 个疗程便可见到明显成效。

温馨小贴士　骨质疏松症虽不能完全预防，但给予一定的预防措施，能在很大程度上减轻骨质疏松症，防止严重并发症出现。如摄入足够的钙、维生素 D 等，能在很大程度减轻骨质疏松症，防止严重并发症出现。应尽量减少骨质疏松症患者摔倒几率，以减少髋骨骨折以及科勒斯骨折，老年人摔跤的发生几率随着年龄的增长呈指数增加。适量运动能提高灵敏度以及平衡能力，对于预防老年人摔倒有一定帮助。对于容易引起摔跤的疾病及损伤应及时加以有效地治疗。避免使用影响身体平衡的药物。

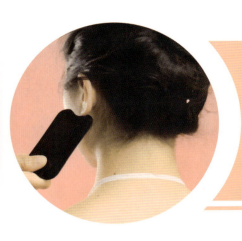

第四章 五官科疾病的刮痧疗法

牙痛

牙痛，是口腔科牙齿疾病最常见的症状之一，其表现为牙龈红肿、遇冷热刺激痛、面颊部肿胀等。牙痛大多由牙龈炎、牙周炎、蛀牙或折裂牙而导致牙髓（牙神经）感染所引起的。其表现为牙龈红肿、遇冷热刺激痛、面颊部肿胀等。中医认为牙痛是由于外感风邪、胃火炽盛、肾虚火旺、虫蚀牙齿等原因所致。刮拭面部相关经穴可通经止痛；刮拭颈部风池穴可疏风解表，治疗牙痛；刮拭手足部相关穴位，可清热泻火止痛，有助于牙痛的缓解。

▶ 重点刮拭部位

刮拭面颊部下关穴、颊车穴

【选穴定位】下关：位于面部耳前方，当颧弓与下颌切迹所形成的凹陷中。取穴时，闭口，由耳屏向前摸有一高骨，其下方有一凹陷，若张口则该凹陷闭合和突起，此凹陷为取穴部位。

颊车：位于头部侧面下颌骨边角上，向鼻子斜方向约1cm处的凹陷中。取该穴道时一般让患者采用正坐或仰卧仰靠姿势，以方便实施者准确的找寻穴道。

【刮痧体位】采取坐位，以方便刮拭和自我感觉舒适为宜。

【刮拭方法】放松身体，用平面按揉法按揉面部下关穴、颊车穴。

刮拭颈部风池穴

【选穴定位】风池：位于项部，在枕骨之下，与风府穴相平，胸锁乳突肌与斜方肌上端之间的凹陷处。（或当后头骨下，两条大筋外缘陷窝中，相当于耳垂齐平。）

【刮痧体位】采取坐位，以方便刮拭和自我感觉舒适为宜。

【刮拭方法】用单角刮法刮拭颈部风池穴。

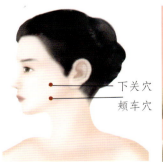
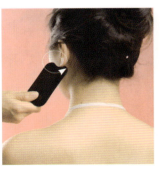
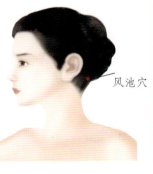
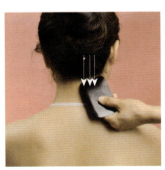

刮拭上肢外关穴、合谷穴、二间穴

【选穴定位】外关：位于前臂背侧，当阳池与肘尖的连线上，腕背横纹上2寸，尺骨与桡骨之间。

二间：位于食指本节（第2指关节）前，桡侧凹陷处。

合谷：位于第1、第2掌骨间，当第2掌骨桡侧

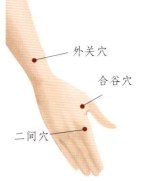
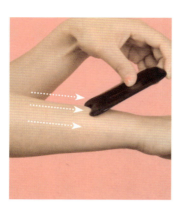
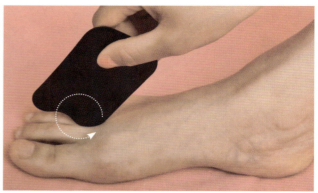
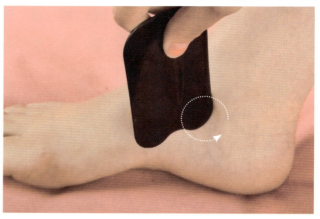

的中点处。取穴时，以一手的拇指掌面指关节横纹，放在另一手的拇、食指的指蹼缘上，屈指当拇指尖尽处为取穴部位。

【刮痧体位】采取坐位，以方便刮拭和自我感觉舒适为宜。

【刮拭方法】用面刮法刮拭外关穴、二间穴，用平面按揉法按揉手背合谷穴。

刮拭下肢太溪穴、行间穴、内庭穴

【选穴定位】太溪：位于足内侧内踝后方，当内踝尖与跟腱之间的凹陷处。由足内踝尖向后推至凹陷处（大约当内踝尖与跟腱间之中点）为取穴部位。

行间：位于足背侧，当第1、第2趾间，趾蹼缘的后方赤白肉际处。

内庭：位于足背，当第2、第3趾间，趾蹼缘后方赤白肉际处。取穴时，可采用正坐或仰卧，跷足的姿势，在第2趾根部，脚趾弯曲时趾尖碰到处，约第2趾趾根下约3cm处。

【刮痧体位】采取坐位，以方便刮拭和自我感觉舒适为宜。

【刮拭方法】用平面按揉法按揉太溪穴，用垂直按揉法按揉足背部行间穴、内庭穴。

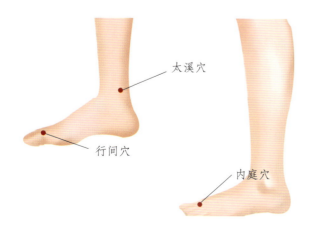

▶ 刮拭提醒

刮痧治疗牙痛可即时可效，疗效较好。病程较长者可治疗2~3次。

温馨小贴士

俗话说牙痛不是病，痛起来要人命。防止牙痛关键在于保持口腔卫生，而早晚坚持刷牙很重要，饭后漱口也是个好办法。刷牙时要求运动的方向与牙缝方向一致。这样可达到按摩牙龈的目的，又可改善周围组织的血液循环，减少牙病所带来的痛苦。

扁桃体炎

扁桃体炎是扁桃体的炎症。症状轻重不一。由病毒引起者，局部及全身症状皆较轻，扁桃体充血，表面无渗出物。由细菌所致者症状较重，起病较急，可有恶寒及高热，体温可达39℃~40℃。幼儿可因高热而抽搐。咽痛明显，吞咽时尤重，甚至可放射到耳部，病程约7天左右。中医称扁桃体为"乳蛾"，认为急乳蛾发病原因有风寒、湿邪、风瘟、风火、热毒、肺胃郁热等，总的来说，一是湿邪外感，直犯肺胃；二是内有伏火，上犯咽喉。而慢乳蛾主要是因为先天不足、痰气阻塞、热火上扰、饮食所伤、肝火痰结、痰瘀内结等。刮拭翳风穴可活络消肿；大椎穴可宣散阳热，泻火解毒；天突穴可行气解表，养阴清热；曲池穴配合谷穴可疏风解表，清热止痛；少商穴、鱼际穴可宣肺清热，利咽止痛；太溪穴可滋肾阴清虚热；内庭穴可清泻邪热。

▶ 重点刮拭部位

刮拭头颈部翳风穴、天突穴

【选穴定位】翳风：位于头部侧面，耳朵下方耳垂后遮住之处。当耳后乳突与下颌角之间的凹陷处。

天突：位于颈部，当前正中线上。取穴时，可采用仰靠坐位的姿势，在两锁骨中间，胸骨上窝中央。

【刮痧体位】采取坐位，以方便刮拭和自我感觉舒适为宜。

【刮拭方法】放松身体，以单角刮法刮拭翳风穴、天突穴。

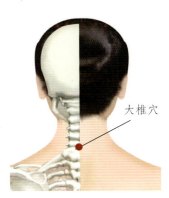
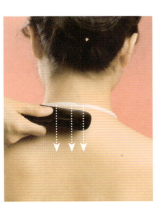

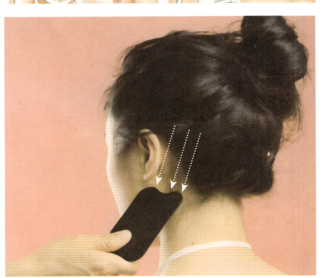

刮拭背部大椎穴

【选穴定位】大椎：位于颈部下端，背部正中线上，第7颈椎棘突下凹陷中。取穴时正坐低头，可见颈背部交界处椎骨有一高突，并能随颈部左右摆动而转动者即是第7颈椎，其下为大椎穴。

【刮痧体位】采取坐位，以方便刮拭和自我感觉舒适为宜。

【刮拭方法】以面刮法从上向下刮拭背部大椎穴。

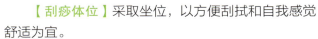

刮拭上肢曲池穴、合谷穴、少商穴、鱼际穴

【选穴定位】曲池：位于肘横纹的外侧端，屈肘时当尺泽与肱骨外上髁连线中点。取穴时，仰掌屈肘成45°，肘关节桡侧，肘横纹头为取穴部位。

合谷：位于第1、第2掌骨间，当第2掌骨桡侧的中点处。取穴时，以一手的拇指掌面指关节横纹，放在另一手的拇、食指的指蹼缘上，屈指当拇指尖尽处为取穴部位。

鱼际：位于手外侧，第1掌骨中点，赤白肉际处。

少商：位于拇指末节桡侧，距指甲角0.1寸。

【刮痧体位】采取坐位，以方便刮拭和自我感觉舒适为宜。

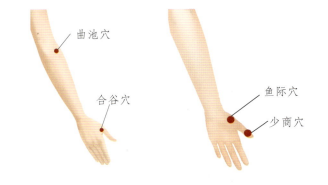

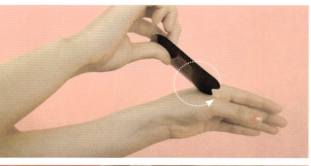
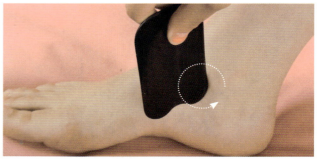
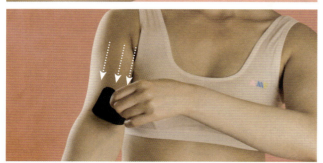
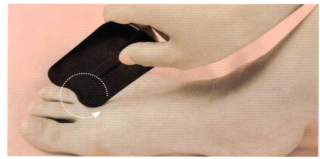

【刮拭方法】用面刮法从上向下刮拭上肢曲池穴、少商穴、鱼际穴，再以平面按揉法按揉手背合谷穴。

刮拭下肢太溪穴、内庭穴

【选穴定位】太溪：位于足内侧内踝后方，当内踝尖与跟腱之间的凹陷处。由足内踝尖向后推至凹陷处（大约当内踝尖与跟腱间之中点）为取穴部位。

内庭：位于足背，当第2、第3趾间，趾蹼缘后方赤白肉际处。取穴时，可采用正坐或仰卧、跷足的姿势，在第2趾根部，脚趾弯曲时趾尖碰到处，约第2趾趾根下约3cm处。

【刮痧体位】采取坐位，以方便刮拭和自我感觉舒适为宜。

【刮拭方法】以平面按揉法按揉下肢太溪穴，再用垂直按揉法按揉内庭穴。

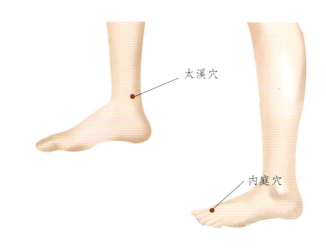

太溪穴
内庭穴

▶ 刮拭提醒

用刮痧治疗扁桃体炎，急性患者可每日刮拭一次，一般7次为1个疗程；慢性患者一般2周为1个疗程。

温馨小贴士　预防扁桃体炎的关键是锻炼身体，增强体质。在日常生活中要注意休息，多饮水，通大便，进流食或软食。咽痛明显时要注意尽早输液治疗，以免感染扩散。反复发作时或伴有相应症状时可以在急性发作时进行心电图及小便检查，以排除并发肾炎，心肌炎，关节炎等的可能。反复发作或伴有扁桃体周围脓肿的病人最好要在炎症消退后手术治疗。要注意与会厌炎相区别，不要因为咽喉疼痛就认为是急性扁桃体炎，会厌炎是可以引起短时间呼吸困难而引起死亡的疾病，决不能轻视。因此如有呼吸不好，应即可到医院就诊。

远视眼

远视是指眼在不使用调节时，平行光线通过眼的屈光系统屈折后，焦点落在视网膜之后的一种屈光状态。因而要看清远距离目标时，远视眼需使用调节以增加屈光力，而要看清近目标则需使用更多的调节。当调节力不能满足这种需要时，即可出现近视力甚至远视力障碍。远视可并发慢性结膜、睑缘炎或麦粒肿反复发作，或者假性视盘炎，在儿童有时会发生内斜视，甚至出现弱视。中医认为该病是由于先天禀赋不足、阴精亏损、肝胆湿热所致，刮拭头部及下肢相关穴位可补益先天、后天，清泻肝胆，从而达到治疗的目的。

▶ 重点刮拭部位

刮拭头部百会穴、头维穴

【选穴定位】**百会**：位于头部，当前发际正中直上5寸，或两耳尖连线的中点处。让患者采用正坐的姿势，可以通过两耳角直上连线中点，来简易取此穴。

头维：位于头侧部，当额角发际上0.5寸，头正中线旁开4.5寸。取头维穴时一般采用正坐或仰靠、仰卧姿势，此穴在头侧部发际里，位于发际点向上一指宽，嘴动时肌肉也会动之处。

【刮痧体位】可采取坐位，以方便刮拭和自我感觉舒适为宜。

【刮拭方法】放松身体，用单角刮法刮拭头部百会穴、头维穴。

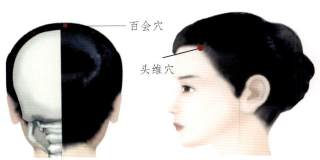

刮拭头部睛明穴、承泣穴、四白穴

【选穴定位】**睛明**：位于面部，目内眦角稍上方凹陷处。

承泣：位于面部，瞳孔直下，当眼球与眶下缘之间。定位此穴时通常采用正坐或仰靠、仰卧的姿势。

四白：位于面部，双眼平视时，瞳孔正中央下约2cm处（或瞳孔直下，当眶下孔凹陷处），取穴时通常采用正坐或仰靠、仰卧姿势。

【刮痧体位】可采取坐位，以方便刮拭和自我感觉舒适为宜。

【刮拭方法】用垂直按揉法按揉睛明穴，再用平面按揉法按揉承泣穴、四白穴。

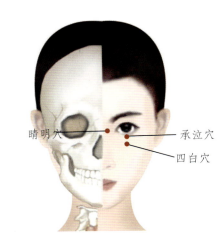

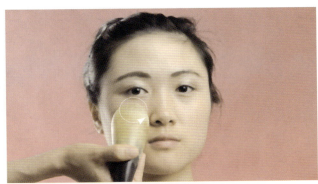

刮拭下肢足三里穴、三阴交穴

【选穴定位】**足三里**：位于小腿前外侧，当犊鼻下3寸，距胫骨前缘1横指（中指）。取穴时，站位，用同侧手张开虎口围住髌骨上外缘，余4指向下，中

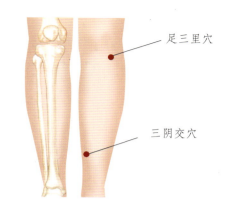

足三里穴

三阴交穴

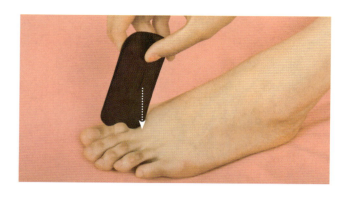

【刮痧体位】可采取坐位，以方便刮拭和自我感觉舒适为宜。

【刮拭方法】用平面按揉法按揉照海穴，再用垂直按揉法按揉太冲穴。

▶ 刮拭提醒

刮痧治疗远视眼一般 7 次为 1 个疗程，需治疗 3~5 个疗程方可见到成效。

温馨小贴士

远视眼易产生视疲劳、近距离工作或阅读时间不能持久，应验光检查，然后配适宜的凸球面透镜即可以解决。

对于青少年远视眼又有内斜者一定要滴睫状肌散瞳验光配镜。凡是发现有斜视的儿童，应及早去医院检查，散瞳验光配戴适宜度数的眼镜，有利于视力提高，矫正部分斜视及防止弱视产生。

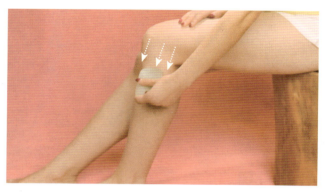

指尖处为取穴部位。

三阴交：位于小腿内侧，当足内踝尖上 3 寸，胫骨内侧缘后方。取穴时以手 4 指并拢，小指下边缘紧靠内踝尖上，食指上缘所在水平线在胫骨后缘的交点，为取穴部位。

【刮痧体位】可采取坐位，以方便刮拭和自我感觉舒适为宜。

【刮拭方法】用面刮法从上向下刮拭足三里穴、三阴交穴。

刮拭下肢照海穴、太冲穴

【选穴定位】照海：位于足内侧，内踝尖下方凹陷处。

太冲：位于足背侧，当第 1 跖骨间隙的后方凹陷处。取穴时，由第 1、第 2 趾间缝纹向足背上推，至其两骨联合缘凹陷中（约缝纹头上 2 横指）处，为取穴部位。

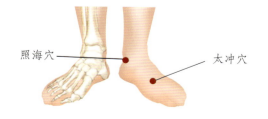

照海穴

太冲穴

近视眼

近视眼也称短视眼，因为这种眼只能看近而视远不清。眼球在调节静止的状态下，来自 5 米以外的平等光线经过眼的屈光后，焦点恰好落在视网膜上，能形成清晰的像，具有这种屈光状态的眼称为正视眼。其焦点落在视网膜前，不能准确地在视网膜上形成清晰的像，称为轴性近视。对来自近处目标的分散光线却具有高度适应能力，只要目标向眼前移动到一定距离，就能获得清晰的视力。所以，近视眼看近距离目标清晰，看远模糊，以凹球面透镜可矫正。中医认为近视是眼部调节机能失常、脏腑功能失调，肝气不足、眼部气血不畅或后天用眼不当、久视伤目等导致的。中医认为近视是全身气血脏腑失调，用眼用脑过度所致。刮拭身体相关穴位可以健脾生血，补肝养血，滋阴明目，从而达到治疗的作用。

重点刮拭部位

刮拭头部睛明穴、承泣穴

【选穴定位】睛明：位于面部，目内眦角稍上方凹陷处。

承泣：位于面部，瞳孔直下，当眼球与眶下缘之间。定位此穴时通常采用正坐或仰靠、仰卧的姿势。

【刮痧体位】采取坐位，以方便刮拭和自我感觉舒适为宜。

【刮拭方法】放松身体，用垂直按揉法按揉睛明穴，再用平面按揉法按揉承泣穴。

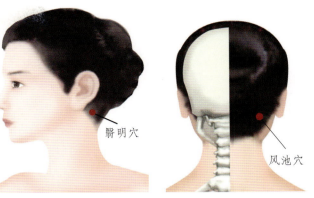
翳明穴
风池穴

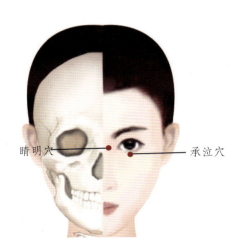
睛明穴　承泣穴

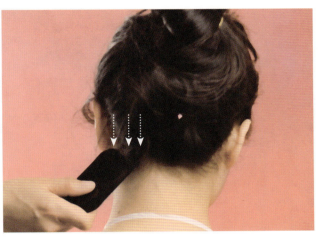

【刮拭方法】以单角刮法刮拭颈部翳明穴、风池穴。

刮拭背部肝俞穴、肾俞穴

【选穴定位】肝俞：位于背部，当第9胸椎棘突下，旁开1.5寸。由平双肩胛骨下角之椎骨（第7胸椎），往下推2个椎骨，即第9胸椎棘突下缘，旁开约2横指（食、中指）处为取穴部位。

肾俞：位于腰部，当第2腰椎棘突下，旁开1.5寸。与肚脐中相对应处即为第2腰椎，其棘突下缘旁开约

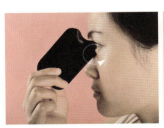 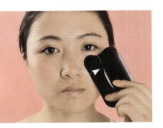

刮拭颈部翳明穴、风池穴

【选穴定位】翳明：在翳风穴（翳风与风池连线的中点）后1寸处。

风池：位于项部，在枕骨之下，与风府穴相平，胸锁乳突肌与斜方肌上端之间的凹陷处。（或当后头骨下，两条大筋外缘陷窝中，相当于耳垂齐平。）

【刮痧体位】采取坐位，以方便刮拭和自我感觉舒适为宜。

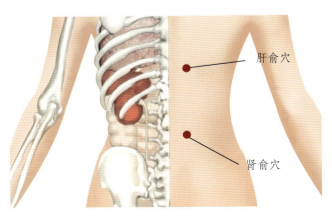
肝俞穴
肾俞穴

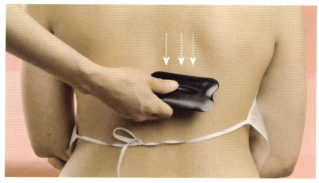

2横指（食、中指）处为取穴部位。

【刮痧体位】采取坐位，以方便刮拭和自我感觉舒适为宜。

【刮拭方法】以面刮法从上向下刮拭背部肝俞穴、肾俞穴。

刮拭上肢合谷穴

【选穴定位】合谷：位于第1、第2掌骨间，当第2掌骨桡侧的中点处。取穴时，以一手的拇指掌面指关节横纹，放在另一手的拇、食指的指蹼缘上，屈指当拇指尖尽处为取穴部位。

【刮痧体位】采取坐位，以方便刮拭和自我感觉舒适为宜。

【刮拭方法】用平面按揉法按揉手背合谷穴。

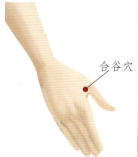
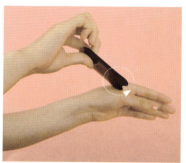

刮拭下肢足三里穴、光明穴、三阴交穴

【选穴定位】足三里：位于小腿前外侧，当犊鼻下3寸，距胫骨前缘1横指（中指）。取穴时，站位，用同侧手张开虎口围住髌骨上外缘，余4指向下，中指尖处为取穴部位。

三阴交：位于小腿内侧，当足内踝尖上3寸，胫骨内侧缘后方。取穴时以手4指并拢，小指下边缘紧靠内踝尖上，食指上缘所在水平线在胫骨后缘的交点，为取穴部位。

光明：位于小腿外侧，当外踝尖上5寸，腓骨前缘。

【刮痧体位】采取坐位，以方便刮拭和自我感觉舒适为宜。

【刮拭方法】以平面刮法从上向下刮拭下肢足三里穴、光明穴、三阴交穴。

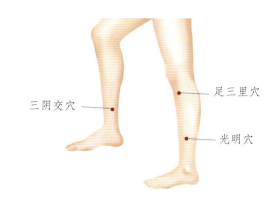
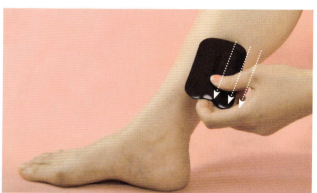
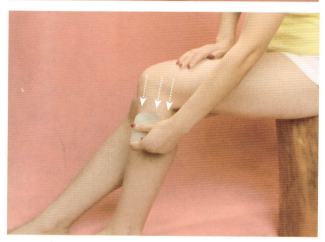

▶ 刮拭提醒

刮痧法治疗近视眼适用于18岁以下的患者，一般7次为1个疗程，需要治疗5~7个疗程。

> 温馨小贴士
>
> 近视患者平时要多注意用眼卫生，看书时要保持正确的姿势，不要躺着看书，工作和学习一段时间后要眺望远处数分钟。同时还应加强身体锻炼，坚持做眼保健操，饮食方面要少食辛辣，多吃一些富含蛋白质、维生素、微量元素锌等的食物。

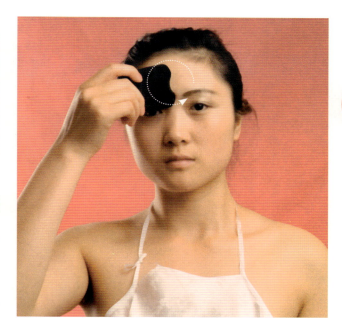

视力减退

视力减退是临床上常见的一个症状，可见于多种眼病，但主要是指用眼不当、用眼过度，或年老、体弱等，以致出现近视、远视、散光、视物模糊等。中医认为，视力减退主要在于先天禀赋不足，或疾病耗伤，引起肝肾不足、气血虚弱，使目失所养而成，刮拭攒竹穴、睛明穴可疏调局部经气，调节眼部气血；瞳子髎穴、承泣穴为治疗眼疾有效穴；肝俞穴、肾俞穴可调补肝肾经气；合谷穴、风池穴可疏风通络；光明穴可调补肝胆而明目。

▶ 重点刮拭部位

刮拭头部攒竹穴、睛明穴、瞳子髎穴、承泣穴

【选穴定位】攒竹：位于面部，当眉头陷中，眶上切迹处，取穴时应要求患者采用正坐或仰卧的姿势。

瞳子髎：位于面部，目外眦旁，当眶外侧缘处。取穴时可以采用正坐或仰卧的姿势，眼睛外侧1cm处。

睛明：位于面部，目内眦角稍上方凹陷处。

承泣：位于面部，瞳孔直下，当眼球与眶下缘之间。

定位此穴时通常采用正坐或仰靠、仰卧的姿势。

【刮痧体位】采取坐位，以方便刮拭和自我感觉舒适为宜。

【刮拭方法】放松身体，用平面按揉法按揉面部攒竹穴、瞳子髎穴、承泣穴，再用垂直按揉法按揉睛明穴。

刮拭头部风池穴

【选穴定位】风池：位于项部，在枕骨之下，与风府穴相平，胸锁乳突肌与斜方肌上端之间的凹陷处。（或当后头骨下，两条大筋外缘陷窝中，相当于耳垂齐平。）

【刮痧体位】采取坐位，以方便刮拭和自我感觉舒适为宜。

【刮拭方法】用单角刮法刮拭后头部风池穴。

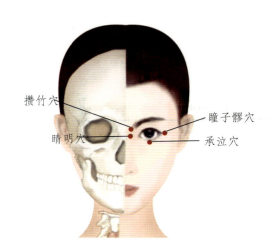
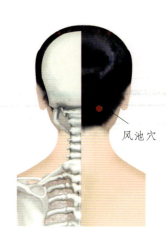
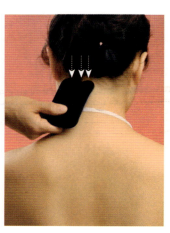

刮拭头部背部肝俞穴、肾俞穴

【选穴定位】肝俞：位于背部，当第9胸椎棘突下，旁开1.5寸。由平双肩胛骨下角之椎骨（第7胸椎），往下推2个椎骨，即第9胸椎棘突下缘，旁开约2横指（食、中指）处为取穴部位。

肾俞：位于腰部，当第2腰椎棘突下，旁开1.5寸。与肚脐中相对应处即为第2腰椎，其棘突下缘旁开约2横指（食、中指）处为取穴部位。

【刮痧体位】采取坐位，以方便刮拭和自我感觉舒适为宜。

【刮拭方法】用面刮法从上向下刮拭背部肝俞穴、肾俞穴。

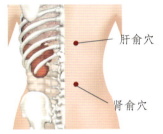
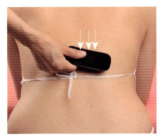

刮拭头部手足部合谷穴、光明穴

【选穴定位】合谷：位于第1、第2掌骨间，当第2掌骨桡侧的中点处。取穴时，以一手的拇指掌面指关节横纹，放在另一手的拇、食指的指蹼缘上，屈指当拇指尖尽处为取穴部位。

光明：位于小腿外侧，当外踝尖上5寸，腓骨前缘。

【刮痧体位】采取坐位，以方便刮拭和自我感觉舒适为宜。

【刮拭方法】用平面按揉法按揉手背部合谷穴；再用相同的手法刮拭下肢外侧光明穴。

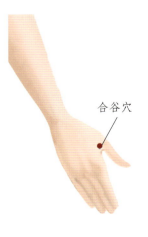
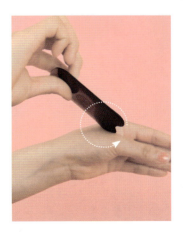

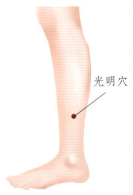
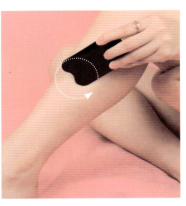

光明穴

▶ 刮拭提醒

刮痧治疗视力减退，一般7次为1个疗程，需治疗5~7个疗程方可见到成效。

温馨小贴士 用眼过度是导致视力减退的主要元凶，长时间阅读或书写时，应每隔一段时间就让眼睛休息一下。当感觉眼睛疲劳时，可以闭目5分钟。此外，还可以多吃一些有益肝脏的食物，如猪肝、菠菜、胡萝卜等。

老年性白内障

白内障是发生在眼球里面晶状体上的一种疾病，任何晶状体的混浊都可称为白内障，但是当晶状体混浊较轻时，没有明显地影响视力而不被人发现或被忽略而没有列入白内障行列。根据调查，白内障是最常见的致盲和视力残疾的原因，人类约25%患有白内障。中医认为，老年性白内障多因老年人肝肾不足、脾气虚衰或是心气不足、气虚火衰，致使精气不能上荣于目，导致晶状体出现营养供给障碍而引起的，刮拭头背部及下肢相关穴位，可以补益肝脾肾，益气养血，从而达到治疗的目的。

▶ 重点刮拭部位

刮拭头部鱼腰穴、攒竹穴、睛明穴

【选穴定位】攒竹：位于面部，当眉头陷中，眶上切迹处，取穴时应要求患者采用正坐或仰卧的姿势。

鱼腰：位于额部，瞳孔直上，眉毛中。

睛明：位于面部，目内眦角稍上方凹陷处。

【刮拭方法】放松身体，用平面按揉法按揉面部攒竹穴、鱼腰穴，再用垂直按揉法按揉睛明穴。

肾俞：位于腰部，当第2腰椎棘突下，旁开1.5寸。与肚脐中相对应处即为第2腰椎，其棘突下缘旁开约2横指（食、中指）处为取穴部位。

【刮拭方法】用面刮法从上向下刮拭背部肝俞穴、肾俞穴。

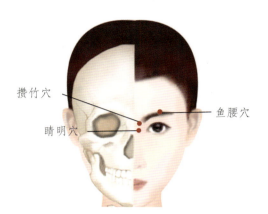

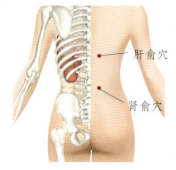 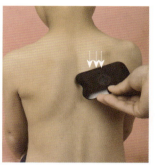

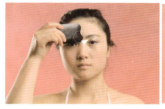 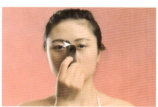

刮拭下肢足三里穴

【选穴定位】足三里：位于小腿前外侧，当犊鼻下3寸，距胫骨前缘1横指（中指）。取穴时，站位，用同侧手张开虎口围住髌骨上外缘，余4指向下，中指尖处为取穴部位。

【刮痧体位】采取坐位，以方便刮拭和自我感觉舒适为宜。

【刮拭方法】用面刮法从上向下刮拭足三里穴。

刮拭头部风池穴

【选穴定位】风池：位于项部，在枕骨之下，与风府穴相平，胸锁乳突肌与斜方肌上端之间的凹陷处。（或当后头骨下，两条大筋外缘陷窝中，相当于耳垂齐平。）

【刮拭方法】用单角刮法刮拭颈部风池穴。

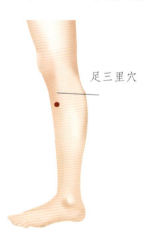 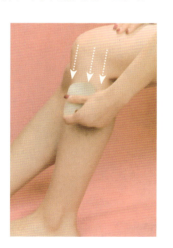

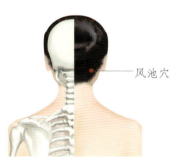 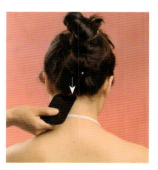

刮拭背部肝俞穴、肾俞穴

【选穴定位】肝俞：位于背部，当第9胸椎棘突下，旁开1.5寸。由平双肩胛骨下角之椎骨（第7胸椎），往下推2个椎骨，即第9胸椎棘突下缘，旁开约2横指（食、中指）处为取穴部位。

▶ 刮拭提醒

用刮痧法治疗老年性白内障疗程较长，需坚持治疗，并应适当配合药物治疗。刮拭治疗时，头面部穴位手法不宜过重，下肢及背部穴位的手法可稍重一些。严重的白内障可考虑手术治疗。

温馨小贴士

老年性白内障患者年老五脏虚弱虽是主因，但与情志、营养、运动等也有密切关系，若情志失调，营养障碍，运动较少，气血阻滞也是形成本病的原因。因此在治本病时除要培补五脏之外，还要注意精神修养，饮食调理，经常运动等。老年性白内障患者，以肝肾亏虚及脾胃虚弱者居多，故饮食上宜根据具体情况，有所宜忌。如属肝肾阴虚者，宜选用补益肝肾膳食，但要注意滋而不腻，补而不燥，凉而不遏的易于消化的食物，如枸杞子、核桃、羊肉等，不宜多吃辛燥类的食物，如辣椒、大蒜等。如属脾胃虚弱，升运失司者则宜多选用补益脾胃，助于消化的食物，如人参、山药、莲子、薏仁、扁豆、山楂、麦芽等。老年性白内障患者常因忧思盛怒，肝气上冲，肝火上炎，上扰目窍所致，故宜选用清肝明目，易于消化的食物，如决明子、甘菊花、芹菜等，不宜食用辛辣助火升阳的食物，如干姜、胡椒、韭菜、酒、狗肉等。

目赤肿痛

目赤肿痛为多种眼科疾患中的一种急性症状，俗称火眼或红眼，常见目睛红赤、畏光、流泪、目涩难睁、眼睑肿胀，可伴头痛、发热、口苦、咽痛，常见于急性结膜炎、结核性结膜炎、急性流行性结膜炎、急性出血性结膜炎。中医认为，该病多因外感时邪，侵袭目窍，郁而不宣，或因肝胆火盛，以致经脉闭阻，血壅气滞所致。刮拭眉冲穴、攒竹穴、太阳穴，可治疗眼部疾病；上星穴与风池穴可疏泄风热；刮拭背部相关经穴可宣肺清热，疏阳平肝；刮拭手足部相关经穴，可以清热散风，清肝明目，有效治疗目赤红肿。

▶ 重点刮拭部位

刮拭头部上星穴、眉冲穴、攒竹穴、太阳穴

【选穴定位】上星：位于头部，当前发际正中直上1寸。

眉冲：位于头部，当攒竹穴直上入发际0.5寸，神庭穴与曲差穴连线之间。

攒竹：位于面部，当眉头陷中，眶上切迹处，取穴时应要求患者采用正坐或仰卧的姿势。

太阳：位于耳廓前面，前额两侧，外眼角延长线的上方，由眉梢到耳朵之间大约1/3的地方，用手触摸最凹陷处就是太阳穴。

【刮痧体位】采取坐位，以方便刮拭和自我感觉舒适为宜。

【刮拭方法】放松身体，用面刮法刮拭上星穴、眉冲穴、攒竹穴，再用平面按揉法按揉患侧太阳穴。

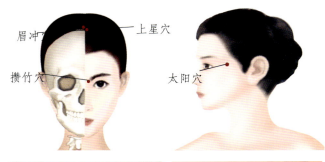

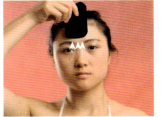
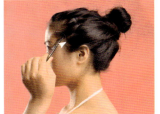

刮拭头颈部风池穴，背部肺俞穴、肝俞穴、胆俞穴

【选穴定位】风池：位于项部，在枕骨之下，与风府穴相平，胸锁乳突肌与斜方肌上端之间的凹陷处。（或当后头骨下，两条大筋外缘陷窝中，相当于耳垂齐平。）

肺俞：位于背部，当第3胸椎棘突下，旁开1.5寸。大椎穴往下推3个椎骨，即为第3胸椎，其下缘旁开约2横指（食、中指）处为取穴部位。

肝俞：位于背部，当第9胸椎棘突下，旁开1.5寸。由平双肩胛骨下角之椎骨（第7胸椎），往下推2个椎骨，即第9胸椎棘突下缘，旁开约2横指（食、中指）处为取穴部位。

胆俞：位于背部，当第10胸椎棘突下，旁开1.5寸。由平双肩胛骨下角之椎骨（第7胸椎），往下推3个椎骨，即第10胸椎棘突下缘，旁开约2横指（食、中指）处为取穴部位。

【刮痧体位】采取坐位，以方便刮拭和自我感觉舒适为宜。

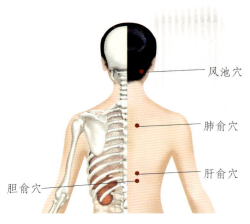
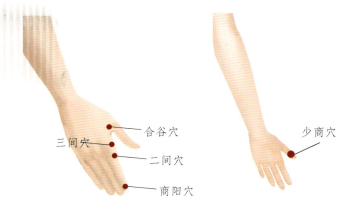
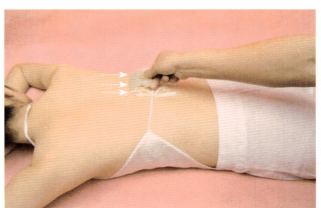

【刮拭方法】用单角刮法刮拭头颈部双侧风池穴。再用面刮法自上而下刮拭背部双侧肺俞穴、肝俞穴、胆俞穴。

刮拭上肢合谷穴、少商穴、三间穴、二间穴、商阳穴

【选穴定位】三间：位于手食指本节（第2掌指关节）后，桡侧凹陷处。

二间：位于食指本节（第2指关节）前，桡侧凹陷处。

合谷：位于第1、第2掌骨间，当第2掌骨桡侧的中点处。取穴时，以一手的拇指掌面指关节横纹，放在另一手的拇、食指的指蹼缘上，屈指当拇指尖尽处为取穴部位。

商阳：位于手食指末节桡侧，距指甲角0.1寸。

少商：位于拇指末节桡侧，距指甲角0.1寸。

【刮痧体位】采取坐位，以方便刮拭和自我感觉舒适为宜。

【刮拭方法】用平面按揉法按揉合谷穴，面刮法刮三间穴和二间穴。再用推刮法刮拭商阳穴和少商穴。

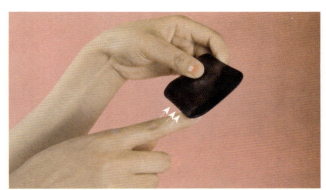

刮拭下肢光明穴、阳辅穴、侠溪穴

【选穴定位】光明：位于小腿外侧，当外踝尖上5寸，腓骨前缘。

阳辅：位于小腿外侧，当外踝尖上4寸，腓骨前缘稍前方。

侠溪：位于足背部，第四、五趾缝间，趾蹼缘后方赤白肉际处。

【刮痧体位】采取坐位，以方便刮拭和自我感觉舒适为宜。

【刮拭方法】用平面刮法刮拭小腿外侧光明穴至阳辅穴，再用垂直按揉法按揉侠溪穴。

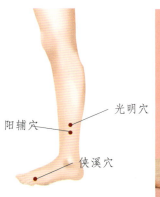
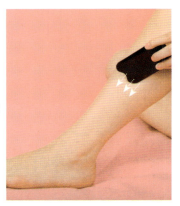

第四章　五官科疾病的刮痧疗法

刮拭提醒

刮痧法治疗目赤肿痛，可每日刮拭1次，3天为1个疗程。

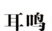

本病多为接触传染，流行期间注意自用洗脸用具。患者应忌食葱、韭菜、大蒜、辣椒等辛辣刺激性食物。芥菜、羊肉以及鱼、虾、蟹等食物也以不吃为宜。避免烟酒。

耳鸣

耳鸣的表现为经常的或间歇性的自觉耳内鸣响，声调多种，或如蝉鸣，或如潮涌，或如雷鸣，难以忍受。鸣响或有短暂，或间歇出现，或持续不息。耳鸣对听力多有影响，但在早期或神经衰弱及全身疾病引起的耳鸣、常不影响听力。中医认为耳鸣有虚实之分。实证主要由风热侵袭、肝火上扰、痰浊上壅所致，耳中暴鸣如钟鼓；虚证主要是由肝肾不足、脾胃虚弱所致，常伴有头晕、目眩、腰痛等症。根据耳鸣的虚实症状，采用相应的补泻手法刮拭身体的相关穴位，可补虚泻实，从而达到治疗的目的。

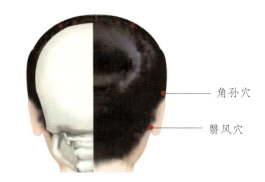

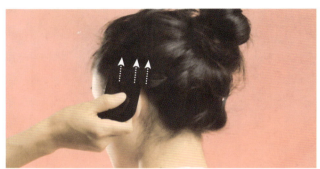

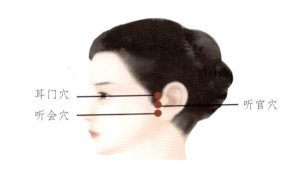

重点刮拭部位

刮拭头部角孙穴、耳门穴、听宫穴、听会穴、翳风穴

【选穴定位】耳门：位于面部，当耳屏上切迹的前方，下颌骨髁状突后缘，张口有凹陷处。

听宫：位于头部侧面耳屏前部，耳珠平行缺口凹陷中，耳门穴的稍下方即是。

听会：位于面部，当耳屏间切迹的前方，下颌骨髁突的后缘，张口有凹陷处。

角孙：位于头部，折耳廓向前，当耳尖直上入发际处。

翳风：位于头部侧面，耳朵下方耳垂后遮住之处（当耳后乳突与下颌角之间的凹陷处）。

【刮痧体位】采取坐位，以方便刮拭和自我感觉舒适为宜。

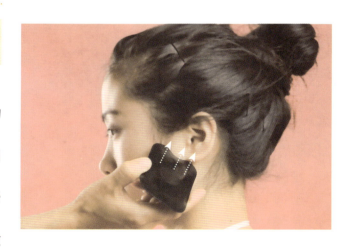

【刮拭方法】放松身体，以单角刮法刮拭角孙穴、翳风穴，再用刮痧板角部垂直按揉耳门穴、听宫穴、听会穴。

刮拭腰部肾俞穴、命门穴

【选穴定位】命门：位于腰部，当后正中线上，第 2 腰椎棘突下凹陷处。取穴时采用俯卧的姿势，指压时，有强烈的压痛感。

肾俞：位于腰部，当第 2 腰椎棘突下，旁开 1.5 寸。与肚脐中相对应处即为第 2 腰椎，其棘突下缘旁开约 2 横指（食、中指）处为取穴部位。

【刮痧体位】采取坐位，以方便刮拭和自我感觉舒适为宜。

【刮拭方法】以面刮法从上向下刮拭腰部命门穴、肾俞穴。

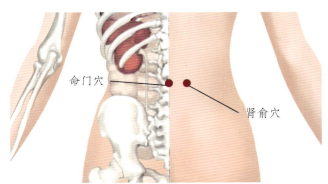

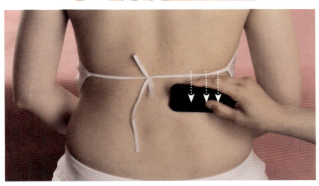

刮拭下肢足三里穴、太冲穴

【选穴定位】足三里：位于小腿前外侧，当犊鼻下 3 寸，距胫骨前缘 1 横指（中指）。取穴时，站位，用同侧手张开虎口围住髌骨上外缘，余 4 指向下，中指尖处为取穴部位。

太冲：位于足背侧，当第 1 跖骨间隙的后方凹陷处。取穴时，由第 1、第 2 趾间缝纹向足背上推，至其两骨联合缘凹陷中（约缝纹头上 2 横指）处，为取穴部位。

【刮痧体位】采取坐位，以方便刮拭和自我感觉舒适为宜。

【刮拭方法】用面刮法从上向下刮拭下肢足三里

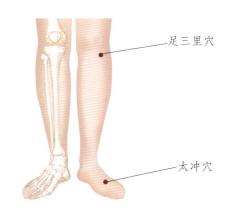

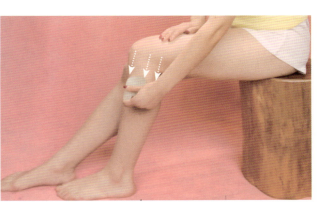

穴，再用垂直按揉法按揉太冲穴。

刮拭手部中渚穴、少泽穴

【选穴定位】中渚：位于手背第四、五掌指关节后方凹陷中，液门穴直上 1 寸处。

少泽：位于小指末节尺侧，距指甲角 0.1 寸。

【刮痧体位】采取坐位，以方便刮拭和自我感觉舒适为宜。

【刮拭方法】用垂直按揉法揉手背中渚穴，再以面刮法刮拭少泽穴。

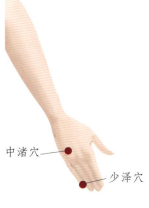

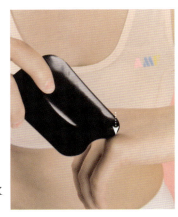

▶ 刮拭提醒

刮痧治疗耳鸣，一般实证 3 次 1 个疗程，通常即可治愈；虚证 7 次 1 个疗程，需长期治疗。刮拭时应根据病症的虚实，采用相应的补泻手法。

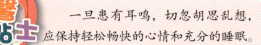

一旦患有耳鸣，切忽胡思乱想，应保持轻松畅快的心情和充分的睡眠。

1. 避开噪音。最好能远离嘈杂的环境，居住在相对安静的环境中，音乐、风扇或其他的背景声音会转移大脑注意力，这对耳鸣的治疗有很大的帮助。

2. 多吃有活血作用的食物。活血化瘀能扩张血管，改善血液黏稠度，有利于保持耳部小血管的正常微循环。可常食用黑木耳、韭菜、红葡萄酒、黄酒等。

3. 保持一个轻松、乐观等良好的情绪和心理状态可减轻或缓解耳鸣现象。

鼻窦炎

鼻窦炎以鼻流腥臭脓涕、鼻塞、嗅觉减退为主症，常伴头痛。鼻窦炎有急性和慢性之分，中医称之为"鼻渊"、"脑漏"等。刮拭头颈部百会穴、风池穴可疏风解表；刮拭印堂穴、迎香穴、上迎香穴、攒竹穴可通经活络而利鼻窍；刮拭背部胆俞穴至脾俞穴段可平肝利胆、疏热泄阳；刮拭上肢列缺穴、太渊穴可宣肺理气，合谷穴可疏风解表；刮拭下肢阳陵泉穴、三阴交穴可通经活络。

▶ 重点刮拭部位

刮拭头部百会穴

【选穴定位】百会：位于头部，当前发际正中直上 5 寸，或两耳尖连线的中点处。让患者采用正坐的姿势，可以通过两耳角直上连线中点，来简易取此穴。

【刮痧体位】可采取坐位，以方便刮拭和自我感觉舒适为宜。

【刮拭方法】放松身体，用单角刮法刮拭头顶部百会穴。

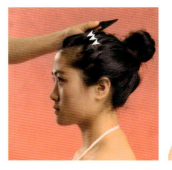

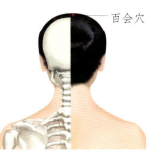

百会穴

刮拭头颈部印堂穴、攒竹穴、上迎香穴、迎香穴

【选穴定位】印堂：位于前额部，当两眉头连线的中点处。取穴位时，患者可以采用正坐或仰靠、仰卧姿势，两眉头连线中点即是。

攒竹：位于面部，当眉头陷中，眶上切迹处，取穴时应要求患者采用正坐或仰卧的姿势。

上迎香：位于面部，当鼻翼软骨与鼻甲的交界处，近处鼻唇沟上端处。

迎香：位于面部，鼻翼外缘中点旁，当鼻唇沟中。取穴时一般采用正坐或仰卧姿势，眼睛正视，在鼻孔两旁五分的笑纹（微笑时鼻旁八字形的纹线）中取穴。

【刮痧体位】可采取坐位，也可采取仰卧姿势，以方便刮拭和自我感觉舒适为宜。

【刮拭方法】用平面按揉法按揉面部印堂穴、攒竹穴、上迎香穴、迎香穴。

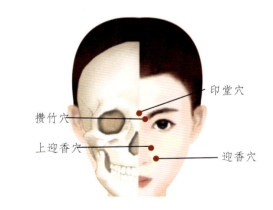

攒竹穴　印堂穴　上迎香穴　迎香穴

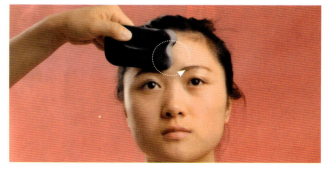

刮拭颈部风池穴，背部胆俞穴、脾俞穴

【选穴定位】风池：位于项部，在枕骨之下，与风府穴相平，胸锁乳突肌与斜方肌上端之间的凹陷处。（或当后头骨下，两条大筋外缘陷窝中，相当于耳垂齐平。）

脾俞：位于背部，当第 11 胸椎棘突下，旁开 1.5 寸。与肚脐中相对应处即为第 2 腰椎，由第 2 腰椎往上摸 3 个椎体，即为第 11 胸椎，其棘突下缘旁开约 2 横指（食、中指）处为取穴部位。

胆俞：位于背部，当第 10 胸椎棘突下，旁开 1.5 寸。由平双肩胛骨下角之椎骨（第 7 胸椎），往下推 3 个椎骨，即第 10 胸椎棘突下缘，旁开约 2 横指（食、中指）处为取穴部位。

【刮痧体位】可采取坐位，也可采取俯卧姿势，以方便刮拭和自我感觉舒适为宜。

【刮拭方法】用单角刮法刮拭头颈双侧风池穴，再以面刮法刮拭背部双侧胆俞穴至脾俞穴。

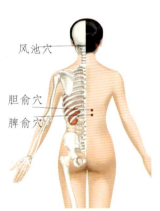
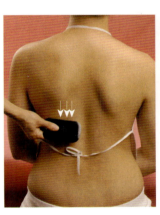

刮拭上肢列缺穴、太渊穴、合谷穴

【选穴定位】合谷：位于第 1、第 2 掌骨间，当第 2 掌骨桡侧的中点处。取穴时，以一手的拇指掌面指关节横纹，放在另一手的拇、食指的指蹼缘上，屈指当拇指尖尽处为取穴部位。

列缺：位于前臂桡侧缘，桡骨茎突上方，腕横纹上 1.5 寸处。拇短伸肌腱与拇长展肌腱之间，拇长展肌腱沟的凹陷。

太渊：位于腕掌侧横纹桡侧端，桡动脉搏动处。

【刮痧体位】可采取坐位，以方便刮拭和自我感觉舒适为宜。

【刮拭方法】用面刮法刮拭上肢列缺穴至太渊穴，再用平面按揉法按揉手背合谷穴。

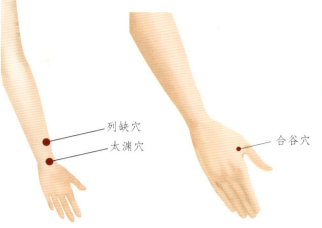

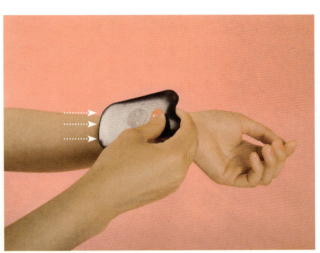

刮拭下肢阴陵泉穴、三阴交穴

【选穴定位】三阴交：位于小腿内侧，当足内踝尖上 3 寸，胫骨内侧缘后方。取穴时以手 4 指并拢，小指下边缘紧靠内踝尖上，食指上缘所在水平线在胫骨后缘的交点，为取穴部位。

阴陵泉：位于小腿内侧，当胫骨内侧髁后下方凹陷处。取穴时，坐位，用拇指沿小腿内侧骨内缘（胫骨内侧）由下往上推，至拇指抵膝关节下时，胫骨向内上弯曲之凹陷为取穴部位。

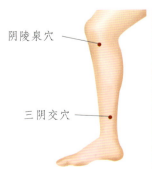
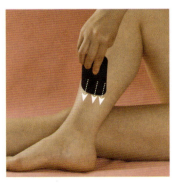

【刮痧体位】可采取坐位,以方便刮拭和自我感觉舒适为宜。

【刮拭方法】以面刮法从上向下刮拭下肢阴陵泉穴至三阴交穴。

刮拭提醒

刮痧治疗鼻窦炎一般刮拭7次为1个疗程,需3~4个疗程方可见效。

温馨小贴士

鼻窦炎是一种危害特别大的疾病,不仅本身的症状给患者们带来很大的影响,如果不进行治疗的话还会导致诸多并发症的发生。青少年是鼻窦炎的高发人群,一旦患上鼻窦炎还会导致学习成绩下降,性格变得孤僻等。所以在生活当中预防鼻窦炎,是大多数鼻窦炎患者迫切要解决的问题。加强锻炼,经常运动,提高身体素质;改掉挖鼻的不良习惯;注意工作、生活环境的空气清净,避免接触灰尘及化学气体特别是有害气体;加强营养,增强正气;根治病灶,彻底治疗扁桃体炎、鼻窦炎等慢性疾病;及时矫正一切鼻腔的畸形;慎用鼻粘膜收缩剂,尤其不要长期不间断使用(滴鼻净、麻黄素、必通、呋麻滴鼻液等);减少冷空气对鼻粘膜的刺激,适当时候注意戴上口罩,洗澡后应尽量擦干头发再进行睡眠,避免感冒;注意保暖,气候转变极易感冒引发鼻炎。

咽喉肿痛

咽喉肿痛又称"喉痹",是口咽和喉咽部病变的主要症状,以咽喉部红肿疼痛、吞咽不适为特征。除最常见的急性咽炎、慢性咽炎、急性喉炎和慢性喉炎外,急性扁桃体炎、慢性扁桃体炎、扁桃体周围炎、扁桃体脓肿、咽后壁脓肿、咽旁脓肿、急性会厌炎、会厌囊肿、咽喉结核、颈动脉鞘炎等疾病也会引起咽喉肿痛。咽接食管,通于胃;喉接气管,通于肺。如外感风热之邪熏灼肺系,或肺、胃二经郁热上壅,而致咽喉肿痛,属实热证;如肾阴不能上润咽喉,虚火上炎,亦可致咽喉肿痛,属阴虚证。刮拭咽喉相关穴位,可快速改善咽喉部位血液循环,消炎解毒;刮拭风池穴、大椎穴,可清热疏风解表;刮拭背部风门穴、肺俞穴可祛风宣肺、清热消肿;刮拭手足部相关穴位,可疏风解表、滋阴降火,有助于改善炎症反应。

重点刮拭部位

刮拭颈部廉泉穴

【选穴定位】廉泉:位于颈部,当前正中线上,结喉上方,舌骨上缘凹陷处。

【刮痧体位】采取坐位,以方便刮拭和自我感觉舒适为宜。

【刮拭方法】放松身体,用面刮法从上向下缓慢刮拭廉泉穴,不宜过重,稍出痧即可。

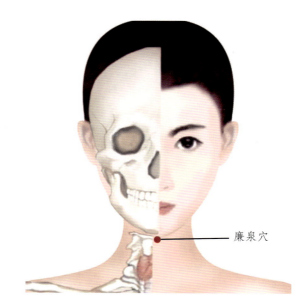

廉泉穴

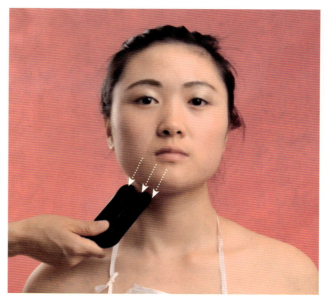

刮拭颈部天突穴、风池穴

【选穴定位】天突：位于颈部，当前正中线上。取穴时，可采用仰靠坐位的姿势，在两锁骨中间，胸骨上窝中央。

风池：位于项部，在枕骨之下，与风府穴相平，胸锁乳突肌与斜方肌上端之间的凹陷处。（或当后头骨下，两条大筋外缘陷窝中，相当于耳垂齐平。）

【刮痧体位】采取坐位，以方便刮拭和自我感觉舒适为宜。

【刮拭方法】用单角刮法缓慢轻刮天突穴，再用单角刮法刮拭双侧风池穴。

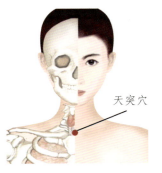
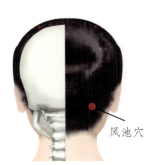

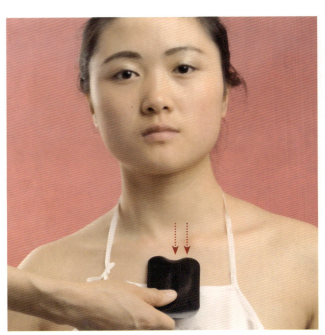

刮拭背部大椎穴、风门穴、肺俞穴

【选穴定位】大椎：位于颈部下端，背部正中线上，第7颈椎棘突下凹陷中。取穴时正坐低头，可见颈背部交界处椎骨有一高突，并能随颈部左右摆动而转动者即是第7颈椎，其下为大椎穴。

风门：位于背部，当第2胸椎棘突下，旁开1.5寸。大椎穴往下推2个椎骨，其下缘旁开约2横指（食、中指）处为取穴部位。

肺俞：位于背部，当第3胸椎棘突下，旁开1.5寸。大椎穴往下推3个椎骨，即为第3胸椎，其下缘旁开约2横指（食、中指）处为取穴部位。

【刮痧体位】采取坐位，以方便刮拭和自我感觉舒适为宜。

【刮拭方法】以面刮法从上向下刮拭背部大椎穴、双侧风门穴至肺俞穴。

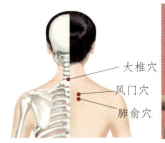
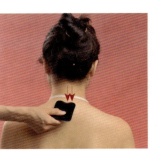

刮拭上肢曲池穴、尺泽穴、列缺穴、合谷穴

【选穴定位】尺泽：位于肘横纹中，肱二头肌肌腱桡侧凹陷处。取穴时先将手臂上举，在手臂内侧中央处有粗腱，腱的外侧外即是此穴（或在肘横纹中，肱二头肌桡侧凹陷处）。该穴上方3～4寸处用手强压会感到疼痛处，就是"上尺泽"。

列缺：位于前臂桡侧缘，桡骨茎突上方，腕横纹上1.5寸处。拇短伸肌腱与拇长展肌腱之间，拇长展肌腱沟的凹陷。

曲池：位于肘横纹外侧端，屈肘时当尺泽与肱骨外上髁连线中点。取穴时，仰掌屈肘成45°，肘关节桡侧，肘横纹头为取穴部位。

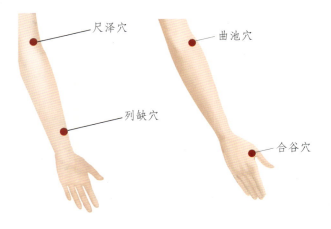

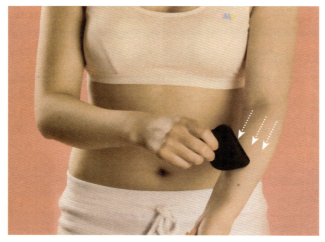

合谷：位于第 1、第 2 掌骨间，当第 2 掌骨桡侧的中点处。取穴时，以一手的拇指掌面指关节横纹，放在另一手的拇、食指的指蹼缘上，屈指当拇指尖尽处为取穴部位。

【刮痧体位】采取坐位，以方便刮拭和自我感觉舒适为宜。

【刮拭方法】以面刮法刮拭上肢曲池穴、尺泽穴、列缺穴，再用平面按揉法按揉手背合谷穴。重刮前臂尺泽穴，至皮肤发红、皮下紫色痧斑痧痕形成为止。最后重刮手部合谷穴，30 次，可不出痧。

刮拭下肢丰隆穴、太溪穴、水泉穴、冲阳穴

【选穴定位】太溪：位于足内侧内踝后方，当内踝尖与跟腱之间的凹陷处。由足内踝尖向后推至凹陷处（大约当内踝尖与跟腱间之中点）为取穴部位。

水泉：位于足内侧，内踝后下方，当太溪直下 1 寸，跟骨结节的内侧凹陷处。

丰隆：位于小腿前外侧，外踝尖上 8 寸，条口穴外，距胫骨前缘二横指（中指）。

冲阳：位于足背最高处，当拇长伸肌腱和趾长伸肌腱之间，足背动脉搏动处。

【刮痧体位】采取坐位，以方便刮拭和自我感觉舒适为宜。

【刮拭方法】用面刮法刮拭下肢丰隆穴、冲阳穴，再用平面按揉法按揉太溪穴和水泉穴。

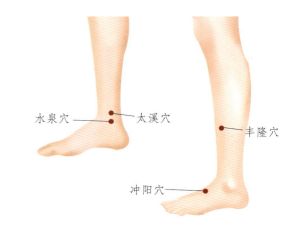

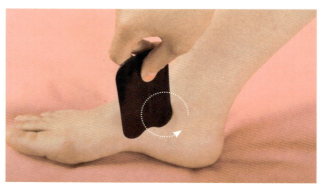

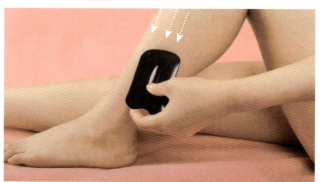

▶ 刮拭提醒

刮痧治疗咽喉肿痛，一般刮拭 4 次为一个疗程，普通患者一般一个疗程便可见到成效。

温馨小贴士

饮食方面宜吃清淡多汁的各种新鲜蔬菜瓜果，宜吃具有散风清热、生津利咽作用的食物，宜吃具有清泻肺热胃火作用的食物，宜吃具有养阴降火作用的食物；忌吃辛辣刺激性食物，忌吃性属温热上火的食物，忌吃煎炒香燥伤阴的食物，忌吃黏糯滋腻的食物；忌烟与酒。

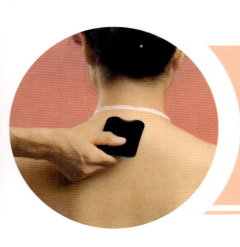

第五章 妇科疾病的刮痧疗法

更年期综合征

更年期综合征在中医学亦称"经绝前后诸证"。中医认为妇女停经前后肾气渐衰，脏腑功能逐渐衰退，使人体阴阳失去平衡，因而有面红潮热、眩晕头胀、烦躁易怒、抑郁忧愁、心悸失眠、阴道干涩灼热、腰酸背痛、骨质疏松等症状。病机分为虚实两种，虚者多由肾气不足，冲任未充；或肝肾亏虚，精血亏虚；或脾胃虚弱，气血乏源；或久病失血，冲任不能满盈，血海亏虚，无血可下。实者多由气滞血瘀，或痰湿壅滞，经闭阻塞，冲任不通而成。病位在肾与胞宫，与肝脾等脏器功能有关。刮拭身体相关穴位，可以调补肾气，活血通络，有助于气血的生化和运行。

▶ 重点刮拭部位

刮拭头部百会穴

【选穴定位】百会：位于头部，当前发际正中直上5寸，或两耳尖连线的中点处。让患者采用正坐的姿势，可以通过两耳角直上连线中点，来简易取此穴。

【刮痧体位】刮可采取坐位或俯卧位，以方便刮拭和自我感觉舒适为宜。

【刮拭方法】放松身体，以单角法刮拭头部百会穴。

刮拭背腰部肝俞穴、肾俞穴、命门穴

【选穴定位】肝俞：位于背部，当第9胸椎棘突下，旁开1.5寸。由平双肩胛骨下角之椎骨（第7胸椎），往下推2个椎骨，即第9胸椎棘突下缘，旁开约2横指（食、中指）处为取穴部位。

命门：位于腰部，当后正中线上，第2腰椎棘突下凹陷处。取穴时采用俯卧的姿势，指压时，有强烈的压痛感。

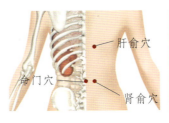 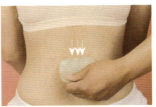

肾俞：位于腰部，当第2腰椎棘突下，旁开1.5寸。与肚脐中相对应处即为第2腰椎，其棘突下缘旁开约2横指（食、中指）处为取穴部位。

【刮痧体位】可采取坐位或俯卧位，以方便刮拭和自我感觉舒适为宜。

【刮拭方法】用面刮法从上向下刮拭背腰部命门穴、双侧肝俞穴到肾俞穴段。

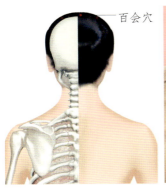 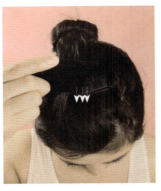

刮拭腹部中注穴、大赫穴

【选穴定位】中注：位于下腹部，当脐中下1寸，前正中线旁开0.5寸。

大赫：位于下腹部，当脐中下4寸，前正中线旁开0.5寸。取穴时，患者可采用仰卧的姿势，从肚脐到耻骨上方画一线，将此线五等分，从肚脐往下4/5点的左右一指宽处，即为此穴。

【刮痧体位】可采用仰卧位，以方便刮拭和自我感觉舒适为宜。

【刮拭方法】用面刮法从上向下刮拭腹部双侧中注穴至大赫穴段。

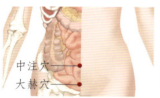
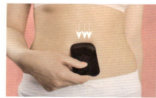

刮拭上肢内关穴、神门穴

【选穴定位】内关：位于前臂掌侧，当曲泽与大陵的连线上，腕横纹上2寸，掌长肌肌腱与桡侧腕屈肌肌腱之间。取穴时，患者采用正坐或仰卧，仰掌的姿势，从近手腕之横皱纹的中央，往上约两指宽的中央。

神门：位于腕部，腕掌侧横纹尺侧端，尺侧腕屈肌腱的桡侧凹陷处。取穴时仰掌，豌豆骨（手掌小鱼际肌近腕部有一突起圆骨）的桡侧，掌后第1横纹上取穴。

【刮痧体位】可采取坐位或俯卧位，以方便刮拭和自我感觉舒适为宜。

【刮拭方法】用面刮法从上向下刮拭上肢内关穴、神门穴。

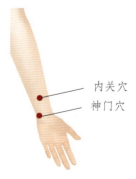
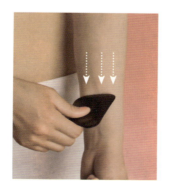

刮拭下肢足三里穴、阴陵泉穴、三阴交穴、公孙穴

【选穴定位】足三里：位于小腿前外侧，当犊鼻下3寸，距胫骨前缘1横指（中指）。取穴时，站位，用同侧手张开虎口围住髌骨上外缘，余4指向下，中指尖处为取穴部位。

阴陵泉：位于小腿内侧，当胫骨内侧髁后下方凹陷处。取穴时，坐位，用拇指沿小腿内侧骨内缘（胫骨内侧）由下往上推，至拇指抵膝关节下时，胫骨向内上弯曲之凹陷为取穴部位。

三阴交：位于小腿内侧，当足内踝尖上3寸，胫骨内侧缘后方。取穴时以手4指并拢，小指下边缘紧靠内踝尖上，食指上缘所在水平线在胫骨后缘的交点，为取穴部位。

公孙：位于足内侧缘，第1跖骨基底部的前下方，赤白肉际处。

【刮痧体位】可采取坐位或俯卧位，以方便刮拭和自我感觉舒适为宜。

【刮拭方法】用面刮法从上向下刮拭，下肢足三里穴、阴陵泉穴、三阴交穴、公孙穴。

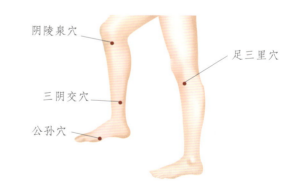
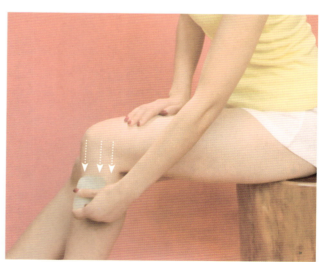

刮拭下肢太溪穴、太冲穴

【选穴定位】太溪：位于足内侧内踝后方，当内踝尖与跟腱之间的凹陷处。由足内踝尖向后推至凹陷处（大约当内踝尖与跟腱间之中点）为取穴部位。

太冲：位于足背侧，当第1跖骨间隙的后方凹陷处。取穴时，由第1、第2趾间缝纹向足背上推，至其两骨联合缘凹陷中（约缝纹头上2横指）处，为取穴部位。

【刮痧体位】可采取坐位或俯卧位，以方便刮拭和自我感觉舒适为宜。

【刮拭方法】用平面按揉法按揉太溪穴，再用垂直按揉法按揉足部太冲穴。

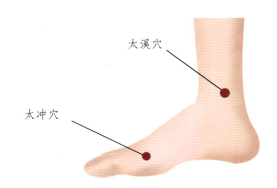

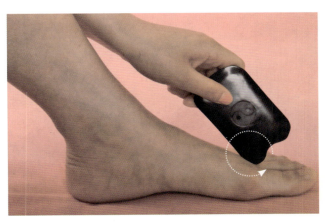

▶ 刮拭提醒

刮痧治疗更年期综合征，一般5~7次为一个疗程，患者可根据个人皮肤承受力，隔天刮1次或2天刮1次。

温馨小贴士：步入更年期的女性应提高自我保健能力，保持生活规律化，坚持力所能及的体育锻炼，少食动物脂肪，多吃蔬菜水果，避免饮食无节，忌烟酒。为预防骨质疏松，围绝经期和绝经后妇女应坚持体育锻炼，增加日晒时间，摄入足量蛋白质和含钙食物。充实生活内容，如旅游、烹饪、种花、编织、跳舞等，以获得集体生活的友爱，精神上有所寄托。要善于克制，并培养开朗、乐观的性格，善用宽容和忍耐对待不称心的人和事，以保持心情舒畅及心理、精神上的平静状态，有利于顺利渡过围绝经期。

月经不调

月经不调是指月经的周期、时间长短、颜色、经量、质地等发生异常改变的一种妇科常见疾病。临床表现为月经时间的提前或延后、量或多或少、颜色或鲜红或淡红、经质或清稀或赤稠，并伴有头晕、心跳快、心胸烦闷，容易发怒、夜晚睡眠不好、小腹胀满、腰酸腰痛、精神疲倦等症状。中医认为月经不调是由于血热、肾气气亏、气血虚弱等原因。刮拭身体相关穴位，可以调理冲任，调和气血，从而达到治疗的目的。

▶ 重点刮拭部位

刮拭背腰部肝俞穴、脾俞穴、胃俞穴

【选穴定位】肝俞：位于背部，当第9胸椎棘突下，旁开1.5寸。由平双肩胛骨下角之椎骨（第7胸椎），往下推2个椎骨，即第9胸椎棘突下缘，旁开约2横

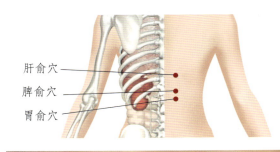

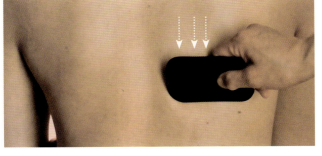

指（食、中指）处为取穴部位。

脾俞：位于背部，当第11胸椎棘突下，旁开1.5寸。与肚脐中相对应处即为第2腰椎，由第2腰椎往上摸3个椎体，即为第11胸椎，其棘突下缘旁开约2横指（食、中指）处为取穴部位。

胃俞：位于背部，当第12胸椎棘突下，旁开1.5寸。取穴时，可采用俯卧的取穴姿势，该穴位于背部，当第12胸椎棘突下，左右旁开2指宽处即是。

【刮痧体位】可采取坐位或俯卧位，以方便刮拭和自我感觉舒适为宜。

【刮拭方法】用面刮法从上向下刮拭背部双侧肝俞穴至胃俞穴段。

刮拭胸腹部期门穴、中脘穴、天枢穴、气海穴、关元穴、归来穴

【选穴定位】期门：位于胸部，当乳头直下，第6肋间隙，前正中线旁开4寸。（男性可取任意体，女性取卧位，乳头直下，往下数两根肋骨处为取穴部位。）

中脘：位于上腹部，前正中线上，当脐中上4寸。取穴时，可采用仰卧位，脐中与胸剑联合部（心窝上边）的中点为取穴部位。

天枢：位于腹中部，距脐中2寸。取穴时，可采用仰卧的姿势，肚脐向左右3指宽处。

气海：位于下腹部，前正中线上，当脐中下1.5寸。取穴时，可采用仰卧的姿势，直线连结肚脐与耻骨上方，将其分为十等分，从肚脐3/10的位置，即为此穴。

关元：位于下腹部，前正中线上，在脐中下3寸。

归来：位于下腹部，当脐中下4寸，距前正中线2寸（前正中线上，耻骨联合上缘上1横指处，再旁开2横指处为取穴部位）。

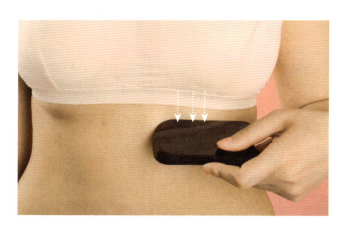

【刮痧体位】可采取站位或仰卧位，以方便刮拭和自我感觉舒适为宜。

【刮拭方法】用面刮法自上而下刮拭胸腹部期门穴、中脘穴、天枢穴、气海穴至关元穴、归来穴。

刮拭下肢足三里穴、地机穴、三阴交穴

【选穴定位】足三里：位于小腿前外侧，当犊鼻下3寸，距胫骨前缘1横指（中指）。取穴时，站位，用同侧手张开虎口围住髌骨上外缘，余4指向下，中指尖处为取穴部位。

地机：位于小腿内侧，当内踝尖与阴陵泉的连线上，阴陵泉下3寸，胫骨内侧缘。

三阴交：位于小腿内侧，当足内踝尖上3寸，胫骨内侧缘后方。取穴时以手4指并拢，小指下边缘紧靠内踝尖上，食指上缘所在水平线在胫骨后缘的交点，为取穴部位）。

【刮痧体位】可采取坐位或俯卧位，以方便刮拭和自我感觉舒适为宜。

【刮拭方法】用面板法从上向下刮拭足三里穴、地机穴、三阴交穴。

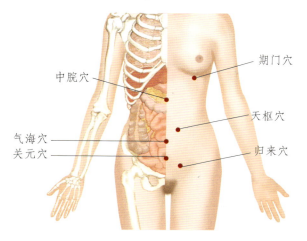

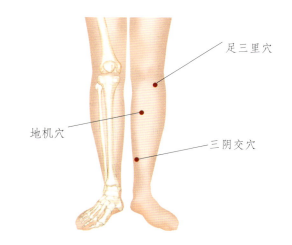

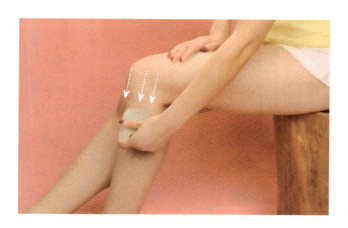

刮拭足部太冲穴

【选穴定位】太冲：位于足背侧，当第1跖骨间隙的后方凹陷处。取穴时，由第1、第2趾间缝纹向足背上推，至其两骨联合缘凹陷中（约缝纹头上2横指）处，为取穴部位。

【刮痧体位】可采取坐位或俯卧位，以方便刮拭和自我感觉舒适为宜。

【刮拭方法】用垂直按揉法按揉太冲穴。

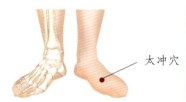
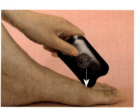

太冲穴

▶ 刮拭提醒

刮痧治疗月经不调，一般刮拭7次为1个疗程，疗效不错。

温馨小贴士

月经不调的女性首先要学会减压，缓解精神压力，其次要注意起居饮食，应该具有规律，改变不良的生活习惯。日常生活要注意卫生，应选择柔软、棉质、通气性能良好的内裤，并勤洗勤换。在饮食方面应注意不要吃生冷类的食物，比如梨、香蕉，尤其在炎夏，应避免喝冷冻饮料。同时不要吃辛辣类的东西，像辣椒等，不然会引起痛经。在经期，应补充含铁、蛋白质和维生素C的食物。多饮白开水。

闭经

闭经是妇科疾病中常见的症状，可以由各种不同的原因引起。通常将闭经分为原发性和继发性两种。凡年过18岁仍未行经者称为原发性闭经；在月经初潮以后，正常绝经以前的任何时间内（妊娠或哺乳期除外），月经闭止超过6个月者称为继发性闭经。这样的区分在很大程度上是人为的，因为引起原发和继发闭经的基本因素有时可能是相同的。但是在提供病因和预后的线索时，这种划分是有价值的，例如多数的先天性异常，包括卵巢或苗勒氏组织的发育异常，所导致的闭经被列入原发性闭经，而继发性闭经多数是由获得性疾病所引起，且较易治疗。中医认为闭经是由于肝肾不足，气血亏虚，血脉失通所致。刮拭膈俞穴、脾俞穴、气海穴、三阴交穴、太冲穴可生血、活血；刮拭肾俞穴、气海穴、足三里穴、丰隆穴可培补元气；刮拭次髎穴、中极穴可治疗妇科疾病。

▶ 重点刮拭部位

刮拭背部膈俞穴、脾俞穴、肾俞穴、次髎穴

【选穴定位】膈俞：位于背部，当第7胸椎棘突下，旁开1.5寸。由平双肩胛骨下角之椎骨（第7胸椎），其棘突下缘旁开约2横指（食、中指）处为取穴部位。

脾俞：位于背部，当第11胸椎棘突下，旁开1.5寸。与肚脐中相对应处即为第2腰椎，由第2腰椎往上摸3个椎体，即为第11胸椎，其棘突下缘旁开约2横指（食、中指）处为取穴部位。

肾俞：位于腰部，当第2腰椎棘突下，旁开1.5寸。与肚脐中相对应处即为第2腰椎，其棘突下缘旁开约2横指（食、中指）处为取穴部位。

次髎：位于骶部，当髂后上棘内下方，适对第2骶后孔处。取穴时俯卧，骨盆后面，从髂嵴最高点向内下方骶角两侧循摸一高骨突起，即是髂后上棘，与之平齐，髂骨正中突起处是第1骶椎棘突，髂后上棘与第2骶椎棘突之间即第2骶后孔，此为取穴部位。

【刮痧体位】可采取坐位或俯卧位，以方便刮拭和自我感觉舒适为宜。

【刮拭方法】用面刮法从上向下刮拭背部双侧膈俞穴至脾俞穴段，再用同样的方法刮拭肾俞穴、次髎穴。

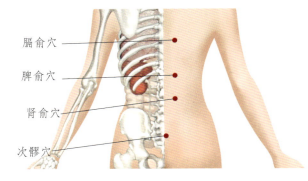

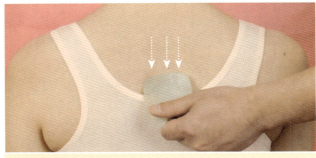

刮拭腹部气海穴、中极穴

【选穴定位】气海：位于下腹部，前正中线上，当脐中下1.5寸。取穴时，可采用仰卧的姿势，直线连结肚脐与耻骨上方，将其分为十等分，从肚脐3/10的位置，即为此穴。

中极：位于下腹部，前正中线上，当脐中下4寸。

【刮痧体位】可采取坐位或仰卧位，以方便刮拭和自我感觉舒适为宜。

【刮拭方法】用面刮法从上向下刮拭腹部气海穴至中极穴。

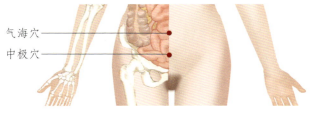

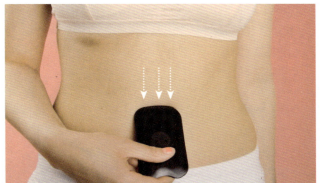

刮拭下肢血海穴、足三里穴、丰隆穴、三阴交穴

【选穴定位】血海：位于大腿内侧，髌底内侧端上2寸，当股四头肌内侧头的隆起处。取穴时，坐位，屈膝成90°，医者立于患者对面，用左手掌心对准右髌骨中央，手掌伏于其膝盖上，拇指尖所指处为取穴部位。

三阴交：位于小腿内侧，当足内踝尖上3寸，胫骨内侧缘后方。取穴时以手4指并拢，小指下边缘紧靠内踝尖上，食指上缘所在水平线在胫骨后缘的交点，为取穴部位。

足三里：位于小腿前外侧，当犊鼻下3寸，距胫骨前缘1横指（中指）。取穴时，站位，用同侧手张开虎口围住髌骨上外缘，余4指向下，中指尖处为取穴部位。

丰隆：位于小腿前外侧，外踝尖上8寸，条口穴外，距胫骨前缘二横指（中指）。

【刮痧体位】可采取坐位或俯卧位，以方便刮拭和自我感觉舒适为宜。

【刮拭方法】用面刮法从上向下刮拭下肢血海穴至三阴交穴，足三里穴至丰隆穴。

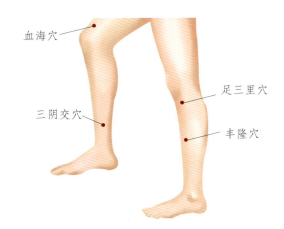

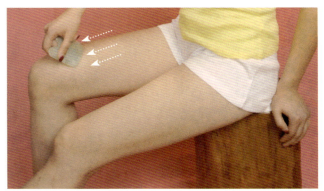

刮拭太冲穴

【选穴定位】太冲：位于足背侧，当第1跖骨间隙的后方凹陷处。取穴时，由第1、第2趾间缝纹向足背上推，至其两骨联合缘凹陷中（约缝纹头上2横指）处，为取穴部位。

【刮痧体位】可采取坐位或俯卧位，以方便刮拭和自我感觉舒适为宜。

【刮拭方法】用垂直按揉法按揉足背太冲穴。

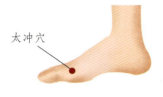
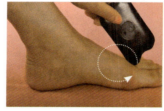

▶ **刮拭提醒**

用刮痧法治疗闭经，一般7次为1个疗程，疗效不错。

痛经

痛经也称行经腹痛，是指妇女在行经前后或正值行经期间，小腹及腰部疼痛，甚至剧痛难忍，常伴有面色苍白，头面冷汗淋漓，手足厥冷，泛恶呕吐，并随着月经周期而发作。现代医学研究表明，长期痛经和月经不调的女性，容易引起色斑、暗疮，诱发妇科炎症，导致头疼失眠，情绪抑郁焦躁，导致不孕不育等数十种疾病的发生，是女人不能忽视的健康隐患。中医认为，痛经主要病机在于邪气内伏，经血亏虚，导致胞宫的气血运行不畅，"不通则痛"；或胞宫失于濡养，"不荣则痛"，因此导致痛经。刮拭身体相关穴位可以活血化瘀，益气养血，温养胞宫，从而预防或调经止痛。

▶ **重点刮拭部位**

刮拭背部肝俞穴、肾俞穴、次髎穴、中髎穴、秩边穴

【选穴定位】肝俞：位于背部，当第9胸椎棘突下，旁开1.5寸。由平双肩胛骨下角之椎骨（第7胸椎），往下推2个椎骨，即第9胸椎棘突下缘，旁开约2横指（食、中指）处为取穴部位。

肾俞：位于腰部，当第2腰椎棘突下，旁开1.5寸。与肚脐中相对应处即为第2腰椎，其棘突下缘旁开约2横指（食、中指）处为取穴部位。

次髎：位于骶部，当髂后上棘内下方，适对第2骶后孔处。取穴时俯卧，骨盆后面，从髂嵴最高点向内下方骶角两侧循摸一高骨突起，即是髂后上棘，与之平齐，髂骨正中突起处是第1骶椎棘突，髂后上棘与第2骶椎棘突之间即第2骶后孔，此为取穴部位。

中髎：位于骶部，当次髎下内方，适对第4骶后孔处。

秩边：位于臀部，平第4骶后孔，骶正中嵴旁开3寸。取穴时，俯卧位，胞肓直下，在骶管裂孔旁开3寸处取穴

【刮痧体位】可采取坐位或俯卧位，以方便刮拭和自我感觉舒适为宜。

【刮拭方法】用面刮法从上向下刮拭背部双侧肝俞穴、肾俞穴、次髎穴、中髎穴、秩边穴。

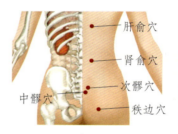
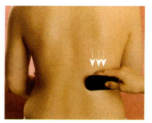

刮拭腹部气海穴、关元穴、中极穴、水道穴、归来穴

【选穴定位】气海：位于下腹部，前正中线上，当脐中下1.5寸。取穴时，可采用仰卧的姿势，直线连结肚脐与耻骨上方，将其分为十等分，从肚脐3/10的位置，即为此穴。

关元：位于下腹部，前正中线上，在脐中下3寸。

中极：位于下腹部，前正中线上，当脐中下4寸。

水道：位于下腹部，当脐中下3寸，距前正中线2寸。

归来：位于下腹部，当脐中下4寸，距前正中线2寸（前正中线上，耻骨联合上缘上1横指处，再旁开2横指处为取穴部位）。

【刮痧体位】采用仰卧位，以方便刮拭和自我感

觉舒适为宜。

【刮拭方法】用面刮法从上向下刮拭腹部气海穴、关元穴、中极穴，再用同样的方式刮拭双侧水道穴至归来穴段。

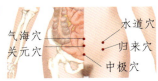
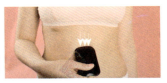

刮拭上肢内关穴

【选穴定位】内关：位于前臂掌侧，当曲泽与大陵的连线上，腕横纹上2寸，掌长肌肌腱与桡侧腕屈肌腱之间。取此穴道时应要患者采用正坐或仰卧，仰掌的姿势，从近手腕之横皱纹的中央，往上约两指宽的中央。

【刮痧体位】可采取坐位或俯卧位，以方便刮拭和自我感觉舒适为宜。

【刮拭方法】用面刮法从上向下刮拭手臂内关穴。

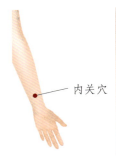
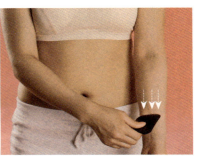

刮拭下肢阳陵泉穴、足三里穴、悬钟穴、三阴交穴、太溪穴

【选穴定位】足三里：位于小腿前外侧，当犊鼻下3寸，距胫骨前缘1横指（中指）。取穴时，站位，用同侧手张开虎口围住髌骨上外缘，余4指向下，中指尖处为取穴部位。

阳陵泉：位于小腿外侧，当腓骨头前下方凹陷处。取穴时，坐位，屈膝成90°，膝关节外下方，腓骨小头前缘与下缘交叉处的凹陷，为取穴部位。

三阴交：位于小腿内侧，当足内踝尖上3寸，胫骨内侧缘后方。取穴时以手4指并拢，小指下边缘紧靠内踝尖上，食指上缘所在水平线在胫骨后缘的交点，为取穴部位。

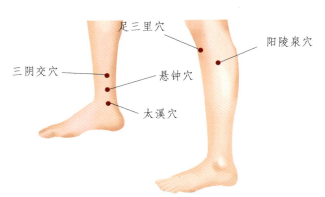
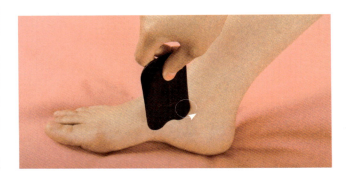

太溪：位于足内侧内踝后方，当内踝尖与跟腱之间的凹陷处。由足内踝尖向后推至凹陷处（大约当内踝尖与跟腱间之中点）为取穴部位。

悬钟：位于小腿外侧，当外踝尖上3寸，腓骨前缘。或定于腓骨后缘与腓骨长、短肌之间凹陷处。

【刮痧体位】可采取坐位或俯卧位，以方便刮拭和自我感觉舒适为宜。

【刮拭方法】以面刮法从上向下分段刮拭阳陵泉穴、足三里穴、悬钟穴、三阴交穴，再以平面按揉法按揉太溪穴。

▶ 刮拭提醒

刮痧法治疗痛经，需在月经来潮前的7~14天进行。一般7次为1个疗程。一个疗程后便可见到成效。注意，经期不要刮拭下腹部和腰骶部。

温馨小贴士

不幸患上痛经这种疾病会有很多的危害，但是只要早早发现，争取在第一时间里治疗，也要注意保健事项，下面是日常保健的几个常见措施：

1. 注意经期及性生活卫生，防止经、产期间上行感染，积极预防和治疗可能引起经血潴留的疾病。

2. 经期应注意保暖，忌寒、■、生、冷刺激，防止寒邪侵袭；注意休息、减少疲劳，加强营养，增强体质；应尽量控制剧烈的情绪波动，避免强烈的精神刺激，保持心情愉快；平时要防止房劳过度，经期绝对禁止性生活。

3. 经期要注意饮食调理，经前和经期忌食生冷寒■之品，以免寒凝血瘀而痛经加重；月经量多者，不宜食用辛辣香燥之物，以免热迫血行，出血更甚。而且注意别滥用药，应根据痛经的原因，辨证施治。

慢性盆腔炎

盆腔炎是妇女常见病之一，是指女性盆腔生殖器官、子宫周围的结缔组织及盆腔腹膜的炎症。包括急性盆腔炎、慢性盆腔炎、盆腔腹膜炎、附件炎、子宫炎、盆腔结缔组织炎等。急性盆腔炎表现为下腹疼痛、发烧、寒战、头痛、食欲不振、体温高、心率快，下腹部有肌紧张、压痛及反跳痛，或一侧附件增厚。慢性盆腔炎全身症状多不明显，可有低热，易感疲乏，伴下腹坠腰痛等，子宫常呈后位，活动受限，或粘连固定，常在劳累、性交、月经前后加剧。中医认为盆腔炎伤于风、寒、湿之邪，或饮食七情之变，致脾肾功能失调，气机阻滞，瘀血、痰饮、湿浊之邪相续而生，积聚胞宫而发病。在相关穴位刮痧能够清热利湿、活血化瘀、软坚散结，从而达到治疗此病的目的。

▶ 重点刮拭部位

刮拭背部心俞穴、脾俞穴、胃俞穴、肾俞穴、次髎穴

【选穴定位】心俞：位于背部，当第5胸椎棘突下，旁开1.5寸。由平双肩胛骨下角之横骨（第7胸椎），往上推2个椎骨，即第5胸椎棘突下缘，旁开约2横指（食、中指）处为取穴部位。

脾俞：位于背部，当第11胸椎棘突下，旁开1.5寸。与肚脐中相对应处即为第2腰椎，由第2腰椎往上摸3个椎体，即为第11胸椎，其棘突下缘旁开约2横指（食、中指）处为取穴部位。

胃俞：位于背部，当第12胸椎棘突下，旁开1.5寸。取穴时，可采用俯卧的取穴姿势，该穴位于背部，当第12胸椎棘突下，左右旁开2指宽处即是。

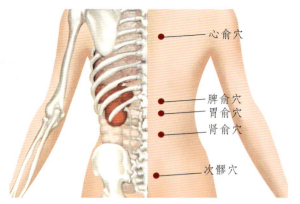

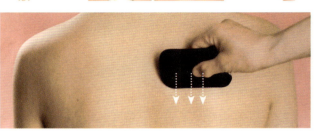

肾俞：位于腰部，当第2腰椎棘突下，旁开1.5寸。与肚脐中相对应处即为第2腰椎，其棘突下缘旁开约2横指（食、中指）处为取穴部位。

次髎：位于骶部，当髂后上棘内下方，适对第2骶后孔处。取穴时俯卧，骨盆后面，从髂嵴最高点向内下方骶角两侧循摸一高骨突起，即是髂后上棘，与之平齐，髂骨正中突起处是第1骶椎棘突，髂后上棘与第2骶椎棘突之间即第2骶后孔，此为取穴部位。

【刮痧体位】可采取坐位或俯卧位，以方便刮拭和自我感觉舒适为宜。

【刮拭方法】以面刮法从上向下刮拭背部双侧心俞穴、脾俞穴、胃俞穴、肾俞穴、次髎穴。

刮拭腹部气海穴、中极穴

【选穴定位】气海：位于下腹部，前正中线上，当脐中下1.5寸。取穴时，可采用仰卧的姿势，直线连结肚脐与耻骨上方，将其分为十等分，从肚脐3/10的位置，即为此穴。

中极：位于下腹部，前正中线上，当脐中下4寸。

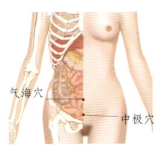

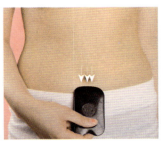

【刮痧体位】可采用仰卧位，以方便刮拭和自我感觉舒适为宜。

【刮拭方法】以面刮法从上向下刮拭腹部气海穴、中极穴。

刮拭上肢内关穴

【选穴定位】内关：位于前臂掌侧，当曲泽与大陵的连线上，腕横纹上2寸，掌长肌肌腱与桡侧腕屈肌肌腱之间。取穴时，患者采用正坐或仰卧，仰掌的姿势，从近手腕之横皱纹的中央，往上约两指宽的中央。

【刮痧体位】可采取坐位或俯卧位，以方便刮拭和自我感觉舒适为宜。

【刮拭方法】用面刮法从上向下刮拭手臂内关穴。

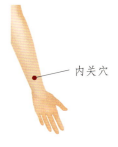
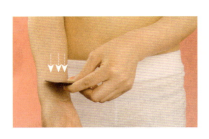

刮拭下肢血海穴、阴陵泉穴、足三里穴、丰隆穴、三阴交穴

【选穴定位】血海：位于大腿内侧，髌底内侧端上2寸，当股四头肌内侧头的隆起处。取穴时，坐位，屈膝成90°，医者立于患者对面，用左手掌心对准右髌骨中央，手掌伏于其膝盖上，拇指尖所指处为取穴部位。

三阴交：位于小腿内侧，当足内踝尖上3寸，胫骨内侧缘后方。取穴时以手4指并拢，小指下边缘紧靠内踝尖上，食指上缘所在水平线在胫骨后缘的交点，为取穴部位。

阴陵泉：位于小腿内侧，当胫骨内侧髁后下方凹陷处。取穴时，坐位，用拇指沿小腿内侧骨内缘（胫骨内侧）由下往上推，至拇指抵膝关节下时，胫骨向内上弯曲之凹陷为取穴部位。

足三里：位于小腿前外侧，当犊鼻下3寸，距胫骨前缘1横指（中指）。取穴时，站位，用同侧手张开虎口围住髌骨上外缘，余4指向下，中指尖处为取穴部位。

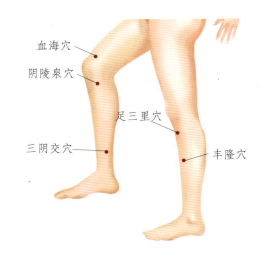

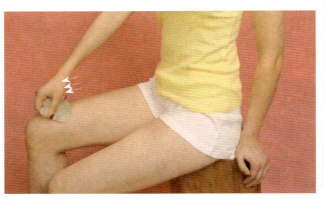

丰隆：位于小腿前外侧，外踝尖上8寸，条口穴外，距胫骨前缘二横指（中指）。

【刮痧体位】可采取坐位或俯卧位，以方便刮拭和自我感觉舒适为宜。

【刮拭方法】以面刮法从上向下刮拭下肢血海穴、阴陵泉穴、足三里穴、丰隆穴、三阴交穴。

▶ 刮拭提醒

刮痧治疗慢性盆腔炎，一般7次为1个疗程，治疗2个疗程便可见显著成效。

盆腔炎是会有很大麻烦的，不可小视，如发现盆腔炎的症状表现，要及时治疗，在治疗期间做好盆腔炎的日常保健工作，那么对于治疗的效果就会更加好。

1. 发热患者在退热时一般汗出较多，要注意保暖，保持身体的干燥，汗出后及时更换衣裤，避免吹空调或直吹对流风。

2. 要注意观察白带的量、质、色、味。白带量多、色黄质稠、有臭秽味者，说明病情较重，如白带由黄转白，量由多变少，味趋于正常说明病情有所好转。

3. 有些患者因患有慢性盆腔炎，稍感不适，就自服抗生素，长期服用可以出现阴道内菌群紊乱，而引起阴道分泌物增多，呈白色豆渣样白带，此时，应到医院就诊，排除念珠菌性阴道炎。

4. 盆腔炎患者要注意饮食调护，要加强营养，发热期间宜食清淡易消化饮食。

5. 急性盆腔炎患者，一定要遵医嘱积极配合治疗。患者一定要卧床休息。盆腔炎性疾病后遗症（慢性盆腔炎）患者也不要过于劳累，做到劳逸结合，节制房事，以避免症状加重。

6. 急性或亚急性盆腔炎患者要保持大便通畅，并观察大便的性状。若见便中带脓或有里急后重感，要立即到医院就诊，以防盆腔脓肿溃破肠壁，造成急性腹膜炎。

乳腺增生

乳腺增生是指乳房出现片块状、结节状、条索状、砂粒状等数目不一、形状不规则、质地中等、活动、不粘连、边界与周围组织分界不清楚或比较清楚的非炎性肿块，其发病原因主要是由于内分泌激素失调。乳腺增生是女性最常见的乳房疾病，多发于30～50岁女性，发病高峰为35～40岁。近些年来该病发病率呈逐年上升的趋势，年龄也越来越低龄化。主要症状以乳房疼痛及乳房肿块为主，且多与月经周期情志变化，劳累过度等因素有关，或伴乳头痛、乳头溢液等。中医认为乳腺小叶增生系肝气郁结，与情绪不快、情志抑郁等因素有关。在相应穴位区刮痧能够疏肝理气、滋养腑脏，缓解症状。刮试肩背部肩井穴、天宗穴可活血通络止痛；刮拭膏肓穴、膈俞穴至胆俞穴可以补肺健脾，舒肝解郁；刮拭胸部屋翳穴、期门穴可通经活络，理气化痰，消肿化瘀；膻中是任脉上的重要穴位，亦对乳腺疾病有辅助治疗功效。

▶ 重点刮拭部位

刮拭肩部肩井穴

【选穴定位】肩井：位于大椎穴与肩峰连线中点，肩部最高处。取穴时一般采用正坐、俯伏或者俯卧的姿势，此穴位于肩上，前直乳中，当大椎与肩峰端连线的中点，即乳头正上方与肩线交接处。

【刮痧体位】可采取坐位，以方便刮拭和自我感觉舒适为宜。

【刮拭方法】以面刮法由内向外刮拭肩井穴。

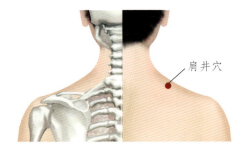

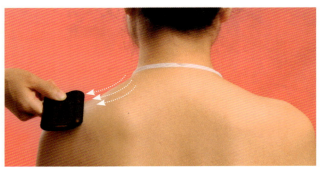

刮拭背部膏肓穴、天宗穴、膈俞穴、胆俞穴

【选穴定位】膏肓：位于背部，当第4胸椎棘突下，旁开3寸。患者平坐床上，屈膝抵胸，前臂交叉，双手扶于膝上，低头，面额抵于手背，使两肩胛骨充分张开，在平第四胸椎棘突下，肩胛骨内侧缘骨缝处按压，觉胸肋间困痛，传至手臂，即是膏肓穴，掐痕做标记。

天宗：位于肩胛部，当冈下窝中央凹陷处，与第4胸椎相平。取穴时，垂臂，由肩胛冈下缘中点至肩胛下角做连线，上1/3与下2/3交点处为取穴部位，用力按压有明显酸痛感。

膈俞：位于背部，当第7胸椎棘突下，旁开1.5寸。由平双肩胛骨下角之椎骨（第7胸椎），其棘突下缘旁开约2横指（食、中指）处为取穴部位。

胆俞：位于背部，当第10胸椎棘突下，旁开1.5寸。由平双肩胛骨下角之椎骨（第7胸椎），往下推3个椎骨，即第10胸椎棘突下缘，旁开约2横指（食、中指）处为取穴部位。

【刮痧体位】可采取坐位，也可采取俯卧姿势，

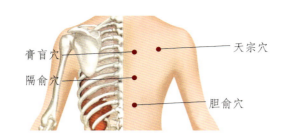
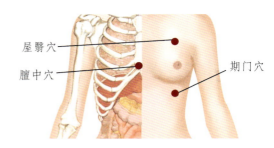

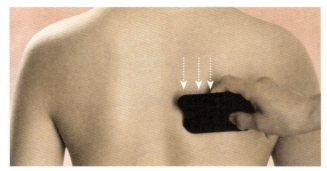
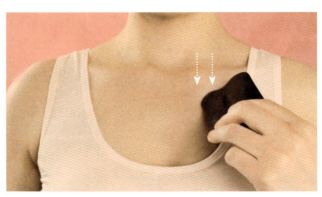

以方便刮拭和自我感觉舒适为宜。

【刮拭方法】以面刮法自上而下刮拭背部双侧膏肓穴、天宗穴、膈俞穴至胆俞穴段。

刮拭胸部膻中穴、屋翳穴、期门穴

【选穴定位】屋翳：位于胸部，当第2肋间隙，距前正中线4寸。

膻中：位于胸部，前正中线上，两乳头连线的中点。

期门：位于胸部，当乳头直下，第6肋间隙，前正中线旁开4寸。（男性可取任意体，女性取卧位，乳头直下，往下数两根肋骨处为取穴部位。）

【刮痧体位】可采取坐位，也可采取仰卧姿势，以方便刮拭和自我感觉舒适为宜。

【刮拭方法】以单角刮法自上而下刮拭膻中穴，然后沿肋骨走向刮拭屋翳穴和期门穴。

▶ 刮拭提醒

在需刮痧部位涂抹适量刮痧油。由于肩背部肌肉丰富，用力宜重，出痧。然后刮拭胸部正中线膻中穴，用刮板角部，不宜重刮，30次，出痧为度。一般7次为1个疗程。

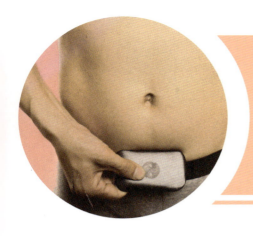

第六章 男科疾病的刮痧疗法

阳萎

阳痿又称勃起功能障碍，是指在有性欲要求时，阴茎不能勃起或勃起不坚，或者虽然有勃起且有一定程度的硬度，但不能保持性交的足够时间，因而妨碍性交或不能完成性交。阴茎完全不能勃起者称为完全性阳痿，阴茎虽能勃起但不具有性交需要的足够硬度者称为不完全性阳痿。中医认为该病主要是由肾气虚弱、劳心伤脾、七情内伤、湿热下注所致。刮拭身体相关穴位，可以补肾藏精、清热除湿、养心安神，从而达到治疗的目的。

▶ 重点刮拭部位

刮拭背部心俞穴、肝俞穴、脾俞穴、肾俞穴、次髎穴

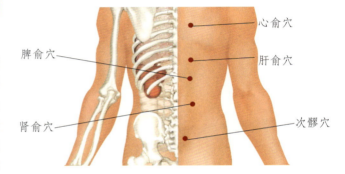

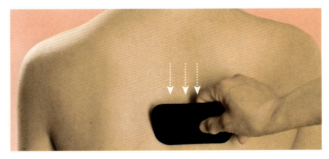

【选穴定位】心俞：位于背部，当第5胸椎棘突下，旁开1.5寸。由平双肩胛骨下角之椎骨（第7胸椎），往上推2个椎骨，即第5胸椎棘突下缘，旁开约2横指（食、中指）处为取穴部位。

肝俞：位于背部，当第9胸椎棘突下，旁开1.5寸。由平双肩胛骨下角之椎骨（第7胸椎），往下推2个椎骨，即第9胸椎棘突下缘，旁开约2横指（食、中指）处为取穴部位。

脾俞：位于背部，当第11胸椎棘突下，旁开1.5寸。与肚脐中相对应处即为第2腰椎，由第2腰椎往上摸3个椎体，即为第11胸椎，其棘突下缘旁开约2横指（食、中指）处为取穴部位。

肾俞：位于腰部，当第2腰椎棘突下，旁开1.5寸。与肚脐中相对应处即为第2腰椎，其棘突下缘旁开约2横指（食、中指）处为取穴部位。

次髎：位于骶部，当髂后上棘内下方，适对第2骶后孔处。取穴时俯卧，骨盆后面，从髂嵴最高点向内下方骶角两侧循摸一高骨突起，即是髂后上棘，与之平齐，骶骨正中突起处是第1骶椎棘突，髂后上棘与第2骶椎棘突之间即第2骶后孔，此为取穴部位。

【刮痧体位】可采取坐位或俯卧位，以方便刮拭和自我感觉舒适为宜。

【刮拭方法】用面刮法从上向下分段刮拭背部双侧心俞穴、肝俞穴、脾俞穴、肾俞穴、次髎穴。

刮拭腹部关元穴、大赫穴

【选穴定位】关元：位于下腹部，前正中线上，在脐中下3寸。

大赫：位于下腹部，当脐中下4寸，前正中线旁开0.5寸。取穴时，患者可采用仰卧的姿势，从肚脐到耻骨上方画一线，将此线五等分，从肚脐往下4/5点的左右一指宽处，即为此穴。

【刮痧体位】可采用站位或仰卧位，以方便刮拭和自我感觉舒适为宜。

【刮拭方法】用面刮法从上向下刮拭腹部关元穴、双侧大赫穴。

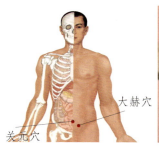
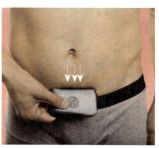

刮拭下肢曲泉穴、三阴交穴、复溜穴

【选穴定位】曲泉：位于膝内侧，当膝关节内侧面横纹内侧端，股骨内侧髁的后缘，半腱肌、半膜肌止端的前缘凹陷处。取穴时，屈膝端坐，当膝内侧高骨（股骨内上髁）后缘，位于两筋前方，腘横纹头上方处为取穴部位。

三阴交：位于小腿内侧，当足内踝尖上3寸，胫骨内侧缘后方。取穴时以手4指并拢，小指下边缘紧靠内踝尖上，食指上缘所在水平线在胫骨后缘的交点，为取穴部位。

复溜：位于小腿内侧，太溪直上2寸，跟腱的前方。取穴时，正坐垂足或仰卧位，在太溪上2寸，当跟腱之前缘处取穴。

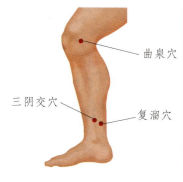
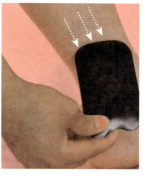

【刮痧体位】可采取坐位或俯卧位，以方便刮拭和自我感觉舒适为宜。

【刮拭方法】用面刮法从上向下刮拭下肢曲泉穴、三阴交穴、复溜穴。

▶ 刮拭提醒

刮痧治疗阳痿，一般7次为1个疗程。治疗时间根据疾病的缓急，病程长短而决定，一般1~2个疗程便能看到成效。治疗期间，禁行房事。此外，大多数阳痿患者源于心理因素，应积极配合心理调治。

早泄

早泄是最常见的射精功能障碍，发病率占成年男子的1/3以上。早泄的定义尚有争议，通常以男性的射精潜伏期或女性在性交中达到性高潮的频度来评价，如以男性在性交时失去控制射精的能力，则阴茎插入阴道之前或刚插入即射精为标准；或以女性在性交中达到性高潮的频度少于50%为标准来定义早泄，但这些都未被普遍接受。因为男性的射精潜伏期受年龄、禁欲时间长短、身体状况、情绪心理等因素影响，女性性高潮的发生频度亦受身体状态、情感变化、周围环境等因素影响。另外，射精潜伏期时间的长短也有个体差异，一般认为，健康男性在阴茎插入阴道2~6分钟发生射精，即为正常。中医认为早泄主要与虚损和肝胆湿热有关，刮拭身体相关部位可以清热除湿、补肾固封、养心安神，从而达到治疗的目的。

▶ 重点刮拭部位

刮拭腰部命门穴、肾俞穴

【选穴定位】命门：位于腰部，当后正中线上，第2腰椎棘突下凹陷处。取穴时采用俯卧的姿势，指压时，有强烈的压痛感。

肾俞：位于腰部，当第2腰椎棘突下，旁开1.5寸。与肚脐中相对应处即为第2腰椎，其棘突下缘旁开约2横指（食、中指）处为取穴部位。

【刮痧体位】可采取坐位或俯卧位，以方便刮拭和自我感觉舒适为宜。

【刮拭方法】以面刮法从上向下刮拭命门穴和双

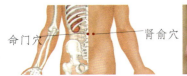
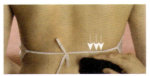

侧肾俞穴。

刮拭腹部关元穴、中极穴

【选穴定位】关元：位于下腹部，前正中线上，在脐中下3寸。

中极：位于下腹部，前正中线上，当脐中下4寸。

【刮痧体位】可采用仰卧位，以方便刮拭和自我感觉舒适为宜。

【刮拭方法】以面刮法从上向下刮拭腹部关元穴至中极穴段。

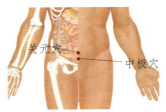
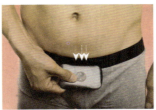

刮拭下肢足三里穴、三阴交穴

【选穴定位】三阴交：位于小腿内侧，当足内踝尖上3寸，胫骨内侧缘后方。取穴时以手4指并拢，小指下边缘紧靠内踝尖上，食指上缘所在水平线在胫骨后缘的交点，为取穴部位。

足三里：位于小腿前外侧，当犊鼻下3寸，距胫骨前缘1横指（中指）。取穴时，站位，用同侧手张开虎口围住髌骨上外缘，余4指向下，中指尖处为取穴部位。

【刮痧体位】可采取坐位或仰卧位，以方便刮拭和自我感觉舒适为宜。

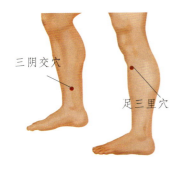
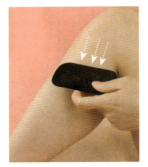

【刮拭方法】以面刮法从上向下刮拭下肢足三里穴、三阴交穴。

刮拭足部太溪穴

【选穴定位】太溪：位于足内侧内踝后方，当内踝尖与跟腱之间的凹陷处。由足内踝尖向后推至凹陷处（大约当内踝尖与跟腱间之中点）为取穴部位。

【刮痧体位】可采取坐位或仰卧位，以方便刮拭和自我感觉舒适为宜。

【刮拭方法】用平面按揉法按揉足部双侧太溪穴。

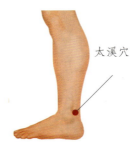
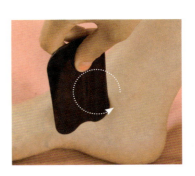

▶ 刮拭提醒

用刮痧治疗早泄，一般7~14次为1个疗程，治疗的时间根据疾病的缓急，病程的长短决定。

前列腺炎

前列腺炎指发生于前列腺组织的炎症。是指前列腺特异性和非特异感染所致的急慢性炎症，从而引起的全身或局部症状。由于前列腺在一定水平血睾丸酮作用下形成，女性仅找到组织胚胎学意义上的前列腺痕迹；没有人体解剖学意义上的前列腺，前列腺炎属于男性疾病。发病也可能与季节、饮食、性活动、泌尿生殖道炎症、良性前列腺增生或下尿路综合征、职业、社会经济状况以及精神心理因素等有关。主要以小便频急，余沥不尽为主症，可见于老年男性。中医认为前列腺炎属于"淋证"范畴。刮拭肾俞穴可以补肾固涩，膀胱俞穴及中极穴可以疏利膀胱气机；关元穴可补肾气，水道穴可利水祛湿，归来穴可通利膀胱而利小便；阴陵泉及三阴交可清利湿热，通利小便；复溜穴及太溪穴可滋肾去湿，调补肾气。

▶ 重点刮拭部位

刮拭背腰部肾俞穴、膀胱俞穴

【选穴定位】肾俞：位于腰部，当第2腰椎棘突下，旁开1.5寸。与肚脐中相对应处即为第2腰椎，其棘突下缘旁开约2横指（食、中指）处为取穴部位。

膀胱俞：位于骶部，当骶正中嵴旁1.5寸，平第2骶孔。

【刮痧体位】可采取坐位或俯卧位，以方便刮拭和自我感觉舒适为宜。

【刮拭方法】以面刮法从上向下刮拭背腰部肾俞穴至膀胱俞穴。

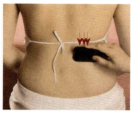
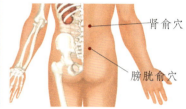

刮拭腹部关元穴、中极穴、水道穴、归来穴

【选穴定位】关元：位于下腹部，前正中线上，在脐中下3寸。

中极：位于下腹部，前正中线上，当脐中下4寸。

水道：位于下腹部，当脐中下3寸，距前正中线2寸。

归来：位于下腹部，当脐中下4寸，距前正中线2寸（前正中线上，耻骨联合上缘上1横指处，再旁开2横指处为取穴部位）。

【刮痧体位】可采取站位或仰卧位，以方便刮拭和自我感觉舒适为宜。

【刮拭方法】以面刮法从上向下刮拭腹部关元穴至中极穴，双侧水道穴至归来穴。

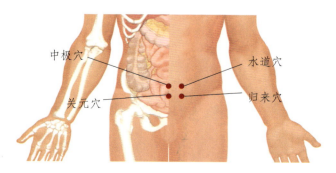

刮拭下肢阴陵泉穴、三阴交穴、复溜穴、太溪穴

【选穴定位】阴陵泉：位于小腿内侧，当胫骨内侧髁后下方凹陷处。取穴时，坐位，用拇指沿小腿内侧骨内缘（胫骨内侧）由下往上推，至拇指抵膝关节下时，胫骨向内上弯曲之凹陷为取穴部位。

三阴交：位于小腿内侧，当足内踝尖上3寸，胫骨内侧缘后方。取穴时以手4指并拢，小指下边缘紧靠内踝尖上，食指上缘所在水平线在胫骨后缘的交点，为取穴部位）。

复溜：位于小腿内侧，太溪直上2寸，跟腱的前方。取穴时，正坐垂足或仰卧位，在太溪上2寸，当跟腱之前缘处取穴。

太溪：位于足内侧内踝后方，当内踝尖与跟腱之间的凹陷处。由足内踝尖向后推至凹陷处（大约当内踝尖与跟腱间之中点）为取穴部位。

【刮痧体位】可采取坐位仰卧位，以方便刮拭和自我感觉舒适为宜。

【刮拭方法】以面刮法从上向下刮拭下肢阴陵泉穴至三阴交穴，复溜穴至太溪穴。

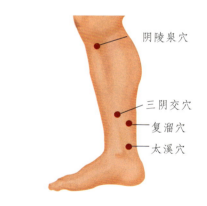
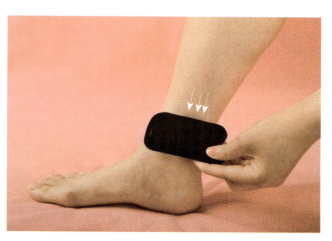

刮拭提醒

用刮痧法治疗前列腺炎，一般 10~20 次为 1 个疗程，治疗时间根据疾病的缓急，病程的长短而决定。

遗精

遗精是指无性交而精液自行外泄的一种男性疾病。有梦（睡眠时）而精液外泄者为梦遗，无梦（清醒时）而精液外泄者为滑精，无论是梦遗还是滑精都统称为遗精。在未婚男青年中 80%~90% 的人有遗精现象，一般一周不超过 1 次属正常的生理现象；如果一周数次或一日数次，并伴有精神萎靡、腰酸腿软、心慌气喘，则属于病理性。中医认为遗精的基本病机为脏虚失固，邪扰精室所致，也可由劳心过度、妄想不遂造成相火偏亢。饮食不节、醇酒厚味、积湿生热，湿热下注也是重要成因。刮拭身体相关穴位可以驱除病邪，补肾固封，从而达到治疗的目的。

重点刮拭部位

刮拭背腰部肾俞穴、八髎穴

【选穴定位】肾俞：位于腰部，当第 2 腰椎棘突下，旁开 1.5 寸。与肚脐中相对应处即为第 2 腰椎，其棘突下缘旁开约 2 横指（食、中指）处为取穴部位。

八髎：位于骶椎。包括上髎、次髎、中髎和下髎，左右共八个穴位，分别在第一、二、三、四骶后孔中，合称"八髎"。

【刮痧体位】可采取坐位或俯仰卧位，以方便刮拭和自我感觉舒适为宜。

【刮拭方法】以面刮法从上向下刮拭腰背双侧肾俞穴、八髎穴。

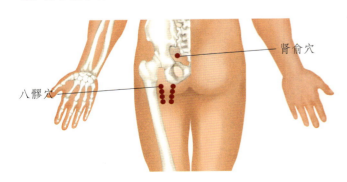

刮拭腹部关元穴、大赫穴

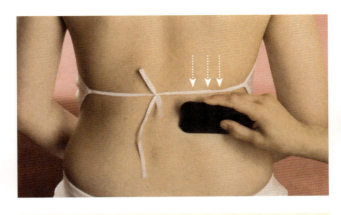

【选穴定位】关元：位于下腹部，前正中线上，在脐中下 3 寸。

大赫：位于下腹部，当脐中下 4 寸，前正中线旁开 0.5 寸。取穴时，患者可采用仰卧的姿势，从肚脐到耻骨上方画一线，将此线五等分，从肚脐往下五分之四点的左右一指宽处，即为此穴。

【刮痧体位】可采取站位或仰卧位，以方便刮拭和自我感觉舒适为宜。

【刮拭方法】以面刮法从上向下刮拭腹部关元穴、双侧大赫穴。

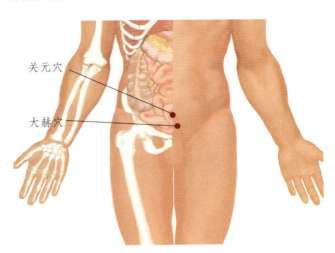

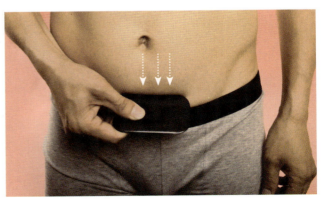

刮拭下肢足三里穴、三阴交穴

【选穴定位】足三里：位于小腿前外侧，当犊鼻下3寸，距胫骨前缘1横指（中指）。取穴时，站位，用同侧手张开虎口围住髌骨上外缘，余4指向下，中指尖处为取穴部位。

三阴交：位于小腿内侧，当足内踝尖上3寸，胫骨内侧缘后方。取穴时以手4指并拢，小指下边缘紧靠内踝尖上，食指上缘所在水平线在胫骨后缘的交点，为取穴部位。

【刮痧体位】可采取坐位或俯仰卧位，以方便刮拭和自我感觉舒适为宜。

【刮拭方法】以面刮法从上向下刮拭下肢足三里穴、三阴交穴。

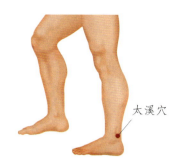

太溪穴

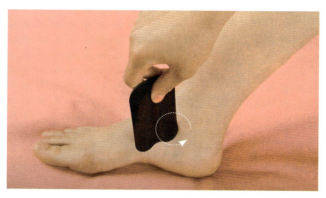

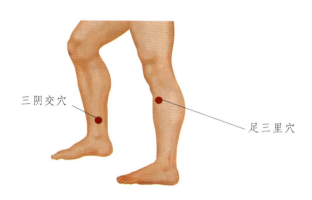

三阴交穴　足三里穴

▶ 刮拭提醒

刮痧法治疗遗精，一般7~14次为1个疗程，治疗时间根据疾病的缓急、病程长短而决定。

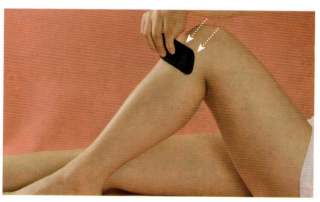

刮拭足部太溪穴

【选穴定位】太溪：位于足内侧内踝后方，当内踝尖与跟腱之间的凹陷处。由足内踝尖向后推至凹陷处（大约当内踝尖与跟腱间之中点）为取穴部位。

【刮痧体位】可采取坐位或俯仰卧位，以方便刮拭和自我感觉舒适为宜。

【刮拭方法】用平面按揉法按揉足部太溪穴。

温馨小贴士

刮痧疗法对本症有较好的疗效，但要坚持多疗程治疗，以巩固疗效。在预防和护理方面要注意以下几点：

1. 勿把生理现象视为疾病，增加精神负担。成人未婚或婚后久别1～2周出现一次遗精，遗精后并无不适，这是生理现象。千万不要为此忧心忡忡，背上思想包袱，自寻烦恼。

2. 既病之后，不要过分紧张。遗精时不要中途忍精，不要用手捏住阴茎不使精液流出，以免败精贮留精宫，变生他病。遗精后不要受凉，更不要用冷水洗涤，以防寒邪乘虚而入。

3. 消除杂念。不看色情书画、录像、电影、电视，戒除手淫。适当参加体育活动、体力劳动和文娱活动，增强体质，陶冶情操。

4. 慎起居。少进烟、酒、茶、咖啡、葱蒜辛辣等刺激性物品。不用烫水洗澡，睡时宜屈膝侧卧位，被褥不宜过厚，内裤不宜过紧。

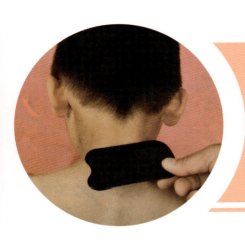

第七章

儿科疾病的刮痧疗法

小儿流涎

小儿流涎，俗称小儿流口水，较多见于1岁左右的婴儿，常发生于其断奶前后。婴儿长到6个月龄以后，身体各器官明显地发生变化。此时婴儿所需营养已不能局限于母乳，要逐步用米糊，菜泥等营养丰富，容易消化的辅食品来补充。有些母亲用母乳喂养小儿到15个月以上才断奶，断奶后再喂辅食，这样的小儿脾胃比较虚弱，容易发生消化不良，这时候小儿流涎发生率最高。中医认为本病多由脾胃不和，脾失健运，水湿上犯所致。刮拭脾俞穴可以补脾胃，健运水湿；中脘穴可提升脾气，祛湿化浊；合谷穴可活血通络，除积滞。

▶ 重点刮拭部位

刮拭背部脾俞穴

【选穴定位】脾俞：位于背部，当第11胸椎棘突下，旁开1.5寸。与肚脐中相对应处即为第2腰椎，由第2腰椎往上摸3个椎体，即为第11胸椎，其棘突下缘旁开约2横指（食、中指）处为取穴部位。

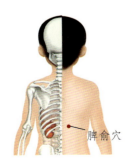
脾俞穴

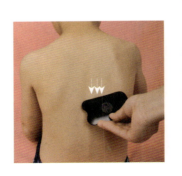

【刮痧体位】采取俯卧位或坐位，以方便刮拭为宜。

【刮拭方法】以面刮法从上向下刮拭背部双侧脾俞穴。

刮拭腹部中脘穴

【选穴定位】中脘：位于上腹部，前正中线上，当脐中上4寸。取穴时，可采用仰卧位，脐中与胸剑联合部（心窝上边）的中点为取穴部位。

【刮痧体位】采用仰卧位，以方便刮拭为宜。

【刮拭方法】以面刮法从上向下刮拭胸部中脘穴。

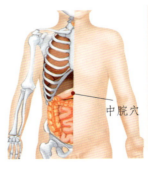
中脘穴

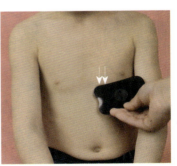

刮拭上肢合谷穴

【选穴定位】合谷：位于第1、第2掌骨间，当第2掌骨桡侧的中点处。取穴时，以一手的拇指掌面指关节横纹，放在另一手的拇、食指的指蹼缘上，屈指当拇指尖尽处为取穴部位。

【刮痧体位】采用仰卧位或坐位，以方便刮拭为宜。

【刮拭方法】以平面按揉法按揉手背合谷穴。

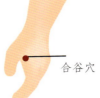
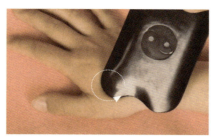
合谷穴
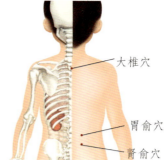
大椎穴
胃俞穴
肾俞穴
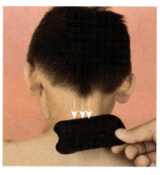

刮拭提醒

先刮拭背部脾俞穴，出痧为度。刮痧治疗小儿流涎，一般7次为1个疗程。1~2个疗程便可以见成效。

小儿腹泻

婴幼儿腹泻，又名婴幼儿消化不良，是婴幼儿期的一种急性胃肠道功能紊乱，以腹泻、呕吐为主的综合征，以夏秋季节发病率最高。本病致病因素分为三方面：体质、感染及消化功能紊乱。临床主要表现为大便次数增多、排稀便和水电解质紊乱。中医认为腹泻主要是由感受外邪、内伤乳食、脾胃虚弱和脾肾阳虚而引起的，刮拭身体相关穴位可以发散风寒、健脾消积，从而达到治疗的目的。

重点刮拭部位

刮拭背腰部大椎穴、胃俞穴、肾俞穴

【选穴定位】大椎：位于颈部下端，背部正中线上，第7颈椎棘突下凹陷中。取穴时正坐低头，可见颈背部交界处椎骨有一高突，并能随颈部左右摆动而转动者即是第7颈椎，其下为大椎穴。

胃俞：位于背部，当第12胸椎棘突下，旁开1.5寸。取穴时，可采用俯卧的取穴姿势，该穴位于背部，当第12胸椎棘突下，左右旁开2指宽处即是。

肾俞：位于腰部，当第2腰椎棘突下，旁开1.5寸。与肚脐中相对应处即为第2腰椎，其棘突下缘旁开约2横指（食、中指）处为取穴部位。

【刮痧体位】可采取俯卧位或坐位，以方便刮拭为宜。

【刮拭方法】以面刮法从上向下刮拭背腰部大椎穴，双侧胃俞穴、肾俞穴。

刮拭胸腹部中脘穴、建里穴、章门穴、气海穴

【选穴定位】中脘：位于前正中线上，脐上4寸处。取穴时，可采用仰卧位，脐中与胸剑联合部（心窝上边）的中点为取穴部位。

建里：位于上腹部，前正中线上，当脐中上3寸。在脐上3寸，腹中线上，仰卧取穴。

气海：位于下腹部，前正中线上，当脐中下1.5寸。取穴时，可采用仰卧的姿势，直线连结肚脐与耻骨上方，将其分为十等分，从肚脐3/10的位置，即为此穴。

章门：位于侧腹部，当第11肋游离端的下方。仰卧位或侧卧位，在腋中线上，合腋屈肘时，当肘尖止处是该穴。

【刮痧体位】可采用仰卧位或坐位，以方便刮拭为宜。

【刮拭方法】以面刮法从上向下刮拭胸腹部中脘穴、建里穴、气海穴，及双侧章门穴。

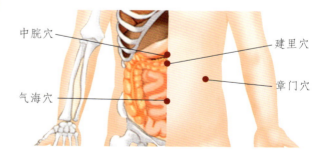
中脘穴
建里穴
气海穴
章门穴

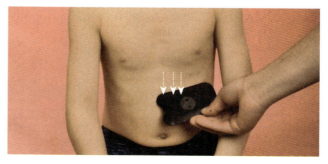

刮拭下肢足三里穴、内庭穴

【选穴定位】足三里：位于小腿前外侧，当犊鼻下3寸，距胫骨前缘1横指（中指）。取穴时，站位，用同侧手张开虎口围住髌骨上外缘，余4指向下，中指尖处为取穴部位。

内庭：位于足背，当第2、第3趾间，趾蹼缘后方赤白肉际处。取穴时，可采用正坐或仰卧，跷足的姿势，在第2趾根部，脚趾弯曲时趾尖碰到处，约第2趾趾根下约3cm处。

【刮痧体位】采取坐位或仰卧位，以方便刮拭为宜。

【刮拭方法】以面刮法从上向下刮拭下肢足三里穴，再用垂直按揉法按揉下肢内庭穴。

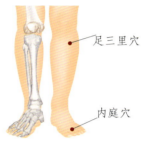
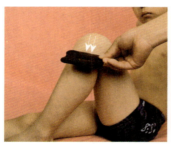

刮拭上肢合谷穴

【选穴定位】合谷：位于第1、第2掌骨间，当第2掌骨桡侧的中点处。取穴时，以一手的拇指掌面指关节横纹，放在另一手的拇、食指的指蹼缘上，屈指当拇指尖尽处为取穴部位。

【刮痧体位】采取坐位或仰卧位，以方便刮拭为宜。

【刮拭方法】以平面按揉法按揉手背合谷穴。

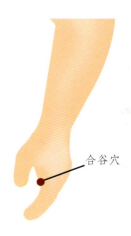
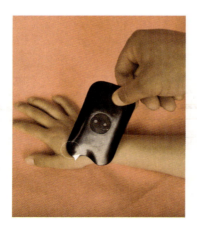

▶ 刮拭提醒

用刮痧法治疗小儿腹泻，一般3次为1个疗程。刮痧时手法宜轻，同时可配合捏嵴、推拿、中药贴脐、热熨腹部等方法，以提高疗效；病情严重出现高热、神昏、脱水、酸中毒等症状者，应及时采用中西药物对症治疗，以尽快控制病情。

小儿厌食

小儿厌食症指小儿（1～6岁）较长时期食欲减退或消失的一种常见病证。主要的症状有呕吐、食欲不振、腹泻、便秘、腹胀、腹痛和便血等。造成此病的主要原因很多，如不良的饮食习惯，气候过热、湿度过高，小儿的情绪变化，某些慢性消化系统疾病等，长期厌食可致营养不良和体质减弱。中医认为本病的发生系由于饮食喂养不当，导致脾胃不和，受纳运化失健所致。刮拭大椎穴至悬枢穴、脾俞穴至三焦俞穴、中脘穴至气海穴，可疏泄阳热，健脾和胃；配天枢穴、章门穴可行气消积化滞；四缝穴主治小儿消化不良；足三里穴配公孙穴可有效调节脾胃功能，促进消化吸收。

▶ 重点刮拭部位

刮拭背部大椎穴、悬枢穴、脾俞穴、三焦俞穴

【选穴定位】大椎：位于颈部下端，背部正中线上，第7颈椎棘突下凹陷中。取穴时正坐低头，可见颈背部交界处椎骨有一高突，并能随颈部左右摆动而转动者即是第7颈椎，其下为大椎穴。

脾俞：位于背部，当第11胸椎棘突下，旁开1.5寸。与肚脐中相对应处即为第2腰椎，由第2腰椎往上摸3个椎体，即为第11胸椎，其棘突下缘旁开约2横指（食、中指）处为取穴部位。

悬枢：位于腰部，当后正中线上，第1腰椎棘突下凹陷中。

三焦俞：位于腰部，当第一腰椎棘突下，左右旁开2指宽处。

【刮痧体位】采取俯卧位或坐位，以方便刮拭为宜。

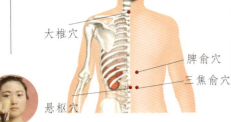
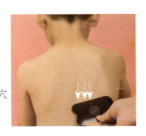
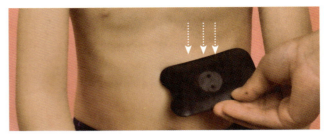

【刮拭方法】用面刮法从上向下刮拭背部大椎穴至悬枢穴、脾俞穴至三焦俞穴。

刮拭腹部中脘穴、气海穴、天枢穴、章门穴；上肢四缝穴

【选穴定位】中脘：位于上腹部，前正中线上，当脐中上4寸。取穴时，可采用仰卧位，脐中与胸剑联合部（心窝上边）的中点为取穴部位。

气海：位于下腹部，前正中线上，当脐中下1.5寸。取穴时，可采用仰卧的姿势，直线连结肚脐与耻骨上方，将其分为十等分，从肚脐3/10的位置，即为此穴。

章门：位于侧腹部，当第11肋游离端的下方。仰卧位或侧卧位，在腋中线上，合腋屈肘时，当肘尖止处是该穴。

天枢：位于腹中部，距脐中2寸。取穴时，可采用仰卧的姿势，肚脐向左右3指宽处。

四缝：位于第2至第5指掌侧，近端指关节的中央，每手4穴，左右各8穴（在手2、3、4、5指的掌面，当第2指关节横纹中点为取穴部位）。

【刮痧体位】采用仰卧位，以方便刮拭为宜。

【刮拭方法】用面刮法从上向下刮拭腹部中脘穴至气海穴、双侧天枢穴、章门穴。再用垂直按揉法按揉双手四缝穴。

刮拭下肢足三里穴、公孙穴

【选穴定位】足三里：位于小腿前外侧，当犊鼻下3寸，距胫骨前缘1横指（中指）。取穴时，站位，用同侧手张开虎口围住髌骨上外缘，余4指向下，中指尖处为取穴部位。

公孙：位于足内侧缘，第1跖骨基底部的前下方，赤白肉际处。

【刮痧体位】采取坐位或仰卧位，以方便刮拭为宜。

【刮拭方法】用平面按揉法按揉下肢足三里穴、公孙穴。

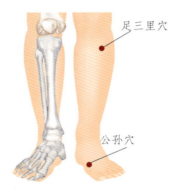
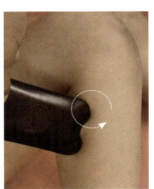

▶ 刮拭提醒

用刮痧治疗小儿厌食，一般4~8次为一个疗程，治疗1~2个疗程便可见成效。

小儿遗尿

遗尿，俗称"尿床"，是指3岁以上的小儿睡眠中小便自遗、醒后才知的一种病证。3岁以下的小儿大脑未发育完全，正常的排尿习惯尚未养成，尿床不属病态，而年长小儿因贪玩、过度疲劳、睡前多饮等偶然尿床者不属病态。现代医学认为，本病因大脑皮

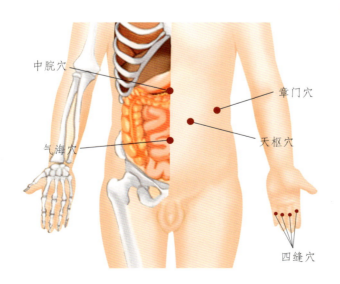

层、皮层下中枢功能失调而引起。中医认为小儿因先天禀赋不足或素体虚弱导致肾气不足，下元虚冷，不能温养膀胱，膀胱气化功能失调，闭藏失职，不能约制水道，而为遗尿。肺脾气虚时，上虚不能制下，下虚不能上承，则小便自遗，或睡中小便自出。肝经湿热郁结，热郁化火，迫注膀胱而致遗尿。刮拭身体相关穴位，可以补脾益肾缩尿，从而达到治疗的目的。

重点刮拭部位

刮拭头部百会穴

【选穴定位】百会：位于头部，当前发际正中直上5寸，或两耳尖连线的中点处。让患者采用正坐的姿势，可以通过两耳角直上连线中点，来简易取此穴。

【刮痧体位】采取坐位，以方便刮拭为宜。

【刮拭方法】以刮痧板角部点揉患儿头顶百会穴。

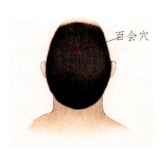
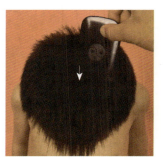

刮拭背腰部脾俞穴、肾俞穴、次髎穴、膀胱俞穴

【选穴定位】脾俞：位于背部，当第11胸椎棘突下，旁开1.5寸。与肚脐中相对应处即为第2腰椎，由第2腰椎往上摸3个椎体，即为第11胸椎，其棘突下缘旁开约2横指（食、中指）处为取穴部位。

肾俞：位于腰部，当第2腰椎棘突下，旁开1.5寸。与肚脐中相对应处即为第2腰椎，其棘突下缘旁开约2横指（食、中指）处为取穴部位。

次髎：位于骶部，当髂后上棘内下方，适对第2骶后孔处。取穴时俯卧，骨盆后面，从髂嵴最高点向内下方骶角两侧循摸一高骨突起，即是髂后上棘，与之平齐，髂骨正中突起处是第1骶椎棘突，髂后上棘与第2骶椎棘突之间即第2骶后孔，此为取穴部位。

膀胱俞：位于骶部，当骶正中嵴旁1.5寸，平第2骶孔。

【刮痧体位】采取坐位或俯卧位，以方便刮拭为宜。

【刮拭方法】用面刮法从上向下刮拭背部双侧脾俞穴、肾俞穴、次髎穴、膀胱俞穴。

刮拭腹部气海穴、关元穴、中极穴

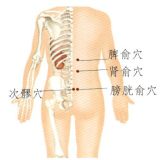
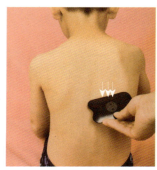

【选穴定位】气海：位于下腹部，前正中线上，当脐中下1.5寸。取穴时，可采用仰卧的姿势，直线连结肚脐与耻骨上方，将其分为十等分，从肚脐3/10的位置，即为此穴。

关元：位于下腹部，前正中线上，在脐中下3寸。

中极：位于下腹部，前正中线上，当脐中下4寸。

【刮痧体位】采用仰卧位，以方便刮拭为宜。

【刮拭方法】用面刮法从上向下刮拭腹部气海穴、关元穴、中极穴。

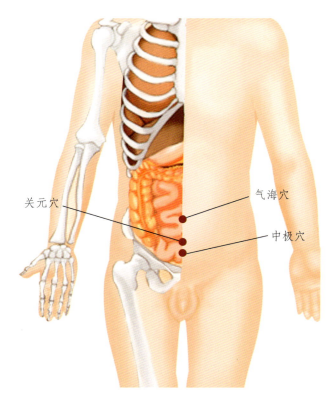

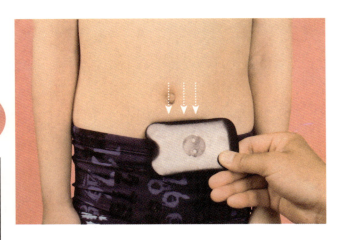

刮拭上肢尺泽穴、神门穴

【选穴定位】尺泽：位于肘横纹中，肱二头肌肌腱桡侧凹陷处。取穴时先将手臂上举，在手臂内侧中央处有粗腱，腱的外侧外即是此穴（或在肘横纹中，肱二头肌桡侧凹陷处）。该穴上方3～4寸处用手强压会感到疼痛处，就是"上尺泽"。

神门：位于腕部，腕掌侧横纹尺侧端，尺侧腕屈肌腱的桡侧凹陷处。取穴时仰掌，豌豆骨（手掌小鱼际肌近腕部有一突起圆骨）的桡侧，掌后第1横纹上取穴。

【刮痧体位】采取坐位或仰卧位，以方便刮拭为宜。

【刮拭方法】以面刮法从上向下刮拭上肢尺泽穴、神门穴。

刮拭下肢足三里穴、三阴交穴、太溪穴

【选穴定位】足三里：位于小腿前外侧，当犊鼻下3寸，距胫骨前缘1横指（中指）。取穴时，站位，用同侧手张开虎口围住髌骨上外缘，余4指向下，中指尖处为取穴部位。

三阴交：位于小腿内侧，当足内踝尖上3寸，胫骨内侧缘后方。取穴时以手4指并拢，小指下边缘紧靠内踝尖上，食指上缘所在水平线在胫骨后缘的交点，为取穴部位。

太溪：位于足内侧内踝后方，当内踝尖与跟腱之间的凹陷处。由足内踝尖向后推至凹陷处（大约当内踝尖与跟腱间之中点）为取穴部位。

【刮痧体位】采取坐位或仰卧位，以方便刮拭为宜。

【刮拭方法】用面刮法从上向下刮拭下肢足三里穴、三阴交穴，再用平面按揉法按揉太溪穴。

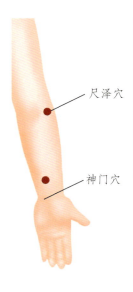
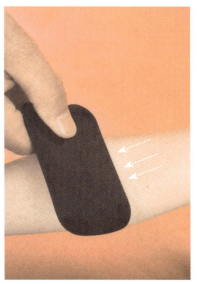
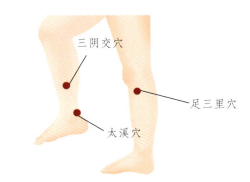
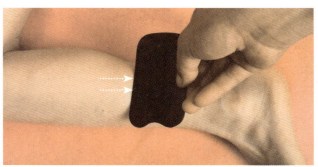
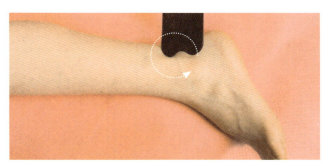

刮拭提醒

刮痧治疗小儿遗尿，一般7次为1个疗程，根据病程长短决定治疗时间。

温馨小贴士

应从小为儿童建立良好的作息制度和卫生习惯，掌握夜间排尿规律，定时唤醒或使用闹钟，使儿童逐渐形成时间性的条件反射，并培养儿童生活自理能力。此外，应提供良好的生活环境，避免不良的环境刺激所造成的遗尿。当儿童面临挫折和意外时，家长应善于疏导，帮助儿童消除心理紧张，当儿童出现遗尿后，不应责备或体罚，应寻找原因，对症治疗。

在训练儿童排尿时，要先让其懂得"尿意"后有排尿的意愿，在尿湿后有不快的感觉。儿童的排尿训练要与其发育水平相协调，指导父母注意儿童对排尿训练的反应，如儿童拒绝，父母不要强制性地干预，应适当推迟训练时间。

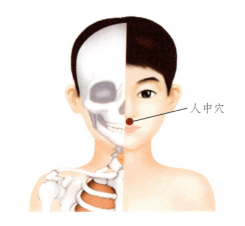
人中穴

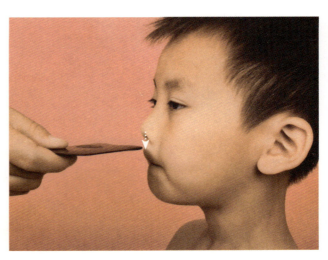

刮拭背部大椎穴

【选穴定位】大椎：位于颈部下端，背部正中线上，第7颈椎棘突下凹陷中。取穴时正坐低头，可见颈背部交界处椎骨有一高突，并能随颈部左右摆动而转动者即是第7颈椎，其下为大椎穴。

【刮痧体位】采取坐位或俯卧位，以方便刮拭为宜。

【刮拭方法】用面刮法从上向下刮拭背部大椎穴。

小儿惊风

小儿惊风是小儿时期常见的一种急重病证，以临床出现抽搐、昏迷为主要特征。又称"惊厥"，俗名"抽风"。任何季节均可发生，一般以1~5岁的小儿为多见，年龄越小，发病率越高。其证情往往比较凶险，变化迅速，威胁小儿生命。所以，古代医家认为惊风是一种恶候。如《东医宝鉴·小儿》说："小儿疾之最危者，无越惊风之证"。《幼科释谜·惊风》也说："小儿之病，最重惟惊"。刮拭大椎穴、曲池穴、合谷穴可以清热定惊；人中穴、十宣穴可开窍醒神；阳陵泉穴可舒筋止惊；足三里穴、太冲穴可疏肝健脾。

重点刮拭部位

刮拭面部人中穴

【选穴定位】人中：位于上嘴唇沟的上1/3与下2/3交界处，为急救昏厥要穴。

【刮痧体位】采取坐位，以方便刮拭为宜。

【刮拭方法】以点按法点按面部人中穴。

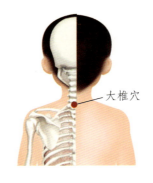
大椎穴

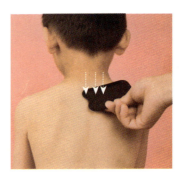

刮拭上肢曲池穴、合谷穴、十宣穴

【选穴定位】曲池：位于肘横纹外侧端，屈肘时当尺泽与肱骨外上髁连线中点。取穴时，仰掌屈肘成45°，肘关节桡侧，肘横纹头为取穴部位。

合谷：位于第1、第2掌骨间，当第2掌骨桡侧的中点处。取穴时，以一手的拇指掌面指关节横纹，放在另一手的拇、食指的指蹼缘上，屈指当拇指尖尽处为取穴部位。

十宣：位于手十指尖端，距指甲游离缘0.1寸，左右共10个穴位。取穴仰掌，十指微屈微取穴。

【刮痧体位】采取坐位，以方便刮拭为宜。

【刮拭方法】用面刮法从上向下刮拭曲池穴、十宣穴，再以平面按揉法按揉上肢合谷穴。

取穴时，坐位，屈膝成90°，膝关节外下方，腓骨小头前缘与下缘交叉处的凹陷，为取穴部位。

太冲：位于足背侧，当第1跖骨间隙的后方凹陷处。取穴时，由第1、第2趾间缝纹向足背上推，至其两骨联合缘凹陷中（约缝纹头上2横指）处，为取穴部位。

【刮痧体位】采取坐位，以方便刮拭为宜。

【刮拭方法】以面刮法从上向下刮拭下肢阳陵泉穴、足三里穴，再用垂直按揉法按揉太冲穴。

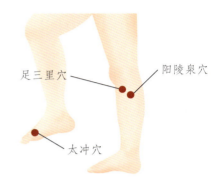

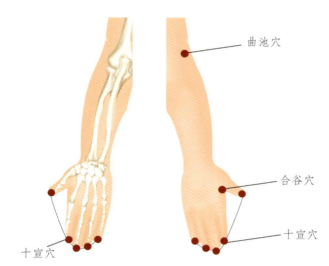

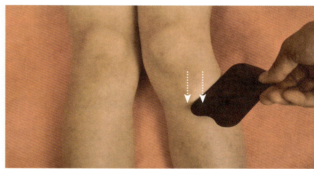

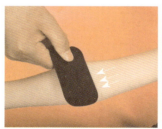
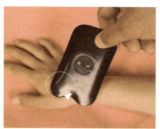

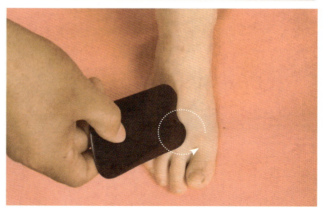

刮拭下肢阳陵泉穴、足三里穴、太冲穴

【选穴定位】足三里：位于小腿前外侧，当犊鼻下3寸，距胫骨前缘1横指（中指）。取穴时，站位，用同侧手张开虎口围住髌骨上外缘，余4指向下，中指尖处为取穴部位。

阳陵泉：位于小腿外侧，当腓骨头前下方凹陷处。

▶ 刮拭提醒

刮痧法治疗小儿急惊风，一般一次便可见效。在孩子发生高热的情况下，要及时就医治疗，以免发生高热惊厥，遗留后遗症。

家长平时要做好小儿保健工作，调节精神情绪，加强体格锻炼，提高抗病能力。注意饮食卫生，宜吃营养丰富易消化的食物。抽搐时，切勿用力强制，以免扭伤骨折。将患儿头部歪向一侧，防止呕吐物吸入。将纱布包裹压舌板，放在上下牙齿之间，防止咬伤舌体。对长期卧床的患儿，要经常改变体位，必要时可垫海绵垫褥或气垫褥等，经常用温水擦澡、擦背或用温热毛巾行局部按摩，避免发生褥疮。

小儿夜啼

小儿夜啼症多见于3～6月以内的婴幼儿。多在夜间啼哭不止，白天正常。或阵阵啼哭，或通宵达旦，哭后仍能入睡；或伴见面赤唇红，或阵发腹痛，或腹胀呕吐，或时惊恐，声音嘶哑等。一般持续时间，少则数日，多则经月，过则自止。啼哭是婴儿一种本能性反应，因为在婴儿时期尚没有语言表达能力，"哭"就是表达要求或痛苦的一种方式。如饥饿、口渴、衣着过冷或过热、尿布潮湿、臀部腋下皮肤糜烂、湿疹作痒，或虫咬等原因，或养成爱抱的习惯，均可引起患儿哭闹。这种哭闹是正常的本能性反映。有些疾病，如佝偻病、虫病、外科疾病等也可引起婴儿啼哭，基本上治愈病症后夜啼就会随之停止。中医认为小儿夜啼常因脾寒、心热、惊骇、食积而发病。刮拭身体相关穴位能够达到清心、镇惊安神、补益脾肾的目的，从而治疗该病。

▶ 重点刮拭部位

刮拭头部百会穴

【选穴定位】百会：位于头部，当前发际正中直上5寸，或两耳尖连线的中点处。让患者采用正坐的姿势，可以通过两耳角直上连线中点，来简易取此穴。

【刮痧体位】采取坐位，以方便刮拭为宜。

【刮拭方法】以刮痧板角部点揉患儿头顶百会穴。

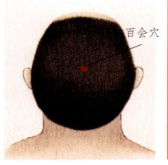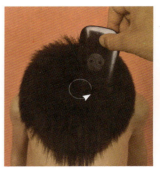

刮拭背腰部脾俞穴、肾俞穴、膀胱俞穴、次髎穴

【选穴定位】脾俞：位于背部，当第11胸椎棘突下，旁开1.5寸。与肚脐中相对应处即为第2腰椎，由第2腰椎往上摸3个椎体，即为第11胸椎，其棘突下缘旁开约2横指（食、中指）处为取穴部位。

肾俞：位于腰部，当第2腰椎棘突下，旁开1.5寸。与肚脐中相对应处即为第2腰椎，其棘突下缘旁开约2横指（食、中指）处为取穴部位。

次髎：位于骶部，当髂后上棘内下方，适对第2骶后孔处。取穴时俯卧，骨盆后面，从髂嵴最高点向内下方骶角两侧循摸一高骨突起，即是髂后上棘，与之平齐，髂骨正中突起处是第1骶椎棘突，髂后上棘与第2骶椎棘突之间即第2骶后孔，此为取穴部位。

膀胱俞：位于骶部，当骶正中嵴旁1.5寸，平第2骶孔。

【刮痧体位】采取俯卧位，以方便刮拭为宜。

【刮拭方法】用面刮拭法从上向下刮拭背部双侧脾俞穴、肾俞穴，次髎穴、膀胱俞穴。

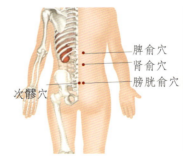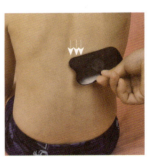

刮拭腹部气海穴、关元穴、中极穴

【选穴定位】气海：位于下腹部，前正中线上，当脐中下1.5寸。取穴时，可采用仰卧的姿势，直线连结肚脐与耻骨上方，将其分为十等分，从肚脐3/10

的位置，即为此穴。

关元：位于下腹部，前正中线上，在脐中下3寸。

中极：位于下腹部，前正中线上，当脐中下4寸。

【刮痧体位】采用仰卧位，以方便刮拭为宜。

【刮拭方法】用面刮法从上向下刮拭腹部气海穴，关元穴，中极穴。

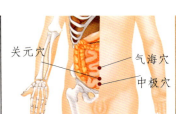
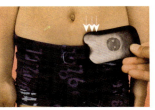

刮拭上肢尺泽穴、神门穴

【选穴定位】尺泽：位于肘横纹中，肱二头肌肌腱桡侧凹陷处。取穴时先将手臂上举，在手臂内侧中央处有粗腱，腱的外侧外即是此穴（或在肘横纹中，肱二头肌桡侧凹陷处）。该穴上方3~4寸处用手强压会感到疼痛处，就是"上尺泽"。

神门：位于腕部，腕掌侧横纹尺侧端，尺侧腕屈肌腱的桡侧凹陷处。取穴时仰掌，豌豆骨（手掌小鱼际肌近腕部有一突起圆骨）的桡侧，掌后第1横纹上取穴。

【刮痧体位】采取坐位，以方便刮拭为宜。

【刮拭方法】以面刮法从上向下刮拭上肢尺泽穴，神门穴。

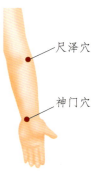
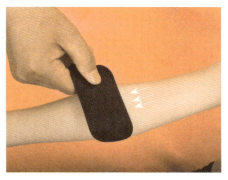

刮拭下肢足三里穴、三阴交穴、太溪穴

【选穴定位】足三里：位于小腿前外侧，当犊鼻下3寸，距胫骨前缘1横指（中指）。取穴时，站位，用同侧手张开虎口围住髌骨上外缘，余4指向下，中指尖处为取穴部位。

三阴交：位于小腿内侧，当足内踝尖上3寸，胫骨内侧缘后方。取穴时以手4指并拢，小指下边缘紧靠内踝尖上，食指上缘所在水平线在胫骨后缘的交点，为取穴部位。

太溪：位于足内侧内踝后方，当内踝尖与跟腱之间的凹陷处。由足内踝尖向后推至凹陷处（大约当内踝尖与跟腱间之中点）为取穴部位。

【刮痧体位】采取坐位，以方便刮拭为宜。

【刮拭方法】用面刮法从上向下刮拭下肢足三里穴，三阴交穴，再用平面按揉法按揉太溪穴。

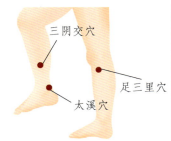
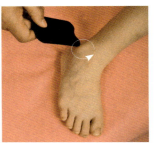

▶ 刮拭提醒

刮痧法治疗小儿夜啼，一般3次为1个疗程，根据病程的长短决定治疗的时间。

温馨小贴士

小儿如果白天睡得过多，夜里就很精神，不愿意再睡，无人理睬就会哭闹不停，出现日夜颠倒。其他原因如小儿饥饿、口渴、冷、热、尿布湿了、衣着不适、周围环境嘈杂也会引起孩子夜啼。生理性夜啼的特点是哭声响亮，哭闹间歇时精神状态和面色均正常，食欲良好，吸吮有力，发育正常，无发烧等。只要家长满足了婴儿的需求，或解除了不良刺激后，哭闹即止，孩子便会安然入睡。

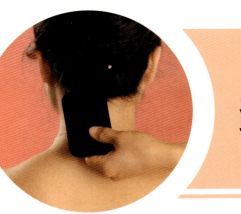

第八章

亚健康的刮痧调理方法

大脑疲劳

大脑劳累过度，氧气供给不足，人常出现头胀、思维下降、记忆力减退、头痛、咽喉痛、关节痛、睡眠紊乱及抑郁等多种躯体及精神神经症状。刮拭头部相关穴位及各疼痛点，有助于头部血液循环，从而改善脑疲劳的相关症状。

▶ 重点刮拭部位

刮拭头部百会穴，风池穴

【选穴定位】百会：位于头部，当前发际正中直上5寸，或两耳尖连线的中点处。让患者采用正坐的姿势，可以通过两耳角直上连线中点，来简易取此穴。

风池：位于项部，在枕骨之下，与风府穴相平，胸锁乳突肌与斜方肌上端之间的凹陷处。（或当后头骨下，两条大筋外缘陷窝中，相当于耳垂齐平。）

【刮痧体位】采取坐位，以自我感觉舒适和方便刮拭为宜。

【刮拭方法】用单角刮法刮拭头部百会穴、风池穴。

刮拭头部各疼痛点

【刮痧体位】采取坐位，以自我感觉舒适和方便刮拭为宜。

【刮拭方法】放松身体，以面刮法按侧头部，头顶部、后头部的顺序，刮拭全头皮发热即可，注意寻找疼痛点并重点刮拭。

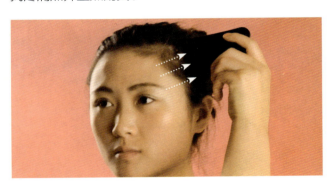

▶ 刮拭提醒

在进行头部刮拭时，最好选择每天早晨或大脑疲劳时进行，睡前不要刮拭，特别是神经衰弱和有失眠症的人。

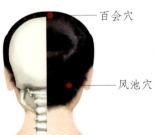
百会穴 — 风池穴

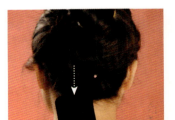

健忘

健忘是指记忆力差、遇事易忘的症状。主要分为器质性健忘和功能性健忘两大类。器质性健忘，就是由于大脑皮层记忆神经出了毛病，包括脑肿瘤、脑外伤、脑炎等，造成记忆力减退或丧失；某些全身性严重疾病，如内分泌功能障碍、营养不良、慢性中毒等，也会损害大脑造成健忘。功能性健忘，是指大脑皮层记忆功能出了问题。成年人由于肩负工作重任，精力往往不易集中，学了东西，记忆在大脑皮层的特定部位常常扎得不深，不如青少年时期，这类引起的健忘称之为功能性健忘。中医认为健忘与心脾肾有关，多由于思虑、劳累过度而导致心脾不足，或年龄大，精亏髓减，致脑失所养而引起。刮拭身体相关部位，可以养精填髓、益气养血、化痰通窍、滋阴补肾、祛痰醒脑，从而达到治疗的目的。

重点刮拭部位

刮拭头部百会穴、太阳穴

【选穴定位】太阳：位于耳廓前面，前额两侧，外眼角延长线的上方，由眉梢到耳朵之间大约 1/3 的地方，用手触摸最凹陷处就是太阳穴。

百会：位于头部，当前发际正中直上 5 寸，或两耳尖连线的中点处。让患者采用正坐的姿势，可以通过两耳角直上连线中点，来简易取此穴。

【刮痧体位】采取坐位，以方便刮拭及自我感觉舒适为宜。

【刮拭方法】放松身体，用单角刮法刮拭头部百会穴，再用平面按揉法按揉太阳穴。

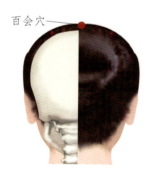
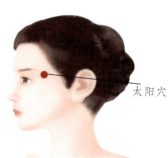
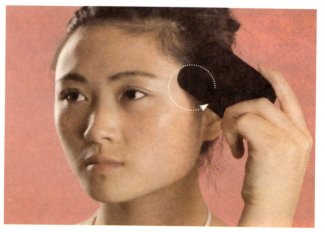

刮拭背部膏肓俞穴、心俞穴、肾俞穴、志室穴

【选穴定位】天柱：位于项部，当枕骨之下，与风府穴相平，胸锁乳突肌与斜方肌上端之间的凹陷处。

膏肓俞：位于背部，当第 4 胸椎棘突下，旁开 3 寸。俯卧位，两手抱肘，平第 4 胸椎棘突下，督脉旁开 3 寸，当肩胛骨脊柱缘处取穴。

心俞：位于背部，当第 5 胸椎棘突下，旁开 1.5 寸。由平双肩胛骨下角之椎骨（第 7 胸椎），往上推 2 个椎骨，即第 5 胸椎棘突下缘，旁开约 2 横指（食、中指）处为取穴部位。

肾俞：位于腰部，当第 2 腰椎棘突下，旁开 1.5 寸。与肚脐中相对应处即为第 2 腰椎，其棘突下缘旁开约 2 横指（食、中指）处为取穴部位。

志室：位于腰部，当第 2 腰椎棘突下，旁开 3 寸（与肚脐中相对应处即为第 2 腰椎，其棘突下缘旁开 4 横指处为取穴部位）。

【刮痧体位】采取坐位或俯卧位，以方便刮拭及自我感觉舒适为宜。

【刮拭方法】以面刮法从上向下刮拭双侧天柱穴、心俞穴、膏肓俞穴、肾俞穴、志室穴。

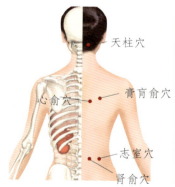
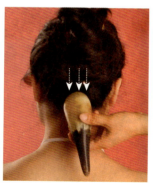

刮拭上肢内关穴、神门穴

【选穴定位】内关：位于前臂掌侧，当曲泽与大陵的连线上，腕横纹上 2 寸，掌长肌肌腱与桡侧腕屈肌肌腱之间。取穴时，患者采用正坐或仰卧，仰掌的姿势，从近手腕之横皱纹的中央，往上约两指宽的中央。

神门：位于腕部，腕掌侧横纹尺侧端，尺侧腕屈肌腱的桡侧凹陷处。取穴时仰掌，豌豆骨（手掌小鱼际肌近腕部有一突起圆骨）的桡侧，掌后第 1 横纹上取穴。

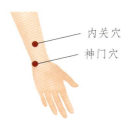
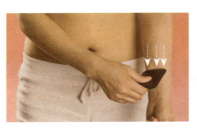

【刮痧体位】采取坐位，以方便刮拭及自我感觉舒适为宜。

【刮拭方法】用面刮法从上向下刮拭内关穴、神门穴。

刮拭下肢足三里穴、太溪穴

【选穴定位】太溪：位于足内侧内踝后方，当内踝尖与跟腱之间的凹陷处。由足内踝尖向后推至凹陷处（大约当内踝尖与跟腱间之中点）为取穴部位。

足三里：位于小腿前外侧，当犊鼻下3寸，距胫骨前缘1横指（中指）。取穴时，站位，用同侧手张开虎口围住髌骨上外缘，余4指向下，中指尖处为取穴部位。

【刮痧体位】采取坐位，以方便刮拭及自我感觉舒适为宜。

【刮拭方法】以面刮法从上向下刮拭三足里穴，再用平面按揉法按揉足部双侧太溪穴。

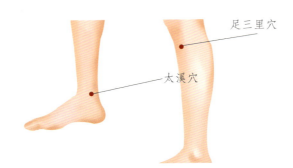
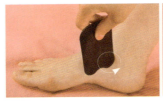
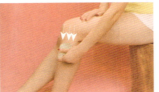

▶ 刮拭提醒

刮痧法治疗健忘，每周刮拭1～2次，一般15次为1个疗程。

神经衰弱

神经衰弱属于心理疾病的一种，是由于大脑神经活动长期处于紧张状态，导致大脑兴奋与抑制功能失调而产生的一组以精神易兴奋，脑情绪不稳定等症状为特点的神经功能性障碍。主要表现为精神萎靡、疲乏无力、困倦思睡、头昏脑胀、注意力不集中、记忆力减退、近事遗忘等。中医认为神经衰弱多系心脾两虚或阴虚火旺所致，刮拭身体相关穴位可以疏通气血、镇定安神，从而达到治疗的目的。

▶ 重点刮拭部位

刮拭头部百会穴、太阳穴、印堂穴、睛明穴

【选穴定位】百会：位于头部，当前发际正中直上5寸，或两耳尖连线的中点处。让患者采用正坐的姿势，可以通过两耳角直上连线中点，来简易取此穴。

太阳：位于耳廓前面，前额两侧，外眼角延长线的上方，由眉梢到耳朵之间大约1/3的地方，用手触摸最凹陷处就是太阳穴。

印堂：位于前额部，当两眉头连线的中点处。取穴位时，患者可以采用正坐或仰靠、仰卧姿势，两眉头连线中点即是。

睛明：位于面部，目内眦角稍上方凹陷处。

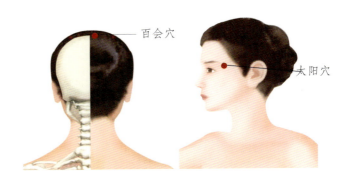
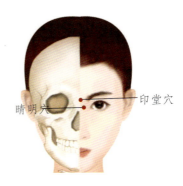

第八章　亚健康的刮痧调理方法

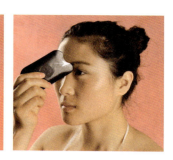

【刮痧体位】采取坐位，以方便刮拭和自我感觉舒适为宜。

【刮拭方法】放松身体，以单角刮法刮拭头部百会穴；用平面按揉法按揉面部印堂穴、太阳穴；再用垂直按揉法按揉睛明穴。

刮拭头部风府穴；背部心俞穴、胆俞穴、脾俞穴、肾俞穴

【选穴定位】风府：位于项部，当后发际正中直上1寸，枕外隆凸直下，两侧斜方肌之间凹陷处。取此穴时通常采用俯伏、俯卧或正坐的取穴姿势，风府穴位于后颈部，两风池穴连线中点，颈顶窝处。

心俞：位于背部，当第5胸椎棘突下，旁开1.5寸。由平双肩胛骨下角之椎骨（第7胸椎），往上推2个椎骨，即第5胸椎棘突下缘，旁开约2横指（食、中指）处为取穴部位。

胆俞：位于背部，当第10胸椎棘突下，旁开1.5寸。由平双肩胛骨下角之椎骨（第7胸椎），往下推3个椎骨，即第10胸椎棘突下缘，旁开约2横指（食、中指）处为取穴部位。

脾俞：位于背部，当第11胸椎棘突下，旁开1.5寸。与肚脐中相对应处即为第2腰椎，由第2腰椎往上摸3个椎体，即为第11胸椎，其棘突下缘旁开约2横指（食、中指）处为取穴部位。

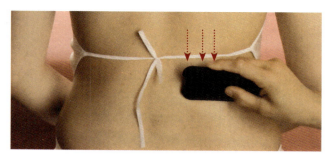

肾俞：位于腰部，当第2腰椎棘突下，旁开1.5寸。与肚脐中相对应处即为第2腰椎，其棘突下缘旁开约2横指（食、中指）处为取穴部位。

【刮痧体位】采取坐位或俯卧位，以方便刮拭和自我感觉舒适为宜。

【刮拭方法】以面刮法从上向下刮拭头部风府穴，以及背部双侧心俞穴、胆俞穴、脾俞穴、肾俞穴。

刮拭胸部膻中穴、期门穴、章门穴

【选穴定位】膻中：位于胸部，当前正中线上，平第4肋间，两乳头连线的中点。

期门：位于胸部，当乳头直下，第6肋间隙，前正中线旁开4寸。（男性可取任意体，女性取卧位，乳头直下，往下数两根肋骨处为取穴部位。）

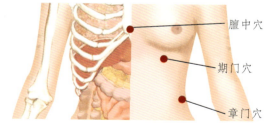

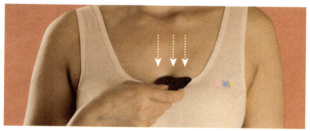

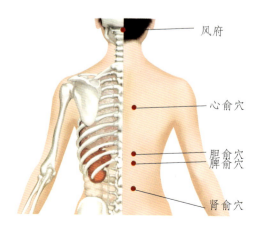

章门：位于侧腹部，当第11肋游离端的下方。仰卧位或侧卧位，在腋中线上，合腋屈肘时，当肘尖止处是该穴。

【刮痧体位】采取仰卧位，以方便刮拭和自我感觉舒适为宜。

【刮拭方法】用单角刮法从上向下刮拭膻中穴，再以面刮法从里向外刮拭期门穴、章门穴。

刮拭上肢曲池穴、内关穴

【选穴定位】 曲池：位于肘横纹外侧端，屈肘时当尺泽与肱骨外上髁连线中点。取穴时，仰掌屈肘成45°，肘关节桡侧，肘横纹头为取穴部位。

内关：位于前臂掌侧，当曲泽与大陵的连线上，腕横纹上2寸，掌长肌肌腱与桡侧腕屈肌肌腱之间。取穴时，患者采用正坐或仰卧，仰掌的姿势，从近手腕之横皱纹的中央，往上约两指宽的中央。

【刮痧体位】采取坐位，以方便刮拭和自我感觉舒适为宜。

【刮拭方法】以面刮法从下向下刮拭手部曲池穴、内关穴。

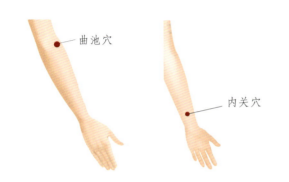

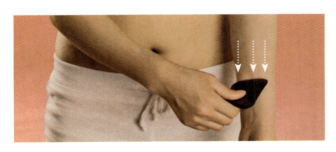

刮拭下肢血海穴、三阴交穴、行间穴

【选穴定位】 血海：位于大腿内侧，髌底内侧端上2寸，当股四头肌内侧头的隆起处。取穴时，坐位，屈膝成90°，医者立于患者对面，用左手掌心对准右髌骨中央，手掌伏于其膝盖上，拇指尖所指处为取穴部位。

三阴交：位于小腿内侧，当足内踝尖上3寸，胫骨内侧缘后方。取穴时以手4指并拢，小指下边缘紧靠内踝尖上，食指上缘所在水平线在胫骨后缘的交点，为取穴部位。

行间：位于足背侧，当第1、第2趾间，趾蹼缘的后方赤白肉际处。

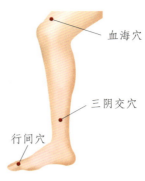

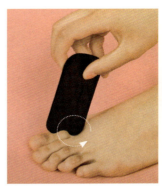

【刮痧体位】采取坐位，以方便刮拭和自我感觉舒适为宜。

【刮拭方法】以面刮法从上向下刮拭下肢血海穴、三阴交穴、再用垂直按揉法按揉足背部行间穴。

▶ 刮拭提醒

刮痧法治疗神经衰弱，每周刮拭1～2次，一般15次为1个疗程。

焦虑烦躁

工作压力、生活负担、长期超负荷运转，使人的精神处于高度紧张中，从而出现焦虑烦躁等症状。它会导致食欲不振、免疫力下降等，男性则会出现性功能障碍，女性会出现月经不调和乳腺增生、更年期症状加重、面部出现黄褐斑等。若长期不能缓解，会导致内分泌与神经系统失调，影响其他脏腑器官的生理功能，从而影响健康。中医认为，很多情况下焦虑烦躁的出现与肝郁化火有关，刮拭肝俞穴、胆俞穴可疏泄风热，解郁安神；刮拭魂门穴可有效缓解心烦、胸闷；刮拭期门穴可理气化痰，通经活络。

▶ 重点刮拭部位

刮拭背部肝俞穴、魂门穴、胆俞穴

【选穴定位】魂门：位于背部，当第9胸椎棘突下，旁开3寸。

肝俞：位于背部，当第9胸椎棘突下，旁开1.5寸。由平双肩胛骨下角之椎骨（第7胸椎），往下推2个椎骨，即第9胸椎棘突下缘，旁开约2横指（食、中指）

处为取穴部位。

胆俞：位于背部，当第10胸椎棘突下，旁开1.5寸。由平双肩胛骨下角之椎骨（第7胸椎），往下推3个椎骨，即第10胸椎棘突下缘，旁开约2横指（食、中指）处为取穴部位。

【刮痧体位】采取坐位，也可采取俯卧姿势，以自我感觉舒适和方便刮拭为宜。

【刮拭方法】以面刮法从上向下刮拭背部及双侧肝俞穴、魂门穴、胆俞穴。

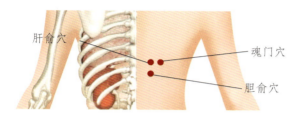

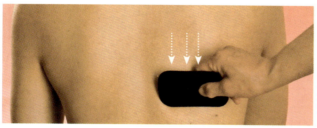

刮拭胸部期门穴

【选穴定位】期门：位于胸部，当乳头直下，第6肋间隙，前正中线旁开4寸。（男性可取任意体，女性取卧位，乳头直下，往下数两根肋骨处为取穴部位。）

【刮痧体位】可采取坐位，也可采取仰卧姿势，以自我感觉舒适和方便刮拭为宜。

【刮拭方法】以面刮法从里向外刮拭胸部期门穴。

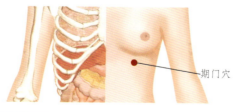

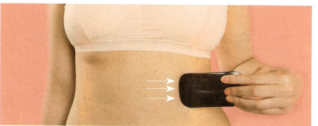

眼疲劳

眼疲劳是一种眼科常见病，它所引起的眼干、眼涩、眼酸胀，视物模糊甚至视力下降直接影响着人的工作与生活。眼疲劳主要是由于人们平时全神贯注看书或电脑屏幕时，眼睛眨眼次数减少，造成眼泪分泌相应减少，同时闪烁荧屏强烈刺激眼睛而引起的。它会导致人的颈、肩等相应部位出现疼痛，还会引发和加重各种眼病。中医认为"肝开窍于目"，眼疲劳，干涩与肝血不足，眼周的经络气血运行不畅有关，刮拭眼睛四周的几个重要穴位，可以快速改善眼部气血运行，缓解眼疲劳，干涩。

▶ 重点刮拭部位

刮拭眼周睛明穴

【选穴定位】睛明：位于面部，目内眦角稍上方凹陷处。

【刮痧体位】采取坐位，力度以自我感觉舒适为宜。

【刮拭方法】放松身体，将少量刮痧乳涂在美容刮痧板边缘，用垂直按揉法按揉睛明穴。

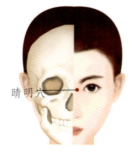
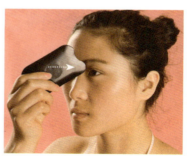

刮拭眼周鱼腰穴、攒竹穴、瞳子穴

【选穴定位】攒竹：位于面部，当眉头陷中，眶上切迹处，取穴时应要求患者采用正坐或仰卧的姿势。

鱼腰：位于额部，瞳孔直上，眉毛中。

瞳子髎：位于面部，目外眦旁，当眶外侧缘处。取穴时可以采用正坐或仰卧的姿势，眼睛外侧1cm处。

【刮痧体位】采取坐位，力度以自我感觉舒适为宜。

【刮拭方法】用平刮法从内眼角沿上眼眶经攒竹穴、鱼腰穴缓慢向外刮至瞳子穴，刮拭5~10下。

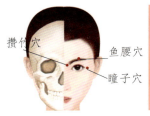
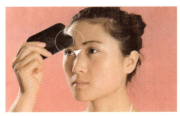

刮拭眼周承泣穴

【选穴定位】承泣：位于面部，瞳孔直下，当眼球与眶下缘之间。定位此穴时通常采用正坐或仰靠、仰卧的姿势。

【刮痧体位】采取坐位，力度以自我感觉舒适为宜。

【刮拭方法】用平刮法从内眼角沿下眼眶经承泣穴缓慢向外刮至瞳子穴，刮拭 5~10 下。

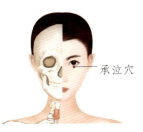
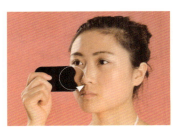

刮拭后项部风池穴

【选穴定位】风池：位于项部，在枕骨之下，与风府穴相平，胸锁乳突肌与斜方肌上端之间的凹陷处。（或当后头骨下，两条大筋外缘陷窝中，相当于耳垂齐平。）

【刮痧体位】采取坐位，力度以自我感觉舒适为宜。

【刮拭方法】用单角刮法刮拭风池穴。

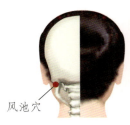
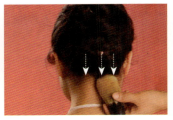

▶ 刮拭提醒

由于眼部皮肤非常娇嫩，刮拭以上部位时要在刮痧板边缘涂上刮痧乳。

肩颈酸痛、僵硬

颈肩劳损往往是由于长期保持屈颈的姿势而导致的，常被误认为是颈椎病，而实际上是一种在于肌肉的病症。主要症状为颈或颈骶部疼痛，反复发作，疼痛可随气候变化或劳累程度而变化，时轻时重，缠绵不愈。颈部可有广泛压痛，脊椎活动多无异常。急性发作时，各种症状均明显加重，并可有肌肉痉挛，脊椎侧弯和功能活动受限。部分患者可有下肢牵拉性疼痛，但无串痛和肌肤麻木感。疼痛的性质多为钝痛，可局限于一个部位，也可散布整个背部。颈部酸痛或胀痛，部分刺痛或灼痛。劳累时加重，休息时减轻，适当活动和经常改变体位时减轻，活动过度又加重。中医认为颈肩酸痛、僵硬是由风寒外袭，劳倦损伤、气血瘀滞导致。刮痧疗法可以舒筋通络，活血化瘀，增进局部新陈代谢，使本来僵硬的肌肉放松，调整亚健康状态。

▶ 重点刮拭部位

刮拭颈部风府穴、大椎穴

【选穴定位】风府：位于项部，当后发际正中直上 1 寸，枕外隆凸直下，两侧斜方肌之间凹陷处。取此穴时通常采用俯伏、俯卧或正坐的取穴姿势，风府穴位于后颈部，两风池穴连线中点，颈顶窝处。

大椎：位于颈部下端，背部正中线上，第 7 颈椎棘突下凹陷中。取穴时正坐低头，可见颈背部交界处椎骨有一高突，并能随颈部左右摆动而转动者即是第 7 颈椎，其下为大椎穴。

【刮痧体位】采取坐位，力度以自我感觉舒适为宜。

【刮拭方法】用面刮法从上向下刮拭颈部风府穴至大椎穴。

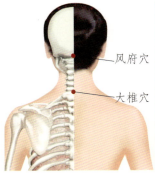
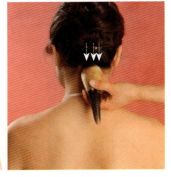

刮拭肩背部天柱穴、大杼穴

【选穴定位】天柱：位于项部，当枕骨之下，与风府穴相平，胸锁乳突肌与斜方肌上端之间的凹陷处。

大杼：位于背部，当第1胸椎棘突下，旁开1.5寸。取穴时低头，可见颈背部交界处椎骨有一高突，并能随颈部左右摆动而转动者即是第7颈椎，其下为大椎穴。由大椎穴再向下推1个椎骨，其下缘旁开2横指（食、中指）处为取穴部位。

【刮痧体位】采取坐位，力度以自我感觉舒适为宜。

【刮拭方法】用双角刮法从上向下刮拭天柱穴至大杼穴。

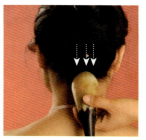

刮拭颈部风池穴

【选穴定位】风池：位于项部，在枕骨之下，与风府穴相平，胸锁乳突肌与斜方肌上端之间的凹陷处。（或当后头骨下，两条大筋外缘陷窝中，相当于耳垂齐平。）

【刮痧体位】采取坐位，力度以自我感觉舒适为宜。

【刮拭方法】用单角刮法刮拭双侧风池穴。

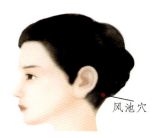 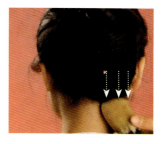

刮拭肩部肩井穴

【选穴定位】肩井：位于大椎穴与肩峰连线中点，肩部最高处。取穴时一般采用正坐、俯伏或者俯卧的姿势，此穴位于肩上，前直乳中，当大椎与肩峰端连线的中点，即乳头正上方与肩线交接处。

【刮痧体位】采取坐位，力度以自我感觉舒适为宜。

【刮拭方法】用面刮法从风池穴向下刮至颈根部，再从内向外刮拭肩井穴。

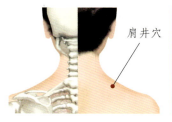 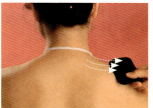

温馨小贴士　肩颈酸痛患者在日常生活中应当注意避免不要让颈肩部保持同一个姿势时间过久；注意防寒保暖，不宜过度劳累，枕头不要过高、过硬；适当加强上肢和颈肩部的运动，多做颈部的运动，也可以经常热敷，这都有助于改善颈肩酸痛的症状。

心慌气短

自觉心中跳动不安的一种症状，俗称"心慌"、"心跳"，中医又称之为"惊悸""怔忡"。心慌气短可能和心情、年龄有关，也可能是心脑疾病造成的。常见于窦性心动过速的伴发症状。可能是平时不锻炼身体，作息时间不规律，经常熬夜，睡眠不足，或电脑辐射，或血压过低，或房事过度等所造成的。要早点治疗才好，不然整个人都会萎靡不振，记忆力减退，做事无精打采。长时间如此会使得人体免疫力下降，各种疾病接踵而至。中医认为是中气不足导致的气血两虚。刮拭心俞穴、巨阙穴可以调补心气，养心安神；刮拭神堂穴配膻中穴可治胸闷；内关穴属于心包经，有理气宽胸，宁心安神作用；刮拭太渊穴可宣肺理气。

▶ **重点刮拭部位**

刮拭背部心俞穴、神堂穴

【选穴定位】心俞：位于背部，当第5胸椎棘突下，旁开1.5寸。由平双肩胛骨下角之椎骨（第7胸椎），往上推2个椎骨，即第5胸椎棘突下缘，旁开约2横指（食、中指）处为取穴部位。

神堂：位于背部，当第5胸椎棘突下，旁开3寸。

【刮痧体位】采取坐位，也可采取俯卧姿势，以方便刮拭和自我感觉舒适为宜。

【刮拭方法】用面刮法从上向下刮拭背部双侧心俞穴、神堂穴。

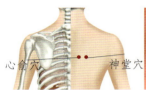
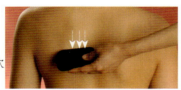

刮拭胸部膻中穴、巨阙穴

【选穴定位】膻中：位于胸部，前正中线上，两乳头连线的中点。

巨阙：位于上腹部，前正中线上，当脐中上6寸。取穴时通常让患者采用仰卧的姿势，左右肋骨相交之处，再向下2指宽即为此穴。

【刮痧体位】采取坐位，也可采取仰卧姿势，以方便刮拭和自我感觉舒适为宜。

【刮拭方法】用单角刮法从上向下缓慢刮拭胸部膻中穴至巨阙穴。

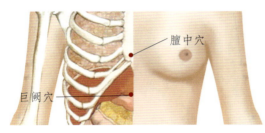

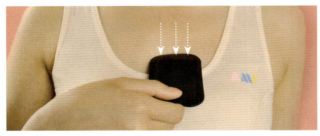

刮拭上肢内关穴、太渊穴

【选穴定位】内关：位于前臂掌侧，当曲泽与大陵的连线上，腕横纹上2寸，掌长肌肌腱与桡侧。取此穴道时应要患者采用正坐或仰卧、仰掌的姿势，从近手腕之横皱纹的中央，往上约两指宽的中央。

太渊：位于腕掌侧横纹桡侧端，桡动脉搏动处。

【刮痧体位】采取坐位，也可采取仰卧姿势，以方便刮拭和自我感觉舒适为宜。

【刮拭方法】以面刮法刮拭上肢内关穴，太渊穴。也可平面按揉内关穴。

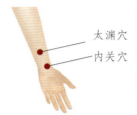
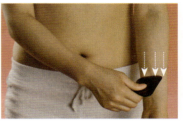

▶ 刮拭提醒

在需刮痧部位涂抹适量刮痧油，防止皮肤刮伤。

消化不良

消化不良是指具有上腹痛、上腹胀、早饱、嗳气、食欲不振、恶心、呕吐等不适症状，多是长期暴饮暴食，饮食积滞于胃，从而引发的消化不良。而先天脾胃虚弱，消化功能较差的人，也容易出现消化不良症状，表现为长期面黄肌瘦，气短乏力，胃胀、胃痛隐隐，稍不注意就腹泻等。中医认为该病属于"痞满""郁证""反胃"等范畴。刮拭身体相关穴位可以健脾和胃、理气解郁，从而达到治疗的目的。

▶ 重点刮拭部位

刮拭背部大椎穴至悬枢穴、脾俞穴至三焦俞穴

【选穴定位】大椎：位于颈部下端，背部正中线上，第7颈椎棘突下凹陷中。取穴时正坐低头，可见颈背部交界处椎骨有一高突，并能随颈部左右摆动而转动者即是第7颈椎，其下为大椎穴。

脾俞：位于背部，当第11胸椎棘突下，旁开1.5寸。与肚脐中相对应处即为第2腰椎，由第2腰椎往上摸3个椎体，即为第11胸椎，其棘突下缘旁开约2横指（食、中指）处为取穴部位。

悬枢：位于腰部，当后正中线上，第1腰椎棘突下凹陷中。

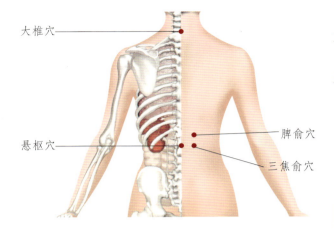

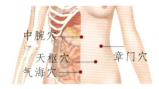

【刮痧体位】采取仰卧位,以方便刮拭和自我感觉舒适为宜。

【刮拭方法】以面刮法从上向下刮拭腹部中脘穴至气海穴段,双侧天枢穴、章门穴。

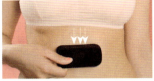

刮拭上肢四缝穴

【选穴定位】四缝:位于第2至第5指掌侧,近端指关节的中央,每手4穴,左右各8穴(在手2、3、4、5指的掌面,当第2指关节横纹中点为取穴部位)。

【刮痧体位】采取坐位,以方便刮拭和自我感觉舒适为宜。

【刮拭方法】用垂直按揉法按揉双手四缝穴。

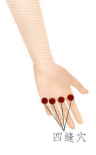

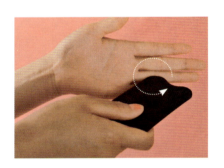

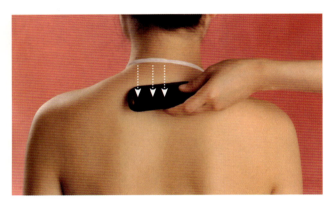

三焦俞:位于腰部,当第一腰椎棘突下,左右旁开2指宽处。

【刮痧体位】采取坐位或俯卧位,以方便刮拭和自我感觉舒适为宜。

【刮拭方法】以面刮法从上向下刮拭背部大椎穴至悬枢穴段,双侧脾俞穴至三焦俞穴段。

刮拭腹部中脘穴至气海穴、天枢穴、章门穴

【选穴定位】中脘:位于上腹部,前正中线上,当脐中上4寸。取穴时,可采用仰卧位,脐中与胸剑联合部(心窝上边)的中点为取穴部位。

气海:位于下腹部,前正中线上,当脐中下1.5寸。取穴时,可采用仰卧的姿势,直线连结肚脐与耻骨上方,将其分为十等分,从肚脐3/10的位置,即为此穴。

章门:位于侧腹部,当第11肋游离端的下方。仰卧位或侧卧位,在腋中线上,合腋屈肘时,当肘尖止处是该穴。

天枢:位于腹中部,距脐中2寸。取穴时,可采用仰卧的姿势,肚脐向左右3指宽处。

刮拭下肢足三里穴

【选穴定位】足三里:位于小腿前外侧,当犊鼻下3寸,距胫骨前缘1横指(中指)。取穴时,站位,用同侧手张开虎口围住髌骨上外缘,余4指向下,中指尖处为取穴部位。

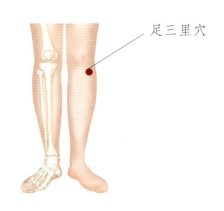

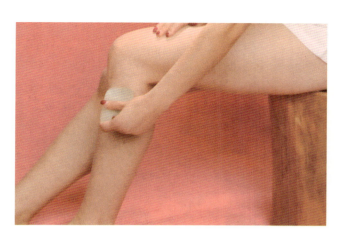

【刮痧体位】采取坐位，以方便刮拭和自我感觉舒适为宜。

【刮拭方法】以面刮法从上向下刮拭下肢足三里穴。

消化不良患者生活要规律，定时入睡，做好自我心理调节，消除思想顾虑，注意控制情绪，心胸宽阔；保持饮食均衡并富含膳食纤维，可以多吃一些新鲜水果、蔬菜及全麦等谷类，需细嚼慢咽，勿狼吞虎咽，避免摄入过多的糖类、面包、蛋糕、咖啡因、柳橙类水果、碳酸饮料、油炸食物、辛辣食物等。

便秘

便秘是指大便次数减少，排便间隔时间过长，粪质干结，排便艰难；或粪质不硬，虽有便意，但便出不畅，多伴有腹部不适的病证。引起病变的原因有久坐少动、食物过于精细、缺少纤维素等，使大肠运动缓慢，水分被吸收过多，粪便干结坚硬，滞留肠腔，排除困难。还有因年老体弱，津液不足；或贪食辛辣厚味，胃肠积热；或水分缺乏；或多次妊娠、过度肥胖等，皆可导致便秘。中医认为，便秘主要由燥热内结、气机郁滞、津液不足和脾肾虚寒所引起。刮拭迎香穴可调节肠胃功能；天枢穴主治大肠功能失调；刮拭手部少商穴、商阳穴，有助于疏泄阳热，调理肠胃；足三里是胃的下合穴，上巨虚是大肠的下合穴，两者具有调理肠胃的功能。

▶ 重点刮拭部位

刮拭面部迎香穴

【选穴定位】迎香：位于面部，鼻翼外缘中点旁，当鼻唇沟中。取穴时一般采用正坐或仰卧姿势，眼睛正视，在鼻孔两旁五分的笑纹（微笑时鼻旁八字形的纹线）中取穴。

【刮痧体位】采取坐位，以方便刮拭和自我感觉舒适为宜。

【刮拭方法】放松身体，在刮痧板边缘涂抹少量美容刮痧乳，用平面按揉法分别按揉鼻两侧迎香穴。

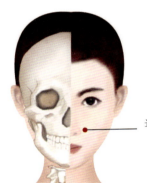

迎香穴

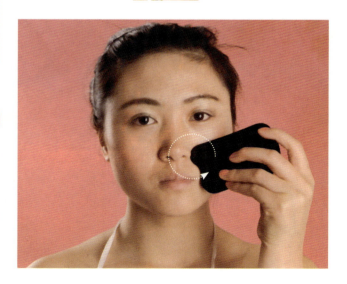

刮拭腹部天枢穴

【选穴定位】天枢：位于腹中部，距脐中2寸。取穴时，可采用仰卧的姿势，肚脐向左右3指宽处。

【刮痧体位】采取坐位也可采取仰卧位，以方便刮拭和自我感觉舒适为宜。

【刮拭方法】以面刮法从上向下刮拭腹部天枢穴。

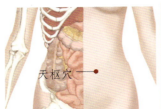
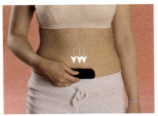

天枢穴

足三里穴
上巨虚穴

刮拭上肢少商穴、商阳穴

【选穴定位】少商：位于拇指末节桡侧，距指甲角 0.1 寸。

商阳：位于手食指末节桡侧，距指甲角 0.1 寸。

【刮痧体位】采取坐位，以方便刮拭和自我感觉舒适为宜。

【刮拭方法】以面刮法从上向下刮拭手部少商穴、商阳穴。

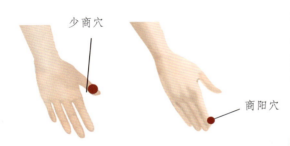

少商穴
商阳穴

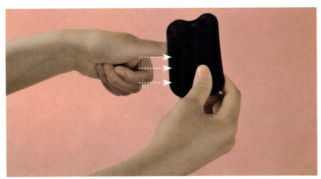

刮拭下肢足三里穴、上巨虚穴

【选穴定位】足三里：位于小腿前外侧，当犊鼻下 3 寸，距胫骨前缘 1 横指（中指）。取穴时，站位，用同侧手张开虎口围住髌骨上外缘，余 4 指向下，中指尖处为取穴部位。

上巨虚：位于小腿前外侧，当犊鼻下 6 寸，距胫骨前缘一横指（中指）。取穴时，在犊鼻穴向下，直量两次 4 横指处，当胫、腓骨之间为取穴部位。

【刮痧体位】采取坐位，以方便刮拭和自我感觉舒适为宜。

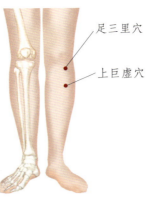
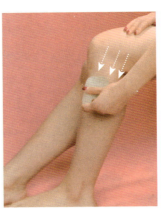

【刮拭方法】用面刮法从上向下刮拭下肢足三里穴至上巨虚穴段。

▶ 刮拭提醒

每个部位刮 3～5 分钟，一般不超过 10 分钟，待皮肤出现红点如粟，立即停止。刮痧对热秘、气秘、寒秘，疗效很明显，虚秘和习惯性便秘，如能长期坚持刮痧，同样会收到较好的效果。但要注意每次刮痧，都要等上次的痧完全消退了，才能刮下次。

温馨小贴士

便秘患者应多喝水，并养成每天定时排便的习惯，不论是否能够解出大便，都应定时如厕，以便建立良好的排便条件反射；饮食上可以多吃一些粗纤维食物，如柿子、葡萄、香蕉、蒜苗、韭菜、芹菜、黄花菜等，及一些绿叶蔬菜、黄豆、红薯等通便食物，少食辛辣刺激性和过细的食物。

腰酸背痛

腰背部疼痛是由于肌肉挛缩，外伤或脊柱变形造成的，腰背部疼痛可能出现在背部从脖子到腰部的任何一个位置，可能是一小部分，也可能扩散到很大范围。腰背部疼痛疾患者不仅存在于脑力劳动者中，也广泛地存在于体力劳动者中，是临床中最常见的症状。许多腰背部疼痛很难在短时间内根治，而且即使暂时治愈，复发率也相当高。所以腰背部疼痛要比其他疾病更折磨人，消耗大量的时间和庞大的健康保健资源，而发病原因却常常搞不清楚。致使许多人不断遭受持续或间歇性发作的腰背部疼痛的困扰，从而影响了工作和生活,降低了生活质量,严重者甚至丧失劳动能力。中医认为腰酸背痛多因寒湿、劳损、肾虚所致。刮拭身体相关穴位,可以散寒化湿、舒经通络、补肾填精,从而缓解腰酸背痛的症状。

▶ 重点刮拭部位

刮拭肩部肩井穴

【选穴定位】肩井:位于大椎穴与肩峰连线中点,肩部最高处。取穴时一般采用正坐、俯伏或者俯卧的姿势,此穴位于肩上,前直乳中,当大椎与肩峰端连线的中点,即乳头正上方与肩线交接处。

【刮痧体位】采取坐位或俯卧位,以方便刮拭和自我感觉舒适为宜。

【刮拭方法】以面刮法从内向外刮拭肩井穴。

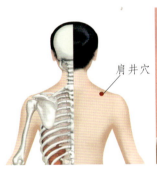
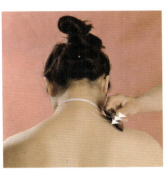

刮拭背部大椎穴、至阳穴

【选穴定位】大椎:位于颈部下端,背部正中线上,第7颈椎棘突下凹陷中。取穴时正坐低头,可见颈背部交界处椎骨有一高突,并能随颈部左右摆动而转动者即是第7颈椎,其下为大椎穴。

至阳:位于背部,当后正中线上,第7胸椎棘突下凹陷中。取穴时低头,颈后隆起的骨突即为第7

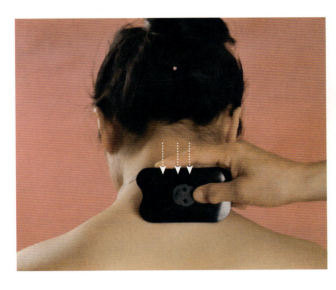

颈椎,由此往下数到第7个骨突即第7胸椎,其下方凹陷处就是至阳穴。

【刮痧体位】采取坐位或俯卧位,以方便刮拭和自我感觉舒适为宜。

【刮拭方法】以面刮法从上向下刮拭大椎穴至至阳穴段。

刮拭背部大杼穴、膈俞穴、附分穴、膈关穴

【选穴定位】大杼:位于背部,当第1胸椎棘突下,旁开1.5寸。取穴时低头,可见颈背部交界处椎骨有一高突,并能随颈部左右摆动而转动者即是第7颈椎,其下为大椎穴。由大椎穴再向下推1个椎骨,其下缘旁开2横指(食、中指)处为取穴部位。

附分:位于背部,当第2胸椎棘突下,旁开3寸。

膈关:位于背部,当第7胸椎棘突下,旁开3寸。

膈俞:位于背部,当第7胸椎棘突下,旁开1.5寸。由平双肩胛骨下角之椎骨(第7胸椎),其棘突下缘旁开约2横指(食、中指)处为取穴部位。

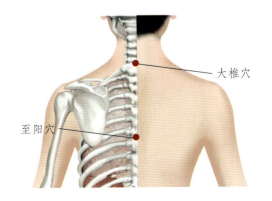
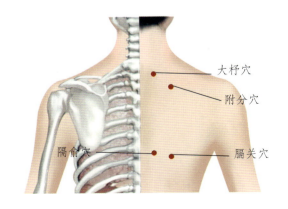

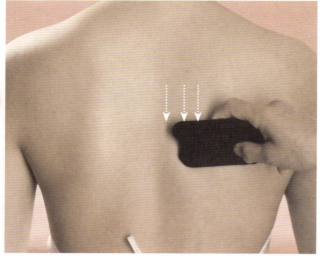
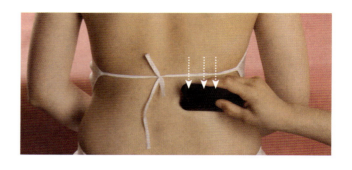

【刮痧体位】采取坐位或俯卧位，以方便刮拭和自我感觉舒适为宜。

【刮拭方法】以面刮法从上向下刮拭双侧大杼穴至膈俞穴段及附分穴至膈关穴段。

刮拭腰背部命门穴、肾俞穴、志室穴

【选穴定位】命门：位于腰部，当后正中线上，第2腰椎棘突下凹陷处。取穴时采用俯卧的姿势，指压时，有强烈的压痛感。

肾俞：位于腰部，当第2腰椎棘突下，旁开1.5寸。与肚脐中相对应处即为第2腰椎，其棘突下缘旁开约2横指（食、中指）处为取穴部位。

志室：位于腰部，当第2腰椎棘突下，旁开3寸（与肚脐中相对应处即为第2腰椎，其棘突下缘旁开4横指处为取穴部位）。

【刮痧体位】采取坐位或俯卧位，以方便刮拭和自我感觉舒适为宜。

【刮拭方法】以面刮法从上向下刮拭腰部命门穴及双侧肾俞穴、志室穴。

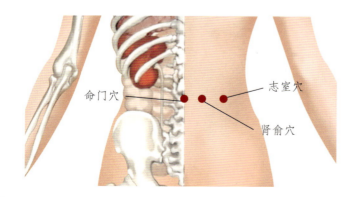

命门穴　志室穴　肾俞穴

▶ 刮拭提醒

以刮痧部位出痧后呈现微红色或紫红色的痧点、斑块为度。一般血瘀、实证、热证较容易出痧，且疗效与出痧的多少有关。而寒证、体胖与肌肉发达者、服药多者，特别是服用激素类药物者不容易出痧，但只要刮痧的部位、方法正确，就有治疗效果，不可一味地强求出痧。

> **温馨小贴士**
>
> 腰酸背痛者平时应多注意休息，不要长时间保持同一个姿势，久坐或久站时，皆需要每隔一段时间（1～2小时）就更换姿势，活动一下；注意腰背部的保暖，并养成规律性做运动的习惯，如散步，游泳，有氧舞蹈，柔软操或背部运动等；多吃一些富含钙食物（牛奶、豆制品等）。

手足怕冷

天气一冷，就感觉全身发冷，手脚尤其冰凉的受不了。这种情况，就是中医所说的"阳虚"，也就是一般所俗称的"冷底"或是"寒底"。手脚冰冷和心脏血管有很大的关系。一旦心血管系统的功能出现障碍，就会影响血液运行输送，造成手脚冰冷的情形。一般来说体型较瘦、虚寒体质的女性最容易出现手脚冰冷的情形，因为这类型的人末梢血液循环较差，容易使体温调节的机制紊乱，而手脚冰冷正是自律神经功能调节不顺畅，血管变细所引起的。而且脚趾、膝盖、肩膀和手指等部位，属于运动较多的关节区，因为脂肪、血管皆相对较少，热度容易散失。此外，压力过大、血糖太低、低血压、衣物不够保暖也会导致手足冰冷。中医认为手足怕冷是由于气虚而血脉不充盈或气血运

行不畅所致。刮拭手足部相关穴位有助于疏通经脉、活血通络，从而缓解怕冷的症状。

▶ 重点刮拭部位

刮拭手部各手指

【刮痧体位】采取坐位和仰卧位，以方便刮拭和自我感觉舒适为宜。

【刮拭方法】放松身体，用刮痧板凹槽刮拭各手指，由指根部至指尖，刮至手指发热。

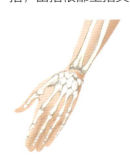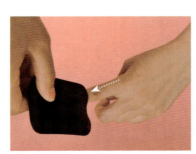

刮拭阳池穴、劳宫穴

【选穴定位】阳池：位于手腕部位，即腕背横纹上，前对中指、无名指指缝。（或在腕背横纹中，当指伸肌腱的尺侧缘凹陷处。）

劳宫：位于手掌心，当第2、3掌骨之间偏于第3掌骨，握拳屈指时中指尖处。

【刮痧体位】采取坐位和仰卧位，以方便刮拭和自我感觉舒适为宜。

【刮拭方法】用面刮法或平面按揉法刮拭手腕部阳池穴、手掌心劳宫穴。

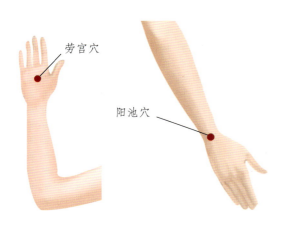

劳宫穴

阳池穴

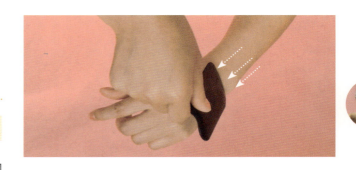

刮拭足部足背、足底

【刮痧体位】采取坐位和仰卧位，以方便刮拭和自我感觉舒适为宜。

【刮拭方法】用面刮法刮拭足背和足底。

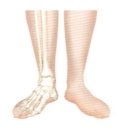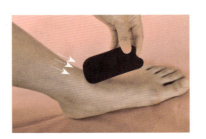

▶ 刮拭提醒

如果手足掌皮肤干燥，可以在刮痧前涂抹少量的刮痧乳，以保护皮肤。

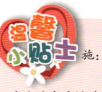

温馨小贴士：手脚冰冷的人，可以采取以下措施：

1. 饮食上，要多点吃温补类的食物，少点吃寒凉性的食物或者水果。
2. 穿着上，特别要注意腰腿部的保暖，如果下半身暖和了，那么上半身也不会感到太冷。
3. 积极参加户外运动，放松心情。
4. 不要给自己太大的压力，学会合理减压。
5. 不要坐的太多，防止腰部以下气血运行不通，大腿气血运化不好，导致水肿冰凉。

下肢酸痛

一般来说，下肢酸痛以膝关节酸痛最为常见，主要是因为膝关节是人体关节中负重最多且运动量最大的关节，所以最易劳损和出现运动损伤。中医认为下肢酸痛是肾阳不足，气血运行无力，肝血虚，致使气血不足或气滞血瘀造成的。刮痧可以调补肾气、疏经活络、祛风散寒，有效缓解下肢酸痛的症状。

▶ 重点刮拭部位

刮拭腰部命门穴、肾俞穴、志室穴

【选穴定位】命门：位于腰部，当后正中线上，第 2 腰椎棘突下凹陷处。取穴时采用俯卧的姿势，指压时，有强烈的压痛感。

肾俞：位于腰部，当第 2 腰椎棘突下，旁开 1.5 寸。与肚脐中相对应处即为第 2 腰椎，其棘突下缘旁开约 2 横指（食、中指）处为取穴部位。

志室：位于腰部，当第 2 腰椎棘突下，旁开 3 寸（与肚脐中相对应处即为第 2 腰椎，其棘突下缘旁开 4 横指处为取穴部位）。

【刮痧体位】采取坐位或俯卧姿势，以方便刮拭和自我感觉舒适为宜。

【刮拭方法】以面刮法从上向下刮拭腰部命门穴，双侧肾俞穴、志室穴。

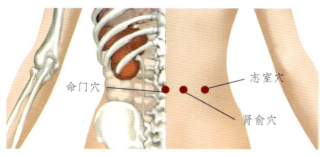

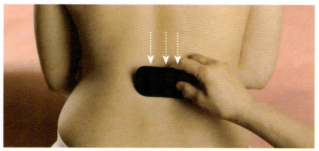

刮拭下肢环跳穴

【选穴定位】环跳：位于股外侧部，侧卧屈股，当股骨大转子最凸点与骶骨裂孔连线的外 1／3 与中 1／3 交点处。取穴时，侧卧位，下面的腿伸直，以拇指指关节横纹按在大转子头上，拇指指向尾骨尖端，当拇指尖所指处为取穴部位。

【刮痧体位】可采用侧卧位，以方便刮拭和自我感觉舒适为宜。

【刮拭方法】以面刮法从上向下刮拭髋部环跳穴。

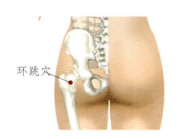

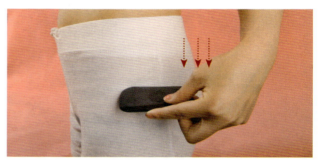

刮拭下肢膝眼穴

【选穴定位】膝眼：位于髌韧带两侧凹陷处；内侧的称内膝眼，外侧的称外膝眼。

【刮痧体位】采取坐位或仰卧姿势，以方便刮拭和自我感觉舒适为宜。

【刮拭方法】用点按法点按膝眼穴。

▶ 刮拭提醒

在需刮痧部位涂抹适量刮痧油。以刮痧部位出痧后呈现微红色或紫红色的痧点、斑块为度。

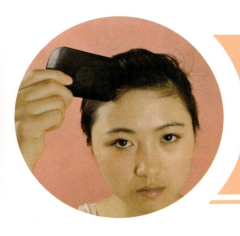

第九章 刮痧保健养生

刮痧健脑益智

中医认为，"脑为元神之府。"脑是精髓和神明高度汇聚之处，人之视觉、听觉、嗅觉、感觉、思维记忆力等，都是由于脑的作用。这说明脑是人体极其重要的器官，是生命要害的所在。大脑清醒、思维活跃、精力充沛是人人都希望的，刮拭头部的经穴，不仅能改善头部血液循环，益智健脑，延缓大脑衰老；还能调整和增强五脏六腑的功能以及各中枢神经系统的功能，畅达全身阳气。

▶ 重点刮拭部位

刮拭百会穴

【选穴定位】百会：位于头部，当前发际正中直上5寸，或两耳尖连线的中点处。让患者采用正坐的姿势，可以通过两耳角直上连线中点，来简易取此穴。

【刮痧体位】给他人头部刮痧，可让被刮拭者坐在椅子上，体质虚弱者可采取卧位。自我刮痧时，体位以自我感觉舒适为宜。

【刮拭方法】用面刮法从头顶部百会穴向前刮至头发际处。

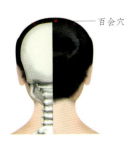
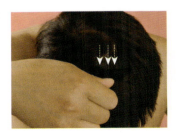

刮拭耳朵上部发际边缘

【刮痧体位】给他人头部刮痧，可让被刮拭者坐在椅子上，体质虚弱者可采取卧位。自我刮痧时，体位以自我感觉舒适为宜。

【刮拭方法】将刮痧板竖放在耳朵上部发际边缘，绕着耳朵像画问号一样，从前向后刮拭两侧头部。

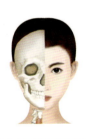
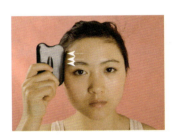

刮拭头维穴、四神聪穴、风池穴

【选穴定位】四神聪：位于头部，在百会前、后、左、右各开1寸处，共有四穴。

头维：位于头侧部，当额角发际上0.5寸，头正中线旁开4.5寸。取头维穴时一般采用正坐或仰靠、仰卧姿势，此穴在头侧部发际里，位于发际点向上一指宽，嘴动时肌肉也会动之处。

风池：位于项部，在枕骨之下，与风府穴相平，胸锁乳突肌与斜方肌上端之间的凹陷处。（或当后头骨下，两条大筋外缘陷窝中，相当于耳垂齐平。）

【刮痧体位】给他人头部刮痧，可让被刮拭者坐在椅子上，体质虚弱者可采取卧位。自我刮痧时，体位以自我感觉舒适为宜。

【刮拭方法】从百会穴向下刮后头部。最后用单角刮法刮拭百会穴、头维穴、四神聪穴、风池穴。

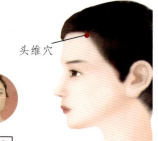
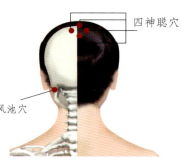

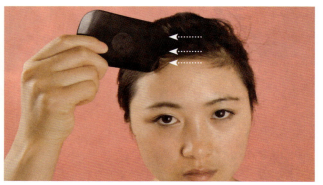

▶ 刮拭提醒

头部刮痧宜每日进行1~2次。刮拭时要有向头皮下的按压力，但患有动脉硬化或糖尿病者，按压力要适当减小。最好在早晨或大脑疲劳时进行刮拭，不宜在临睡前刮拭，以免增加神经兴奋性，不易入睡。刮拭时应注意寻找并消除疼痛、结节等阳性反应，保健效果更好。

温馨小贴士　饮食上要多吃易于消化又富于营养的食物，保证足够的蛋白质，辅助地吃一些富含维生素B、维生素C的食物，以及富含胆碱的食物如杏、香蕉、葡萄、橙、鱼、菜等也有一定的益处。

刮痧保护视力

中医认为，眼乃脏腑先天之精所成，为脏腑后天之精所养。过于激动，过于忧郁，过于生气，过于劳心费神会引起体内阴阳失调，脏腑功能紊乱，气血失和，经络阻滞，眼营养渠道不畅通，目失所养，晶体弹性降低，近视随之出现。刮痧通过疏通眼部周围的经脉气血，缓解眼疲劳、眼干涩，调节视力，预防眼部疾患。

▶ 重点刮拭部位

刮拭睛明穴

【选穴定位】睛明：位于面部，目内眦角稍上方凹陷处。

【刮痧体位】给他人眼部刮痧，可让被刮拭者坐在椅子上。自我刮痧时，力度以自我感觉舒适为宜。

【刮拭方法】放松身体，在刮痧板边缘涂抹适量美容刮痧乳，用垂直按揉法按揉睛明穴。

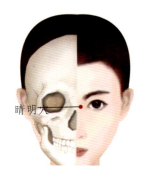
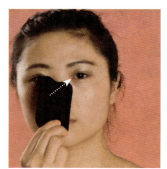

刮拭攒竹穴

【选穴定位】攒竹：位于面部，当眉头陷中，眶上切迹处，取穴时应要求患者采用正坐或仰卧的姿势。

【刮痧体位】给他人眼部刮痧，可让被刮拭者坐在椅子上。自我刮痧时，力度以自我感觉舒适为宜。

【刮拭方法】以平刮法顺着上下眼眶从内眼角刮拭至外眼角，先刮上眼眶，重点刮拭攒竹穴，再刮下眼眶。

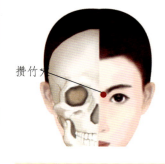
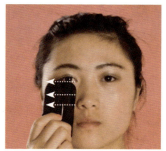

刮拭瞳子髎穴、鱼腰穴、承泣穴、四白穴、太阳穴

【选穴定位】鱼腰：位于额部，瞳孔直上，眉毛中。

瞳子髎：位于面部，目外眦旁，当眶外侧缘处。取穴时可以采用正坐或仰卧的姿势，眼睛外侧1厘米处。

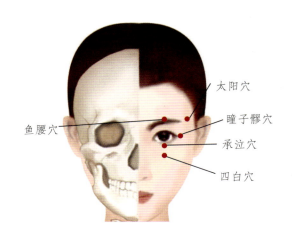

承泣：位于面部，瞳孔直下，当眼球与眶下缘之间。定位此穴时通常采用正坐或仰靠、仰卧的姿势。

四白：位于面部，双眼平视时，瞳孔正中央下约二厘米处（或瞳孔直下，当眶下孔凹陷处），取穴时通常采用正坐或仰靠、仰卧姿势。

太阳：位于耳廓前面，前额两侧，外眼角延长线的上方，由眉梢到耳朵之间大约1/3的地方，用手触摸最凹陷处就是太阳穴。

【刮痧体位】给他人眼部刮痧，可让被刮拭者坐在椅子上。自我刮痧时，力度以自我感觉舒适为宜。

【刮拭方法】用平面按揉法依次按揉瞳子髎穴、鱼腰穴、承泣穴、四白穴、太阳穴。

刮拭提醒

刮拭时要刮到局部微热，此时保健效果最好。宜每天刮拭1~2次。注意，刮痧时不要让刮痧乳进入眼内。

温馨小贴士

对视力有益的食物有桂圆肉、山药、胡萝卜、菠菜、芋头、玉米、动物肝脏、牛肉、红枣、西红柿、桑椹、空心菜以及各种新鲜水果等，宜常吃。而对视力有害的食物，如话梅、李子、柠檬等，要少吃。

刮痧畅通血脉

血脉指人体内流通血液的脉络，血脉的健康关乎全身的新陈代谢。血脉不畅甚至瘀塞不通，从而导致心脑血管病及其他多种疾病的发生，严重影响人体健康。中医认为，心主血脉，肝藏血，脾统血，内至五脏六腑，外到皮肉筋骨，都依赖血液的滋养而维持正常的生理活动。"气为血之帅，血为气之母"，气血正常运行是人体生命的根本保证。故华佗曰："血脉流通，病不得生。"血脉不通，气血运行不畅而导致各种疾病，影响健康和生存质量，甚至危害生命。人体保健，气血是关键，血脉通畅，脏腑滋养，内外调和，阴平阳秘。刮拭胸背部及四肢相关穴位，可保持血脉的通畅，活血化瘀，益气养血，促进血液的化生，维护血脉的正常运行。

重点刮拭部位

刮拭背部肺俞穴、心俞穴

【选穴定位】肺俞：位于背部，当第3胸椎棘突下，旁开1.5寸。大椎穴往下推3个椎骨，即为第3胸椎，其下缘旁开约2横指（食、中指）处为取穴部位。

心俞：位于背部，当第5胸椎棘突下，旁开1.5寸。由平双肩胛骨下角之椎骨（第7胸椎），往上推2个椎骨，即第5胸椎棘突下缘，旁开约2横指（食、中指）处为取穴部位。

【刮痧体位】采取坐位，以自我感觉舒适和方便刮拭为宜。

【刮拭方法】用面刮法自上而下刮拭背部双侧肺俞穴、心俞心。

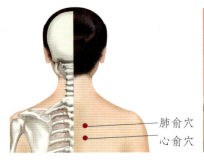 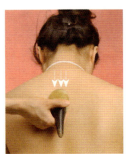

刮拭胸部中府穴、膻中穴、巨阙穴

【选穴定位】中府：位于胸前壁的外上方，云门穴下1寸，前正中线旁开6寸，平第1肋间隙处。

膻中：位于胸部，当前正中线上，平第4肋间，两乳头连线的中点。

巨阙：位于上腹部，前正中线上，当脐中上6寸。

取穴时通常让患者采用仰卧的姿势，左右肋骨相交之处，再向下2指宽即为此穴。

【刮痧体位】可采取坐位，也可采用仰卧位，以自我感觉舒适和方便刮拭为宜。

【刮拭方法】用单角刮法从上向下刮拭胸部膻中穴、巨阙穴，及双侧中府穴。

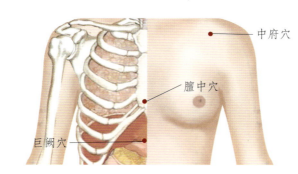

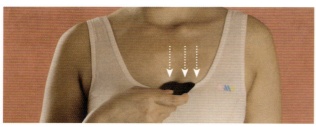

刮拭上肢尺泽穴、曲泽穴、少海穴

【选穴定位】少海：位于肘横纹内侧端与肱骨内上髁连线的中点处。（屈肘，在肘横纹尺侧纹头凹陷处取穴。）

曲泽：位于肘横纹中，当肱二头肌腱的尺侧缘。

尺泽：位于肘横纹中，肱二头肌肌腱桡侧凹陷处。取穴时先将手臂上举，在手臂内侧中央处有粗腱，腱的外侧外即是此穴（或在肘横纹中，肱二头肌桡侧凹陷处）。该穴上方3～4寸处用手强压会感到疼痛处，就是"上尺泽"。

【刮痧体位】采取坐位，以自我感觉舒适和方便刮拭为宜。

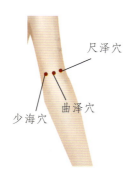
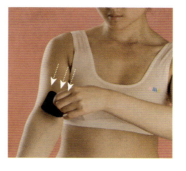

【刮拭方法】以面刮法刮拭上肢肘窝与下肢膝窝部经穴。

刮拭下肢血海穴、委中穴、委阳穴、阴谷穴

【选穴定位】血海：位于大腿内侧，髌底内侧端上2寸，当股四头肌内侧头的隆起处。取穴时，坐位，屈膝成90°，医者立于患者对面，用左手掌心对准右髌骨中央，手掌伏于其膝盖上，拇指尖所指处为取穴部位。

委阳：位于腘横纹外侧端，当股二头肌腱的内侧。

委中：位于腘横纹中点，当股二头肌肌腱与半腱肌肌腱的中间。

阴谷：位于腘窝内侧，屈膝时，当半腱肌肌腱与半膜肌肌腱之间。取穴时正坐屈膝，在腘窝内侧，和委中相平。

【刮痧体位】可采取坐位，刮拭下肢膝窝处的穴位时，可采用俯卧位。以自我感觉舒适和方便刮拭为宜。

【刮拭方法】以面刮法从上向下刮拭下肢血海穴。

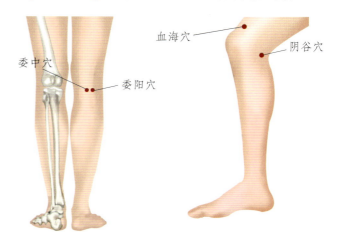

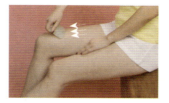
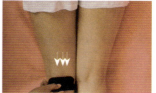

▶ 刮拭提醒

经常刮拭胸背部及四肢等处穴位，无论是否出痧，都有助于血脉的畅通与运行，是很好的保健血脉的方法。

刮痧益气润肺

肺，位于胸中，上通喉咙，左右各一，在人体脏腑中位置最高，故称肺为华盖。因肺叶娇嫩，不耐寒热，易被邪侵，故又称"娇脏"。为魄之处，气之主，在五行属金。肺系统功能正常，机体的抗病能力就强，精力充沛，呼吸功能良好，不易感冒，皮肤滋润，二便排泄正常。肺功能减弱，则气短乏力，自汗畏风，面色淡白，皮肤干燥，口燥咽干，形体消瘦，排便不畅。刮拭背部及四肢相关穴位，可以益气养肺，维护和促进肺的生理功能，延缓呼吸器官的衰老，改善呼吸系统亚健康的症状。

▶ 重点刮拭部位

刮拭背部肺俞穴、魄户穴、大肠俞穴

【选穴定位】肺俞：位于背部，当第3胸椎棘突下，旁开1.5寸。大椎穴往下推3个椎骨，即为第3胸椎，其下缘旁开约2横指（食、中指）处为取穴部位。

魄户：位于背部，当第3胸椎棘突下，旁开3寸。取穴时俯卧位，身柱（督脉）旁开3寸，当肩胛骨脊柱缘处取穴。

大肠俞：位于腰部，当第4腰椎棘突下，旁开1.5寸。两侧髂前上棘之连线与脊柱之交点即为第4腰椎棘突下，其旁开约2横指（食、中指）处为取穴部位。

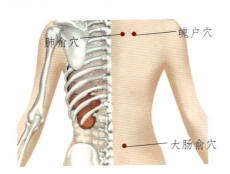

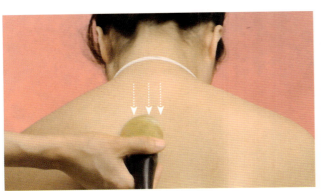

【刮痧体位】可采取坐位，以自我感觉舒适和方便刮拭为宜。

【刮拭方法】用面刮法自上而下刮拭背部双肺俞穴、魄户穴、大肠俞穴。

刮拭上肢尺泽穴、少商穴

【选穴定位】尺泽：位于肘横纹中，肱二头肌肌腱桡侧凹陷处。取穴时先将手臂上举，在手臂内侧中央处有粗腱，腱的外侧外即是此穴（或在肘横纹中，肱二头肌桡侧凹陷处）。该穴上方3~4寸处用手强压会感到疼痛处，就是"上尺泽"。

少商：位于拇指末节桡侧，距指甲角0.1寸。

【刮痧体位】可采取坐位，以自我感觉舒适和方便刮拭为宜。

【刮拭方法】以面刮法从肘窝尺泽穴刮拭至手大拇指少商穴。

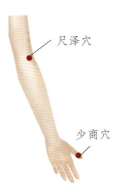

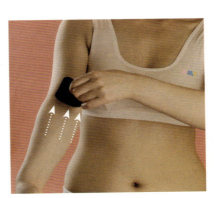

刮拭上肢偏历穴、列缺穴、太渊穴、合谷穴

【选穴定位】偏历：位于前臂背面桡侧，当阳溪与曲池的连线上，腕横纹上3寸。

列缺：位于前臂桡侧缘，桡骨茎突上方，腕横纹上1.5寸处。拇短伸肌腱与拇长展肌腱之间，拇长展肌腱沟的凹陷。

太渊：位于腕掌侧横纹桡侧端，桡动脉搏动处。

【刮痧体位】可采取坐位，以自我感觉舒适和方便刮拭为宜。

【刮拭方法】以面刮法重点刮拭偏历穴、列缺穴、太渊穴、合谷穴。

合谷：位于第1、第2掌骨间，当第2掌骨桡侧的中点处。取穴时，以一手的拇指掌面指关节横纹，

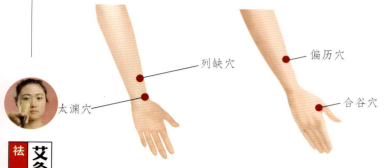

放在另一手的拇、食指的指蹼缘上，屈指当拇指尖尽处为取穴部位。

刮拭上肢曲池穴、商阳穴

【选穴定位】曲池：位于肘横纹外侧端，屈肘时当尺泽与肱骨外上髁连线中点。取穴时，仰掌屈肘成45°，肘关节桡侧，肘横纹头为取穴部位。

商阳：位于手食指末节桡侧，距指甲角0.1寸。

【刮痧体位】可采取坐位，以自我感觉舒适和方便刮拭为宜。

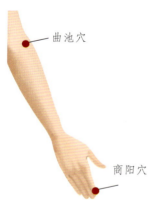
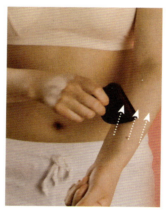

【刮拭方法】以面刮法从上向下刮拭肘关节曲池穴至食指商阳穴。

刮拭提醒

刮拭肺俞穴及其他相关部位常有密集的深色痧斑、刺痛感或结节，均提示肺脏气血瘀滞程度较重，为重度亚健康状态，须警惕疾病倾向，及时刮痧治疗，必须时去医院进一步检查、确诊，预防和治疗肺脏疾病。

刮痧养胃健脾

中医认为，饮食经脾、胃消化吸收后，须赖于脾的运化功能，才能将水谷转化为精微物质，并依赖于脾的转输和散精功能，才能将水谷精微布散于全身，从而使五脏六腑、四肢百骸等各个组织、器官得到充足的营养，以维持正常的生理功能。胃的主要生理功能是受纳和腐熟水谷，胃的运动特点是主通降，胃的特性是喜润恶燥。若脾胃功能正常，则食欲良好，大便规律，身轻体健，口唇红润丰满。若脾胃功能减弱，则出现食欲不振、腹胀、便溏、消化不良，以至倦怠，消瘦等。刮拭背部、腹部及下肢相关穴位，可以促进消化系统的生理功能，延缓脾胃的衰老，改善脾胃的亚健康症状。

重点刮拭部位

刮拭背部脾俞穴、意舍穴、胃仓穴、胃俞穴

【选穴定位】脾俞：位于背部，当第11胸椎棘突下，旁开1.5寸。与肚脐中相对应处即为第2腰椎，由第2腰椎往上摸3个椎体，即为第11胸椎，其棘突下缘旁开约2横指（食、中指）处为取穴部位。

胃俞：位于背部，当第12胸椎棘突下，旁开1.5寸。取穴时，可采用俯卧的取穴姿势，该穴位于背部，当第12胸椎棘突下，左右旁开2指宽处即是。

意舍：位于背部，当第11胸椎棘突下，旁开3寸。

胃仓：位于背部，当第12胸椎棘突下，旁开3寸。

【刮痧体位】可采取坐位，也可采取俯卧姿势，以方便刮拭和自我感觉舒适为宜。

【刮拭方法】用面刮法从上向下刮双侧脾俞穴、意舍穴、胃俞穴、胃仓穴。

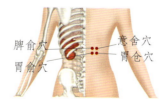
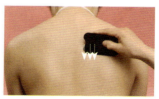

刮拭腹部中脘穴、章门穴

【选穴定位】中脘：位于上腹部，前正中线上，当脐中上4寸。取穴时，可采用仰卧位，脐中与胸剑

联合部（心窝上边）的中点为取穴部位。

章门：位于侧腹部，当第 11 肋游离端的下方。仰卧位或侧卧位，在腋中线上，合腋屈肘时，当肘尖止处是该穴。

【刮痧体位】可采取坐位，也可采取仰卧姿势，以方便刮拭和自我感觉舒适为宜。

【刮拭方法】用面刮法从上向下刮腹部中脘穴及双侧章门穴。

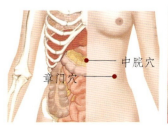
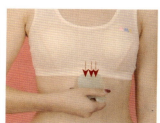

刮拭下肢阴陵泉穴、足三里穴、丰隆穴、三阴交穴

【选穴定位】阴陵泉：位于小腿内侧，当胫骨内侧髁后下方凹陷处。取穴时，坐位，用拇指沿小腿内侧骨内缘（胫骨内侧）由下往上推，至拇指抵膝关节下时，胫骨向内上弯曲之凹陷为取穴部位。

足三里：位于小腿前外侧，当犊鼻下 3 寸，距胫骨前缘 1 横指（中指）。取穴时，站位，用同侧手张开虎口围住髌骨上外缘，余 4 指向下，中指尖处为取穴部位。

丰隆：位于小腿前外侧，外踝尖上 8 寸，条口穴外，距胫骨前缘二横指（中指）。

三阴交：位于小腿内侧，当足内踝尖上 3 寸，胫骨内侧缘后方。取穴时以手 4 指并拢，小指下边缘紧靠内踝尖上，食指上缘所在水平线在胫骨后缘的交点，为取穴部位。

【刮痧体位】采取坐位，以方便刮拭和自我感觉舒适为宜。

【刮拭方法】以面刮法从上向下刮拭下肢阴陵泉穴、足三里穴、丰隆穴、三阴交穴。

▶ 刮拭提醒

刮拭时，动作要慢，寻找并刮拭疼痛或结节的部位。

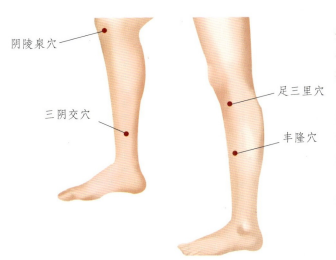

刮痧疏肝利胆

肝脏是身体内以代谢功能为主的一个器官，并在身体里面起着去氧化，储存肝糖，分泌性蛋白质的合成等等的作用。胆附与肝之短叶间，与肝相连，主要功能为储存和排泄胆汁，并参与食物的消化。肝和胆又有经脉相互络属，互为表里，功能正常则眼睛明亮，脊椎、四肢灵活有力；功能失调则头晕目眩，耳鸣耳聋，烦躁易怒，口苦尿黄，双目干涩，失眠健忘。刮拭胸背部及下肢相关穴位，可以调畅全身气机，促进血脉通畅，维持和促进肝胆和消化系统的生理功能，延缓肝胆的衰老。

▶ 重点刮拭部位

刮拭背部肝俞穴、胆俞穴

【选穴定位】肝俞：位于背部，当第 9 胸椎棘突下，旁开 1.5 寸。由平双肩胛骨下角之椎骨（第 7 胸椎），往下推 2 个椎骨，即第 9 胸椎棘突下缘，旁开约 2 横指（食、中指）处为取穴部位。

胆俞：位于背部，当第 10 胸椎棘突下，旁开 1.5 寸。由平双肩胛骨下角之椎骨（第 7 胸椎），往下推 3 个椎骨，即第 10 胸椎棘突下缘，旁开约 2 横指（食、中指）处为取穴部位。

【刮痧体位】可采取坐位，也可采取俯卧姿势，以方便刮拭和自我感觉舒适为宜。

【刮拭方法】用面刮法从上向下刮拭背部双侧肝俞穴、胆俞穴。

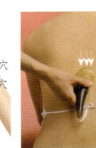
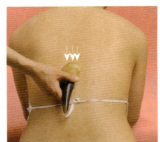

【刮痧体位】可采取坐位，以方便刮拭和自我感觉舒适为宜。

【刮拭方法】以面刮法从上向下刮拭下肢曲泉穴、阳陵泉穴、光明穴、大敦穴。

▶ 刮拭提醒

刮拭时，动作要慢，寻找并刮拭疼痛或结节的部位。

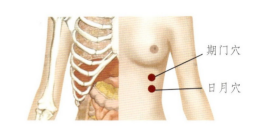

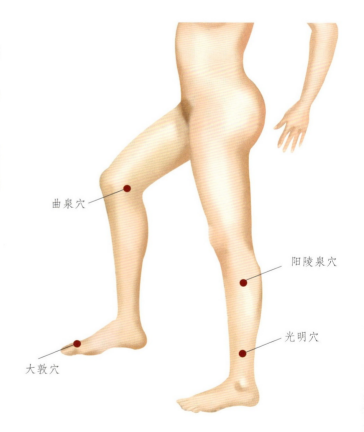

刮拭胸腹部期门穴、日月穴

【选穴定位】期门：位于胸部，当乳头直下，第6肋间隙，前正中线旁开4寸。（男性可取任意体，女性取卧位，乳头直下，往下数两根肋骨处为取穴部位。）

日月：位于上腹部，乳头正下方的肋骨和肚子交接处"期门"之下，第7肋间隙中。（或乳头直下，第7肋间隙，前正中线旁开4寸。）

【刮痧体位】可采取坐位，也可采取俯卧仰卧姿势，以方便刮拭和自我感觉舒适为宜。

【刮拭方法】以面刮法从里向外刮拭胸腹部期门穴、日月穴。

刮拭下肢曲泉穴、阳陵泉穴、光明穴、大敦穴

【选穴定位】曲泉：位于膝内侧，当膝关节内侧面横纹内侧端，股骨内侧髁的后缘，半腱肌、半膜肌止端的前缘凹陷处。取穴时，屈膝端坐，当膝内侧高骨（股骨内上髁）后缘，位于两筋前方，腘横纹头上方处为取穴部位。

阳陵泉：位于小腿外侧，当腓骨头前下方凹陷处。取穴时，坐位，屈膝成90°，膝关节外下方，腓骨小头前缘与下缘交叉处的凹陷，为取穴部位。

光明：位于小腿外侧，当外踝尖上5寸，腓骨前缘。

大敦：位于大拇趾（靠第二趾一侧）甲根边缘约2毫米处。